W0260005

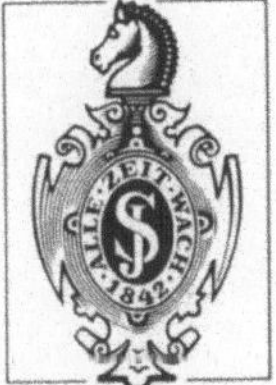
ALLE ZEIT WACH
1842

G. Dallenbach-Hellweg

# Endometrium

## Pathologische Histologie in Diagnostik und Forschung

Zweite, überarbeitete und ergänzte Auflage

Mit 147 Abbildungen
und 2 Farbtafeln

Springer-Verlag
Berlin Heidelberg New York 1981

Dr. med. Gisela Dallenbach-Hellweg

Professor für allgemeine Pathologie und pathologische Anatomie, Leiterin der Abteilung für gynäkologische Morphologie und morphologische Forschung der Universitäts-Frauenklinik Mannheim

ISBN-13:978-3-642-96646-0 e-ISBN-13:978-3-642-96645-3
DOI: 10.1007/978-3-642-96645-3

CIP-Kurztitelaufnahme der Deutschen Bibliothek
Dallenbach-Hellweg, Gisela:
Endometrium: patholog. Histologie in Diagnostik u. Forschung / G. Dallenbach-Hellweg. –
2. Aufl. – Berlin ; Heidelberg ; New York : Springer, 1981.



Softcover reprint of the hardcover 1st edition 1969



Satz, Druck und Bindearbeiten: Universitätsdruckerei H. Stürtz AG Würzburg
2119-3130/543210

# Vorwort zur zweiten Auflage

Die 2. Auflage dieser Monographie setzte umfangreiche Überarbeitungen und Ergänzungen voraus. Verbesserte Untersuchungsmethoden auf nahezu allen Spezialgebieten, intensivere interdisziplinäre Zusammenarbeit und internationaler Gedankenaustausch einerseits, die ständige Fortentwicklung mit Rückgang alter und Auftreten neuer Krankheitsbilder, gesteigerte Lebens- und Lebensinhaltserwartungen und neuentwickelte therapeutische Möglichkeiten andererseits haben die klinische und diagnostische Problematik verlagert und erweitert. Dabei liegt das Schwergewicht der Änderungen und Ergänzungen auf dem Gebiet der Hormonrezeptoren, der hormonellen Therapie und der intrauterinen Kontrazeption. Die derzeit fast unbegrenzten therapeutischen Möglichkeiten erfordern unter dem obersten Grundsatz des nil nocere eine besonders sorgfältige morphologische Überprüfung der therapeutischen Auswirkungen, die wieder nur durch enge klinisch morphologische Zusammenarbeit gelingt. Dem trägt auch die Erweiterung des Abschnittes über Fertilitätsstörungen Rechnung. Andererseits wurde auch viel Historisches belassen, denn: „wer in der Zukunft lesen will, muß in der Vergangenheit blättern" (Andre Malraux).

Vieles ergab sich aus der Dynamik der täglichen Diagnostik. Wertvolle Erfahrungen verdanke ich den zahllosen Patientinnen. Zahlreiche gute Anregungen, für die ich herzlich danke, erhielt ich durch Korrespondenz und Konsultationen. Besonderen Dank schulde ich meiner Tochter Friederike, ohne deren verständnisvolle Hilfe und unermüdlichen Einsatz diese Auflage nicht zu dieser Zeit erschienen wäre. Dem Springer-Verlag sei erneut Dank ausgesprochen für die Sorgfalt der Ausführung und die großzügige Handhabung individueller Wünsche.

Heidelberg/Mannheim, Juli 1981 GISELA DALLENBACH-HELLWEG

# Vorwort zur zweiten Auflage

[illegible]

# Geleitwort zur ersten Auflage

Soweit Lebensabläufe mit einem Formwandel einhergehen, läßt sich von der Form her die Funktion interpretieren. Es konnte sich daher eine *funktionelle Morphologie* entwickeln, unter der wir die Deutung des morphologischen Befundes hinsichtlich seiner funktionellen Aussagekraft im Augenblick der Gewebsentnahme verstehen. Erfaßt werden soll dabei das Funktionsverhalten an Ort und Stelle als Reaktion auf einen übergeordneten Reiz. Eine befriedigende Lösung dieser Aufgabe ist nur durch die enge Zusammenarbeit zwischen Kliniker und Morphologen erreichbar, wobei u.a. der Wahl des Entnahmezeitpunkts entscheidende Bedeutung zukommt: Das Erfolgsorgan muß den Funktionsreiz durch Formwandel bereits morphologisch beantwortet haben; die dadurch bedingte zeitliche Verzögerung in der gestaltlichen Reaktion muß berücksichtigt werden.

Auf diese Weise lassen sich die Art des Funktionswandels, sein Ablauf in der Zeit (durch wiederholte Entnahmen), seine Stärke und vor allem die biologische Wirksamkeit des funktionellen Reizes auf die Peripherie mit größerer Sicherheit beurteilen, als es durch eine Bestimmung der wirksamen Substanzen auf biochemischem Wege möglich wäre. Mag sich diese Tatsache mit dem Fortschreiten unserer Erkenntnisse zugunsten der Biochemie verschieben, in der Praxis wird der nachzuweisende morphologische Effekt am Erfolgsorgan die Grundlage bleiben, die das Krankheitsgeschehen bestimmen läßt und das ärztliche Handeln festlegt.

Neben die funktionelle Morphologie tritt im gleichen Präparat auch immer die Beurteilung lokaler Veränderungen, die nach dem heutigen Stand unserer Kenntnisse nicht oder nicht sicher durch funktionelle Steuerung hervorgerufen werden. Die Frage, inwieweit eine morphologische Veränderung am Erfolgsorgan, insbesondere eine präcanceröse oder careinomatöse Entartung, noch durch eine abwegige übergeordnete Regulation bedingt ist oder dieser Regulation nicht mehr untersteht, ist für die Beurteilung der Dignität einer Veränderung von außerordentlich großer Bedeutung.

Im Bereich der Gynäkologie wird jede Morphologie gleichzeitig auch funktionelle Morphologie sein müssen. Dies trifft insbesondere für die Beurteilung der Uterusschleimhaut zu. Meine Mitarbeiterin, Frau Dr. Dallenbach-Hellweg, gilt als eine der besten Kenner der Endometrium-Diagnostik. Aus der Hamperlschen Schule mit der allgemeinen und speziellen gynäkologischen Pathologie vertraut, hat sie ihre speziellen Kenntnisse bei A.T. Hertig in Boston erweitert und schließlich durch den Eintritt in eine Frauenklinik den Weg in die klinische Pathologie gefunden. Sie war daher in der Lage, die Belange des

Klinikers und des Morphologen zu vetreten und hat ihre ausgedehnten Erfahrungen in dieser Monographie mit eingehendem Verständnis für beide Seiten dargelegt. Es wäre zu wünschen, daß mit diesem Buch, welches die Brücke zur Zusammenarbeit zwischen Kliniker und Morphologen schlägt, die Voraussetzungen für ein optimales beiderseitiges Verständnis wachsen würden.

Mannheim, im November 1969 PETER STOLL

# Vorwort zur ersten Auflage

Das Endometrium zeichnet sich vor allen anderen Geweben des Organismus durch den stetigen schnellen Wandel seiner Struktur und Funktion aus. Seine Deutung war daher schon immer mit Rätseln und Unklarheiten behaftet. War es um die Jahrhundertwende zunächst die Fehldeutung der physiologischen Cyclusschwankungen als entzündliche Veränderungen, so folgte darauf später infolge der Aufstellung strenger Kriterien für die Endometriumpathologie eine Fehldeutung bzw. Nichterkennung pathologischer Cyclusschwankungen als physiologische Varianten. Die großen Schwierigkeiten, denen sich der Morphologe auch heute noch gegenübersieht, basieren im wesentlichen darauf, daß er mit der strukturellen Diagnostik des Endometrium allein nicht oder nur selten zum Ziele kommt. Oft kann daher der Gynäkologe die Diagnose des Pathologen nicht verwerten. Ebenso oft kann der Pathologe mangels klinischer Angaben zu keiner klaren Vorstellung über das Krankheitsbild gelangen. Neben der Erkennung einer gegebenenfalls vorliegenden lokalen anatomischen Veränderung ist es in erster Linie die Erfassung der funktionellen Abweichung und ihres zeitlichen Ablaufs, die für das therapeutische Vorgehen des Klinikers von entscheidender Bedeutung ist. Eine solche erfordert neben eingehender Kenntnis der physiologischen und pathologischen Endometriummorphologie einerseits die genaue Orientierung über die klinische Cyclusanamnese der Patientin, andererseits das Einfühlungsvermögen des Morphologen in die klinische Problematik. Diese für die optimale Endometriumdiagnostik entscheidend wichtigen Belange, Morphologie und Funktion in der Deutung miteinander zu verknüpfen, war der Grundgedanke zu dieser Monographie. Sie versucht eine Brücke zu schlagen zwischen Pathologen und Klinikern und wendet sich in dieser Funktion an beide: Sollte es diesen Zeilen gelingen, das Verständnis des Morphologen für die klinische Fragestellung und deren Bedeutung einerseits sowie die Einsicht des Klinikers in die Wichtigkeit der Orientierung des Pathologen andererseits zu wecken zu fruchtbarer Zusammenarbeit beider Disziplinen, so wäre ihr Hauptzweck erfüllt.

Besonderer Wert wurde auf eine ausreichende und möglichst anschauliche Bebilderung der wesentlichen Abweichungen gelegt. Dem verständnisvollen Entgegenkommen des Verlages danke ich die Aufnahme der zahlreichen Reproduktionen und vor allem ihre erstklassige Wiedergabe. Der Text wendet sich in erster Linie an den Diagnostiker, in zweiter Linie an den wissenschaftlich interessierten Pathologen oder Gynäkologen, der zwischen den Zeilen zahlreiche Anregungen finden mag, oft nur in Form kurzer Literaturhinweise, anhand derer er ein spezielles Problem selbst weiter verfolgen kann. Das Literaturverzeichnis ist keineswegs vollständig. Vielmehr wurde versucht, aus der fast unübersehbaren Fülle der Literatur diejenigen Arbeiten herauszugreifen, die in ihrer jeweiligen Epoche Wesentliches zu einer bestimmten Fragestellung beigetragen haben.

Mein besonderer Dank gilt Herrn Professor Dr. med. P. Stoll für die kritische Überprüfung des Manuskripts, für zahlreiche wertvolle Anregungen und Ergänzungen sowie für alle hilfreiche und verständnisvolle Unterstützung. Zu Dank verpflichtet bin ich weiterhin Frau G. Sankovic für ihre unermüdliche Einsatzbereitschaft bei der Anfertigung des Manuskripts und der Zusammenstellung des Literaturverzeichnisses, Frl. B. Merkel für gewissenhaftes und sachverständiges Lesen der Korrekturen, sowie Frau M. Jäger und Frl. B. Niehoff für wertvolle technische Hilfe. Schließlich sei nochmals dem Verlag gedankt für die sorgfältige Ausführung von Druck und Reproduktionen und für die Bereitwilligkeit, auf zahlreiche Sonderwünsche einzugehen.

Mannheim/Heidelberg, November 1969 Gisela Dallenbach-Hellweg

# Inhaltsverzeichnis

# A. Bemerkungen zur Technik der Gewinnung, Verarbeitung und Beurteilung des Endometrium

Die sorgfältige Diagnostizierung des durch Abrasio gewonnenen Endometrium hängt nicht allein von der gründlichen mikroskopischen Betrachtung des histologischen Präparates ab; sie beginnt vielmehr bereits in der Klinik. Die enge Verknüpfung von Funktion und Form, die am menschlichen Endometrium besonders deutlich wird, verpflichtet zur genauen Prüfung und Festlegung des Funktionszustandes als Grundlage einer möglichst differenzierten Beurteilung der Struktur bzw. der strukturellen Abweichungen von der Norm.

## 1. Die Indikationsstellung zur Abrasio

Vor der Ausführung einer Abrasio sollten immer die Fragen stehen, was man diagnostisch erwarten kann, und welche Gefahren dieser Eingriff möglicherweise mit sich bringt. Wenn auch die Mortalität des Eingriffs in größeren Statistiken mit 0% angegeben wird, so kann es doch in seltenen Fällen einmal zur Perforation des Uterus kommen. Demgegenüber ist bei begründeter Indikation eine Abrasio unbedingt zu befürworten, da sie vor allem nach der Menopause in bemerkenswert hohem Prozentsatz zur Erstdiagnose eines Carcinoms führt, andererseits aber das Vorliegen eines solchen mit praktisch 100%iger Sicherheit auszuschließen und die Patientin vor einem größeren Eingriff zu bewahren vermag (Daichman und Mackles, 1966).

Die Indikation zur Abrasio der Uterusschleimhaut mit nachfolgender histologischer Untersuchung ist gegeben:

a) Nur selten zur *reinen Funktionsdiagnose bei regelrechtem Cyclus* in Ergänzung anderer Untersuchungsmethoden (Anamnese, Basaltemperaturbestimmung, Cytologie, Hormonstatus) z.B. bei Sterilität oder bei der Testung von Hormonbehandlungen. Hier ist die Strichabrasio ausreichend, die ambulant ohne Dehnung des Cervicalkanals durchgeführt werden kann.

b) Meistens zur *Diagnose und Behandlung von Blutungsstörungen,* deren funktionelle bzw. strukturelle Ursache geklärt werden soll. Hier ist die Vollabrasio am Platze, die auch die Tubenecken mit erfaßt und in Narkose nach Dehnung des Cervicalkanals durchgeführt werden muß.

c) Bei *Carcinomverdacht mit oder ohne bestehende Blutung.* Die hier indizierte Vollabrasio, die getrennt Cervicalkanal und Corpus uteri erfaßt, muß möglichst schonend durchgeführt und abgebrochen werden, wenn nach ausreichender Materialgewinnung Perforationsgefahr besteht.

d) Beim *Abortus* mit bestehender Blutung und eröffnetem Cervicalkanal. Die Vollabrasio erfolgt hierbei mit großer, stumpfer Curette; bei Durchgängigkeit des Cervicalkanals ist Narkose nicht erforderlich.

Man erkennt, daß eine Abrasio einmal zur Ergänzung und gewissermaßen als Schlußpunkt einer funktionellen Diagnostik, ein anderes Mal als absolute Notwendigkeit zur Sicherung des Lebens indiziert sein kann. Insbesondere beim Einsatz als rein diagnostische Maßnahme bedarf sie der größten Sorgfalt in der Wahl des richtigen Zeitpunktes, der die Möglichkeiten der histologischen Untersuchung voll ausschöpft.

## 2. Zur Diagnostik günstigster Zeitpunkt für die Abrasio

Dieser Zeitpunkt hängt in erster Linie von der Art der vorliegenden *funktionellen Störung* ab und damit von der Antwort, die sich der Gynäkologe von der histologischen Untersuchung erhofft. Besteht klinisch z.B. Verdacht auf das Vorliegen eines anovulatorischen Cyclus, so wäre eine Abrasio während der Proliferationsphase der Patientin zwecklos. Die Diagnose eines anovulatorischen Cyclus kann nur während der Sekretionsphase bei Ausbleiben der für die Sekretion typischen Veränderungen an Epithel- und Stromazellen gestellt werden. Da die Proliferationsphase auch unter normalen Verhältnissen zuweilen verlängert sein kann, und da die ersten Sekretionszeichen am Drüsenepithel lichtoptisch mit den üblichen Methoden erst 36 Std bis 2 Tage nach der Ovulation faßbar sind, sollte die Abrasio möglichst kurz vor der zu erwartenden Menstruation durchgeführt werden, bzw. höchstens 12 Tage vor dem auf Grund der Cyclusanamnese errechneten spätesten Termin für den Beginn der Menstruation. Eine vorausgegangene Ovulation läßt sich auch noch in den späten Tagen der Sekretionsphase und sogar am ersten Tag der Menstruation gut diagnostizieren, nicht aber unmittelbar nach ihrem Eintritt. – Auch für die meisten übrigen Funktionsdiagnosen, so insbesondere für die Beurteilung der Corpus luteum-Funktion und die Diagnose der Sterilität, ist die späte Sekretionsphase der günstigste und zuweilen der einzig mögliche Termin für eine brauchbare histologische Beurteilung. Bei Sterilitätspatientinnen kann man unter Umständen allerdings Gefahr laufen, bei Abrasio in der Sekretionsphase eine junge Gravidität zu unterbrechen (Arronet *et al.*, 1973). Diese Gefahr läßt sich jedoch dann ausschließen, wenn man erst unmittelbar nach dem Beginn des Absinkens der Basaltemperatur, d.h. 2–0 Tage vor Beginn der Menstruation curettiert, sofern die Basaltemperatur überhaupt angestiegen war und somit eine Ovulation vermuten ließ. Die Abrasio zu diesem späten Zeitpunkt oder bei Beginn der Menstruation hat den weiteren Vorteil, daß in jedem Fall, auch bei zeitlicher Verschiebung des Cyclus, die maximale sekretorische Entwicklung erreicht und beurteilbar sein müßte. Ausnahmsweise kann auch im Konzeptionscyclus die implantierte Blastocyste von der Strichabrasio verschont bleiben und vermag diese sogar die deziduale Reaktion zu stimulieren (Karow *et al.*, 1971; Rosenfeld und Garcia, 1975).

Ausnahmen von dieser Regel machen selbstverständlich starke und auch schwächere *atypische Blutungen*. Diese stellen nicht nur klinisch, sondern auch vom Standpunkt des Histologen aus eine Indikation zur sofortigen Abrasio dar, da das in utero noch zu erwartende Gewebsmaterial mit der Dauer der

Blutung kontinuierlich abnimmt und somit der Untersuchung verloren geht; die Diagnose wird dadurch sehr erschwert. Auch nach der Menopause sollte man sich wegen der hier erhöhten Krebsgefahr bei entsprechenden Symptomen möglichst rasch zur Abrasio entschließen. WINTER (1956) konnte in 74% seiner Fälle einen pathologischen Schleimhautbefund erheben, wenn während der atypischen Blutung curettiert wurde, und nur in 34%, wenn die Abrasio erst nach Beendigung der Blutung erfolgte.

Das Abwarten nach Einsetzen der Blutung ist nur in wenigen Sonderfällen gerechtfertigt: a) Bei Verdacht auf das Vorliegen einer verzögerten Abstoßung der Corpusschleimhaut. Eine solche könnte am ersten Tag der Menstruation aus dem Abrasionsmaterial nur schwer erkannt werden; vielmehr stützt sich die histologische Diagnose im wesentlichen auf mehrere Tage nach Blutungsbeginn noch nachweisbare Stückchen rückgebildeten, jedoch gut erhaltenen Endometriums. b) Ist zur Klärung einer Hypomenorrhoe die Abrasio kurz vor oder am 3.–5. Tag nach Blutungsbeginn zeitlich am günstigsten: Finden sich vor Blutungsbeginn noch sezernierende, nach Einsetzen der Blutung nur oberflächlich abgestoßene, in Rückbildung begriffene Schleimhautanteile, so kann klinisch keine Ovarialinsuffizienz vorliegen, sondern eher eine als physiologisch anzusehende stärkere Schrumpfung bei geringer Abstoßung des Endometrium während der Menstruation (HINZ, 1953). Dabei kann die Blutung in extremen Fällen auch bei normaler Ovarialfunktion ganz ausbleiben (PHILIPPE *et al.*, 1966). Da eine Amenorrhoe verschiedenste Ursachen haben kann, ist bei uncharakteristischem Schleimhautbefund die Wiederholung der Abrasio (am besten durch Strichabrasio) nach kurzen Intervallen anzuraten.

*Zusammengefaßt* gelten (in Anlehnung an HINZ, 1953) im wesentlichen folgende Richtlinien:

| *Klinische Diagnose* | *Zur Abrasio günstigster Zeitpunkt* |
|---|---|
| Sterilität mit Verdacht auf Corpus luteum-Insuffizienz oder anovulatorischen Cyclus | kurz vor oder zu Beginn der Menstruation |
| Hypomenorrhoe | kurz vor oder 3–5 Tage nach Beginn der Menstruation |
| Oligomenorrhoe | am 1. Blutungstag |
| Menorrhagien mit Verdacht auf verzögerte Abstoßung | je nach Blutungsanamnese 5–10 Tage nach Beginn der Menstruation |
| Amenorrhoe (Schwangerschaft ausgeschlossen) | in kurzen Abständen wiederholte Strichabrasionen |
| Metrorrhagien | möglichst sofort |

Ebenso wichtig wie die Auswahl des günstigsten Zeitpunkts für die Abrasio ist die *schriftliche Fixierung* dieses Zeitpunkts bzw. der Regelanamnese der Patientin oder, falls eine Hormonbehandlung vorausging, des Behandlungsschemas. Die das Abrasionsmaterial begleitenden Angaben sollten außer dem Namen und dem Alter der Patientin immer enthalten: das Datum der Entnahme, den 1. Tag der letzten Regel, das Blutungsschema, den Blutungscharakter, eine vorausgegangene Hormonbehandlung, den Konstitutionstyp, evtl. bestehende endokrine Störungen, die klinische Diagnostik und spezielle Fragestellungen (LAU und STOLL, 1963). Der Pathologe kann eine exakte Funktionsdiagnose immer nur in Zusammenhang mit dem klinischen Bild stellen. So versteht es sich z.B. von selbst, daß ein anovulatorischer Cyclus oder ein verkürzter oder verlängerter Cyclus nur bei Kenntnis der Cyclusphase der Patientin zu diagnostizieren ist, und daß die sekretorische Umwandlung des Endometrium nur bei Kenntnis des Cyclustages als unterwertig bezeichnet werden kann. Die Unkenntnis einer vorausgegangenen Hormonbehandlung kann histologisch zu wesentlichen Fehlschlüssen auf die tatsächliche Ovarialfunktion der Patientin führen. Eine rein morphologische Beschreibung der Endometriumstruktur bleibt daher ohne Korrelation mit dem klinischen Befund wertlos. Der zuweilen von Klinikern vertretene Standpunkt, die Beurteilung des vom Pathologen erhobenen Befundes könne ihm überlassen bleiben, ist sicherlich in diesem Fall nicht richtig; der plastische Vergleich zwischen Form und Funktion kann nur während der Betrachtung des histologischen Präparates gezogen werden, nicht a posteriori aus einer fertigen histologischen Diagnose. Hier sollte engste Zusammenarbeit zwischen Kliniker und Histologen angestrebt werden (LETTERER und MASSHOFF, 1941; STOLL, 1949; HINZ, 1953; LAU und STOLL, 1963).

## 3. Gewinnungsart des Materials

Theoretisch ideal aus der Sicht des Pathologen ist in jedem Fall eine lege artis durchgeführte *Vollabrasio*. Nur sie bietet die Gewähr, keine wesentlichen Veränderungen zu übersehen. Bei dem geringsten Carcinomverdacht sollte man daher keinesfalls auf die vollständige Curettage des Uterus-Cavum verzichten. Dabei kann eine Trennung von aus dem Corpus und aus der Cervix gewonnenem Material u.U. zur Präzisierung der Diagnose beitragen. Handelt es sich hingegen darum, die durch Hormonbehandlung ausgelösten Veränderungen möglichst genau zu erfassen, also eine reine Funktionsdiagnose zu stellen, so wird eine „fraktionierte Diagnose“ des durch wiederholte Strichabrasionen an mehreren Tagen innerhalb eines Cyclus gewonnenen Materials mehr Informationen vermitteln als eine einmalige Vollabrasio. Andererseits wird eine einmalige *Strichabrasio* oft auch dann genügen, wenn es nur um eine reine Funktionsdiagnose der Schleimhaut, z.B. eine Sterilitätsdiagnose geht (SILLO-SEIDL, 1967). Die Genauigkeit der Funktionsdiagnose leidet nicht unter der begrenzten Entnahme, da die Entwicklung des Endometrium innerhalb des Cavum uteri meist einheitlich ist. Dies zeigte NOYES (1956) durch Vergleich von Strichabradaten der rechten und linken Vorder- und Hinterwand. Man wird also auch diese Entscheidung, ebenso wie die des richtigen Zeitpunkts, jeweils von den Gegebenheiten des Einzelfalles abhängig machen. Ist die Abrasio aus therapeutischen Gründen indiziert, so versteht es sich von selbst, daß nur eine Vollabrasio zum Ziele führen kann.

Ob Voll- oder Strichabrasio, wichtig ist in jedem Fall die Gewinnung von Material aus dem Corpus uteri, da sich alle wesentlichen normalen und pathologischen Vorgänge im Corpusendometrium abspielen, nicht dagegen, oder nur sehr stark abgeschwächt, im Isthmusanteil der Schleimhaut. Auch die sorgfältige Abrasio der Tubenwinkel ist wichtig, da die Tubenwinkel einerseits ein Prädilektionsort des beginnenden Carcinomwachstums sowie auch gutartiger Polypen sind, andererseits des öfteren die letzten Reste einer Placenta beherbergen. Ist die Schleimhaut der Tubenwinkel normal erhalten, so ist sie besonders hoch und gut entwickelt und daher auch für eine Funktionsdiagnose vorzüglich geeignet.

Die getrennte Entnahme und Beurteilung der Cervixschleimhaut hat in letzter Zeit zunehmend an Bedeutung gewonnen: Einerseits ist die möglichst genaue Lokalisation eines bösartigen Tumors von erheblicher klinischer Bedeutung, da sich insbesondere die therapeutischen Konsequenzen je nach Sitz unterscheiden; andererseits müssen die hormonell induzierten adenomatösen Hyperplasien der Endocervix und des Endometrium nach Ursache, Dignität und Therapie scharf voneinander getrennt und daher gesondert diagnostiziert werden.

*Technik der Strichabrasio*

Die Durchführung kann in der Sprechstunde ohne Narkose erfolgen. Vorbereitung: Blutsenkung und Leukocytenzahl sollen unauffällig, die Temperatur normal sein, eine lokale oder allgemeine Erkrankung sowie eine Schwangerschaft anamnestisch und evtl. serologisch ausgeschlossen werden. Entleerung der Blase, Einstellung der Portio im Speculum, Inspektion, Kolposkopie, Cytologie, einschließlich bakteriologischer Untersuchung des Vaginalsekrets. Sorgfältige Palpation zur Bestimmung von Lage und Größe des Uterus unter Beachtung etwaiger Veränderungen in seiner Umgebung.

Desinfektion der Portio. Unter Leitung des Auges meist ohne Anhaken der Portio wird die Strichcurette in der Richtung des Corpus uteri durch den Cervicalkanal bis zum Fundus hochgeführt und ein einzelner Strich, meist von der Vorderwand entnommen.

*Technik der Vollabrasio*

Die Durchführung erfolgt am besten in i.v. Kurznarkose. Die Vorbereitung ist die gleiche wie bei der Strichabrasio (s. dort).

Desinfektion der Vulva nach Kürzung der Schamhaare mit der Schere. Spülung der Vagina mit Desinfektionslösung. Anhaken der Portio mit der Kugelzange; durch leichten Zug wird der Uterus gestreckt. Sondierung und Austastung des Uterus mit der Sonde. Dilatation mit Hegarstiften bis zu Hegar 10. Mit scharfer Curette werden jeweils von der Vorder-, Hinter- und linken bzw. rechten Seitenwand ein Schleimhautstreifen gewonnen, der sofort auf dem Instrumententisch auf einem Leinentuch abgelegt und in die Fixierlösung eingebracht wird. Großzügige Vollcurettage des Corpus uteri, wobei Strich neben Strich gesetzt und vor allem beide Tubenecken miterfaßt werden.

*Bei Verdacht auf Carcinom.* Vor Eingehen mit der Curette in den Uterus wird der Cervicalkanal getrennt abradiert und das Material getrennt fixiert. Kommt bröckeliges, weiches Material aus dem Corpus, d.h. besteht der dringende Verdacht auf ein Corpusneoplasma, so sollte die Abrasio abgebrochen werden, damit eine Perforation vermieden wird.

*Ausräumung des Uterus bei Abortus.* Zweckmäßig ist es, die Ausstoßung der Frucht abzuwarten, falls sie noch nicht erfolgt ist (abortus incompletus). Ein frühzeitigeres Vorgehen erfordert die Dehnung des Cervicalkanals mit den Folgen einer evtl. cervicalen Insuffizienz und kann den Arzt dem Verdacht der Schwangerschaftsunterbrechung aussetzen. Wenn der Cervicalkanal für einen Finger durchgängig ist, damit auch für eine Curette, ist Narkose nicht erforderlich, sie wird nur zur psychischen Schonung der Patientin durchgeführt werden können.

Desinfektion der Vulva nach Kürzung der Schamhaare. Katheterismus der Harnblase und Spülung der Vagina. Sorgfältige Palpation und Bestimmung von Lage und Größe sowie Konsistenz des Uterus und seiner Umgebung. Einstellung der Portio im Speculum und sorgfältige Besichtigung, insbesondere unter Beobachtung irgendwelcher Verletzungen. Anhaken der Portio mit der Kugelzange. Eingehen mit der stumpfen Curette des größtmöglichen Kalibers; vorsichtige Austastung des Cavum uteri. Vor Beginn der Ausräumung evtl. 3 I.E. Syntocinon i.v. zur Anregung der Uteruskontraktion. Vorsichtige zarte Curettage, die nur das weiche Material des Trophoblasten, nicht die basalen Schleimhautschichten und die Muskulatur entfernen soll. Die Curettage ist beendet, wenn der Uterus sich gut kontrahiert.

*Vorgehen bei Blasenmole.* Bei Blasenmole wird man sich gelegentlich auf die teilweise Ausräumung in der 1. Sitzung beschränken, um dem Uterus Gelegenheit zur Verkleinerung zu geben, und dann erst die 2. vollständige Ausräumung anschließen. Das Vorgehen ist von der Blutungsstärke abhängig. Infusionen mit Syntocinon unter der Ausräumung sind empfehlenswert.

Neben der Strichabrasio wird die *Saugbiopsie* als vereinfachte Sprechstundenmethode angewandt.

NOVAK (1935, 1937) und RANDALL (1935) benutzten hierzu eine dünne, oben mit Sägezahnrand gefensterte Hohlsonde, die ohne Cervixdilatation und ohne Narkose zur Ablösung und Aspiration von Endometriumstückchen in das Cavum uteri eingeführt werden kann. Diese Sonde wurde mit verschiedenen Abwandlungen in der Technik von zahlreichen späteren Untersuchern angewandt. NUGENT (1963) hat mehrere derartige Untersuchungsserien zusammengestellt und einen Prozentsatz von 7,9% falsch negativer Diagnosen in der Carcinomsuche bei insgesamt 1434 Saugbiopsien errechnet (weitere Lit. s. dort). Mit einer von FREISCHÜTZ und JOPP (1964) entwickelten Saugbiopsiesonde gelang durch Vakuumansaugung und scharfe Trennung mit in die Hohlsonde eingebautem verschiebbarem hohlem Ringmesser die Gewinnung größerer Endometriumstückchen. Der VON GRAVLEE (1969) eingeführte Jet Washer, der die Technik des Ansaugens mit einer Spülung des Uteruscavum verbindet, wurde in den folgenden Jahren vielfach verwendet. Weitere technische Verbesserungen zur Gewinnung zuverlässig auswertbaren Materials wurden bis in die neueste Zeit beschrieben und eingeführt (HALE *et al.*, 1976; INGLIS und WEIR, 1976; FERENCZY *et al.*, 1979); über die letzten Entwicklungen liegen noch keine Statistiken vor. Die Verläßlichkeit der Methode insbesondere bei der Carcinomerkennung wurde von zahlreichen Autoren durch gleichzeitige Vollabrasio oder unmittelbar anschließende Uterusexstirpation überprüft. Bei solchen vergleichenden Untersuchungen ergaben sich diagnostische Übereinstimmungen von Saugbiopsie und Vollabrasio zwischen 81% (GREENWOOD und WRIGHT, 1979: 891 Patientinnen) und 96% (KAHLER *et al.*, 1969: 160 Patientinnen; s. auch DENIS *et al.*, 1973; COHEN *et al.*, 1974; HATHCOCK *et al.*, 1974; MUENZER *et al.*, 1974; LIU *et al.*, 1975; WALTERS *et al.*, 1975; WEBB und GAFFEY, 1976). Demgegenüber werden die Übereinstimmungen nach Anwendung der Jet Wash-Methode sehr unterschiedlich angegeben: HENDERSON *et al.* (1975) konnten nur bei 58% der Entnahmen aussagefähiges Gewebe gewinnen, ihre diagnostische Sicherheit aber durch gleichzeitige zytologische Untersuchung der gewonnen Spülflüssigkeit auf 92% erhöhen; LUKEMAN (1974) fand eine Übereinstimmung bei 89,8% der Patientinnen. Die Aussagefähigkeit der Saug- und der Jet Wash-Methode wird von vielen Autoren für gleich gut gehalten (DOWLING *et al.*, 1969; SO-BOSITA *et al.*, 1970; HIBBARD und SCHWINN, 1971; KANBOUR *et al.*, 1974; RODRIGUEZ *et al.*, 1974). Die Saugbiopsie wird allgemein empfohlen bei Patientinnen mit schlechtem Allgemeinzustand und Narkoserisiko (HALLER *et al.*, 1973), sowie zur Funktionsdiagnostik bei jungen Frauen (ENGELER *et al.*, 1972; MATHEWS *et al.*, 1973).

Nach unserer Erfahrung hängt die Aussagefähigkeit des durch Ansaugen oder Spülen gewonnenen Gewebes jeweils weitgehend davon ab, wieviel *zusammenhängendes*, d.h. intaktes Gewebe gewonnen werden konnte. So ist z.B. das Verhältnis zwischen Drüsen und Stroma, welches zur Beurteilung der Dignität von neoplastischen und präneoplastischen Hyperplasien entscheidend wichtig ist, ohne Gewebszusammenhang nicht erkennbar. Wir ziehen daher die Ansaugetechniken den reinen Spültechniken vor (vgl. auch VASSILAKOS *et al.*, 1975).

Zur Beurteilung der Endometrium*funktion* ist die Strich- oder Saugabrasio in den meisten Fällen diagnostisch ausreichend und als zeit- und kostensparende Methode sehr zu empfehlen (s. auch Ansari und Cowdrey, 1974). Eine anschließende Vollabrasio enthält zuweilen Polypen, die der Saugbiopsie entgingen, ergibt aber keine zusätzlichen Informationen mehr hinsichtlich der Funktionsdiagnose.

Hinsichtlich der Diagnose des Endometriumcarcinoms soll aber trotz aller ermunternden Berichte über die Aussagefähigkeit des durch Saugbiopsie gewonnenen Endometrium davor gewarnt werden, sich nach diesem Eingriff in falscher Sicherheit zu wiegen. Methodisch müssen für die Saugbiopsie mindestens die gleichen Einschränkungen gelten wie für die Strichabrasio. Mit beiden Methoden läßt sich unter Umständen ein Carcinom sicher diagnostizieren; ihr negativer Ausfall schließt die Möglichkeit des Vorliegens eines Carcinoms aber keinesfalls aus. Dies gilt insbesondere für Frühstadien, da sich das Endometriumcarcinom meist in den durch Ansaugen schwer erfaßbaren Basalis- und Tubenwinkelanteilen entwickelt. Auch die Saugbiopsie sollte daher nur dann angewandt werden, wenn kein Carcinomverdacht besteht.

Der Vollständigkeit halber sei hier die Gewinnung *ganzer Uteri* zur Endometriumdiagnostik erwähnt. In diesem — aus der Sicht des Pathologen! — Idealfall bestehen bei richtigem Zuschneiden des Gewebes praktisch weder diagnostische Schwierigkeiten, noch ist — Tücke des Objekts! — die Genauigkeit der Diagnose, von Carcinomfällen abgesehen, von solch entscheidender Bedeutung wie am Abrasionsmaterial.

Zusätzlich zur Gewebsentnahme für die histologische Untersuchung lassen sich aus frisch exstirpierten Uteri *Abstriche zur cytologischen Untersuchung* des Endometrium gewinnen. Die sich dabei abschilfernden Epithel- und Stromazellen kann man einerseits lebend unter dem Phasenkontrastmikroskop beobachten, andererseits am fixierten und nach Papanicolaou oder mit anderen Methoden gefärbten Ausstrichpräparat (Schüller, 1961; Dallenbach-Hellweg und Jäger, 1969). Die Lebendbeobachtung ist der histologischen Untersuchung in einigen Punkten überlegen, wie z.B. bei der Beurteilung des Cilienschlages der Flimmerepithelien oder von beweglichen Bakterien oder Parasiten. Zur Beurteilung der Endometriumfunktion oder zur Carcinomdiagnostik ist die cytologische Untersuchung allein jedoch nicht geeignet, da die hierfür entscheidend wichtigen Gewebszusammenhänge fehlen. Dementsprechend sind auch die Ergebnisse an dem mit der Schwamm- oder Bürstenmethode gewonnenen Material unbefriedigend, da sie sich im wesentlichen auf cytologische Kriterien gründen. Hier sind Strich- oder Saugbiopsie unbedingt vorzuziehen, zumal sie für Arzt und Patientin nicht aufwendiger sind.

## 4. Verarbeitung des operativ gewonnenen Gewebes

**a) Fixierung.** Da das Endometrium ein sehr weiches und rasch der Autolyse unterworfenes Gewebe darstellt, ist die möglichst schonende und sofortige Fixierung sehr wichtig. Diese erfolgt am besten unmittelbar nach der Entnahme des Gewebes, das vorher nur rasch von gröberen Blut- oder Schleimbeimengungen getrennt werden sollte. Das kann entweder durch vorsichtiges und ganz kurzes Waschen in physiologischer Kochsalzlösung geschehen oder durch ebenso kurzes Auflegen auf ein feinmaschiges Sieb oder ein Mulläppchen, von dem aus die Gewebsstreifen schonend und ohne Quetschen oder Druck mit einem Arm einer stumpfen Pinzette in das Fixierungsmittel eingebracht werden sollten. Ein längeres Verweilen in Mull oder gar Belassen im Mulltupfer während des Transports zum Pathologen führt zur Austrocknung und Zerquetschung des weichen Gewebes, das sich überdies dann nur noch unter Schwierigkeiten aus dem feinmaschigen Fadennetz lösen läßt. Diese Art der Verpackung sollte daher unter allen Umständen vermieden werden.

Bei der Auswahl des Fixierungsmittels sollte man von dem Prinzip ausgehen, die intravitale Gewebsstruktur möglichst weitgehend zu erhalten. Zu diesem Zwecke würde man am besten auf jegliche Fixierung verzichten und *unfixierte Kryostatschnitte* anfertigen. Diese ergeben klare Gewebsbilder, die frei von Schrumpfungslücken sind und somit weitgehend der lebendigen Struktur entsprechen (Kern-Bontke und Wächter, 1962). Da unsere Erfahrung in der histologischen Diagnostik sich aber verschiedene durch Fixierung und Einbettung entstehende Artefakte schon zu Nutze gemacht hat, sind einige Bilder am Frischpräparat sogar schwerer zu deuten. So fehlen z.B. die für den Beginn der Sekretionsphase so charakteristischen basalen Vacuolen, da das Glykogen nicht, wie nach Paraffineinbettung, teilweise aus der Zelle herausgelöst wurde. Auch sind nur einige Färbungen am unfixierten Präparat ausführbar und die Farbkontraste (Eosinophilie und Basophilie) der Gewebsstrukturen nicht so deutlich wie am fixierten Präparat. – Die Anfertigung von Frischgefrierschnitten ist dazu in der Routinehistologie nicht gut durchführbar, da sie die möglichst sofortige Tieffrierung des noch lebenswarmen Gewebes erfordert, das bis zur Weiterverarbeitung in Trockeneis oder Tiefkühltruhe gefroren bleiben muß, was z.B. den Postversand sehr erschweren würde. Die Methode eignet sich am ehesten für Schnelldiagnosen und außerdem für wissenschaftliche Untersuchungen, insbesondere für verschiedene histochemische Methoden.

Unter den Fixierungsmitteln unterscheidet man im wesentlichen Coagulantien, die das Gewebseiweiß durch Denaturierung, und Nichtcoagulantien, die es durch Anlagerung von Atomen stabilisieren (Baker, 1963). Zu den Coagulantien gehört als bekanntestes Fixierungsmittel der *Alkohol* ($C_2H_5OH$), der durch Wasserentzug zu grober Schrumpfung und Coagulation von Kern und Cytoplasma führt, Mitochondrien und Chromosomen zerstört und Lipoide herauslöst oder zur Diffusion bringt; die celluläre Feinstruktur geht somit weitgehend verloren.

Das am häufigsten angewandte nicht coagulierende Fixierungsmittel ist das *Formalin* ($H_2CO$), in dem die hydrophilen Gruppen der Proteine erhalten bleiben, diese daher weder schrumpfen noch denaturieren und auch durch die Anlagerung von Atomgruppen keine wesentliche Änderung in ihrer Struktur erfahren. DNS, Mitchondrien und damit die celluläre Feinstruktur bleiben in bestem Erhaltungszustand; Lipoide werden nicht herausgelöst; auch Glykogen bleibt, da oft an Eiweiß gebunden, großenteils erhalten. Das ideale Fixierungsmittel für so gut wie alle in der Endometriumdiagnostik wichtigen Färbemethoden ist somit 4%iges neutrales Formalin (d.h. eine 10%ige Lösung des 40%igen

Formaldehyds). Für den routinemäßigen Gebrauch in Klinik und Praxis hat es den Vorteil, preiswert, lange haltbar und in der Anwendung unkompliziert zu sein; das Gewebe kann unbedenklich mehrere Tage bis Wochen in der Formalinlösung verbleiben und daher in dieser Lösung auch mit der Post versandt werden. Da die optimale Bindung der Gewebsproteine an Formaldehyd zwischen pH 7–8 erfolgt, benutzen wir eine auf pH 7 gepufferte Lösung. Sobald der pH-Wert der Formalinlösung über 10 ansteigt, sinkt die Zahl der Protein-Formaldehydbindungen. Dem Pathologen ermöglicht die Formalinfixierung neben einer klaren Abgrenzung der Gewebs- und Zellstrukturen auch den Nachweis spezifischer Zellbestandteile mit allen wesentlichen Spezialfärbungen, da sie mit wenigen Ausnahmen (einige Enzyme und ein kleiner Teil des Glykogens) im Gewebe erhalten bleiben, d.h. durch Formalin weder gelöst noch zersetzt werden. Eine teilweise Herauslösung der Lipoide (vor allem der Neutralfette) und des Glykogens erfolgt erst bei der anschließenden Paraffineinbettung. Zur Schnellfixierung für die gynäkologische Eingangsdiagnostik ist ein $1^1/_2$stündiges Verweilen der bis zu 3 mm dicken Gewebsstückchen oder -scheiben in 4%igem Formalin im Brutschrank bei 70° C ausreichend. Zur Vermeidung von Formolniederschlägen wird das in Kapseln eingelegte Gewebe anschließend 5–10 min lang unter fließendem kaltem Wasser gewässert. Formalin eignet sich darüber hinaus ausgezeichnet zur längeren Aufbewahrung von Restmaterial, falls eine solche erforderlich wird.

Die aus der Grundfixierungsflüssigkeit entwickelten *Fixierungsgemische* machen sich die positiven Eigenschaften der einzelnen Lösungen zunutze und werden meist für besondere Zwecke, z.B. zur Darstellung der Chromosomen oder bestimmter cytoplasmatischer Strukturen verwandt. Für diese Zwecke sind sie den Grundfixierungslösungen oft überlegen.

Der Formalinlösung kann ohne Bedenken etwas *Calciumchlorid* zugesetzt werden, wenn man außer der Routinediagnostik bestimmte Enzyme nachweisen möchte, so z.B. die saure Phosphatase. Der Zusatz sollte dann nach der von Baker (1946) angegebenen Formel geschehen: 10 ml Formalin; 10 ml 10%ige wäßrige Lösung von $CaCl_2$; 80 ml Aq.dest.; die Fixierung muß bei 4° C erfolgen und sollte zur besseren Erhaltung der Enzymaktivität nicht länger als 12–18 Std dauern.

Eine Reihe weiterer Fixierungsmittel, wie z.B. die Gemische von Stieve, Bouin, Zenker, San Felice, Carnoy führen ebenfalls zu klaren, schönen morphologischen Bildern bei guter Erhaltung der Gewebsstruktur und oft vorbildlicher Kerndarstellung; ihre Anwendung ist aber komplizierter und die Zahl der Färbemethoden, die an diese Fixierungen angeschlossen werden können, kleiner. Sie sind daher vorwiegend für wissenschaftliche Zwecke, jedoch weniger für den Routinegebrauch geeignet. Alle übrigen Fixierungsmitel sollten dagegen nur in Notfällen verwandt werden. So ist z.B. Alkohol, wie oben ausgeführt, in jeder Konzentration zur Fixierung ungeeignet, da er gerade lockere, flüssigkeitsreiche Endometrien zu starker Schrumpfung und damit grober Entstellung ihrer natürlichen Struktur bringt.

**b) Einbettung.** Das fixierte Gewebe wird zur Weiterverarbeitung am zweckmäßigsten in Paraffin eingebettet, wobei die Gewebsschrumpfung bei richtiger

Technik (nicht zu langes Verweilen in regelmäßig und oft erneuerten Lösungen) auf ein Minimum reduziert werden kann. Wir verwenden für die Eingangshistologie das Autotechnikon: Das in Kapseln eingelegte Gewebe durchläuft über Nacht folgende Lösungen:

80%igen Äthylalkohol, $^1/_2$ Std
80%igen Äthylalkohol, 1 Std
2mal 96%igen Äthylalkohol, je 1 Std
3mal 100%igen Isopropylalkohol, je 2 Std
Xylol-Isopropylalkohol ana partes, 1 Std
2mal Xylol, je $^1/_2$ Std
2mal Paraplast bei 60° C, je 2 Std.

Die anschließende Einblockung des Gewebes erfolgt ebenfalls in Paraplast.

Die Herstellung von *Gefrierschnitten* des Endometrium ist technisch schwer und gelingt nur befriedigend bei etwas festerer Konsistenz der Gewebsstückchen, so z.B. bei einigen Carcinomen oder Placentaresten. In Ausnahmefällen wird man sich ein etwas festeres Stück für nur am Gefrierschnitt durchführbare Spezialfärbungen heraussuchen. Man wird aber das Restmaterial in jedem Fall einbetten, da die Untersuchung jedes übersandten Gewebsbröckels wichtig ist, wenn man nicht z.B. ein beginnendes Carcinom oder einen kleinen Deciduarest übersehen will.

**c) Orientierung.** Diese sollte im Idealfall so erfolgen, daß die Gewebsstückchen senkrecht zu ihrer Schleimhautoberfläche aufgelegt und eingebettet werden. Hat man den ganzen Uterus zur Verfügung, so ist das ohne weiteres möglich und darüber hinaus auch die genaue Bezeichnung der einzelnen Abschnitte des Uteruscavums. Da wir es aber meist mit kleineren oder kleinsten wahllos angeordneten Gewebsstückchen zu tun haben, ist eine solche Orientierung oft nicht durchführbar. Wichtig ist in dem Falle nur, daß möglichst alle Gewebsstücke den Boden des Paraffinblocks berühren und demzufolge auch angeschnitten werden. Nur bei außergewöhnlich reichlichem Abrasionsmaterial genügt oft die Einbettung eines Teils der Stückchen, da in derartigen Fällen meist eine fortgeschrittene und somit leicht zu diagnostizierende Veränderung vorliegt wie z.B. ein das Uteruscavum ausfüllendes Carcinom, eine hochgradige glandulär-cystische Hyperplasie oder ein Abort. Reichliches Carcinomgewebe läßt sich schon makroskopisch an der verhältnismäßig derben, bröckeligen Konsistenz und der weißlichen, feinkörnigen Oberfläche erkennen; Stückchen aus einer glandulär-cystischen Hyperplasie sind dagegen meist weicher, glatter und glasiger. Reste einer Placenta fallen durch ihre schwammige Struktur auf. – Sollte die Orientierung der Gewebsstückchen im Paraffinblock nicht für eine befriedigende Diagnose ausreichen, so hilft oft eine Umbettung mit Reorientierung der Teilchen, die man dabei am zweckmäßigsten um 90° dreht. Die an einigen Instituten übliche Anfertigung von Stufenschnitten hat den Vorteil des größeren Überblicks und damit die größere Chance, auch sehr kleine umschriebene Veränderungen zu entdecken, aber verbunden mit dem Nachteil des unwiderruflich verlorenen Gewebes zwischen den Stufen. Uns erscheint daher empfehlenswert, zunächst nur auf einer Stufe zu schneiden und sich, falls notwendig, je nach Lage des Falles bzw. der unklaren Gewebsveränderung entweder zur Umbettung oder zum Tieferschneiden des Blöckchens zu entschließen.

**d) Färbung.** Der geübte Histologe wird in der Diagnostik der wesentlichen krankhaften Veränderungen des Endometrium mit der gewöhnlichen *HE-Färbung* auskommen. Da man aber bestrebt sein sollte, ein Optimum an Informationen aus dem zuweilen recht spärlichen Gewebsmaterial herauszuholen und neben der pathologisch-anatomischen immer auch eine Funktionsdiagnose zu stellen, erweist sich die routinemäßige Ausführung von einer oder zwei weiteren Färbemethoden von großem Nutzen. Dafür kommen in erster Linie die PAS- und die van Gieson-Färbung in Betracht.

Die *PAS-Färbung* (Methode: Romeis, 1968, § 1120–1122) erleichtert vor allem die Funktionsdiagnose durch Nachweis auch kleinster Mengen von Glykogen oder Schleim (Augustin, 1952), wobei Glykogen in feinster Verteilung schon in der zweiten Hälfte der Proliferationsphase im Drüsenepithel erkannt werden kann (Cramer und Klöss, 1955). Längere Zeit nach Beendigung einer Gravidität im Drüsenepithel noch feststellbares Glykogen, das im HE-Schnitt nicht erkannt wird, ermöglicht u.U. nachträglich die Diagnose einer Gravidität, auch bei fehlendem klinischem Schwangerschaftsverdacht (Cramer, 1957). Auch bereits hyalinisierte Deciduareste nach Abort oder post partum sind an ihrer positiven PAS-Reaktion von anderen im HE-Präparat strukturlosen Bezirken gut zu unterscheiden (Elster und Spanknebel, 1959). Eine nur auf einen Teil der Drüsen beschränkte Glykogenverteilung in der Sekretionsphase deutet auf eine funktionelle Störung hin. Darüber hinaus ermöglicht die Anwendung der PAS-Färbung die richtige Einstufung der mucoepidermoiden Carcinome und der schleimbildenden Adeno-Carcinome, die ebenfalls zuweilen nur kleinste, mit der HE-Färbung nicht darstellbare Schleimmengen enthalten.

In der *van Gieson-Färbung* (Methode: Romeis, 1968, § 708) lassen sich Polypen durch ihr an zarten Fasern reiches und daher rot gefärbtes Stroma besonders klar und sicher erkennen, was sich vor allem dann als sehr brauchbar erweist, wenn sich die Drüsen des Polypen nicht wesentlich von denen des Restendometrium unterscheiden. Die van Gieson-Färbung hat den weiteren Vorteil, daß sie alte, in Fibrin eingebackene Placentarzotten leuchtend rot und gegenüber dem gelben Fibrin kontrastreich darstellt, die sich im HE-Schnitt nicht mehr vom umgebenden Fibrinsee oder nekrotischen Gewebsresten unterscheiden lassen.

Wir wenden dieser Vorteile wegen beide Färbemethoden neben der HE-Färbung routinemäßig in unserem Laboratorium an; sie lassen sich wie diese auch an einer größeren Schnittzahl leicht durchführen.

Zur Abklärung einiger besonderer Endometriumbefunde sowie zur Diagnostik funktioneller Blutungen und uteriner Sterilität eignen sich darüber hinaus eine Reihe weiterer Spezialfärbungen und histochemischer Reaktionen, die man in Zweifelsfällen immer anwenden sollte (Stoll *et al.*, 1954). An dieser Stelle sollen mit den Bemerkungen zur Technik nur einige Beispiele aufgeführt werden; die ausführliche Schilderung der mit Spezialfärbungen zu erzielenden diagnostischen Feinheiten folgt bei der Beschreibung der entsprechenden Krankheitsbilder.

*Spezielle Darstellungsmethoden für Bindegewebsfasern:* Mit der *Masson-Trichrom-Färbung* (Methode: ROMEIS, 1968, § 1538) gelingt die Darstellung der sog. Kollagen-Einschlüsse in rückgebildeten Deciduazellen, die auf eine länger vorausgegangene Gravidität hindeuten können (DALLENBACH-HELLWEG, 1961); bei einiger Übung wird man diese Einschlüsse aber auch bereits in der van Gieson-Färbung erkennen; im HE-Präparat sind sie unsichtbar. — Eine *Gitterfaserdarstellung* (z.B. Methode nach GOMORI: ROMEIS, 1968, § 1573–1575) kann u.a. bei der verzögerten Abstoßung von Nutzen sein, da diese des öfteren mit unzureichender Faserauflösung der sich dadurch schwer abstoßenden Schleimhautanteile einhergeht. — Auch hilft sie bei der Unterscheidung zwischen der faserreichen Isthmusschleimhaut oder dem Polypenstroma und dem faserärmeren Corpusendometrium. Weiterhin läßt sich eine vorausgegangene Einnahme von Ovulationshemmern im Gitterfaserbild daran erkennen, daß diese Endometrien fast keine Fasern bilden (WAIDL *et al.*, 1968). — Eine differenzierte Abgrenzung der Bindegewebsfasern von den übrigen eosinophilen Stromaanteilen ermöglicht auch die Färbung nach GOLDNER (ELSTER und SPANKNEBEL, 1959). Mit ihr stellt sich das Polypenstroma smaragdgrün dar und unterscheidet sich dadurch von dem graugrünen Stroma eines atrophischen Endometrium und von gelbbraunen Myometriumanteilen. Die Goldner-Färbung ist außerdem zur Differenzierung hyalin veränderter Bezirke geeignet: Strukturlose Anteile einer unvollständig abgestoßenen Schleimhaut färben sich blaßgrün, hyalin verquollene Capillarwandungen nach Abort intensiv grün, hyaline Thromben bei einer glandulärcystischen Hyperplasie braungrau, Ödemseen gelb bis rot.

*Histochemische Reaktionen zum Nucleinsäuren-Nachweis:* In der Funktionsdiagnostik kann die Feststellung des DNS-Gehalts der Endometriumzellen von Bedeutung sein. Der Nachweis gelingt einfach und klar mit der *Feulgen-Reaktion* (Methode nach ROMEIS, 1968, § 1192ff.). — Der RNS-Gehalt von Drüsen- und Stromazellen ist ein wesentliches Kriterium des Oestrogeneffekts; er läßt sich mit *Gallocyanin-Chromalaun* (Methode nach EINARSON, ROMEIS, § 1203) nach Vorverdauung mit Desoxyribonuclease oder mit *Methylgrün-Pyronin* (Methode nach PAPPENHEIM-UNNA, ROMEIS, 1968, § 1199 und 1200) am Paraffinschnitt leicht bestimmen. Diese Färbungen sind auch von Bedeutung zum Nachweis von Plasmazellen (RNS-reiches Cytoplasma!), die als wesentliches Kriterium der chronischen Entzündung gelten.

*Spezielle Nachweisreaktionen auf Grund eiweißhaltiger Zellbestandteile:* Die Gesamteiweiße sind gut erfaßbar mit der *Tetrazonium-Reaktion,* die nach Benzoylierung für den Nachweis von Histidin, nach Behandlung mit H-Säure für den Nachweis von Tryptophan und Arginin eingeengt werden kann (Methode: PEARSE, 1968/I, S. 612). Einzelne Aminosäuren lassen sich auch durch Kupplung mit Diazofarbstoffen oder ähnlichen Reagentien darstellen. So bewährt sich z.B. für den Nachweis von Tyrosin die *Millon-Reaktion* (PEARSE, S. 606), für Tryptophan die DMAB-Nitrit-Methode nach ADAMS (PEARSE, S. 615 oder ARNOLD, 1968, S. 127); Arginin läßt sich mit der *Reaktion nach* SAKAGUCHI (PEARSE, S. 617) gut erfassen. Zur Erkennung von SH-Gruppen eignet sich in erster Linie die *Reaktion nach* BARRNETT *und* SELIGMAN (ARNOLD, S. 128); basische SH-Gruppen stellen sich mit der *Aldehydfuchsin-Reaktion* dar (Methode nach CAMERON und STEELE: HUMASON, 1962, S. 168). Da diese Reaktion außerdem

$SO_3$-Gruppen in sauren Mucopolysacchariden und Aldehydgruppen in Lipoiden erfaßt, ist eine Differenzierung nach den Gesichtspunkten der Tabelle 1 zweckmäßig:

**Tabelle 1.** Histochemische Differenzierung der von der Aldehydfuchsin-Reaktion erfaßten Stoffgruppen

| | *Aldehydfuchsin-positiv* | | |
|---|---|---|---|
| | $SO_3$-Gruppen in sauren MPS | SH-Gruppen in basischen Proteinen | Aldehydgruppen in Lipoiden |
| AF ohne Oxydation | + | + | – |
| Metachromasie | + | – | – |

Das zahlreiche Auftreten endometrialer Körnchenzellen in der zweiten Hälfte der Sekretionsphase gibt oft Anlaß zur Fehldiagnose einer Endometritis. In fraglichen Fällen führt die routinemäßig leicht anwendbare *Phloxin-Tartrazin-Färbung* nach LENDRUM (1947) als Eiweißnachweismethode in der für die Endometriumdiagnostik erprobten Abwandlung (HELLWEG, 1954) immer zum Ziel:

Paraffinschnitte werden zur Kernfärbung kurz mit Hämalaun oder Eisenhämatoxylin behandelt und gebläut, darauf 30 min in folgender Lösung gefärbt: Phloxin 0,5 g, Calciumchlorid 0,5 g, Aq. dest. 100,0 g, und danach in Wasser gewaschen. Man differenziert jetzt mit einer auf den Schnitt zu tropfenden gesättigten Lösung von Tartrazin in Cellosolve (Äthylenglycol), und zwar so lange, bis bei mikroskopischer Kontrolle das Phloxin nur noch von den in Rede stehenden Körnchen zurückgehalten wird, im Durchschnitt etwa 1 min. Die Schnitte werden danach in 60%igem Alkohol abgespült, durch die aufsteigende Alkoholreihe in Xylol gebracht und eingedeckt.

Die im HE-Präparat kaum sichtbaren eiweißreichen Granula der endometrialen Körnchenzellen färben sich auf Grund ihrer starken Phloxinophilie leuchtend rot an und heben sich kontrastreich vom gelben Untergrund ab, während Leukocyten und Lymphocyten keine derartigen Granula aufzuweisen haben. Weiterhin eignet sich die Phloxin-Tartrazin-Färbung zum Nachweis von Hornschuppen bei Verdacht auf eine vorausgegangene Gravidität und von Hornperlen im Carcinom, sowie auch zur klaren Unterscheidung von Muskelfasern (rot) und Bindegewebe (gelb).

*Spezielle Methoden zum Nachweis von Polysacchariden:* Zur verfeinerten Funktionsdiagnostik eignet sich neben der *PAS-Reaktion* (s. oben) die *Aldehydfuchsin-Reaktion* (s. oben) recht gut (STRAUSS, 1963). Durch die klare, farbschöne und kontrastreiche Darstellung der sauren Mucopolysaccharide ermöglicht sie die Erkennung einer beginnenden Schleimsekretion des Drüsenepithels fast eine Woche vor dem Glykogennachweis; am apikalen Epithelrand erscheint um diese Zeit mit Aldehydfuchsin ein schmaler rotvioletter Saum. Zeitliche, quantitative oder qualitative Schwankungen dieser Sekretion, sowie des Verhältnisses der Sekretion von Schleim und Glykogen zueinander können Zeichen einer funktionellen Insuffizienz des Endometrium sein. Da die Aldehydfuchsin-Reaktion leicht und schnell durchführbar ist, eignet sie sich auch für die Routinediagnostik. – Ebenso zu empfehlen zum Nachweis der sauren Mucopolysaccharide und ebenfalls unkompliziert in der Anwendung ist die *Alcianblau-Färbung* (Methode nach ROMEIS, 1968, § 2077); mit der PAS-Reaktion kombiniert ermöglicht sie die Abgrenzung der sauren von den neutralen Mucopolysacchariden und vom Glykogen (RUNGE *et al.*, 1956).

*Lipoidnachweise.* Die Gesamtlipoide werden am paraffineingebetteten Abrasionsmaterial am sichersten mit *Sudanschwarz B* erfaßt (Methode nach LISON: ROMEIS, 1968, § 1055); die übrigen, nur am Gefrierschnitt durchführbaren Sudanfärbungen sind für die Routinediagnostik ungeeignet, da sich das sehr weiche Gewebe schwer gefrierschneiden läßt. Mit Sudanschwarz B gelingt vor allem der Nachweis von Schaumzellen im endometrialen Stroma als Zeichen einer Oestrogenüberstimulierung. Zur Darstellung der Phosphatide eignet sich der *Säure-Hämatein-Test* nach BAKER (PEARSE, S. 689) oder die *Luxolblau-Färbung;* zum Nachweis von Cholesterin und seinen Estern die *Methode nach* SCHULZ (PEARSE, S. 702), sowie auf Grund ihrer Doppelbrechung die Untersuchung im polarisierten Licht.

Eine Reihe weiterer histochemischer und vor allem fermenthistochemischer Nachweismethoden, die zusätzliche Aufschlüsse über feine Schwankungen der physiologischen und pathologischen Funktion von Drüsen und Stroma zu geben vermögen, müssen speziellen Fragestellungen oder wissenschaftlichen Zwecken vorbehalten bleiben, da ihre routinemäßige Ausführung in der täglichen Diagnostik zu zeitraubend, kostspielig und kompliziert ist. Sie sind von SCHMIDT-MATTHIESEN (1963) für die Verhältnisse am normalen Endometrium ausführlich bearbeitet und übersichtlich zusammengestellt worden. Von ihrer Anwendungsmöglichkeit und Aussagefähigkeit in der pathologischen Histologie des Endometrium soll im Einzelnen bei den Funktionsstörungen die Rede sein. Zu ihrer technischen Ausführung folgen wir den von PEARSE (1968) zusammengestellten Methoden, die neuerdings auch im deutschen Schrifttum von ARNOLD (1968) übersichtlich dargestellt sind.

Erwähnt sei hier noch die *Acridinorange-Fluorochromierung* (SCHÜMMELFEDER, 1950; *et al.*, 1957), mit der es gelingt, neben den bereits im HE-Präparat erkennbaren täglichen Cyclusschwankungen auch die ersten morphologischen Zeichen der Wirkung von Oestrogen (durch den Nachweis von RNS in Kern und Cytoplasma) und Progesteron (durch den Nachweis erster Glykogentröpfchen im Drüsenepithel) aufzudecken (DALLENBACH und DALLENBACH-HELLWEG, 1968). Diese Methode vermag zusätzliche Erkenntnisse zu vermitteln und durch Korrelation unseren Blick auch für die HE-Färbung zu schärfen; in der Routinediagnostik ist ihre Anwendung zu kompliziert.

Neben den histochemischen Methoden können u.U. auch quantitative Messungen wie die **Morphometrie** (BISWAS und FINBOW, 1975), die *Karyometrie* (WITT, 1963) oder *Cytometrie* (KAISERLING, 1950; STÄHLER, 1950) diagnostischen Aussagewert haben. Bei Verwertung der Meßergebnisse ist jedoch Vorsicht und Kritik geboten, da verschiedene Endometrien oft selbst unter gleichen Einbettungsbedingungen unterschiedlich stark schrumpfen. Im allgemeinen wird man in der Routinediagnostik bei einiger Übung auch ohne diese Messungen auskommen.

**Rasterelektronenmikroskopische Untersuchungen** der Endometriumoberfläche (FERENCZY et al., 1972; JOHANNISSON und NILSSON, 1972) gewinnen zunehmend an Bedeutung insbesondere bei der Beurteilung möglicher endometrialer Ursachen von Implantationsstörungen. Hier lassen sich aufgrund von Schwankungen der Zahl und Länge von Zilien und Mikrovilli Phasen- und sogar Tagesunterschiede während des Zyklus erkennen.

Von rein wissenschaftlichem Interesse ist die Züchtung lebenden Endometriums in der **Gewebekultur** (Literaturzusammenstellung siehe bei HELLWEG und SHAKA, 1959). Durch Zusatz von Hormonen in verschiedener Konzentration und Kombination zu den Kulturen im Vergleich zu unbehandelten Kontrollen lassen sich u.a. wichtige Aufschlüsse gewinnen über die spezifische Ansprechbarkeit des von den Ovarialhormonen abgeschnittenen Endometrium, sowie bei Kombination mit Methoden der Zellforschung über den genauen Bindungsort der Hormone in der Zelle (CSERMELY *et al.*, 1969).

Von den verschiedenen Methoden der **Chromosomenzählung** und -messung (HUGHES und CSERMELY, 1965; SHERMAN, 1969) erscheinen 3 relativ zuverlässig: die direkte Quetschpräparation, die in-vitro-Quetschpräparation und die Zellsuspension nach Lufttrocknung. Die Ergebnisse müssen aber mit Zurückhaltung gewertet werden, da Aneuploidien durch Zellbrüche vorgetäuscht werden können.

Mit Vorsicht zu werten sind auch die modernen Versuche einer **Computeranalyse** bei der Beurteilung einzelner Parameter, da sie die patientenbezogene individuelle Diagnose in Frage stellen (BEZEMER *et al.*, 1977).

Die sehr komplizierten und technisch aufwendigen Methoden zum **Nachweis von Steroidhormon-Receptoren** im Endometrium haben BAULIEU *et al.* (1979) ausführlich beschrieben, sie können dort nachgewiesen werden.

## 5. Bestandteile einer Abrasio und ihre Aussagefähigkeit

Die Diagnostizierung des Abrasionsmaterials ist im Vergleich zu der eines orientiert einem ganzen Uterus entnommenen Endometrium sehr erschwert. Den wahllos verteilten Endometriumstückchen muß nicht nur ihre Herkunft aus Abschnitt des Uteruscavum und Schicht des Endometrium angesehen werden, sondern auch der Grad der Entwicklung, der in der Funktionsdiagnostik zur möglichst genauen Bestimmung des Cyclustages führen soll. Das setzt zunächst eine genaue Kenntnis der Morphologie des normalen Endometrium und seiner Schichten im Corpus-, Isthmus- und Cervixanteil sowie der Aussagefähigkeit dieser einzelnen Abschnitte voraus.

Zur Diagnostik so gut wie allein brauchbar ist das dem Corpus uteri entnommene Endometrium, und zwar vor allem die Mittelschicht der *Funktionalis* d.h. die Grenze zwischen Compacta und Spongiosa, idealerweise die ganze Funktionalis. Die *Basalis* dagegen hat im allgemeinen sehr wenig Aussagewert mit zwei Ausnahmen: Beim Carcinom und bei der verzögerten Abstoßung des Endometrium ist ihre Beurteilung von diagnostischer Bedeutung. Die Erkennung der Funktionalis ist in den meisten Fällen einfach; zu berücksichtigen ist, daß verschieden weit entwickelte Drüsen- und Stromaanteile direkt nebeneinander liegen können, ohne daß sich daraus auf eine unregelmäßige Funktion schließen ließe; wir haben es dabei oft lediglich mit Stückchen aus verschiedenen Schichten oder Abschnitten (Tubenwinkel, Fundus, Corpus uteri) des Endometrium zu tun, deren Entwicklung physiologisch variiert. Ungleichmäßige Entwicklungen offenbaren sich am klarsten an nur einem etwas größeren Gewebsstück, d.h. im organischen Gewebszusammenhang.

Zur Funktionsdiagnose ganz ungeeignet ist die Schleimhaut aus dem *Isthmus* uteri, da sich ihre Drüsen am Cyclus nicht (DANFORTH und CHAPMAN, 1949) oder nur ganz ausnahmsweise und wenig (STIEVE, 1928; OBER *et al.*, 1958) beteiligen, und da sie den falschen Eindruck eines atrophischen oder unterwertigen Endometrium oder von Basalisteilen zu geben vermag. Der Geübte wird die im ganzen niedrige, gefäßarme Isthmusschleimhaut mit den spärlichen, meist schlitzförmigen, nur gelegentlich cystischen Drüsen und dem dichten, faserreichen, kleinzelligen Stroma ohne Schwierigkeiten erkennen und in der Gesamtbewertung entsprechend einstufen. Das Cytoplasma der Drüsenepithelien enthält keine Mucopolysaccharide, zeigt aber eine im Vergleich zu dem der angrenzenden endocervikalen und endometrialen Zellen überraschend hohe Enzymaktivität (PFLEIDERER, 1974). Die Basalisdrüsen sind demgegenüber verzweigter, ihr faseriges Stroma ist ungeordneter, da Faserzüge zur Verankerung mit dem Myometrium in verschiedene Richtungen ziehen. Die Stromazellen der Isthmusschleimhaut unterliegen im Gegensatz zu denen der Basalis zuweilen cyclischen Veränderungen wie die Stromazellen des Endometrium. — Bei der Untersuchung ganzer Uteri ist zu berücksichtigen, daß sich der Sitz der Isthmusschleimhaut im Laufe des Lebens verschiebt, parallel zur physiologischen Eversion und Inversion der Cervixschleimhaut (OBER *et al.*, 1958). Dementsprechend sind Anteile der Isthmusschleimhaut während der Geschlechtsreife vorwiegend im Cervixabradat (unterhalb des inneren Muttermundes), in der Menopause dagegen im Corpusabradat (oberhalb des inneren Muttermundes) zu erwarten.

Die Erkennung der *Cervixschleimhaut* bereitet keine Schwierigkeiten, da Drüsen und Stroma sich in charakteristischer Weise vom Endometrium unterscheiden und dazu praktisch keinen (TOPKINS, 1949; DUPERROY, 1951) oder nur geringen Cyclusschwankungen unterliegen (WOLLNER, 1937; SJÖVALL, 1938). Die Schleimhautoberfläche ist im Gegensatz zu der des Endometrium faltenreich; die Drüsen sind stark verzweigt und ständig schleimbildend (LANG und SCHNEIDER, 1960). Alle Stadien der Sekretion kommen während des Cyclus gleichzeitig vor, es bestehen nur geringe quantitative Unterschiede mit Bevorzugung basaler Vakuolen während der frühen Sekretionsphase und Schleimanhäufung in den Drüsenlumina gegen Ende des Cyclus. Das Drüsenepithel zeigt während der 2. Cycluswoche die größte Enzymaktivität (PFLEIDERER, 1974). — Des öfteren gelangen Stücke abgelösten geschichteten Plattenepithels von der *Portio* in die Abrasio; sie sollten genau inspiziert und mit in die Diagnose eingeschlossen werden. Das gilt grundsätzlich für alle Bestandteile der Abrasio. So läßt z.B. die Schichthöhe des Portioepithels Rückschlüsse auf den Hormonstatus bzw. die Proliferationshöhe des Endometrium zu, auch wenn dieses nur unzureichend im Abradat enthalten ist.

So sollte der Histologe den Kliniker auch über die Menge etwa mitcurettierten *Myometriums* orientieren; er ermöglicht dem Operateur damit Rückschlüsse auf eine gegebenenfalls zu kräftig angesetzte Curette oder eine besondere Nachgiebigkeit des Gewebes. Darüber hinaus können Anteile des Myometrium zur Beurteilung der Ausdehnung z.B. eines entzündlichen Prozesses im Endometrium oder einer chorialen Invasion von Bedeutung sein. Gelegentlich stammen Muskelanteile in der Abrasio aber auch aus *submukösen Myomen,* ja sogar ganze Myome können, wenn sie sehr klein sind, im Abrasionsmaterial gefunden werden (Abb. 1). Die Entscheidung, ob es sich um Myometrium- oder Myom-Anteile handelt, erfolgt nach den gleichen Kriterien wie an größeren Gewebsstücken; die geschwulstmäßig gewucherten Muskelfasern haben eine dichtere und oft

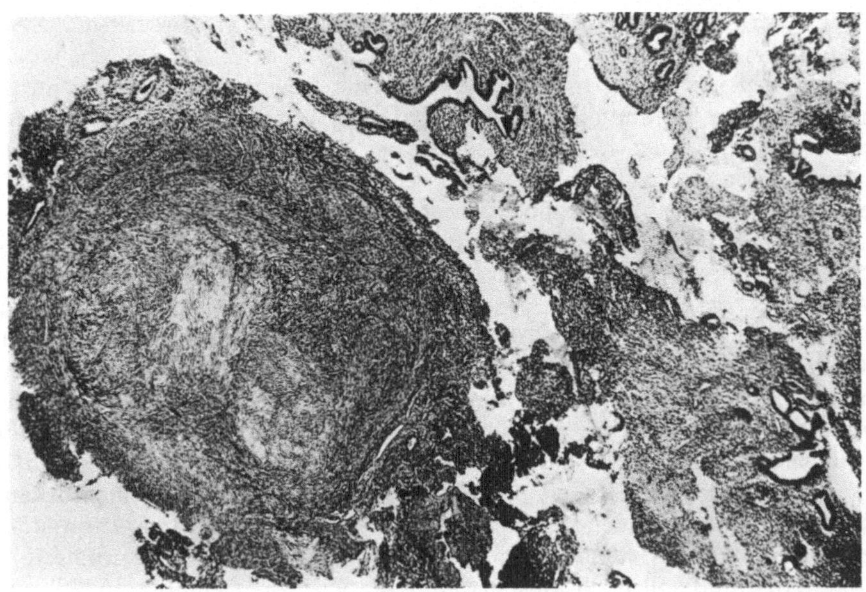

Abb. 1. Submuköses Leiomyom im Abradat, teilweise von druck- und zugatrophischem Corpusendometrium überzogen

wirbelförmige Anordnung und weniger lockeres Zwischengewebe. Haftet den muskulären Anteilen noch etwas Schleimhaut an, so ist diese über Myomen charakteristisch gedehnt und meist äußerst dünn; ihre Drüsen sind eng und laufen durch die starke Dehnung parallel zur Oberfläche. Gewebsstückchen aus dem Myometrium haften dagegen eher Basalisanteile an.

Größere *Gewebsnekrosen* im Abrasionsmaterial können vielerlei Ursprungs sein und sind bei vollständiger Auflösung der Struktur nur bei gleichzeitig vorhandenem erhaltenem Endometrium zu beurteilen; u.a. kann es sich um Anteile eines verjauchenden Carcinoms, eines fieberhaften Aborts, eines abgelösten submukösen Myoms oder eines stielgedrehten Polypen handeln, um nur die häufigsten Beispiele aufzuführen. Spezialfärbungen helfen hier zuweilen noch weiter (s. oben). Bei einem Abort kann die Abrasio außer mehr oder weniger weit zurückgebildeten oder nekrotischen Resten der *Placenta und Decidua* verschieden weit entwickelte oder macerierte Anteile des Embryo zu Tage fördern. Diese können auch allein oft noch Wochen bis sogar Monate nach dem Abort, von neuproliferiertem Endometrium eingeschlossen, nachweisbar bleiben bzw. einen bis daher klinisch unbekannten Abort noch nachträglich erkennen lassen. Dabei handelt es sich in erster Linie um *Knochenstückchen,* deren Verbleiben in utero oft eine Endometritis auslöst. Diese Fälle gehören allerdings zu den Seltenheiten. Die häufigsten nach Abort noch retinierten Schwangerschaftsbestandteile sind nekrotische oder hyaline Deciduareste, die oft nur noch an schattenhaft angedeuteten Konturen ehemaliger Deciduazellen als solche zu erkennen sind. Sie müssen differentialdiagnostisch u.a. von den hyalinen Thromben einer glandulär-cystischen Hyperplasie unterschieden werden, die bei der Reticulumfärbung stets frei von Faserstrukturen sind und sich mit der PAS-Färbung nur blaß-violett darstellen, im Gegensatz zu den kräftig roten Deciduaresten (ELSTER und SPANKNEBEL, 1959).

Von außen in das Uteruscavum eingebrachte *Fremdkörper* gehören zu den ziemlich seltenen Bestandteilen einer Abrasio. Sie können in das Endometrium „einheilen" und werden dann meist von einer Fremdkörperreaktion umgeben, aus deren Alter man auf den Zeitpunkt des Geschehens schließen kann. Solch eine Fremdkörperreaktion kann auch durch operatives Einbringen von z.B. Talkumkristallen ausgelöst werden, die bei polarisiertem Licht an ihrer starken Doppelbrechung sofort als Urheber des gefundenen Fremdkörpergranulationsgewebes zu erkennen sind. Eine Fremdkörperreaktion entwickelt sich weiterhin nach Einbringen eines flüssigen Adhäsionsmittels zum Zwecke der Sterilisation.

Große Vorsicht ist bei der Mißdeutung von *Artefakten* geboten. Diese kommen gerade im Abrasionsmaterial durch Quetschung oder Zerrung der weichen Gewebsstückchen häufig vor und führen zu weitgehender Entstellung der Endometriumstruktur: Durch Ineinander- und Zusammenschieben der Drüsenschläuche können histologische Bilder entstehen, die nur der Geübte von einem Adenocarcinom zu unterscheiden vermag (Abb. 2). Auch das Stroma kann durch Quetschen weitgehend verändert sein und zuweilen an ein Sarkom erinnern.

Zum Abschluß soll noch kurz erwähnt werden, was *nicht* Bestandteil einer Abrasio sein kann oder darf. Bei der gleichzeitigen Einbettung oft zahlreicher Abrasionen in den zur besseren Flüssigkeitsdurchdringung vielfach gelochten Gewebskapseln kann es leicht passieren, daß winzig kleine Gewebsstückchen durch die Löcher ihrer Kapsel rutschen und in eine andere hereingespült werden. Man sollte immer an diese Möglichkeit denken und in der Deutung eines einzigen sehr kleinen Gewebsstückchens, das seinem Aufbau nach aus dem Rahmen des Gesamtbildes fällt, außerordentlich zurückhaltend sein. Aus einer alleinliegenden Placentarzotte bei im übrigen auf eine vorausgegangene Gravidität unverdächtigem Endometrium diagnostiziert man besser keinen Abort! Ein noch schwerwiegenderer Irrtum wäre die Diagnostizierung eines Carcinoms aus einem durch Verunreinigung hereingelangten Bröckelchen. Um andererseits kein Carcinom zu übersehen, ist es in Zweifelsfällen immer ratsam, das Blöckchen tiefer zu schneiden, um nach weiteren, evtl. größeren Anteilen der Veränderung zu suchen. Besteht aber ein ganz klarer Gewebszusammenhang einer noch so kleinen Veränderung mit einem größeren Endometriumstück, so ist sie von diagnostischer Bedeutung. In solch einem Fall läßt sich auch aus einer einwandfreien Zotte auf einen vorausgegangenen Abort schließen. — Bei gar nicht zu einer Abrasio gehörenden Gewebsteilen wie z.B. Fettgewebe *muß* es sich um Verunreinigungen handeln (vorausgesetzt, daß der Uterus nicht perforiert wurde), die, falls es sich um größere Stücke handelt, möglicherweise schon vor der Einbettung in das Abrasionsmaterial hereingerieten.

Die *abschließende Diagnose* eines beurteilten Endometrium soll so umfassend wie nötig sein (d.h. sowohl die pathologisch-anatomische Strukturdiagnose als auch die Funktionsdiagnose einschließen), dabei aber so kurz und klar wie möglich gehalten werden. Der klinisch tätige Gynäkologe erwartet vom Pathologen mit Recht, ausreichendes Gewebsmaterial vorausgesetzt, eine klare Entscheidung, auf Grund derer er sein Behandlungsschema aufbauen kann. Dem Kliniker ist nicht mit einer Reihe vager Vermutungen oder einer Aufzählung verschiedener

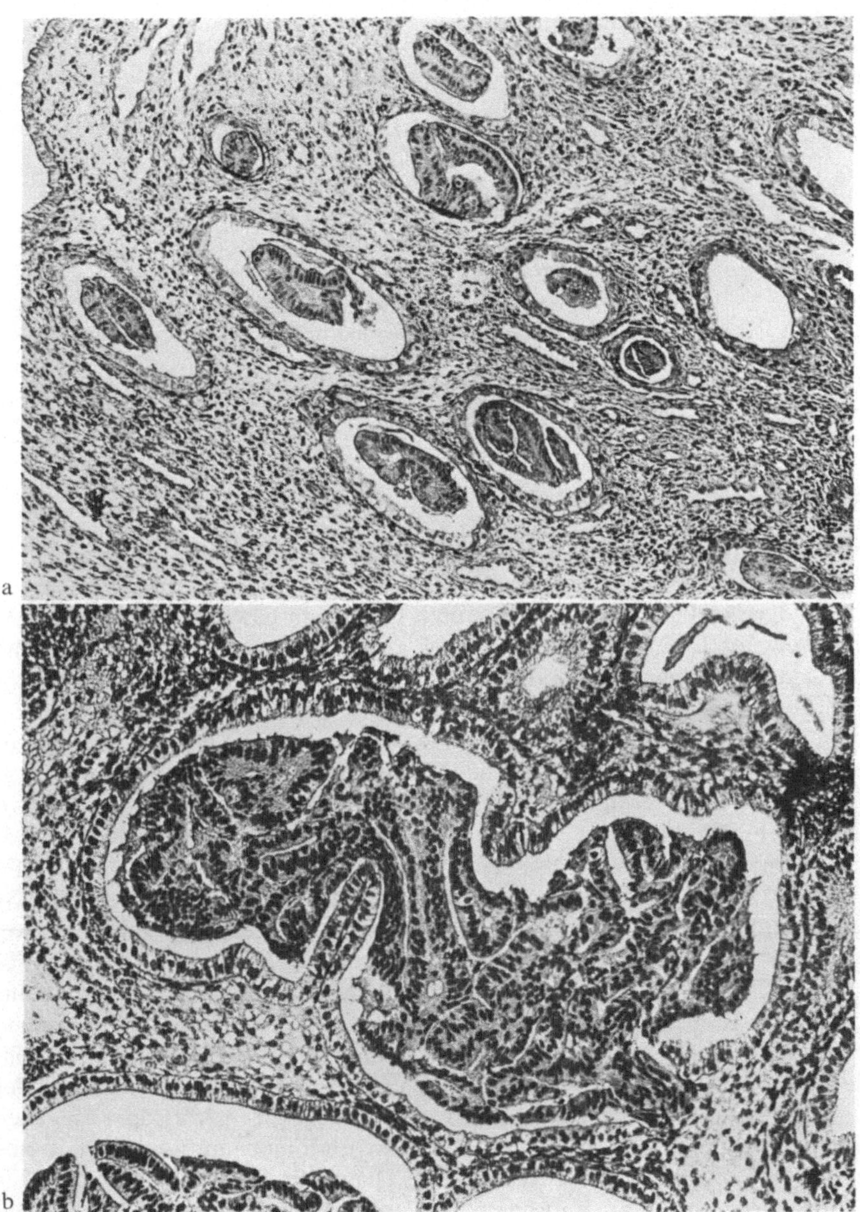


Abb. 2a u. b. Artefakt: Einpressung von abgelöstem Drüsenepithel in die Drüsenlumina. (a) Schwache, (b) stärkere Vergrößerung

möglicher Diagnosen gedient. Vielmehr sollte der Pathologe stets bemüht sein, zu einer eindeutigen abschließenden Diagnose zu kommen; dies wird ihm bei intensiver Untersuchung des Materials unter Ausschöpfung aller diagnostischen Möglichkeiten auch mit nur wenigen Ausnahmen (s. Tabelle 2) in den allermeisten Fällen gelingen.

**Tabelle 2.** Grenzen der Endometriumdiagnostik

| | |
|---|---|
| Einsendender Arzt | fehlende oder ungenaue klinische Angaben<br>unzeitige Abrasio<br>unzureichende Ausschabung<br>unsachgemäße Handhabung oder Fixierung des Materials<br>unvollständige Einsendung |
| Histologe | mangelnde Erfahrung<br>unvollständige Aufarbeitung des Materials<br>schlecht angefertigte Präparate |
| Substrat | Gestaltwandel hinkt der Funktionsänderung nach (Tempodifferenz)<br>Übergang zwischen benigne und maligne nicht eindeutig faßbar (Stufendifferenz)<br>Funktionsänderung ohne morphologisch (histologisch, histochemisch) faßbares Korrelat |

## 6. Statistische Erfassung der histologischen Befunde

Die histologische Untersuchung des durch Operation gewonnenen Gewebes bezweckt in erster Linie die Erzielung einer möglichst genauen morphologischen Diagnose der vorliegenden Veränderung. Darüber hinaus sollte sie stets wissenschaftliche Fragestellungen anregen und als Grundlage zur Beantwortung derartiger Fragen herangezogen werden. Nur so wird eine dynamische, geistig bewegliche Diagnostik gewährleistet, die neuen wissenschaftlichen Erkenntnissen gegenüber jederzeit aufgeschlossen bleibt.

Zu diesem Zwecke führt unsere morphologische Abteilung zweierlei Karteien: 1. eine nach Namen alphabetisch geordnete Patientinnen-Kartei: Für jede Patientin wird nur eine Karte angelegt, auf der die Nummern aller von ihr stammenden Einsendungspräparate verzeichnet werden; die Diagnosen werden verschlüsselt hinter der Nummer aufgetragen. Diese Kartei ermöglicht eine rasche Orientierung über die „histologische Anamnese" der Patientin und bei bereits vorausgegangenen Untersuchungen eine Beurteilung der Progredienz oder Rückbildung der Veränderung bzw. deren abschließende zusammenfassende Beurteilung. 2. Eine Diagnosen-Kartei, die in unserer Klinik nach dem Dezimalsystem verschlüsselt ist. Hierzu wird die bei jeder Abrasio abgegebene Beurteilung der normalen oder fehlgesteuerten Endometriumfunktion mit einer zweistelligen Ziffer erfaßt (s. Tabelle 3), die Diagnosen der organischen Erkrankungen des Endometrium (Endometritis, Carcinom usw.) mit einer dreistelligen Ziffer gemeinsam mit den Organdiagnosen der übrigen gynäkologsichen Organe (s. Tabellen in Stoll und Dallenbach-Hellweg, 1981; vgl. Stoll und Riehm, 1954). Das Verschlüsseln nach Zahlen erfolgt gleich im Anschluß an die schriftliche Fixierung des histologischen Befundes durch den diagnostizierenden Arzt an Hand der Tabelle an seinem Mikroskop, die Eintragung der Befundnummern in die entsprechenden Zahlenkarten der Kartei durch die Sekretärin. Diese statistische Erfassung dient einerseits der optimalen Ausnutzung und wissenschaftlichen Weiterverarbeitung des untersuchten Operationsmaterials und erspart den

**Tabelle 3.** Statistische Erfassung der funktionellen Endometriumdiagnostik nach dem Dezimalsystem

| | Regeneration | Proliferation | Sekretion | Menstruelle Abstoßung | Ohne Funktion |
|---|---|---|---|---|---|
| Cyclusgerecht | 10 | 20 | 30 | 40 | 50 ruhend |
| Verkürzt | 11 | 21 | 31 | 41 | 51 atrophisch |
| Verzögert | 12 | 22 | 32 | 42 | 52 cystisch-atrophisch |
| Unterwertig | 13 | 23 | 33 | 43 | |
| Unregelmäßig | 14 | 24 | 34 | 44 | |
| Glandulär-cystische Hyperplasie | 15 postpartale und postabortale Hyperplasie | 25 glandulär-cystische Hyperplasie ruhende + aktive Form | 35 sekretorisch umgewandelte Hyperplasie | 45 abgeblutete Hyperplasie | 55 regressive Hyperplasie |
| Adenomatöse Hyperplasie und Stromahyperplasie | 16 | 26 | 36 | 46 | |
| Umschriebene und Basalis-Hyperplasie | 17 | 27 | 37 sekretorische Hypertrophie | 47 | 57 |
| Abbruchblutung | 18 Zustand nach Abrasio | 28 anovulatorischer Cyclus | 38 (auch Ov.-Blutung) | 48 Dysmenorrhoea membranacea | 58 |

mit einem wissenschaftlichen Thema befaßten Assistenten oder Doktoranden mühsame Sucharbeit durch zahllose Bände abgehefteter Befunde, andererseits dient sie auch dem akademischen Unterricht und ermöglicht die kurzfristige Planung und Vorbereitung von Demonstrationen und klinisch-pathologischen Konferenzen.

# B. Die normale Histologie des Endometrium

## 1. Die physiologischen Strukturelemente

Das Corpusendometrium setzt sich zusammen aus der *Basalis* als immer vorhandener Regenerationsschicht und der sich darauf aufbauenden *Funktionalis,* die sich in der 2. Cyclushälfte in eine oberflächliche Compacta und eine bis zur Basalis reichende Spongiosa differenziert. Die Höhe des Endometrium schwankt während des Menstruationscyclus von 1 mm postmenstruell bis zu etwa 8 mm am Ende der 3. Cycluswoche. Alle Schichten bestehen aus einer epithelialen Komponente in Form des Drüsen- und Oberflächenepithels und einer mesenchymalen Komponente in Form der pluripotenten Stromazellen.

Infolge der rasch wechselnden funktionellen Bedürfnisse des Endometrium als Erfolgsorgan der Ovarialhormone sind seine Bausteine ständigen Schwankungen unterworfen und müssen daher sehr wandlungs- und anpassungsfähig sein. Wir wollen hier nur die Grundprinzipien ihrer Struktur betrachten, die zum Verständnis ihrer funktionell bedingten Umwandlung erforderlich sind. Die Morphologie des normalen geschlechtsreifen Corpusendometrium ist an Hand histologischer, karyometrischer, elektronenmikroskopischer und histochemischer Befunde bei SCHMIDT-MATTHIESEN (1963) umfassend dargestellt. Für alle diesbezüglichen Einzelheiten kann bis zu diesem Zeitpunkt auf dieses Werk verwiesen werden. Wesentliche Neuentdeckungen der letzten Jahre sind im folgenden ergänzend wiedergegeben.

**a) Das Drüsenepithel** ist ein einreihiges Cylinderepithel, dessen Höhe je nach dem Funktionszustand von 6 $\mu$ (postmenstruell) bis zu 20 $\mu$ (am Ende der Proliferationsphase) schwankt.

Die in der Proliferationsphase länglichen, chromatindichten Drüsenepithel*kerne* erreichen ihren höchsten DNS-Gehalt zwischem dem 10. und 16. Cyclustag (VOKAER, 1951; HARKIN, 1956; MOOKERJEA, 1961; FETTIG und OEHLERT, 1964; FETTIG, 1965; NORDQVIST, 1970); in der Sekretionsphase runden sie sich ab, werden bläschenförmig und verarmen allmählich an DNS. Die Chromosomensätze sind meist diploid (79% nach STANLEY, 1969) und zeigen ein konstantes 46XX-Muster (SHERMAN, 1969). Aneuploidie kommt nicht vor (WAGNER *et al.*, 1968). Die Zahl der Mitosen ist kurz vor der Ovulation am größten. JOHANNISSON und HAGENFELDT (1971) fanden vom 14.–22. Cyclustag einen Häufigkeitsgipfel von Kernen in der S-Phase; danach erscheint die DNS-Synthese im menschlichen Endometrium synchronisiert.

Die *Nucleolen* sind sehr reich an RNS, die im Gegensatz zu der des Cytoplasmas erst nach der Ovulation ihre größte Konzentration erreichen. Die in der frühen Proliferationsphase kompakten, feingranulierten Nucleoli vergrößern und vermehren sich zur Cyclusmitte hin. Ihr Durchmesser kann bis zu 2,8 $\mu$ erreichen (FASSKE *et al.*, 1965). In der 1. Woche der Sekretionsphase enthalten die Nucleolen eine charakteristische röhren- bis maschenartige Struktur, das Nucleolar-Channel-System. Dieses ist in eine elektronendichte Matrix eingebettet und enthält RNS, die wahrscheinlich dem Proteinaustausch zwischen Nucleolus und Cytoplasma während der Enzymsynthese dient (DUBRAUSZKY und POHLMANN, 1960; CLYMAN, 1963; ANCLA und DE BRUX, 1965; TERZAKIS, 1965; ARMSTRONG *et al.*, 1973; MORE *et al.*, 1974). Das System kommt nur im menschlichen Endometrium vor. Sein Auftreten ist an einen ausreichend hohen Progesteronspiegel gebunden und in vitro (KOHORN *et al.*, 1970) oder experimentell (NAKAO *et al.*, 1971) durch Verabreichung von Gestagen erzeugbar. Am Cyclusende wird es in das Cytoplasma ausgestoßen und dort von Lysosomen aufgenommen. FELDHAUS *et al.*, (1977) gelang der Nachweis dieses Systems bereits kurz vor der Ovulation.

Das *Cytoplasma* ist während der Proliferationsphase sehr reich an histochemisch (WISLOCKI und DEMPSEY, 1945; ATKINSON *et al.*, 1949; BREMER *et al.*, 1951; MCKAY *et al.*, 1956; MOOKERJEA, 1961; BOUTSELIS *et al.*, 1963; GROSS, 1964), fluorescenzmikroskopisch (BONTKE, 1960; DALLENBACH und DALLENBACH-HELLWEG, 1968) und autoradiographisch (FETTIG, 1965) darstellbarer RNS, der elektronenoptisch (BORELL *et al.*, 1959; CARTIER und MORICARD, 1959; WESSEL, 1960; WETZSTEIN und WAGNER, 1960; DUBRAUSZKY und POHLMANN, 1961; GOMPEL, 1962, 1964; THEMANN und SCHÜNKE, 1963; MORICARD und MORICARD, 1964; MORICARD, 1966; WYNN und HARRIS, 1967; WYNN und WOOLLEY, 1967) mit Ribosomen besetzte Ergastoplasmamembranen und freie Ribosomen vor allem in den basalen Zellanteilen entsprechen. Gegen Ende der Proliferationsphase wird oberhalb des Kerns die Golgi-Zone mit eingelagerten Sekretgranula (wahrscheinlich saure Phosphatase; NILSSON, 1962) sichtbar, basal vermehren und vergrößern sich die Mitochondrien in Umgebung erster Glykogeneinlagerungen. Mit Beginn der Sekretionsphase tritt anstelle des rauhen ein glattes endoplasmatisches Reticulum, das sich mit basalen Sekretgranula umgibt und um große Mitochondrien ansammelt. Diese werden in Umgebung der teils wolkigen, teils körnigen Anhäufungen von Glykogen, Mucopolysacchariden und Proteinen am unteren Kernpol zu Riesenmitochondrien bis zu einem Durchmesser von 7 $\mu$ mit dichtstehenden Cristae und bis zu 8 intramitochondrialen DNS-Filamenten (MERKER *et al.*, 1969; ARMSTRONG *et al.*, 1973). Am 17. Cyclustag ist das Glykogen über das ganze Cytoplasma verteilt; supranucleär finden sich gut entwickelte Golgikomplexe mit endständigen Vacuolen. Am 19. und 20. Tag treten mit Einsetzen der Sekretion in das Lumen große Zellfortsätze auf; kurz darauf wird der apikale Zellteil abgestoßen. Die Epithelien entleeren ihr Sekret somit durch apokrine Sekretion und verlieren dadurch deutlich an Höhe. Da kleinste Glykogenmengen elektronenoptisch schon einige Tage vor der Ovulation und bis in die letzte Cycluswoche nachweisbar sind, kommt dem Glykogen möglicherweise eine komplexe, über die reine Drüsensekretion hinausgehende Funktion zu (SAKUMA, 1970; JOHANNISSON und HAGENFELDT, 1971). Außer dem Glykogen sezernieren die Drüsenzellen ekkrin neutrale und saure Mucopolysaccharide, und zwar vorwiegend Carboxy- und Sulfomucine, die sich am apikalen Zellsaum anreichern (SALM, 1962; STRAUSS, 1963; SORVARI, 1969), sowie

Lipoide. Feintropfige nicht doppelbrechende Lipoide werden in der Sekretionsphase vor allem im basalen Cytoplasma des Drüsenepithels nachweisbar. Ihr Auftreten und ihre Menge sind hormonell beeinflußbar. Sie wurden daher als Zeichen der durch Progesteron bedingten erhöhten Zellaktivität gedeutet (ASCHHEIM, 1915; BLACK *et al.*, 1941), während andere Autoren (FROBOESE, 1924; CRAIG und DANZIGER, 1965) sie für degnerativ halten. Ihr Vorkommen im Drüsenepithel der jungen Schwangerschaftsdecidua spricht eher für die erste Ansicht. Am 22. Tag finden sich im Cytoplasma nur noch vereinzelt Sekrettröpfchen; am 23. und 24. Tag hat sich das granuläre endoplasmatische Reticulum zurückgebildet.

Die *Oberfläche* der Epithelzellen ist in der Proliferationsphase mit langen Mikrovilli besetzt; diese enthalten alkalische Phosphatase (BORELL *et al.*, 1959). In der Sekretionsphase nimmt mit dem Schwinden der Mikrovilli gleichzeitig die Aktivität an alkalischer Phosphatase ab.

Das im Drüsenlumen anzutreffende *Sekret* der Drüsenepithelien ist in seiner Zusammensetzung abhängig von der Cyclusphase und sehr komplex. In der Proliferationsphase besteht es aus oberflächlichen Zellabschilferungen, die mit RNS, Proteinen und sauren Mucopolysacchariden untermischt sind. In der Sekretionsphase sind Sekretkugeln nachweisbar, die runde Glykogeneinschlüsse, saure und neutrale Mucopolysaccharide, Eiweiße, Peptide, neutrale Lipide, Phosphatide und zahlreiche Enzyme enthalten. In der 4. Cycluswoche zerfallen die Sekretkugeln zu anfangs amorphem, später homogenem Material, das jetzt eine alkoholresistente und ribonucleasebeständige $\beta$-Metachromasie aufweist. Schließlich verschwindet das Glykogen zugunsten diastaseresistenter Polysaccharide; die Metachromasie wird verstärkt.

Im Epithelverband trifft man gelegentlich auf *Flimmerzellen* (MANDL, 1911), die zunächst als „helle Zellen" der Basalmembran anliegen und an ihrem klaren, bauchigen Cytoplasma leicht erkennbar sind. Ihr runder Kern liegt meist höher als der der Nachbarepithelien (FEYRTER und FROEWIS, 1949). HAMPERL (1950) beschrieb in diesen Zellen eine Flimmerblase, die sich nach Hochwandern der Zelle ausstülpt, ihre Flimmerhaare an die Oberfläche freigibt und ihren Flimmersaum später apokrin abstoßen kann. Elektronenoptisch konnte die Entstehung der Cilien aus einem Basalkörperchen innerhalb des Cytoplasmas beobachtet werden. Ihre Ultrastruktur variiert stärker als die der Cilien in anderen Organen (HANDO *et al.*, 1968). Die Flimmerhärchen, von denen jede Zelle konstant 11 besitzt, lassen sich auf Grund ihres Mucoproteidgehaltes z.B. mit der Thionin-Einschlußfärbung (nach FEYRTER) kontrastreich darstellen. Die Zahl der Flimmerzellen schwankt von Fall zu Fall sehr und ist offenbar abhängig vom Funktionszustand des Endometrium: Helle Zellen als Vorstadien sind in der Proliferationsphase und bei der glandulär-cystischen Hyperplasie am häufigsten, voll entwickelte Flimmerzellen um die Cyclusmitte und ebenfalls im hyperplastischen Endometrium (MADDI und PAPANICOLAOU, 1961; SCHUELLER, 1968; 1973). Im atrophischen Endometrium fehlen sie so gut wie ganz (PAPADIA, 1959; FLEMING *et al.*, 1968). Danach wird ihre Entstehung möglicherweise durch Oestrogene stimuliert (SCHÜLLER, 1961, 1968). Über ihre Funktion im Endometrium bestehen noch keine klaren Vorstellungen. Vermutet wird, daß die Cilien der Fortbewegung des in den Nachbarzellen gebildeten Sekrets dienen. MORE und MASTERTON (1975) beobachteten während der Sekretionsphase elektronenoptisch eine Umwandlung von Flimmerzellen in sekretorische Zellen, welche die scheinbare Abnahme der Flimmerzellen in der 2. Cyclushälfte erklären könnte. DAZO *et al.* (1970) fanden Flimmerzellen gehäuft im Bereich der Tubenwinkel und in Nähe der Endocervix.

Neben diesen hellen Flimmerzellen scheinen noch weitere *helle Zellen* im Verband des Drüsenepithels vorzukommen. Zellen im frühen Prophasenstadium einer Mitose (FUCHS, 1959) oder zugrundegehende Zellen mit Karyorrhexis (ROTTER und EIGNER, 1949) können ebenfalls als helle Zellen imponieren. Auch das Epithel durchwandernde Lympho- und Leukocyten blähen sich auf und umgeben sich mit einem großen, hellen Cytoplasmaleib. FUCHS weist besonders darauf hin, daß die in einem Teil der hellen Zellen zu findenden Kernveränderungen, das Verschwinden der Nucleolen und die Vermehrung der Chromatinsubstanz für eine beginnende Mitose charakteristisch sind. Die von allen Autoren gefundene starke Vermehrung der hellen Zellen bei der glandulär-cystischen Hyperplasie geht der Mitosehäufung im hyperplastischen Epithel parallel. SARBACH (1955) glaubt demgegenüber, daß es sich bei einem Teil der hellen Zellen um Degenerationsformen nach fehlgeschlagener Mitose bei Oestrogenüberstimulation handele. Gegen die Annahme MÜLLERS (1951) und FEYRTERS (1952), daß die hellen Zellen endokrin tätig seien bzw. dem von FEYRTER beschriebenen „diffusen endokrinen epithelialen Organ" zugehörten, spricht ihr geringer Gehalt an RNS, der nur schwach ausgebildete Golgi-Apparat (WESSEL, 1960) und das Fehlen von nennenswerten Enzymaktivitäten, Sekretgranula oder Lipoiden. Auch sind sie weder chromaffin, noch argentaffin oder argyrophil wie die übrigen Zellen dieses Organs.

**b) Das Oberflächenepithel** gleicht in der Proliferationsphase weitgehend dem Drüsenepithel. Zu Beginn der Sekretionsphase fehlt ihm die apikale Anreicherung von sauren Mucopolysacchariden (LEWIN, 1961; SCHMIDT-MATTHIESEN, 1963); auch neutrale Mucopolysaccharide sind im Oberflächenepithel nur sehr spärlich nachweisbar, Glykogen dagegen früher, stärker und länger als im Drüsenepithel. Die Aktivität der sauren Phosphatase ist niedriger als im Drüsenepithel, der Gehalt an Phosphatiden höher (SCHMIDT-MATTHIESEN, 1968). Auffallend ist der während des Cyclus gleichmäßig hohe RNS-Gehalt im Cytoplasma und in den Nucleoli (BREMER *et al.*, 1951), der auf eine anhaltende Eiweißproduktion hindeutet. Das Oberflächenepithel unterscheidet sich dadurch auch funktionell vom Drüsenepithel, was im Hinblick auf die Bedeutung seines Sekrets für die Adhärenz und Implantation der Blastocyste verständlich wird. Flimmerzellen kommen häufiger vor als im Bereich des Drüsenepithels (FERENCZY *et al.*, 1972). Rasterelektronenmikroskopisch ist eine Anhäufung in Umgebung der Drüsenöffnungen (HAFEZ *et al.*, 1975), sowie während der Sekretionsphase eine Ziliendegeneration und eine zahlen- und größenmäßige Abnahme der Mikrovilli erkennbar (JOHANNISSON und NILSSON, 1972).

**c) Die Stromazellen.** Das endometriale Stroma besteht aus pluripotenten mesenchymalen Zellen, die zu Beginn des Cyclus gleichmäßig spindelig, undifferenziert und durch Cytoplasmaausläufer untereinander verbunden sind. Sie liegen in einem zarten reticulären Fasernetz verankert. Ihre länglichen Kerne sind chromatinreich und zeigen autoradiographisch eine deutliche DNS-Neubildung (Fettig und Oehlert, 1964), welche bereits auf eine DNS-gesteuerte RNS-Synthese hindeutet (More *et al.*, 1974). Sie werden von einem zunächst sehr spärlichen Cytoplasmasaum umgeben. Gegen Ende der Proliferationsphase lokkern sich die Kerne etwas auf, Nucleolen werden deutlich, die Kernmembran wellig. Im Cytoplasma der oberflächlichen Stromazellen reichern sich RNS als glattes und rauhes endoplasmatisches Reticulum an, Golgi-Apparat und Mitochondrien sind noch wenig entwickelt. Kollagene Mikrofibrillen werden in und vor allem außerhalb der Zellen sichtbar (Wetzstein und Wagner, 1960; Dubrauszky und Pohlmann, 1961; Wynn und Woolley, 1967; Wienke *et al.*, 1968; More *et al.*, 1974). Im Laufe der Sekretionsphase nehmen Zahl und Größe der Mitochondrien, des Golgi-Apparats und des glatten endoplasmatischen Reticulum allmählich weiter zu, während Ribosomen spärlicher werden (Liebig und Stegner, 1977). In den verbreiterten und verkürzten Zellfortsätzen treten Vacuolen und Granula auf. Vom 20. Cyclustag an sind elektronenoptisch und histochemisch (McKay *et al.*, 1956) Glykogen und Glykoproteide in diffuser und granulärer Form im Cytoplasma der Stromazellen nachweisbar. – Ein Teil der Stromazellen enthält Lipoide in feintropfiger Verteilung (Aschheim, 1915; Froboese, 1924; Black *et al.*, 1941; Craig und Danziger, 1965). Im Gegensatz zu den Lipoiden im Drüsenepithel sind sie doppelbrechend, und ihr Auftreten wird durch Oestrogen stimuliert. Bei größerem Lipoidgehalt können diese Stromazellen die Größe von Deciduazellen erreichen und ein schaumiges Cytoplasma aufweisen. Sie wurden daher z.T. auch für Makrophagen (Lipophagen) gehalten. Wahrscheinlicher ist ihr Zusammenhang mit einer Überproduktion von Oestrogen, wobei an eine Speicherung des Hormons oder seiner Vorstufen (Dallenbach-Hellweg, 1964) zu denken wäre. Eine Bildung von Oestrogen in diesen Zellen scheint demgegenüber trotz früherer Untersuchungen zur endokrinen Funktion des Endometrium (Froewis und Ulm, 1957; Geller und Lohmeyer, 1959) anhand neuerer Befunde (Dallenbach und Rudolph, 1974) nicht in Frage zu kommen.

In der 2. Hälfte der Sekretionsphase differenzieren sich die Stromazellen der Compacta unter Aufgabe ihrer Mitosetätigkeit in 2 Richtungen (Abb. 3 und 4, Farbtafel II b): Einerseits durch Abrundung und Vergrößerung zu *prädecidualen Zellen* mit rundem, bläschenförmigem Kern und reichlichem, hellem Cytoplasma, andererseits durch Abrundung und Verkleinerung zu *endometrialen Körnchenzellen,* die durch ihre charakteristische bizarre Kernform und durch phloxinophile Körnchen in ihrem Cytoplasma gekennzeichnet sind (Hamperl, 1954; Hellweg, 1954). Ihre chromatinreichen Kerne sind sehr wahrscheinlich für den erneuten DNS-Anstieg im Endometrium vom 23.–28. Cyclustag verantwortlich (Nordqvist, 1970; s. Farbtafel II a). Diese Körnchen enthalten histochemischen (Hellweg, 1956) und ultraviolettmikrospektrophotometrischen (Hellweg und Sandritter, 1956) Untersuchungen zufolge ein an Tyrosin und Tryptophan reiches höhermolekulares Polypeptid, dessen Absorptionskurve mit der des Relaxins so gut wie identisch ist. Immunhistologische Untersuchungen sprechen für einen Gehalt an Relaxin in den Körnchen der endometrialen Körn-

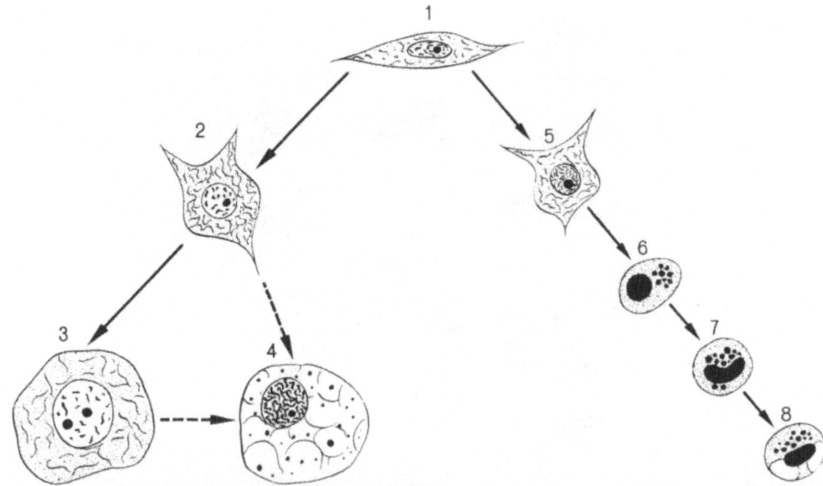


Abb. 3. Differenzierung der endometrialen Stromazellen (schematisch). *1* Undifferenzierte Stromazelle; *2* sich abrundende, größer werdende Stromazelle; *3* Deciduazelle; *4* mit metachromasierenden Körnchen beladene, wabige Deciduazelle; 5 sich abrundende, kleiner werdende Stromazelle; *6, 7, 8* verschiedene Entwicklungsstadien der endometrialen Körnchenzellen

chenzellen (DALLENBACH und DALLENBACH-HELLWEG, 1964). Elektronenoptisch ist das Cytoplasma dieser Zellen reich an glattem endoplasmatischem Reticulum; die Körnchen liegen und entstehen in vorgebildeten Sacculi, bei denen es sich sehr wahrscheinlich um ausgeweitete Zisternen des endoplasmatischen Reticulum oder des Golgikomplexes handelt (CARDELL *et al.*, 1969; JAEGER und DALLENBACH-HELLWEG, 1969; SENGEL und STOEBNER, 1972; Abb. 5). Die in den Körnchenzellen gleichzeitig nachgewiesene Aktivität an Esterase und saurer Phosphatase (JIRASEK und DYKOVA, 1964; eigene Befunde) steht in Analogie zum Esterasenachweis in den relaxinhaltigen granulierten Zellen der myometrialen Drüse der Ratte (BULMER, 1965) und zum Nachweis von saurer Phosphatase in den endometrialen Körnchenzellen des Affen (MANNING *et al.*, 1967). Diese Befunde deuten darauf hin, daß die relaxinhaltigen Körnchen möglicherweise an Lysosomen gekoppelt sind. Diese könnten die Ausschüttung des in der Zelle gespeicherten Relaxins zu einem genau fixierten Zeitpunkt gewährleisten. Die Ausschüttung erfolgt prämenstruell und ist an den Abfall des Progesteron gebunden, das die Permeabilität der Lysosomenmembran beeinflußt (BITENSKI und COHEN, 1965) (vgl. S. 39). Das freigelassene Relaxin führt in den oberen Endometriumanteilen zur histochemisch und elektronenoptisch nachweisbaren Faserauflösung, die die Dissoziation und den Zerfall dieser Schichten erleichtert.

Tritt eine Gravidität ein, so wandern die kleinen, beweglichen Körnchenzellen in großer Zahl in die Umgebung der sich implantierenden Blastocyste. Dort kommt es zur Implantationszeit zur Aktivierung proteolytischer Enzyme (STRAUSS, 1964; SCHMIDT-MATTHIESEN, 1967) und zu einer lokal und zeitlich eng begrenzten Freilassung von Relaxin mit ebenso begrenzter Faserauflösung, die die Implantation erleichtert und als aktive Mithilfe des Endometrium anzuse-

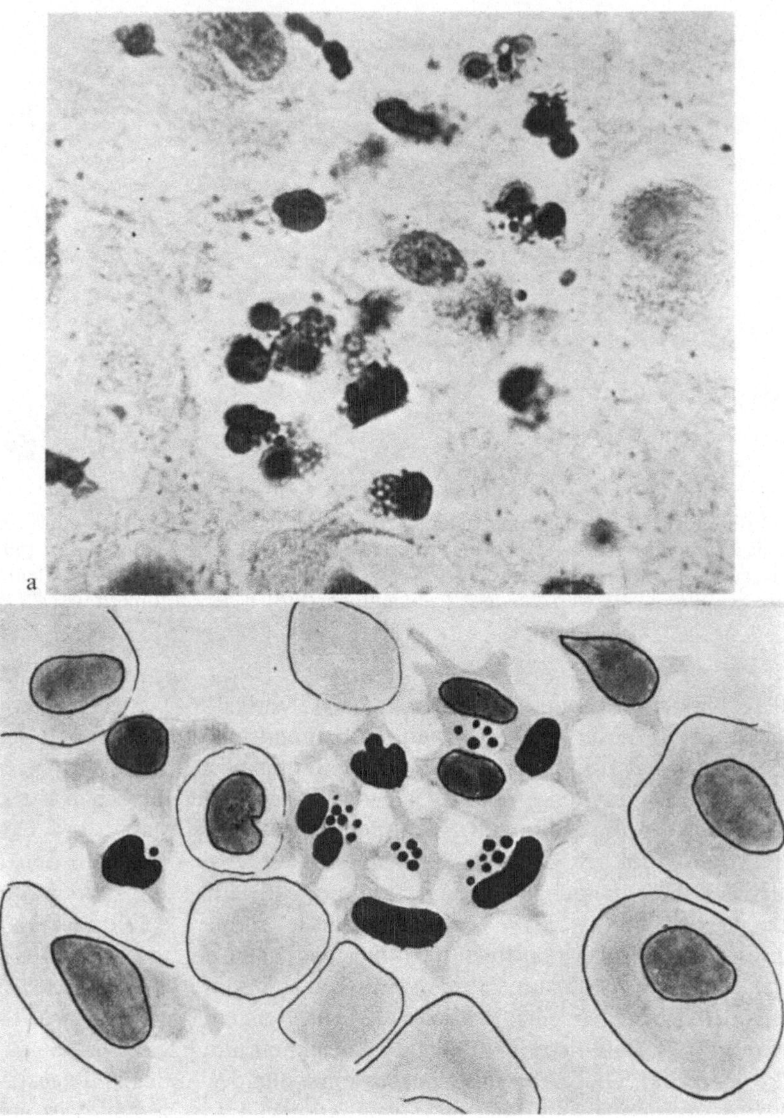

Abb. 4a u. b. Decidua, mens II. Gruppe von endometrialen Körnchenzellen zwischen großen Deciduazellen. (a) Phloxin-Tartrazin-Färbung, (b) schematische Darstellung

hen ist, das somit Ausdehnung und Grenzen der Invasion maßgebend mitbestimmt (Dallenbach und Dallenbach-Hellweg, 1964; Schmidt-Matthiesen, 1968). Die zahlreichen Körnchenzellen der übrigen sich jetzt entwickelnden Decidua halten ihr Relaxin während der ersten Schwangerschaftsmonate fest (Hellweg, 1957).

Auch die jungen *Deciduazellen* zeigen zunächst keine Rückbildungserscheinungen wie die prädecidualen Zellen, sondern enthalten zahlreiche schlanke Mitochondrien und glattes endoplasmatisches Reticulum (Wynn und Woolley,

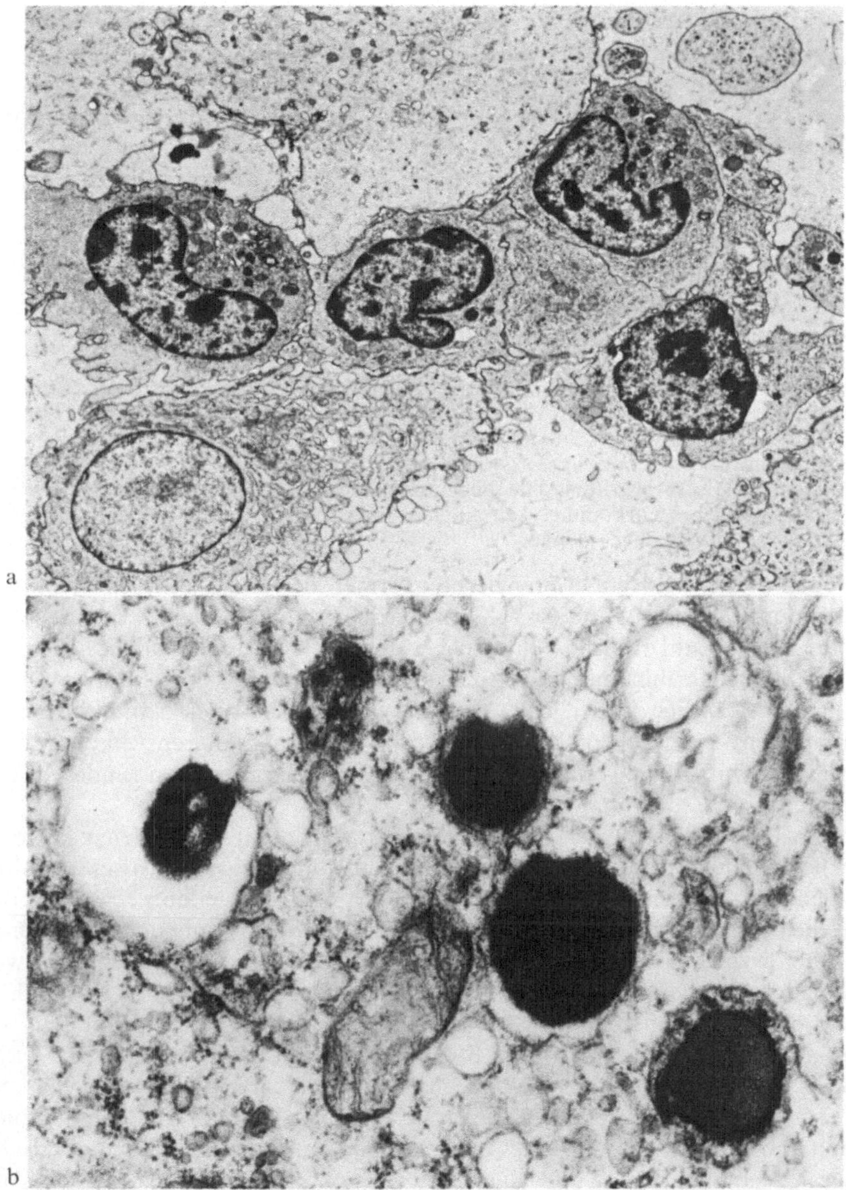


Abb. 5a u. b. Decidua, mens II. (a) Vier endometriale Körnchenzellen zwischen großen Deciduazellen. Gelappte Kerne mit grobem Chromatingerüst und verschieden große Körnchen in der Kerndelle. Vergrößerung: 1:4000. (b) Ausschnitt aus dem Cytoplasma einer Körnchenzelle mit verschieden großen Granula innerhalb von Zisternen. Vergrößerung: 1:46000

1967; LIEBIG und STEGNER, 1977); histochemisch zeigen sie hohe Enzymaktivitäten (VACEK, 1965), insbesondere ist die Carboanhydrase vermehrt. Viele Deciduazellen werden zweikernig und vergrößern damit ihre Kernoberfläche als Zeichen der Anpassung an die gesteigerte Funktion (weitere Eigenschaften s.S. 256).

Die endometrialen Körnchenzellen, deren Zahl prämenstruell etwa der der prädecidualen Zellen entspricht, wurden vor ihrer Beschreibung für Leukocyten gehalten. Diese durchsetzen jedoch innerhalb des physiologischen Menstruationscyclus erst nach Einsetzen der Menstruation das bereits aufgelöste Endometrium; vor Beginn der Menstruation kommen keine Leukocyten im normalen Endometrium vor.

Als Sonderform prädecidualer Zellen treten zuweilen *metachromasierende Zellen* auf (ASPLUND und HOLMGREN, 1947; MCKAY, 1950; RUMBOLZ und GREENE, 1957; HELLWEG, 1959; Abb. 2), die sich durch ein wabiges Cytoplasma mit locker verteilten metachromatischen Körnchen auszeichnen. Der Kern ist etwas dichter als der der Deciduazellen und nicht selten in Mitose begriffen. Die Bedeutung dieser Zellen ist bisher ungeklärt; ihr seltenes und spärliches Vorkommen läßt an eine Anpassung der Deciduazellen an gelegentliche spezielle Anforderungen denken.

Neben diesen beiden Differenzierungsformen der endometrialen Stromazellen, den prädecidualen und den Körnchenzellen, die in der Sekretionsphase in etwa gleicher Zahl das Bild beherrschen, treten alle übrigen cellulären Bestandteile des Stromas zahlenmäßig weit zurück. Dabei handelt es sich physiologisch nur um ortsständige Zellen, die sich entweder direkt von den indifferenten pluripotenten Stromazellen ableiten oder ortsansässigen weiteren Abkömmlingen des Mesenchyms bzw. des sich aus ihm entwickelnden reticulären Bindesgewebes entstammen.

*Lymphocyten* werden des öfteren im normalen, nicht entzündeten Endometrium beobachtet. Sie lassen sich durch das Fehlen der charakteristischen phloxinophilen Körnchen mit Spezialfärbungen leicht von den endometrialen Körnchenzellen abgrenzen. FEYRTER (1957) rechnete sie zu den „ruhenden Wanderzellen" und bezeichnete sie als „histiogene lymphocytäre Rundzellen". Obwohl sie von den Blutlymphocyten morphologisch nicht zu unterscheiden sind, ist ihre ortsständige Entstehung sehr wahrscheinlich. – Das Vorkommen von *Lymphknötchen* im endometrialen Stroma ist ebenfalls nicht selten (MÖNCH, 1918; SEITZ, 1923; NEUMANN, 1930; MASSEI, 1947; PAYAN *et al.*, 1964; SEN und FOX, 1967). Auch hierbei dürfte es sich um eine physiologische individuelle Besonderheit auf dem Boden eines ortsständigen gut entwickelten lymphatischen Apparates handeln. RAHN und UEBEL (1965) und RAHN (1968) fanden derartige Lymphfollikel mit Keimzentren während der Geschlechtsreife in 50% der normalen Endometrien (SEITZ in 20%) und fassen sie als lymphatische Schutzvorrichtung gegen exogene und möglicherweise endogene Noxen auf. Sie kommen in allen Endometriumschichten und in jeder Cyclusphase vor (Abb. 6). Im kindlichen und im Altersendometrium fehlen derartige Lymphfollikel (IRWIN, 1956).

Die sog. „monocytären Rundzellen" oder *Histiocyten* (FEYRTER und KLIMA, 1958) leiten sich direkt aus dem reticulären Bindegewebe des endometrialen Stromas ab und sind möglicherweise die Ausgangsformen einer ganzen Reihe von Speicherzellen, die den individuellen Bedürfnissen entsprechend zuweilen

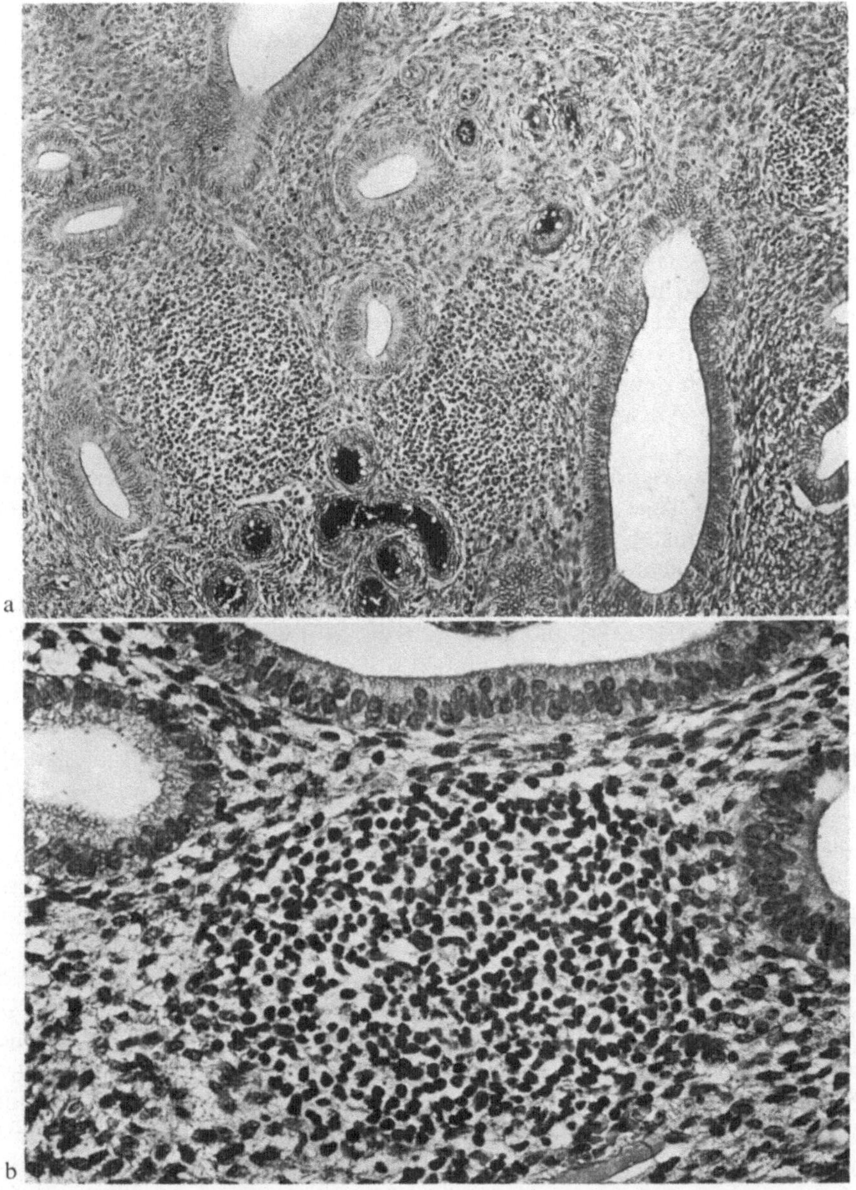


Abb. 6a u. b. Lymphfollikel im endometrialen Stroma, späte Proliferationsphase. (a) Schwache, (b) stärkere Vergrößerung

im Endometrium zu finden sind, wie Lipophagen, Siderophagen, Mucophagen, Cytophagen usw.

Auch die *Mastzellen* entstammen dem reticulären Bindegewebe (FEYRTER, 1957) und wurden teils in der Proliferationsphase (VON NUMERS, 1942; MCKAY, 1950; RUNGE *et al.*, 1956), teils in der Sekretionsphase (SYLVEN, 1945; RUMBOLZ und GREENE, 1957; GUPTA und SCHUELLER, 1967) häufiger gefunden; nach VARA (1962) geht ihre Zahl im Cyclus der Schleimhauthöhe parallel; die sich in der Sekretionsphase bildenden Granula werden prämenstruell ausgestoßen. Möglicherweise gehen diese Differenzen auf eine Verwechslung der Mastzellen mit metachromasierenden prädecidualen Zellen durch einige Autoren zurück. ASPLUND und HOLMGREN wiesen bereits 1947 auf diese Möglichkeit hin und bemühten sich um eine Abgrenzung. Im Hinblick auf ihre Funktion im menschlichen Endometrium werden die Mastzellen mit der Abgabe von Heparin oder sauren Mucopolysacchariden in Zusammenhang gebracht; klare und einheitliche Vorstellungen bestehen bisher nicht.

*Plasmazellen und eosinophile Leukocyten* kommen im normalen Endometrium nur ganz vereinzelt vor (VON NUMERS, 1942; FEYRTER, 1957). Ihr zahlenmäßig größeres Auftreten deutet, ebenso wie das der *Leukocyten,* auf einen entzündlichen Prozeß mit Ausschwemmung dieser Zellen aus der Blutbahn hin.

**d) Die Gitterfasern** können sich zum Unterschied von den kollagenen Fasern innerhalb weniger Tage neu bilden und zu einem dichten Netzwerk entwickeln. Während die Basalis ebenso wie die Isthmusschleimhaut ein stets gleichbleibendes, gleichmäßig dichtes Fasernetz durchzieht, schwankt der Fasergehalt der Funktionalis während des Cyclus erheblich (HÖRMANN, 1908; SEKIBA, 1924; WERMBTER, 1924; CENTARO und SERRA, 1949; STAEMMLER, 1953; DUBRAUSZKY und SCHMITT, 1958; HOFFMEISTER und SCHULZ, 1961). HÖRMANN unterschied zwischen intracellulär gelegenen Cytoplasmafortsätzen und einem extracellulären Faserwerk, in dessen Maschen die Stromazellen liegen. HOFFMEISTER und SCHULZ beobachteten elektronenoptisch die intracelluläre Formierung der Bindegewebsfibrillen am 1.–4. Tag der Proliferationsphase; danach erfolgt die weitere Ausreifung extracellulär. In der frühen Proliferationsphase finden sich lichtoptisch bis zum 8. Tag nur einzelne zarte Gitterfasern (Abb. 7a), die bis zur Ovulation schnell dichter und dicker werden. In der Sekretionsphase werden sie vorübergehend durch das sich entwickelnde Stromaödem auseinandergedrängt, umspinnen aber in der 4. Cycluswoche die prädecidualen Zellen einzeln und bilden um Drüsen und Spiralarterien ein dichtes Netz (Abb. 7b). Mit dem Einsetzen des Progesteronabfalls und der darauf folgenden Relaxinausschüttung lösen sich die Gitterfasern zunächst herdfömig in direkter Umgebung der Körnchenzellenansammlungen (Abb. 8a), kurz darauf in der ganzen Compacta auf und führen damit zur Dissoziation der Drüsen aus dem Stroma und der Stromazellen unter sich. Solange das Corpus luteum funktionstüchtig ist, bleiben auch die Gitterfasern erhalten; in der jungen Decidua bilden sie ein dichtes Fasernetz. Nur zur Implantationszeit kommt es in direkter Umgebung der in das Endometrium eindringenden Blastula zu einer umschriebenen Faserauflösung. In dieser schmalen Zone, die reich an dort eingewanderten endometrialen Körnchenzellen ist, muß es am Implantationstag zu einem örtlich begrenzten relativen Progesteronmangel kommen. Die Struktur des Gitterfasernetzes ist somit ähnlichen funktionellen Schwankungen unterworfen wie die übrigen Bausteine des Endometrium und läßt Schlüsse auf den Funktionszustand sowie auf das Vorliegen oder Fehlen eines physiologischen hormonellen Gleichgewichts zu (s. auch VACZY und SCIPIADES, 1949).

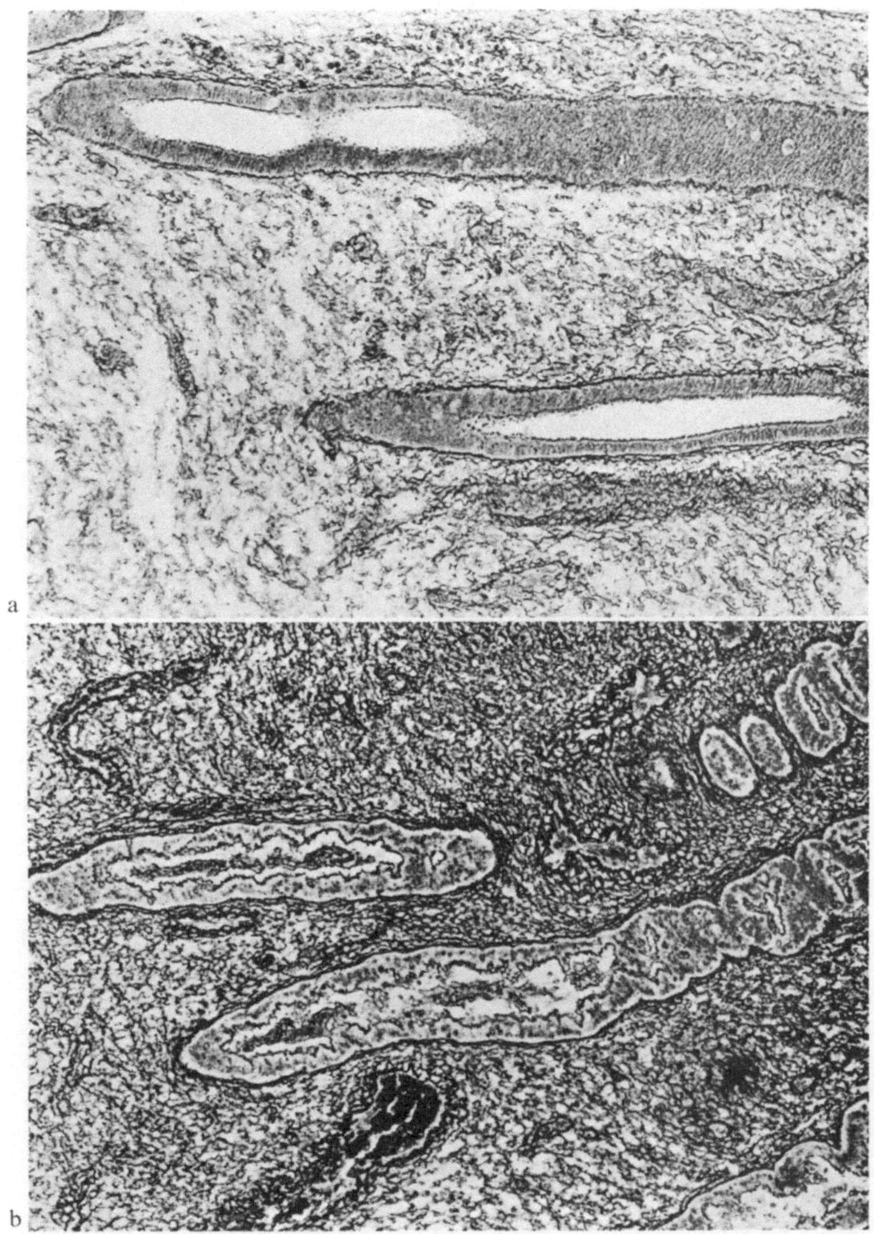


Abb. 7a u. b. Darstellung der Gitterfasern im endometrialen Stroma. (a) Mittlere Proliferationsphase, (b) mittlere Sekretionsphase. Silberimprägnation nach Gomori

**e) Die Grundsubstanz** des Endometriumstromas, die die zelligen und faserigen Bestandteile umgibt, wird im allgemeinen wenig beachtet, obwohl ihr gerade im Hinblick auf die Vorgänge bei der Implantation eine wesentliche Bedeutung zukommt (Schmidt-Matthiesen, 1962, 1963). Während des regelrechten Cyclus

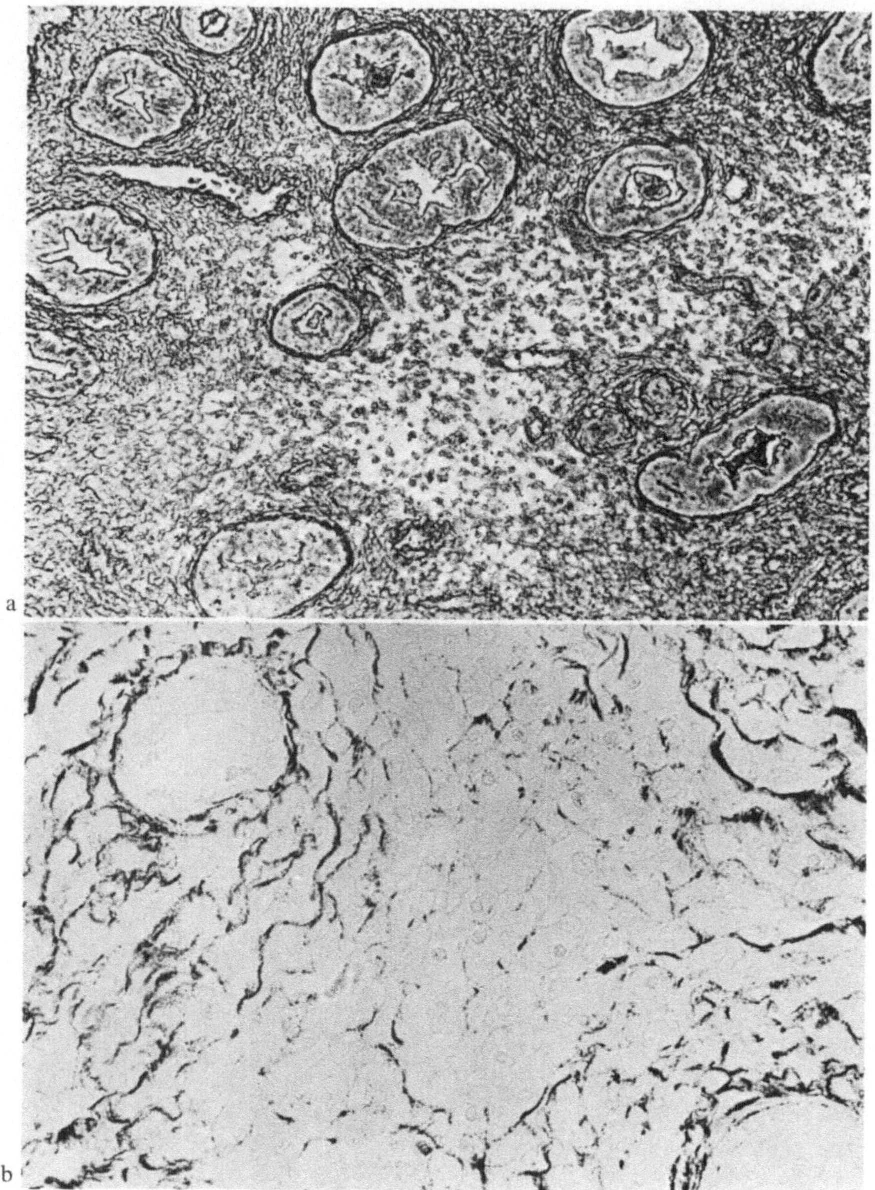


Abb. 8a u. b. Prädecidual umgewandeltes Endometrium. Umschriebene Auflösung der Gitterfasern, (a) beim Menschen nach Ausschüttung des Relaxin aus den dort liegenden Körnchenzellen, (b) beim Rhesus-Affen nach Injektion von Relaxin. Silberimprägnation nach Gomori

durchläuft die Grundsubstanz 3 Phasen: In der frühen und mittleren Proliferationsphase enthält sie vorwiegend hochmolekulare neutrale und saure Mucopolysaccharide, die sich mit der Alcianblau-PAS-Reaktion und auf Grund ihrer Metachromasie nachweisen lassen (Runge *et al.*, 1956). In der späten Proliferationsphase beginnt der Abbau der Grundsubstanz zu niedermolekularen Stufen, die histochemisch nicht faßbar sind. Das Stroma lockert sich infolgedessen in der ersten Woche der Sekretionsphase auf und wird zum Implantationstermin hin um die Mitte der Sekretionsphase zusätzlich ödematös. Unmittelbar danach kommt es in der 4. Cycluswoche nur im Bereich der Compacta und perivasculär zur erneuten Anreicherung hochmolekularer neutraler und saurer Mucopolysaccharide. Diese Veränderungen erleichtern sehr wahrscheinlich bei eintretender Gravidität einerseits das Eindringen der Blastocyste z.Z. der geringsten Viscosität der Grundsubstanz und des stärksten Stromaödems, andererseits gewährleisten sie das Haften der eingedrungenen Blastocyste durch Viscositätszunahme unmittelbar nach der Implantation. Funktionell eng mit diesem Vorgang verknüpft sind die Bildung und Auflösung der Gitterfasern, die lokale Freilassung des Relaxin und die Aktivierung fibrinolytischer Enzyme.

**f) Die Gefäße** der Funktionalis des Endometrium unterscheiden sich sowohl in ihrem Bau als auch in ihrer schnellen und sensiblen Ansprechbarkeit auf hormonelle Reize von den Gefäßen anderer Organe und Gewebe (Ramsey, 1965; Nieminen, 1962). Demgegenüber sind die Gefäße der Basalis keinen nennenswerten cyclischen Veränderungen unterworfen.

Die sich aus Arterienästen der Basalis abzweigenden *Spiralarterien* der Funktionalis erreichen die Endometriumoberfläche erst gegen Ende der Proliferationsphase; unter dem Einfluß des Progesteron vergrößern und verlängern sie sich weiter unter Zunahme ihrer Schlängelung. Dies wird besonders deutlich in der 2. Hälfte der Sekretionsphase. Die Höhe des Endometrium verhält sich dann zur Länge der Spiralarterien wie 1:15 (Markee, 1950). Die starke Spiralisierung ist somit Folge des im Vergleich zum Endometrium unproportioniert schnellen Arterienwachstums. Ihre in der frühen Proliferationsphase dünnen Wände verdicken sich zunehmend (Wiegand, 1930; Farrer-Brown *et al.*, 1970), die ursprünglich flachen Endothelien vergrößern sich und enthalten dann große, bläschenförmige Kerne (Keller, 1911). Elektronenoptisch weisen sie einen gut entwickelten Golgi-Apparat, reichlich Ergastoplasma, freie Ribosomen, Mitochondrien und Pinocytosebläschen auf (Ancla und de Brux, 1964). Die Spiralarterien umgeben sich mit breiten Mänteln aus endometrialen Körnchenzellen. Zusätzlich zur humoralen Stimulierung kommt es mit Beginn der Implantation zu einer lokal begrenzten starken Hypertrophie der Spiralarteriengruppe, die sich unmittelbar unter der sich implantierenden Blastula befindet, und zur ausgeprägten mehrschichtigen Proliferation des Endothels der oberen Abschnitte dieser Gruppe, d.h. der präcapillaren Arteriolen in direkter Umgebung des Trophoblasten (Wislocki und Streeter, 1938; Ramsey, 1949, 1955). Hier müssen lokal wirksame hormonelle Reize angenommen werden (Borell *et al.*, 1953), bei denen es sich auf Grund neuerer Untersuchungen sehr wahrscheinlich um das in diesem Bereich und zu dieser Zeit durch relativen Progesteronmangel aus den endometrialen Körnchenzellen freigelassene Relaxin handelt. Eine vergleichbare Hypertrophie der Spiralarterien und Proliferation des Endothels konnte tierexperimentell bei gleichzeitiger Verabreichung von Oestrogen und Relaxin oder bei hohen Dosen von Relaxin allein beobachtet werden (Dallenbach-

Hellweg *et al.*, 1966; Abb. 9). Daß die prämenstruelle Relaxinausschüttung nicht in gleicher Weise auf die Spiralarterien wirkt, liegt sehr wahrscheinlich am Abfall des Oestrogens oder an der im Vergleich zur Implantation kleineren Relaxinmenge.

Auch die *Capillaren* der Funktionalis unterliegen cyclischen Schwankungen. Die interstitiell und periglandulär stark verzweigten Capillaren laufen in der Compacta unter dem Oberflächenepithel zu diesem parallel. Ihre ursprünglich engen Lumina erweitern sich im Laufe der Sekretionsphase unregelmäßig (Bohnen, 1927; Wilkin, 1960; Fanger und Barker, 1961), um prämenstruell, vor allem aber in der jungen Schwangerschaftsdecidua, ihre größte Weite zu erreichen. Dabei kommt es zu häufigen lacunären Auftreibungen (sog. Verbundlacunen nach Schmidt-Matthiesen, 1962). Zu dieser Zeit sind auch ihre Endothelzellen deutlich geschwollen (Keller, 1911; Mauthner, 1921; Onkels, 1950).

In ähnlicher Weise reagieren die *Venen* der Funktionalis auf die hormonellen Reize der Sekretionsphase (Küstermann, 1930; Bartelmez, 1931; Debiasi, 1962). Die Hauptstämme des sehr dichten venösen Netzwerkes ziehen zwischen den Drüsen senkrecht in das Myometrium und haben zahlreiche Querverbindungen (Farrer-Brown *et al.*, 1970). Wie Ober (1949) an Serienschnitten zeigen konnte, handelt es sich bei den dünnwandigen Seen unter dem Oberflächenepithel um lokalisierte sinusoide Ausweitungen von im übrigen normal weiten Venen. Die sehr dünne Wand dieser Sinusoide erschwert ihre Abgrenzung von den capillären Verbundlacunen. Eine solche Differenzierung wäre aber ohnehin nur von theoretischem Interesse. Demgegenüber sind die ebenfalls erweiterten dünnwandigen Gefäße mit mehrschichtiger Endothelproliferation Arteriolen, wie Ramsey (1949) an Serienschnitten nachwies.

Postmenstruell kommt es zu schneller Rückbildung aller dieser Gefäßerweiterungen, sofern sie nicht abgestoßen wurden, und zur Straffung ihrer Wände.

Die *Lymphcapillaren* enden blind unter dem Oberflächen- und Drüsenepithel. Zur Basalis hin vereinigen sie sich zu Sammelkanälen und Lakunen, welche parallel zum Myometrium verlaufen oder in dieses hereinziehen.

**g) Über die Nervenversorung** des Endometrium gehen die Meinungen trotz einiger intensiver Untersuchungen auch heute noch auseinander. In der Basalis sind Nervenäste in Begleitung der Arterien sicher nachgewiesen worden. Von diesen Ästen aus ziehen offenbar marklose Verzweigungen ein Stück weit in die Funktionalis hinein, wo sie periarteriell und periglandulär in einem Terminalreticulum (State und Hirsch, 1941) oder frei im Stroma enden sollen (Okkels, 1950; Pribor, 1951; Krantz, 1959). Koppen (1950) konnte dagegen trotz sorgfältiger Nachsuche nie über die Basalis hinausreichende Nervenäste nachweisen. Lassmann (1965) sah bei Rhesusaffen mit der Osmium-Zinkjodid-Methode bis unter das Oberflächenepithel aufsteigende und dort netzförmig endende Nervenfasern (den Abbildungen nach sind sie eher als Reticulumfasern zu deuten). Da bei allen zur Nervendarstellung verwendeten Imprägnationsmethoden fast regelmäßig auch die Gitterfasern mit erfaßt werden, sollten die positiven Befunde auch heute noch mit großer Zurückhaltung gewertet werden. Mit einer neuen

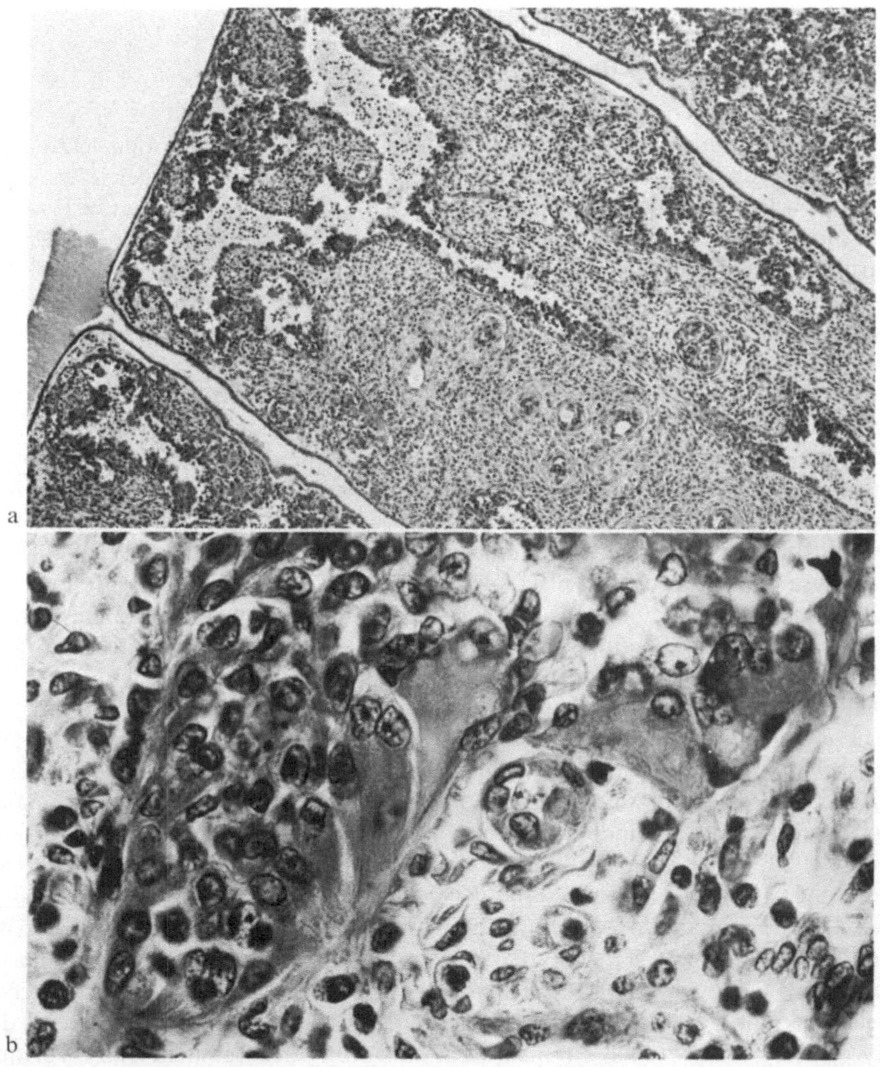

Abb. 9a u. b. Endometrium eines Rhesus-Affen nach Injektion von Relaxin. Erweiterung dünnwandiger Gefäße in der Compacta mit deutlicher Endothelproliferation. (a) Schwache, (b) stärkere Vergrößerung

Darstellungstechnik konnten DALLENBACH und VONDERLIN (1973) Nervenfasern bis in die Funktionalis herein verfolgen, ihre feinsten Endigungen aber lichtoptisch nicht mehr nachweisen. Eine Nervenfaserregeneration und Reinnervation in der während der kurzen Proliferationsphase neu aufgebauten Funktionalis ist schwer vorstellbar. Die Höhe, bis zu der Nervenfasern im Endometrium vorkommen, entspricht daher wahrscheinlich der individuell unterschiedlichen Demarkationslinie der sich mit der Menstruation abstoßenden Schleimhautschichten.

## 2. Die histochemische Lokalisation der Enzyme und ihre Wechselwirkungen zu den Hormonen

Mit Hilfe enzymhistochemischer Nachweismethoden wurden in den letzten 30 Jahren eine ganze Reihe von Fermenten im Endometrium nachgewiesen. Ihre Aktivität wird großenteils hormonell gesteuert. Andererseits hängt z.T. auch die biologische Wirkung der Steroidhormone von den Enzymsystemen des Endometrium als Erfolgsorgan ab (FUHRMANN, 1961). Durch diese engen Wechselwirkungen kommt den Enzymen des Endometrium eine wesentliche funktionelle Bedeutung zu; der Nachweis ihres Vorhandenseins oder Fehlens kann wertvolle Rückschlüsse auf den Funktionszustand zulassen.

Da die einzelnen Nachweismethoden z.T. in ihrer technischen Durchführung kompliziert und in ihren Ergebnissen durch Diffusionsartefakte launisch sind, dazu von zahlreichen Untersuchern in verschiedenen Laboratorien an unterschiedlichem Material durchgeführt wurden, lassen sich die Ergebnisse zuweilen nur schwer miteinander vergleichen, bzw. gemeinsam auswerten. Wir wollen hier nur die wesentlichen für die funktionelle Diagnostik wichtigen Enzymnachweise zusammenstellen, wobei wir uns auf die am menschlichen Endometrium histochemisch (nicht biochemisch) gewonnenen Ergebnisse beschränken. Einzelheiten sind den einschlägigen ausführlicheren Darstellungen zu entnehmen (z.B. SCHMIDT-MATTHIESEN, 1963; BONTKE, 1960).

Die Aktivität der **alkalischen Phosphatase** wurde bisher am meisten untersucht und erbrachte so gut wie einstimmige und daher ziemlich sichere Resultate. Sie ist während der Proliferationsphase am größten, erreicht ihren Gipfel kurz vor oder z.Z. der Ovulation und sinkt in der Sekretionsphase bald zu minimalen Werten ab (ATKINSON und ENGLE, 1947; ANDRES *et al.*, 1949; ATKINSON, 1050; HALL, 1950; OBER, 1950; WISLOCKI *et al.*, 1950; RUNGE und EBNER, 1954; MCKAY *et al.*, 1956; BERGER und MUMPRECHT, 1959; BARBOUR, 1961; FUHRMANN, 1961; LEWIN, 1961; MOOKERJEA, 1961; BOUTSELIS *et al.*, 1963; GROSS, 1964; KUCERA, 1964; SAKSENA *et al.*, 1965; TAKI *et al.*, 1966; FILIPE und DAWSON, 1968). Dabei ist das Enzym dem Reaktionsniederschlag nach zu schließen vorwiegend am apikalen Zellpol der Drüsenepithelien lokalisiert. Während der Glycogenolyse führt es zur Permeabilitätssteigerung der Zellmembran (HUGHES, 1976). Im Stroma ergeben nur die Gefäßendothelien eine positive Reaktion. Die Aktivität der alkalischen Phosphatase erscheint demnach eng verknüpft mit der Oestrogenwirkung auf das Endometrium. Das Enzym, das sich biochemisch von dem anderer Körperorgane unterscheidet (WILSON, 1976), spielt sehr wahrscheinlich eine bedeutende Rolle bei den mit Proteinsynthese einhergehenden Wachstums- und Proliferationsprozessen, möglicherweise auch bei der Bildung der Mucoide (SCHMIDT-MATTHIESEN, 1963).

Die große Gruppe der **lysosomalen Enzyme** konzentriert ihre Funktionen auf die Sekretionsphase, während der es durch Destabilisierung der Lysosomenmembranen zu einem allmählichen oder abrupten Anstieg freier Enzymaktivitäten kommt (ROSADO *et al.*, 1977). Dabei hat das physiologische hormonelle Gleichgewicht zwischen Oestrogen und Progesteron eine wesentliche Bedeutung bei der Regulierung von Zahl und Membranstabilität der Lysosomen.

Die Nachweisreaktionen zur Darstellung der *sauren Phosphatase* sind methodisch kompliziert; daher ist hier mit Fehldeutungen zu rechnen. Nach den Ergebnissen der meisten Untersucher verhält sich die Aktivität der sauren Phosphatase der der alkalischen annähernd entgegengesetzt: Ihre in der Proliferationsphase nur sehr geringe Aktivität steigt nach den 21. Cyclustag kontinuierlich und erreicht prämenstruell ihr Maximum (ANDRES *et al.*, 1949; GOLDBERG und JONES, 1956; MCKAY *et al.*, 1956; FUHRMANN, 1961; MOOKERJEA, 1961; BOUTSELIS *et al.*, 1963; VACEK, 1965; SAWARAGI und WYNN, 1969); einige Untersucher fanden den Aktivitätsgipfel z.Z. der Ovulation (BERGER und MUMPRECHT, 1959; GARCIA-BUNUEL und BRANDES, 1966), andere konnten keine klaren Unterschiede zwischen Proliferations- und Sekretionsphase feststellen (WISLOCKI *et al.*, 1950; GROSS, 1964; BITENSKY und COHEN, 1965; FILIPE und DAWSON, 1968; BARON und ESTERLY, 1975). In erster Linie ist auch bei der sauren Phosphatase das Cytoplasma der Drüsenepithelien der Ort der Lokalisation. Daneben reagieren einige Stromazellen positiv, wobei von GOLDBERG und JONES (1956) und VACEK (1965) ein prämenstrueller Aktivitätsanstieg in sog. Makrophagen beobachtet wurde. BITENSKI und COHEN (1965) wiesen durch Permeabilitätsversuche der Lysosomenmembran nach, daß die saure Phosphatase im Endometrium in den Lysosomen liegt: Die Reaktion wird erst bei permeabler Membran positiv. Da die Permeabilität der Lysosomenmembran durch Progesteron beeinflußbar ist, wird die Abhängigkeit der Aktivität der sauren Phosphatase vom Progesteronspiegel verständlich.

Sehr ähnlich wie die saure Phosphatase verhält sich die ebenfalls in Lysosomen lokalisierte (spezifische und unspezifische) *Esterase.* GROSS (1964), VACEK (1965) und MANSOUR und BARADI (1967) fanden einen Aktivitätsanstieg in der Sekretionsphase, während NACHLAS und SELIGMAN (1949), MCKAY *et al.* (1956), BOUTSELIS *et al.* (1963), GARCIA-BUNUEL und BRANDES (1966) und TAKI *et al.* (1966) keine nennenswerten Cyclusunterschiede feststellen konnten. Demgegenüber fanden diese Autoren in der späten Sekretionsphase eine starke Esteraseaktivität in „Makrophagen" des Stromas, die von JIRASEK und DYKOVA (1964) als endometriale Körnchenzellen identifiziert werden konnten. Eigene Untersuchungen konnten den Gehalt der endometrialen Körnchenzellen an Esterase und an saurer Phosphatase bestätigen. Der vom Progesteronabfall abhängige Wirkungseintritt des Relaxins erscheint demnach eng mit dem Aktivitätsanstieg der Esterase und sauren Phosphatase, bzw. der Permeabilität der Lysosomenmembran verknüpft (vgl. S. 27).

Darüber hinaus kommen im Endometrium *proteolytische Enzyme* vor, von denen bisher nur die *Aminopeptidase* histochemisch untersucht wurde (FUHRMANN, 1959; FILIPE und DAWSON, 1968; BARON und ESTERLY, 1975). Ihre Aktivität nimmt während des Cyclus zu und ist in den Stromazellen wesentlich ausgeprägter als in den Drüsenepithelien.

Eine Reihe weiterer proteolytischer Enzyme, Fibrinolysokinasen und Tryptasen wurden von SCHMIDT-MATTHIESEN (1967) gemeinsam mit ähnlich wirkenden Gewebsstoffen wie Plasminogen, Plasmin und verschiedenen Fibrinolyse-Aktivatoren biochemisch untersucht und ihre Wirkung als *fibrinolytische Aktivität* des Endometrium funktionell zusammengefaßt. Diese Aktivität erreicht ihr Maximum in der Mitte der Sekretionsphase; bei eintretender Gravidität sinkt sie wieder ab; prämenstruell ist sie erhöht nachweisbar und erreicht am 1. Tag der Menstruation einen zweiten Aktivitätsgipfel (RYBO, 1966); durch Oestrogengaben wird sie angeregt, durch Gestagene vermindert. Die intakte Decidua und Placenta verhalten sich fibrinolytisch inaktiv. Die bisherigen Versuche einer histochemischen Lokalisierung deuten vor allem auf die Intima kleiner Arterien, Capillaren und Venolen und auf die oberflächennahen periglandulären Stromazellen (WEISS und BELLER, 1969), möglicherweise die endometrialen Körnchenzellen, in denen die gewebseigenen fibrinolytisch wirkenden Enzyme höchstwahrscheinlich in Form von Lysosomen vorkommen (HENZL *et al.*, 1972). Zum Teil haben sie Lipoidcharakter. Demgegenüber sind die Aktivatoren an die Mikrosomenfraktion gebunden. Ihre Wirkung tritt erst nach ihrer Freisetzung aus der Zelle ein, die unter ähnlichen hormonellen Voraussetzungen zu erfolgen scheint wie die Freisetzung des Relaxins. Ihr Austritt aus der Zelle kann aber auch durch pathologische Veränderungen des hormonellen Gleichgewichts ausgelöst werden. Andererseits können z.Z. des Vorkommens von sauren Mucopolysacchariden in der Grundsubstanz (frühe Proliferationsphase, späte Sekretionsphase) diese offenbar den Wirkungseintritt als Fibrinolyse-Inhibitoren verhindern, indem sie die fibrinolytischen Enzyme komplex binden. Demnach scheinen enge funktionelle und möglicherweise auch lokalisatorische Beziehungen zwischen der Wirkung und Freilassung des Relaxin und der fibrinolytischen Aktivität des Endometrium zu bestehen.

Einige weitere histochemisch nachgewiesene lysosomale Enzyme seien hier kurz erwähnt:

Die *β-Glucuronidase* hat ihren Aktivitätsgipfel sehr wahrscheinlich in der Sekretionsphase (GROSS, 1964; VACEK, 1965); andere Autoren fanden keine nennenswerten Cyclusschwankungen (FUHRMANN, 1961; BOUTSELIS *et al.*, 1963; TAKI *et al.*, 1966; FILIPE und DAWSON, 1968). Neben seinem Vorkommen im Drüsenepithel fanden sich geringe Aktivitäten des Enzyms auch in einigen Stromazellen. Seine Bedeutung liegt wahrscheinlich in der Beteiligung an Abbauvorgängen im Kohlehydratstoffwechsel. Die *Phosphoamidase* erreicht den Gipfel ihrer Aktivität in den Drüsenzellen des Endometrium in der ersten Hälfte der Sekretionsphase (OEHLERT *et al.*, 1954; GROSS, 1964). Für die *Galaktosidase* und die *Glucosaminidase* konnten Aktivitätsgipfel in der späten Sekretionsphase nachgewiesen werden (BARON und ESTERLY, 1975).

Eine Reihe weiterer Enzyme spielt eine wesentliche Rolle im cellulären Kohlehydrat-Stoffwechsel: **Glykogen-Synthetase** aktiviert die Synthese von Glucose zu Glykogen; **Glykogen-Phosphorylase** besorgt den Wiederabbau zu Glucose; beide haben ihre Aktivitätsgipfel in der Sekretionsphase. **Glucose-6-Phosphatase** läßt sich zur Zeit der Ovulation und in der frühen Sekretionsphase ultrastrukturell lokalisieren in den Zisternen des endoplasmatischen Retikulum und in der Kernmembran der Drüsenepithelien (SAWARAGI und WYNN, 1969). Dieses Enzym beteiligt sich ebenfalls am Abbau des Glykogen zu Glucose.

Bei den bisher untersuchten **Dehydrogenasen** konnten keine oder nur geringe Cyclusschwankungen entdeckt werden (FORAKER *et al.*, 1954; MARCUSE, 1957; COHEN *et al.*, 1964; VACEK, 1965; LUH und BRANDAU, 1967). Die histochemische Lokalisation der *17β und 3α-hydroxysteroid-Dehydrogenasen* ergab so gut wie keine Aktivitäten während der Proliferationsphase, aber deutliche Aktivitäten während der Sekretionsphase mit einem Gipfel um den 22. Cyclustag. Diese Enzyme waren hauptsächlich am apikalen Saum der Drüsenepithelien nachweisbar und zwar in den äußeren Membranen der Mitochondrien und in Mikrosomen (POLLOW *et al.*, 1975); die Stromazellen zeigten keine Aktivität. Die primäre Funktion dieser beiden Enzyme ist sehr wahrscheinlich die Stimulation der Drüsensekretion über eine Steroid-Oxydation (BRANDAU *et al.*, 1969).

Die hauptsächlich an der Basis der Drüsenepithelien während des ganzen Cyclus nachweisbare **Carbon-Anhydrase** scheint eine bedeutende Rolle bei den Implantationsvorgängen zu spielen (FRIEDLEY und ROSEN, 1975).

## 3. Die physiologischen Auswirkungen der das Endometrium direkt beeinflussenden Hormone auf die Strukturelemente

### a) Die Molekularbiologie der Steroidhormone

hat im letzten Jahrzehnt eine derart rasche und umfangreiche Fortentwicklung erfahren, daß eine ausführliche Darstellung der endokrinologisch bedeutsamen Neuerkenntnisse den Rahmen dieser Monographie sprengen würde. Hier sollen nur die zum Verständnis endokrinologisch-morphologischer Zusammenhänge besonders relevanten Ergebnisse zusammengefaßt referiert werden. Der interessierte Leser sei auf ausführliche Darstellungen verwiesen (JENSEN *et al.,* 1969; MAINWARING, 1975, 1977; CHAN und O'MALLEY, 1978; SCHRADER und O'MALLEY, 1978; JENSEN, 1979; MARKS, 1979).

Obwohl Steroidhormone aufgrund ihres niedrigen Molekulargewichts in alle Körperzellen diffundieren können, entfalten sie ihre Wirkung nur in den Zielorganen. Ihre hohe Affinität zu diesen Erfolgsorganen beruht auf der Fähigkeit der Organzellen zur Bildung spezifischer cytoplasmatischer Proteine, der Receptoren, welche das durch die Zelle diffundierende Hormon an sich binden. Mit Hilfe radioautographischer und chromatographischer Untersuchungen sowie durch Zellfraktionierung konnten spezifische Receptorproteine für Oestrogen, Progesteron, Androgen, Gluco- und Mineralcorticosteroide nachgewiesen werden.

Die Receptoren haben zwei wesentliche Funktionen (BAXTER und FUNDER, 1979): 1. Die Erkennung und Auswahl des spezifischen Hormons in der Gewebsflüssigkeit. 2. Dessen Weiterleitung zum Zellkern, wo es durch Einwirkung auf das Genom spezifische Zellveränderungen auslöst. Während die meisten Autoren einen ähnlichen Wirkungsmechanismus der Receptoren aller Hormone annehmen, fanden GORSKI und GANNON (1976) detaillierte Unterschiede zwischen den einzelnen Steroidhormonen. So scheinen Steroide mit geringer biologischer Aktivität wie zum Beispiel Oestron und Oestriol eine niedrigere Receptoraffinität zu haben (BAULIEU *et al.*, 1980). Da die Reindarstellung der Receptorproteine durch ihre schnelle Denaturierung erschwert ist, haben mehrere Untersucher mindestens 8 verschiedene Untereinheiten für den Oestrogenreceptor beschrieben. Das Molekulargewicht einer denaturierten Untereinheit liegt bei 70000 Dalton (SICA und BRESCIANI, 1979), jede Untereinheit hat eine Kontaktstelle für Oestrogen. Das Molekulargewicht des aus zwei Untereinheiten bestehenden

Progesteronreceptors beträgt rund 200000 Dalton (SCHRADER und O'MALLEY, 1976), d.h. 100000 pro Kontaktstelle. Die Hormonreceptorkomplexe haben je nach der Technik ihrer Isolierung unterschiedliche Formen, Eigenschaften und Molekulargewichte (BAULIEU *et al.*, 1980).

Die meisten Zellen der Erfolgsorgane enthalten etwa 10000 Steroidreceptoren im Cytoplasma. Die Zahl kann jedoch schwanken in Abhängigkeit von Intensität und Dauer vorausgegangener hormoneller Stimulationen, vom Differenzierungsgrad der Zelle, von der Cyclusphase, sowie von pathologischen Veränderungen und von genetischen Faktoren (GEHRING *et al.*, 1971; SIBLEY und TOMKINS, 1974; KIRKPATRICK *et al.*, 1971). So kann zum Beispiel ein Hormon die Zahl seiner eigenen Receptoren vermindern. Dieser Vorgang wird als „down-regulation“ oder Tachyphylaxie bezeichnet (BAXTER und FUNDER, 1979) und erklärt u.a. den Verlust der Ansprechbarkeit von Targetzellen nach langzeitiger Verabreichung hoher Oestrogendosen. Auch Progesteron vermag offensichtlich sein eigenes Receptorsystem zu inaktivieren (MILGROM *et al.*, 1973). Andererseits wird die Zahl der Progesteron- und Prolactinreceptoren durch Oestrogen vermehrt (LEAVITT *et al.*, 1977). Im Gegensatz dazu vermag Progesteron die Oestrogenreceptoren zu vermindern und damit die Ansprechbarkeit des Erfolgsorgans auf Oestrogen zu verringern (MESTER *et al.*, 1974; HSUEH *et al.*, 1975). Unbekannt ist bisher, ob Oestrogene unter bestimmten physiologischen Bedingungen auch an andere Receptoren gebunden werden, analog z.B. der Bindung von Spirolacton an Androgenreceptoren (FUNDER *et al.*, 1976), oder ob nichtoestrogene Hormone Bindungen mit Oestrogenreceptoren eingehen können. Diese Möglichkeiten sollten in der Hormontherapie immer erwogen werden (BAXTER und FUNDER, 1979). So ist zum Beispiel die Bindung von Androgenen an Oestrogenreceptoren mit daraus resultierendem Oestrogeneffekt klinisch bekannt (ROCHEFORT und GARCIA, 1976). Trotz relativ niedriger Affinität für Oestrogenreceptoren ist Tamoxifen ein starkes Antioestrogen, da es aufgrund seines sehr langsamen Abbaus lange in hohen Konzentrationen im Cytoplasma der Targetzellen verbleibt und die Receptoren blockiert, an diese gebunden auch in den Kern übertritt, ohne jedoch eine oestrogene Wirkung zu entfalten. Aufgrund neuerer Untersuchungen (BAULIEU, 1979) erscheint die Annahme berechtigt, daß das Ausbleiben einer hormonellen Reaktion im allgemeinen durch das Fehlen von Receptoren im Erfolgsorgan bedingt ist.

Die Affinität eines Hormons für einen Receptor erklärt sich elektrostatisch über Hydrogenbindungen zwischen negativ und positiv geladenen Atomgruppen der Moleküle beider Substanzen. Diese Vorgänge sind temperaturabhängig. Dabei ändert der Receptor offenbar seine Form und sein Molekulargewicht, wird dadurch aktiviert und in die Lage versetzt, durch Poren der Kernmembran in den Kern zu gelangen (Abb. 10). Dieser Übertritt erfolgt sehr schnell und ohne zusätzliche Energie, möglicherweise durch ein Konzentrationsgefälle. Im Zellkern geht der Hormonreceptorkomplex aufgrund hoher Affinität Bindungen mit Acceptoren am Chromatin ein und löst hierdurch Veränderungen an den Genen aus (GORSKI und GANNON, 1976; YAMAMOTO und ALBERTS, 1976; BAULIEU, 1979). Da die Zahl der Acceptoren im Kern die der Oestrogenreceptorkomplexe stets übertrifft, kommt es nie zu einer Übersättigung der Oestrogenbindung im Kern. Das gleiche scheint auch für die Progesteronbindung zuzutreffen, bei

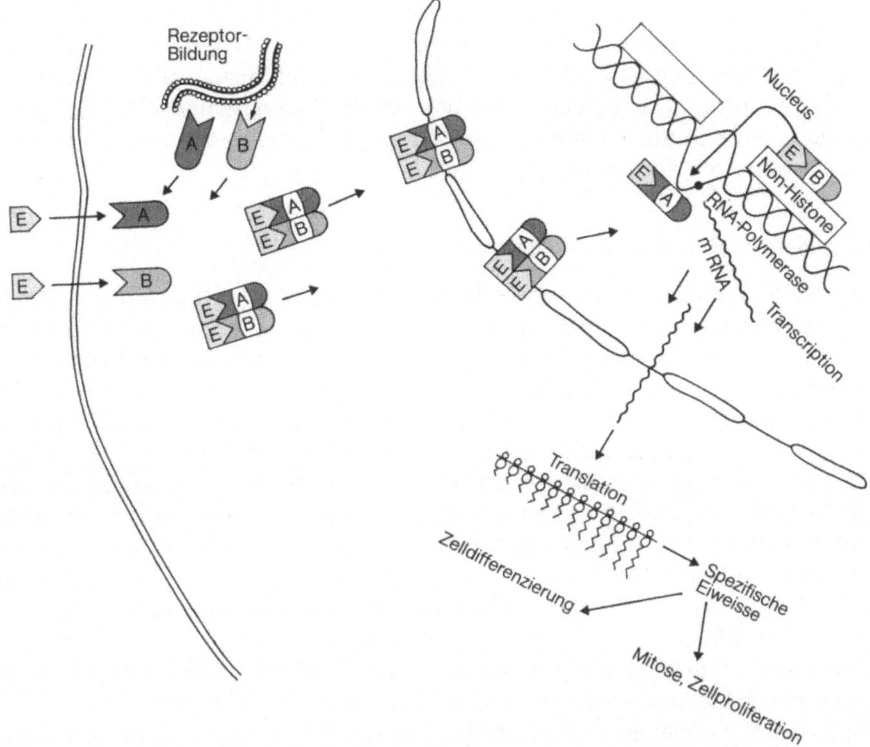


Abb. 10. Nach dem derzeitigen Wissensstand schematisierte Darstellung der Bindung von Steroidhormonreceptoren an der Zellmembran und ihres Weitertransports in den Kern mit Aktivierung spezifischer Acceptoren und Gene, sowie Induktion von Transkription und Translation zur Zelldifferenzierung oder -proliferation. (Näheres im Text)

der die Untereinheiten A und B verschiedene Funktionen haben: B wird an den Acceptor im Chromatin gebunden und lenkt den eigentlichen Genaktivator A auf einen durch das Acceptorprotein spezifisch markierten Genort (Abb. 10). Dort bindet A ein RNS-Polymerase-Molekül zur Initiierung der DNS-Transkription (O'Malley und Schrader, 1976). Dadurch wird Messenger-RNS in das Cytoplasma überführt zur Auslösung der Proteinsynthese, welche ihrerseits histologisch faßbare und für die Hormonwirkung charakteristische strukturelle und funktionelle Zellveränderungen bewirkt. Diese Hypothese gilt grundsätzlich auch für die Oestrogenbindung (Yamamoto und Alberts, 1976), obwohl hier der Nachweis zweier Untereinheiten wie beim Progesteron mit jeweils spezifischen Chromatinbindungen bisher nicht gelang. Da die Zahl der Chromatinacceptoren die der Messenger-RNS-Moleküle übersteigt, wird eine Komplexbindung auch an anderen Lokalisationen für flankierende Funktionen vermutet. Nur ein Prozent der Messenger-RNS in der Zelle wird durch Steroidhormone reguliert.

Ob das Steroid nach erfolgter Reaktion abgebaut oder aus der Zelle ausgeschleust wird, ist bisher nicht bekannt. Oestradiol hat in vivo eine Halbzeit von etwa 90 min. Der Receptor wird vermutlich entweder inaktiviert, durch Proteolyse zerstört oder zur Wiederverwendung an das Cytoplasma zurückgegeben. Beim Menschen reichen physiologische Steroidkonzentrationen nie aus, um alle Receptoren zu binden (BAULIEU, 1979). Tierexperimentell verfügt die Targetzelle etwa 16 Std nach einer hochdosierten Hormoninjektion wieder über die volle Zahl von Receptoren.

### b) Steroid-Receptoren des Endometrium

Neuere Untersuchungen haben gezeigt, daß die Zahl der Oestrogen- und Progesteronreceptoren im Endometrium während des menstruellen Cyclus fluktuiert und letztlich verantwortlich ist für den Implantationstermin des befruchteten Eies (BAYARD *et al.*, 1978; SOUTTER *et al.*, 1979; BAULIEU *et al.*, 1980). Die Zahl der zur gleichen Cycluszeit nachweisbaren Receptoren schwankt auch in verschiedenen Abschnitten des Uterus (LUNAN und GREEN, 1975).

In der frühen Proliferationsphase steigt die Zahl der Oestradiolreceptoren allmählich an, die der Progesteronreceptoren liegt nur geringfügig darunter. In der späten Proliferationsphase nehmen vor allem die Oestradiolreceptoren im Zellkern auf das Doppelte zu, im Cytoplasma wird jetzt ein erheblicher Anstieg der Progesteronreceptoren beobachtet, in Korrelation zum Anstieg des Oestradiol im Plasma.

Nach der Ovulation kommt es zu einem schnellen Abfall vor allem der intracytoplasmatischen Oestradiolreceptoren, deren Zahl in der späten Sekretionsphase unter diejenige zum Cyclusbeginn absinkt. Auch die intracytoplasmatische Progesteronreceptorkonzentration fällt ab, während die intranucleäre Konzentration in Korrelation zur Progesteronsekretion durch das Corpus luteum bis gegen Ende der Sekretionsphase sehr hoch bleibt und erst dann ebenfalls stark abfällt.

Nach erfolgter Implantation eines befruchteten Eies sind während des ersten Trimenon die intracytoplasmatischen Oestradiol- und Progesteron-Receptoren kaum meßbar. Demgegenüber sind die intranucleären Konzentrationen sehr hoch: Die des Progesteronreceptors übertrifft die Gesamtkonzentration des präovulatorischen Endometrium, die des Oestradiolreceptors entspricht den Werten der frühen Sekretionsphase.

### c) Oestrogen

Im Gegensatz zu anderen Steroidhormonen sind bereits kleinste Mengen von Oestradiol stark wirksam: Sie verursachen an den Targetzellen der Erfolgsorgane in kurzer Zeit sehr ausgeprägte Veränderungen. Innerhalb von 15–30 min nach der Oestradiolinjektion ist die RNS der Endometriumzellkerne meßbar vermehrt (SEGAL, 1967); 1–2 Std nach der Injektion sind Glykogen und Phospholipide sowie die Proteinsynthese (HAMILTON, 1964) angestiegen und ist die Aktivität der alkalischen Phosphatase und der Adenosin-Triphosphatase vermehrt (HENZL *et al.*, 1968). Die Nucleoli wandern zur Kernmembran (RICKERS und KRONE, 1969). Das im Zellkern gebundene Oestradiol hat dort nach 8 Std seine größte Konzentration erreicht und setzt die DNS-Synthese in Gang (KING und GORDON,

1967; LEROY *et al.*, 1967; STUMPF, 1970). Dadurch wird die Mitosetätigkeit in Epithel- und Stromazellen angeregt. Der Mitoseindex steigt bei oestradiolstimulierten Mäusen auf das 4,5fache (EPIFANOVA, 1966). – Die innerhalb von 1 min nach der Oestradiolinjektion zu beobachtende Hyperämie des Endometrium und die anschließende Wassereinlagerung sind nicht, wie früher angenommen, Direktwirkungen des Oestradiol, sondern kommen indirekt über eine durch Oestradiol ausgelöste Histaminausschüttung zustande.

Zusammengefaßt reguliert Oestrogen die Menge des genetischen Materials und dessen chemische Zusammensetzung (VILLEE, 1961; JENSEN, 1963; KARLSON, 1965, 1967; TENG und HAMILTON, 1968); demzufolge induziert es Zellwachstum und Proliferation.

Interessanterweise löst die Injektion von Oestradiol bei neugeborenen Mäusen nicht nur eine bleibende Proliferation und Verhornung der Vaginalepithelzellen aus, sondern führt darüber hinaus zur irreversiblen Veränderung der DNS-, RNS- und Proteinsynthese in der Keimschicht des Vaginalepithels (KOHRMAN und GREENBERG, 1968); in gleich angelegten Versuchen von DUNN und GREEN (1963) kam es zur Entstehung von Portiocarcinomen.

Als erste morphologisch und histochemisch faßbare Wirkung des Oestrogen auf die Drüsen- und Stromazellen des Endometrium ist uns die Steigerung der RNS-Synthese in Kern und Cytoplasma bekannt, die ihrerseits durch Eiweißproduktion die Wachstums- und Proliferationsvorgänge stimuliert (DAVIDSON, 1965; POTTER, 1965; PODVOLL und GOODMAN, 1967). Gleichzeitig steigt die Aktivität an alkalischer Phosphatase an. Es kommt zur Höhenzunahme des Endometrium durch Wassereinlagerung, zur Zellvermehrung im Stroma und zum Längenwachstum der Drüsen; Epithel- und Stromazellen weisen zahlreiche Mitosen auf. Unter stetig ansteigendem Oestrogenspiegel in Anpassung an die zu versorgenden größeren Gewebsmengen geht dieses Wachstum kontinuierlich weiter, bis es unter physiologischen Verhältnissen durch das Einsetzen der Progesteron-Sekretion in Schach gehalten wird.

### d) Progesteron

Wie bereits erwähnt, wurden im Endometrium spezifische Receptoren für Progesteron nachgewiesen (EDWARDS *et al.*, 1969; RAO und WIEST, 1970; TRAMS *et al.*, 1971; RAO *et al.*, 1974). Nach Vorbehandlung kastrierter Tiere mit Oestradiol-17$\beta$ ist die Progesteronbindung meßbar vermehrt (RAO *et al.*, 1973).

HOOKER und FORBES (1947) stellten in dem nach ihnen benannten Test die kleinste Progesterondosis fest, die bei der kastrierten Maus zu morphologisch faßbaren Veränderungen führt: Nach intrauteriner Applikation von 0,0002 µg Progesteron kam es nach 2 Tagen, bei doppelter Dosis nach 24 Std und bei vierfacher Dosis nach 6 Std in den endometrialen Stromazellen zur deutlichen Kernvergrößerung und -aufhellung, d.h. zur Umkehr des Kastrationseffektes. Diese Wirkung war spezifisch für Progesteron und durch kein anderes Hormon zu erzielen. Histophotometrisch geht diese Kernvergrößerung mit einem deutlichen DNS-Anstieg von 20% einher (LEROY *et al.*, 1967).

Als erste nach 36 Std lichtoptisch erkennbare Zeichen der Progesteronwirkung auf das menschliche Endometrium sind ebenfalls die Aufhellung der Drüsen- und Stromazellkerne anzusehen und weiterhin das Auftreten basaler Glykogenkörnchen im Drüsenepithel; sie haben jedoch die cyclusgerechte Oestrogenstimulation zur Voraussetzung (HUGHES *et al.*, 1969). In der Organkultur ist zum gleichen Zeitpunkt das Glykogen meßbar vermehrt (SHAPIRO *et al.*, 1980). Elektronenoptisch erkennt man in Umgebung dieser Glykogenkörnchen DNS-haltige Riesenmitochondrien als Zeichen einer durch Progesteron stimulierten Proteinsynthese in den Mitochondrien (MERKER *et al.*, 1968). Unter der Einwirkung von Progesteron kommt es im weiteren Verlauf des Cyclus zum Auftreten des Nucleolar-Channel-Systems (vgl. 23) sowie unter Verlust der Mitosetätigkeit und der Aktivität an alkalischer Phosphatase zunächst zur Differenzierung der Drüsenzellen, die außer dem Glykogen noch neutrale und saure Mucopolysaccharide, sowie Lipoide bilden und sezernieren. Darauf folgt in der 2. Woche der Sekretionsphase die Differenzierung der Stromazellen zu großen prädecidualen und kleinen endometrialen Körnchenzellen, sowie das Wachstum der Spiralarterien. Die Aktivität der sauren Phosphatase steigt an.

**e) Relaxin.**

Die Wirkung dieses Hormons auf die Meerschweinchensymphyse wurde 1926 von HISAW entdeckt und beschrieben. Die Mindestmenge an Relaxin, die in 6 Std bei 66% der kastrierten oestrogenvorbehandelten Meerschweinchen eine Symphysenerweiterung erzeugt, wurde als eine Meerschweincheneinheit (MSE, bzw. GPU im englischen Schrifttum) standardisiert. Der Relaxinspiegel im Blut schwankt bei geschlechtsreifen Affen zwischen 0,2 und 0,3 MSE/ml Blutserum (HISAW und HISAW, 1964); im Serum der schwangeren Frau finden sich 0,2 MSE/ml zu Beginn und 2 MSE/ml am Ende der Gravidität (ZARROW *et al.*, 1955). Neueren Untersuchungen zufolge fällt der Serumspiegel am Ende der Schwangerschaft eher ab (SCHWABE et al., 1978); die Diskrepanzen könnten sich durch geringe zeitliche Differenzen in der Messung ergeben, da Relaxin sehr wahrscheinlich vor Einsetzen der Geburt sezerniert und schnell abgebaut wird. Nichtschwangere Frauen produzieren Relaxin nach Verabreichung von HCG (QUAGLIARELLO et al., 1980).

Das bei den Säugetieren mit primitiver Placentation vor allem im Ovar produzierte Hormon oder Prohormon (z.B. beim Schwein) wird beim Menschen (DALLENBACH und DALLENBACH-HELLWEG, 1964) und Affen (DALLENBACH-HELLWEG, 1967; *et al.,* 1966) auch im Endometrium selbst gebildet. Neuerdings wurden den Körnchen der endometrialen Körnchenzellen vergleichbare Granula in den Granulosa-Luteinzellen des Corpus luteum beim Schwein (BELT *et al.,* 1971; KENDALL *et al.,* 1978) und beim Menschen (CRISP *et al.,* 1970) nachgewiesen. Dabei entsprach das Vorkommen dieser Granula dem biochemischen Nachweis von Relaxin. Die regelmäßig in Nähe dieser Granula gefundenen Lysosomen deuten darauf hin, daß ihre Enzyme möglicherweise Prorelaxin zu Relaxin aktivieren. Sein Wirkungseintritt ist örtlich und zeitlich genau festgelegt; auslösender Stimulus ist in erster Linie der Abfall des Progesteron, der die Freilassung der Enzyme aus den Lysosomen bewirkt.

Erst vor kurzem gelang die Reindarstellung von Relaxin als Polypeptidhormon mit einem Molekulargewicht von 5447, bestehend aus 22 Aminosäuren, die durch Disulfidbrücken verbunden werden; das Molekül hat große Ähnlichkeit mit dem Insulinmolekül. Demzufolge müßte die Spezifität früherer Beobachtungen mit markierten Antikörpern gegen das seinerzeit erhältliche relativ unreine Relaxin mit der jetzt verfügbaren Reinsubstanz überprüft werden. Dies ist teilweise bereits geschehen. So gelang der Nachweis von Relaxin in der Basalplatte der geburtsreifen Plazenta erneut biochemisch und immunhistochemisch (FIELDS und LARKIN, 1981; YAMAMOTO *et al.*, 1981); biochemisch auch in der Dezidua des Menschen (BIGAZZI *et al.*, 1980). – Spezifische Receptoren für Relaxin wurden bisher nicht entdeckt.

In der physiologischen Sekretionsphase bewirkt Relaxin in den letzten Tagen des Cyclus eine Erweiterung und Blutfüllung der dünnwandigen subepithelialen Capillaren zu den sog. Verbundlacunen und eine Auflösung der Gitterfasern des endometrialen Stromas, die zur Dissoziation der Stromazellen führt und damit die Menstruation vorbereitet (Abb. 8). Eine ähnliche Faserauflösung erfolgt zu Beginn der Implantation nur in direkter Umgebung der Blastula. Am Ende der Gravidität oder bei Abort löst die Freilassung viel größerer Relaxinmengen neben hochgradigen Erweiterungen mehrschichtige Endothelproliferationen der dünnwandigen Capillaren und Endothelproliferationen auch der Spiralarterien aus; es bewirkt weiterhin direkt nach der Geburt die Faserauflösung im Bereich der Placentaablösungsstelle. Diese Relaxinwirkungen wurden durch exogene Zufuhr bei Affen verifiziert (DALLENBACH-HELLWEG und DALLENBACH, 1966; Abb. 9). Dabei konnte die Auflösung der Kollagenfasern auch elektronenoptisch nachgewiesen werden (CARDELL *et al.*, 1969). Zu diesen lokalen Auswirkungen der Relaxinausschüttung, die möglicherweise z.T. über zwischengeschaltete lytische Enzyme erfolgen, kommen Fernwirkungen auf Cervix und Symphyse, die zeitlich ebenso genau gesteuert sind, hier jedoch nicht näher besprochen werden sollen.

## 4. Die Beteiligung der Strukturelemente des Endometrium am Implantationsvorgang

Die bei der Beschreibung der einzelnen Strukturelemente des Endometrium bereits aufgezählten morphologisch erfaßbaren Veränderungen bei Eintreten einer Gravidität sollen an dieser Stelle noch einmal zusammengefaßt werden. Sie haben erkennen lassen, daß so gut wie jedes Strukturelement an der Vorbereitung der Implantation beteiligt ist. Daraus ließe sich einerseits eine Vielfachsicherung des Implantationsvorgangs ableiten, andererseits ist aber das unter hormonellem Gleichgewicht gesteuerte minuziöse Zusammenspiel aller Komponenten erforderlich, um eine regelrechte Implantation zu gewährleisten. Die Kenntnis aller dieser Komponenten verschafft uns einen Einblick in die Vielfalt der möglichen Störungsursachen bei Vorliegen einer Sterilität.

Zur Zeit der Implantation am 7. Tag nach der Ovulation befinden sich die Endometriumdrüsen auf dem Höhepunkt ihrer Sekretion; das endometriale Stroma ist maximal ödematös aufgelockert, die Grundsubstanz weitgehend aufgelöst und reich an leicht resorbierbaren, niedermolekularen Substanzen; die fibrinolytische Aktivität hat ihr Maximum erreicht, die Spiralarterien sind bis zur Oberfläche proliferiert. Die Blastocyste, die sich auch beim Menschen direkt über einer Spiralarteriengruppe implantiert, stimuliert allem Anschein nach das sie direkt umgebende Endometrium zu ganz umschriebenen strukturellen Veränderungen: Die Spiralarteriengruppe am basalen Pol der Cyste wird zu excessiver Hypertrophie angeregt und umgibt sich mit stark erweiterten dünnwandigen Capillaren. Die an den Implantationsort gewanderten Körnchenzellen schütten, offenbar infolge eines lokalen relativen Progesteron-Defizits bzw. Oestrogenüberschusses, ihr Relaxin aus, das die Auflösung der Gitterfasern in diesem Bezirk verursacht. Hinzu kommt die in dieser Zone maximal gesteigerte fibrinolytische Aktivität und die Freisetzung proteolytischer Enzyme, die wahrscheinlich auf den gleichen Stimulus zurückzuführen sind. Möglicherweise führt auch die hormonelle Aktivierung lysosomaler Enzyme erst zur Freisetzung des Relaxin. Quelle des streng perifokal am Implantationsort vermehrten Oestrogen („estrogen surge") könnte nach neuesten Untersuchungen die Blastocyste selbst sein. Der Blastocyste, die in der so vorbereiteten Auflösungszone des Endometrium mit großer Leichtigkeit vordringt, werden nach ihrem vollständigen Eindringen mit Anschluß an das mütterliche Gefäßsystem bald Grenzen gesetzt durch die sie umgebende Decidua. Wenige Tage nach Implantationsbeginn kommt es auf humoralem Wege über die Hormone des Corpus luteum graviditatis zur weiteren Höhenzunahme der Schleimhaut mit Bildung von echten Deciduazellen, zahlreichen Körnchenzellen, einem dichten Gitterfasernetz, einer Neubildung von viscöser Grundsubstanz sowie einer Proliferation und Erweiterung der Gefäße. Die die Blastocyste umgebende Decidua hat dadurch eine große Stabilität erzielt; ihre Körnchenzellen speichern das Relaxin für einen späteren Zeitpunkt, wenn der lokale Umbau bzw. die Auflösung der Decidua erforderlich wird. Somit ist entgegen früherer Ansichten das Endometrium maßgeblich beteiligt am Implantationsvorgang, indem es nicht nur der Blastocyste wenig Widerstand entgegensetzt, sondern darüber hinaus sich aktiv an der Gewebsauflösung beteiligt, soweit diese zur Implantation erforderlich ist, um danach durch perifokale Dezidualisierung die Verankerung der Blastocyste im Endometrium zu unterstützen. Dabei besteht ultrastrukturell ein enger Kontakt zwischen Deziduazellen und Trophoblasten (Tekelioglu-Uysal *et al.*, 1975). Das restliche Endometrium in der weiteren Umgebung der Implantationsstelle kann demgegenüber in seiner Differenzierung bis zum Ende des Konzeptionscyclus sogar leicht zurückbleiben (Arronet *et al.*, 1973).

Zu diesen hier nur grob angedeuteten morphologischen Veränderungen treten zahlreiche biochemische Stoffumwandlungen (Strauss, 1964; Schmidt-Matthiesen, 1968; Edwards und Surani, 1978; Leroy, 1980; Beier, 1981). In die Problematik des im ganzen sehr komplexen Vorgangs der Implantation kann und soll im Rahmen dieser Abhandlung nicht näher eingegangen werden. Die tierexperimentellen Untersuchungen (s. vor allem Nilsson *et al.*, 1978; Böving, 1964 und frühere Arbeiten), sind noch im Fluß, viele Fragen noch offen.

## 5. Das Endometrium vor der Pubertät

Das *fetale* Endometrium läßt ab mens V vereinzelte Drüseneinstülpungen und ein Höherwerden des Drüsenepithels erkennen, das im 8. Monat hochcylindrisch wird, basale Glykogenvacuolen enthält und etwas Sekret in das Lumen absondert

(KAISER, 1963; HUBER *et al.*, 1971). Obwohl es also von Anfang an unter dem gemeinsamen Einfluß von Oestrogen und Progesteron steht, gleicht seine Entwicklung zunächst einem reinen Oestrogeneffekt. Erst nach Erreichung eines gewissen Reifegrades im 8. Monat spricht es auch auf Progesteron an. Die Drüsenschlängelung nimmt bis zur Geburt weiter zu, die Epithelkerne runden sich ab, das Cytoplasma weist Aktivitäten von alkalischer und saurer Phosphatase auf (PRYSE-DAVIES und DEWHURST, 1971). Das bisher dichte, kleinzellige Stroma lockert sich auf, die Kerne vergrößern sich (HIERSCHE und MEINEN, 1971), das Cytoplasma nimmt zu; die Differenzierung erreicht gelegentlich das Stadium der prädecidualen Zelle.

Das Endometrium des *neugeborenen* Mädchens ist infolge dieses hormonellen Einflusses zunächst noch hyperplastisch. OBER und BERNSTEIN (1955) fanden bei 169 Neugeborenen in 68% proliferierendes, in 27% sezernierendes und in 5% prädecidual umgewandeltes oder in Abstoßung begriffenes Endometrium. Innerhalb von 14 Tagen nach der Geburt bildet es sich auf eine Höhe von höchstens 0,4 mm zurück und weist danach nur ganz spärliche, kurze Drüsenschläuche in einem zarten, spindelzelligen Stroma sowie ein niedriges Deckepithel auf.

Erst zu Beginn der *Pubertät* setzt eine erneute Proliferation ein, wobei sich nach dem unter Oestrogeneinfluß erfolgten Aufbau der Schleimhaut cyclische Veränderungen allmählich anbahnen. Da die bald darauf einsetzenden Blutungen zunächst anovulatorisch sind, werden dementsprechend auch sekretorische Umwandlungen des Endometrium vorerst vermißt.

## 6. Der normale menstruelle Cyclus und seine Variationsmöglichkeiten

Die eingehende Kenntnis der sich während des normalen Cyclus in Abhängigkeit von der hormonellen Sekretion täglich wandelnden Histologie des Endometrium ist für die Funktionsdiagnostik von großer Bedeutung (Abb. 11a).

Seit der ersten zusammenhängenden histologischen Beschreibung der cyclischen Veränderungen des Corpusendometrium durch HITSCHMANN und ADLER (1908) folgten zahlreiche Ergänzungen (SCHRÖDER, 1913, 1915, 1928; O'LEARY, 1929; BARTELMEZ, 1933; HERRELL und BRODERS, 1935; ROCK und BARTLETT, 1937; FALCONER, 1948; u.a.m.). Diese Befunde führten, gemeinsam mit hormonell-funktionellen Untersuchungen, zur Abrundung der Vorstellungen über den menstruellen Cyclus. NOYES *et al.* (1950) verdanken wir die ersten präzisen Angaben über die Tagesdiagnostik während des Cyclus auf Grund histologischer Kriterien (Abb. 11b). Diese Angaben wurden 1954 von MORICARD und 1965 von PHILIPPE *et al.* bestätigt.

Die moderne Entwicklung der Hormontherapie in der Gynäkologie hat eine Vertiefung unserer Kenntnisse über die Wirkung von Oestrogen und Progesteron auf das Endometrium unter physiologischen und pathologischen Bedingungen erforderlich gemacht. Mit Spezialfärbungen, insbesondere der Acridinorange-Fluorochromierung, der Gallocyanin-Chromalaun-Färbung und der PAS-Reaktion, lassen sich Zeit und Menge des Auftretens von DNS, RNS, Glykogen und Schleim als subtile Zeichen der Hormonwirkung bestimmen und mit den

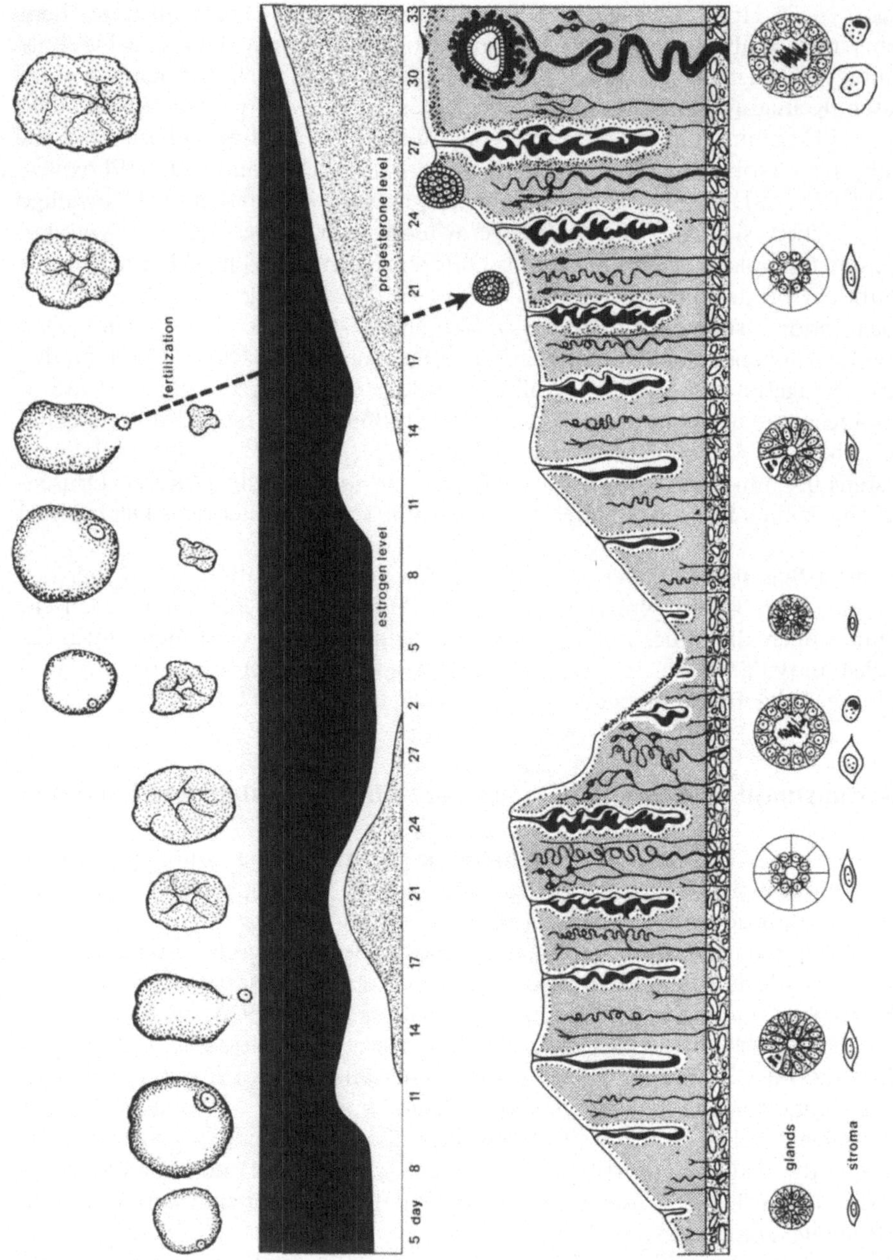


Abb. 11 a. Menstruationscyclus und Implantation unter der Einwirkung der Ovarialhormone

bereits im HE-Präparat erkennbaren täglichen Veränderungen der Endometriumstruktur korrelieren (DALLENBACH und DALLENBACH-HELLWEG, 1968). Diese Beobachtungen sind die Voraussetzung zur Erkennung erster Abweichungen vom normalen Cyclusbild bei endogener oder exogener Störung des hormo-

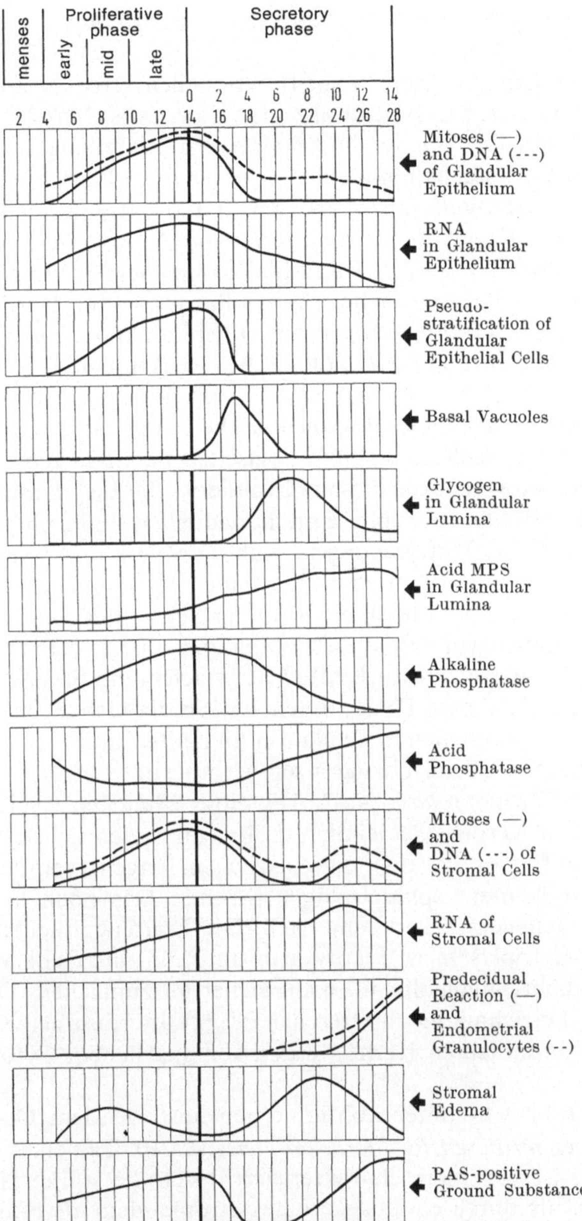


Abb. 11 b. Morphologische Kriterien zur Tagesdiagnostik des Endometriumcyclus

nellen Gleichgewichts und somit von entscheidender Bedeutung für die diagnostische Erfassung der Funktionsstörungen. Zwar ergeben sich ultrastrukturell noch feinere Nuancen der Hormonwirkung. Da aber die zeitliche Entwicklung der cyclischen Vorgänge von Zelle zu Zelle schwankt, ermöglicht die lichtoptische

Untersuchung eine gültigere Beurteilung des Gesamtbildes und eine exaktere Bestimmung des Cyclustages.

Trotz späterer Untersuchungen zur funktionellen Dreiphasigkeit des Cyclus (Forbes und Heinz, 1953; Bartelmez, 1957; Strauss, 1962; Themann und Schünke, 1963) soll hier an der herkömmlichen Einteilung in Proliferations- und Sekretionsphase festgehalten werden: Diese beiden Phasen werden einerseits durch das Ereignis der Ovulation scharf voneinander getrennt, andererseits durch quantitative Unterschiede in der Sekretion von Oestrogen und Progesteron, so daß in jeder dieser Phasen der Einfluß eines der beiden für den regelrechten Schleimhautaufbau verantwortlichen Ovarialhormone im Vordergrund steht. Die uns bekannten Überschneidungen der Hormonsekretion nach beiden Richtungen gehören zum Formenkreis biologischer Reaktionen.

**a) Die physiologische Proliferationsphase.** Die Länge dieser in der Regel zweiwöchigen Phase kann auch unter physiologischen Bedingungen schwanken und etwa 10–20 Tage betragen. Aus diesem Grunde ist die Bestimmung des Cyclustages während der Proliferationsphase im individuellen Fall nicht sicher möglich, so daß wir uns auf eine Unterteilung in frühe, mittlere und späte Proliferation beschränken. Da die physiologisch bedeutsamen funktionellen Veränderungen des Endometrium sich aber ohnehin erst in der Sekretionsphase morphologisch manifestieren, kommen wir mit dieser Einteilung aus. Die Proliferationsphase steht ganz vorwiegend unter dem Einfluß des wachstumsstimulierenden Oestrogen. Erst gegen Ende dieser Phase treten bei Spezialfärbungen Kriterien auf, die bereits auf die bevorstehende Ovulation hindeuten und den physiologischen vom anovulatorischen Cyclus abzugrenzen vermögen.

Die *frühe Proliferationsphase* (4.–7. Tag eines 28tägigen Cyclus) ist gekennzeichnet durch eine geringe Schleimhauthöhe (im wesentlichen bestehend aus der frisch epithelisierten Basalis) mit spärlichen, engen, gerade verlaufenden Drüsen in einem dichten, spindelzelligen Stroma. Das noch in Regeneration begriffene Oberflächenepithel ist sehr flach. Die Drüsenepithelien sind niedrigcylindrisch, das Cytoplasma ist relativ arm an RNS, die Zellkerne sind klein, oval, chromatindicht; Nucleoli sind nicht sicher auszumachen. Die spindeligen Stromazellen sind gleichmäßig undifferenziert, im Gitterfasernetz verankert; ihre länglichen, chromatindichten Kerne werden von spärlichem Cytoplasma umgeben (Abb. 12).

Aus diesem Bild geht unter kontinuierlich ansteigendem Oestrogeneinfluß allmählich das der *mittleren Proliferationsphase* (8.–10. Tag eines 28tägigen Cyclus) hervor: Sie ist vor allem charakterisiert durch die starke Höhenzunahme der Schleimhaut, die durch ein ausgeprägtes Stromaödem als Folge der Oestrogenwirkung mitbedingt ist. Die Drüsen haben sich durch Längenwachstum nicht nur dieser Höhe angepaßt, sondern zusätzlich geschlängelt; ihr Epithel ist hochcylindrisch. Die immer noch chromatindichten, großen, ovalen Kerne lassen bereits einzelne kleine Nucleoli erkennen und finden sich vielfach in Mitose. Der DNS-Gehalt ist meßbar erhöht (Harkin, 1956). Das Cytoplasma enthält leicht nachweisbare Mengen von RNS. Am apikalen Rand werden saure Mucopolysaccharide nachweisbar, die noch wenig polymerisiert sind (Strauss, 1962). Auch das Oberflächenepithel ist hochcylindrisch geworden. Die durch das Ödem

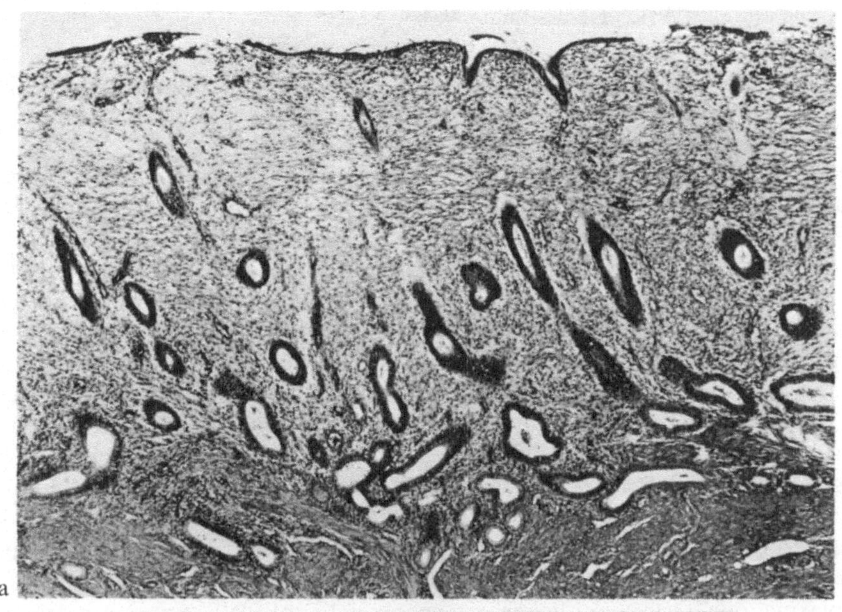

a

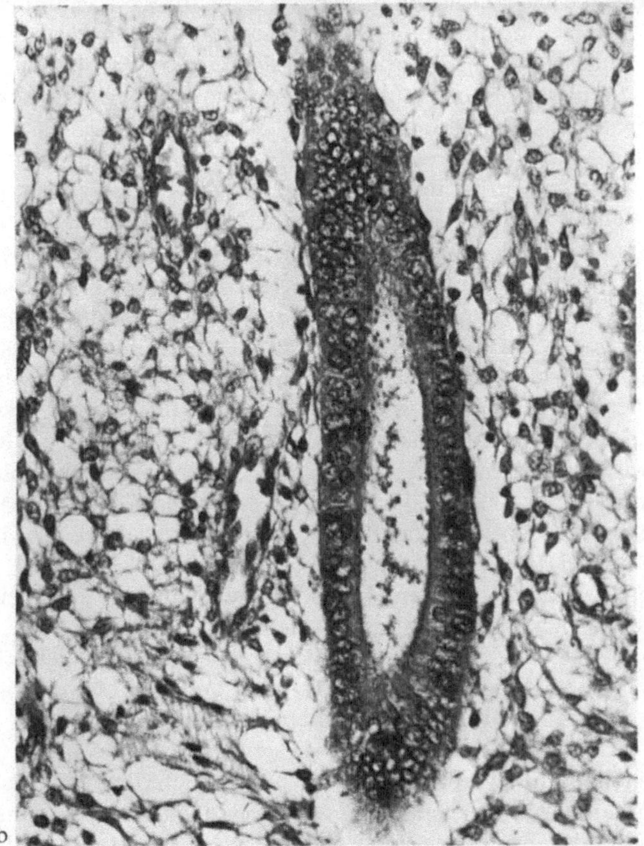

b

Abb. 12a u. b. Frühe Proliferationsphase. Gerade verlaufende, enge Drüsenschläuche in lockerem, spindelzelligem Stroma. (a) Schwache, (b) stärkere Vergrößerung

auseinandergedrängten Stromazellen sind noch spindelig und liegen im Netzverband. Ihre ovalen Kerne sind vergrößert; Mitosen sind auch hier zahlreich. Das Cytoplasma ist spärlich (Abb. 13).

Der Übergang in die *späte Proliferationsphase* (11.–14. Tag des 28tägigen Cyclus) ist erkennbar am Rückgang des Ödems, das zur vorübergehenden geringen Abnahme der Schleimhauthöhe und zur verstärkten Schlängelung der sich weiter verlängernden Drüsen führt. Da die Drüsenepithelien sich noch lebhaft mitotisch teilen, der Längenausdehnung der Drüsen aber Grenzen gesetzt sind, kommt es neben der Schlängelung auch zur scheinbaren Übereinanderschichtung der Epithelzellen, die jedoch mit z.T. dünnen Ausläufern alle noch die Basalmembran erreichen: Es resultiert ein mehrreihiges, jedoch nicht mehrschichtiges Epithel. Die Begrenzung dieses Epithels zum immer noch engen Drüsenlumen ist scharf und glatt, wie ausgestanzt (Abb. 14). Die Kern-Plasma-Relation verschiebt sich durch Vermehrung der cytoplasmatischen Substanz mit Anreicherung von RNS mehr und mehr zugunsten des Plasmas. Die noch ovalen, aber weiter vergrößerten Epithelkerne enthalten jetzt mehrere bis zahlreiche kleine Nucleoli, die nach Acridinorange-Fluorochromierung deutlich hervortreten. Das Cytoplasma der Drüsenepithelien ist sehr reich an RNS; im Nativpräparat sind jetzt basal nach Acridinorange-Fluorochromierung (grün) und nach PAS-Färbung (rot) feinste Glykogenkörnchen auszumachen (Farbtafel Ia). Ihr Auftreten vor der Ovulation deutet auf eine beginnende Progesteronsekretion hin. Kleinste Mengen dieses Hormons sind im Blut zu dieser Zeit nachgewiesen worden (HOFFMANN, 1948; EDGAR, 1952; FORBES, 1953; ZANDER, 1954) und werden tierexperimentellen Untersuchungen zufolge wahrscheinlich in der Theca interna des reifen Graafschen Follikels gebildet (MCKAY und ROBINSON, 1947). Die Drüsenlumina sind leer oder enthalten höchstens spärliche Schlieren aus eiweiß- und mucopolysaccharidhaltigen oberflächlichen Zellabschilferungen (STRAUSS, 1962; SCHMIDT-MATTHIESEN, 1963). Die nun wieder dicht gelagerten Stromazellen haben sich weiter vergrößert und vermehrt, auch ihre Kerne enthalten jetzt deutliche Nucleoli. In ihrem reichlicher gewordenen Cytoplasma findet sich in der oberen Hälfte der Funktionalis besonders viel RNS, während die Stromazellen der unteren Funktionalis-Hälfte nur einen geringen RNS-Gehalt aufweisen. Zwischen diesen beiden Schichten, die der späteren Compacta und Spongiosa entsprechen, läßt sich besonders eindrucksvoll im Acridinorange-Präparat infolge der Rotfluorescenz der RNS bereits jetzt eine klare Grenze erkennen, die nach HE-Färbung dem Auge verborgen bleibt.

Der optimal 2 Wochen währende Oestrogeneinfluß hat somit zum Aufbau der Funktionalis durch Wachstum und Vemehrung von Drüsen- und Stromazellen geführt. Diese sind z.Z. der Ovulation durch ihren im oberflächlichen Stroma und im Drüsenepithel hohen RNS-Gehalt ideal auf die durch Progesteron zu stimulierende Differenzierung dieser Zellbereiche vorbereitet.

**b) Die physiologische Sekretionsphase.** Die sich nach der Ovulation im wachsenden Corpus luteum abspielenden zeitlich genau fixierten Vorgänge der Bildung und Rückbildung haben zeitlich ebenso genau fixierte Auswirkungen auf das Endometrium. Infolgedessen ist auch die Dauer der physiologischen Sekretionsphase in der großen Mehrzahl der fertilen Cyclen auf 14 Tage (+, −1)

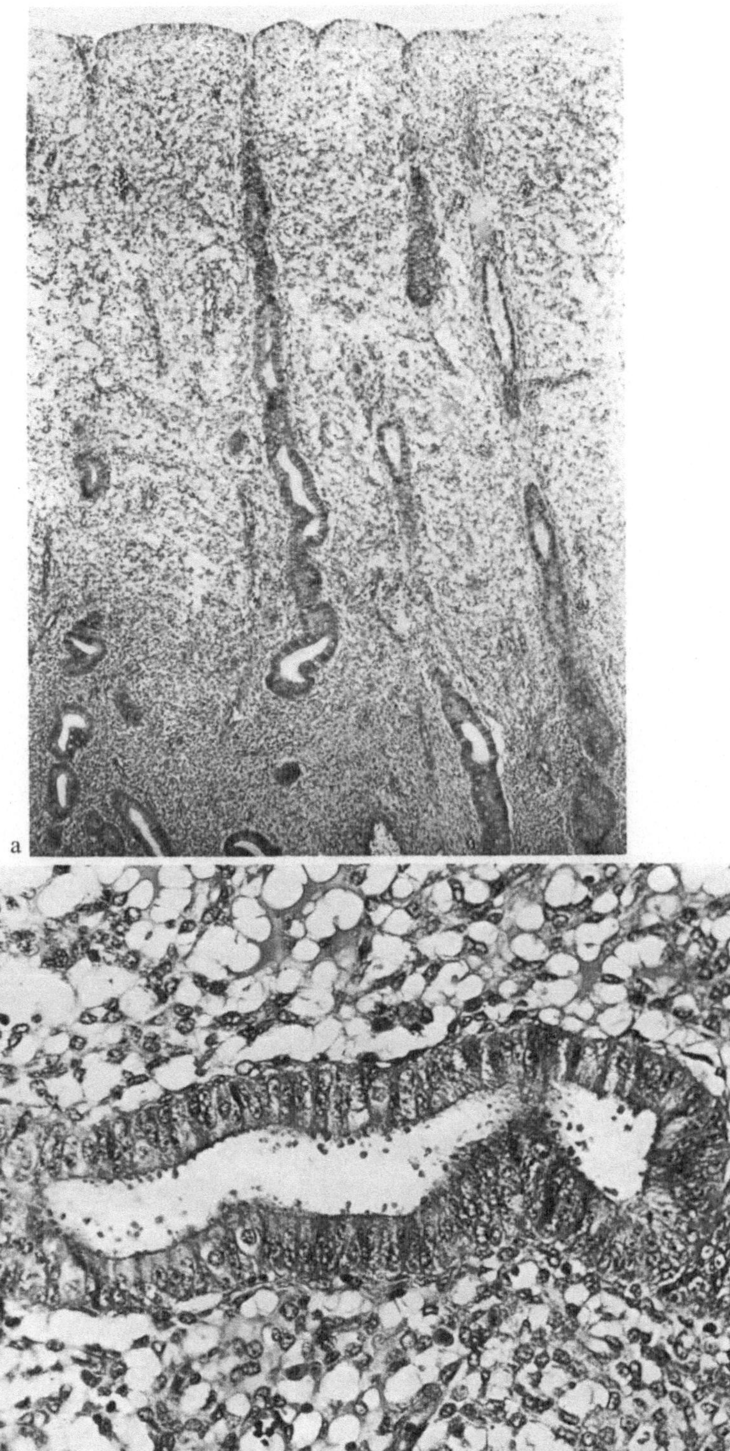

Abb. 13a u. b. Mittlere Proliferationsphase. Leichte Schlängelung der Drüsenschläuche, Stromaödem. (a) Schwache, (b) stärkere Vergrößerung

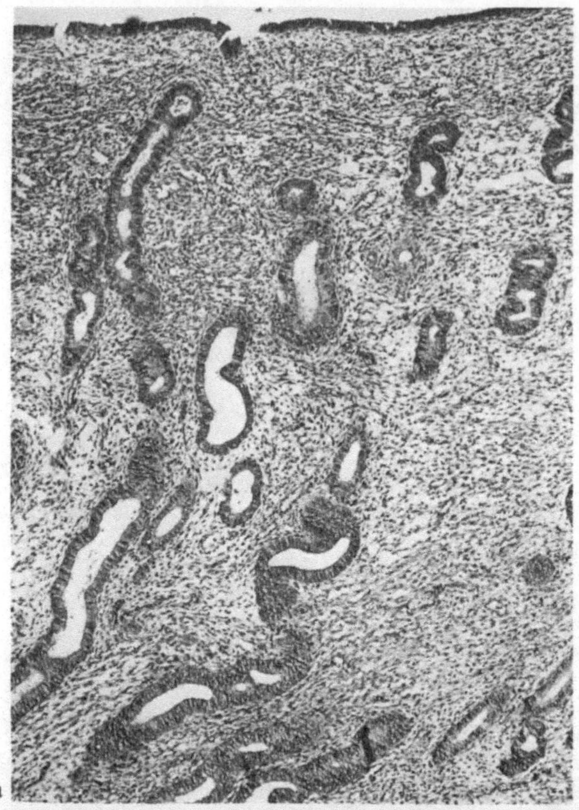


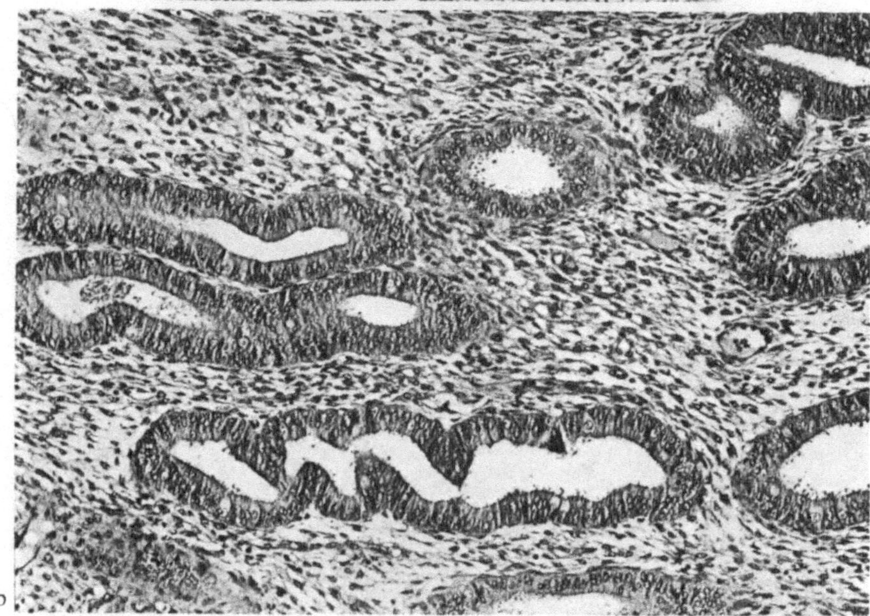


Abb. 14a–c. Späte Proliferationsphase. Stärkere Drüsenschlängelung, Mehrreihigkeit des Epithels, Rückgang des Stromaödems. (a) Schwache, (b) stärkere, (c) starke Vergrößerung

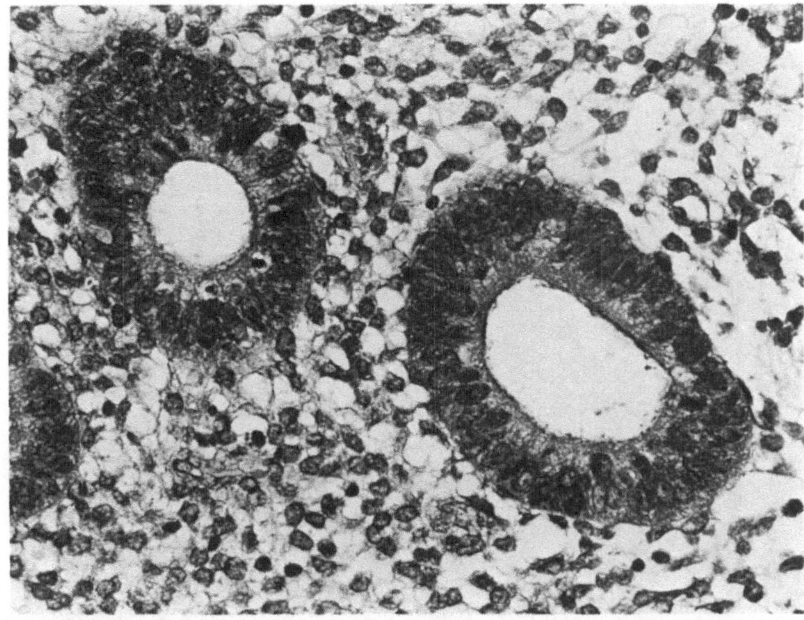

Abb. 14c

festgelegt (ROCK und HERTIG, 1944; ZUCKERMAN, 1949); ein Über- oder Unterschreiten dieser Grenze um mehr als 2 Tage ist funktionsdiagnostisch bereits als pathologische Verkürzung oder Verlängerung dieser Phase anzusehen. Um derartige zeitliche Schwankungen genau beurteilen zu können, muß der Zeitpunkt der Ovulation ebenso präzise bestimmbar sein wie die morphologischen Differenzierungskriterien am Endometrium. Hierbei erweist sich die Bestimmung des LH-Gipfels der Messung der Basaltemperatur überlegen (KONINCKX *et al.*, 1977). Die bei einem kleinen Prozentsatz beobachteten größeren Schwankungen in der Dauer der Sekretionsphase (zwischen 9 und 16 Tagen) bedingen somit sehr wahrscheinlich die auch bei gesunden geschlechtsreifen Frauen hin und wieder vorkommenden sterilen Cyclen. Derartige Abweichungen häufen sich zu Beginn und am Ende des reproduktiven Alters (SCHRÖDER, 1913, 1928; VOLLMAN, 1967; TRELOAR *et al.*, 1967).

Der zeitlich genau fixierte Funktionsablauf im Corpus luteum ermöglicht uns die Bestimmung des Cyclustages am Endometrium auf Grund täglich wechselnder morphologischer Kriterien. Während in der 1. Woche der Sekretion die täglichen Veränderungen des Drüsenepithels leichter zu erfassen sind, stützt sich die Tagesdiagnostik in der 2. Woche der Sekretion vor allem auf die Veränderungen der Stromazellen.

Die hormonell ausgelösten histologischen und cellulären Veränderungen im Endometrium sind jedoch nie gleichmäßig, sondern zeigen in beschränktem Rahmen fokal unterschiedliche Differenzierungsstadien. Diese Unterschiede erklären sich durch den jeweiligen örtlichen Abstand von der Blutzufuhr und die dadurch bedingten zeitlichen Schwankungen in der hormonellen Stimulation und im cellulären Stoffwechsel der Targetzellen. Die Bestimmung des Cyclusta-

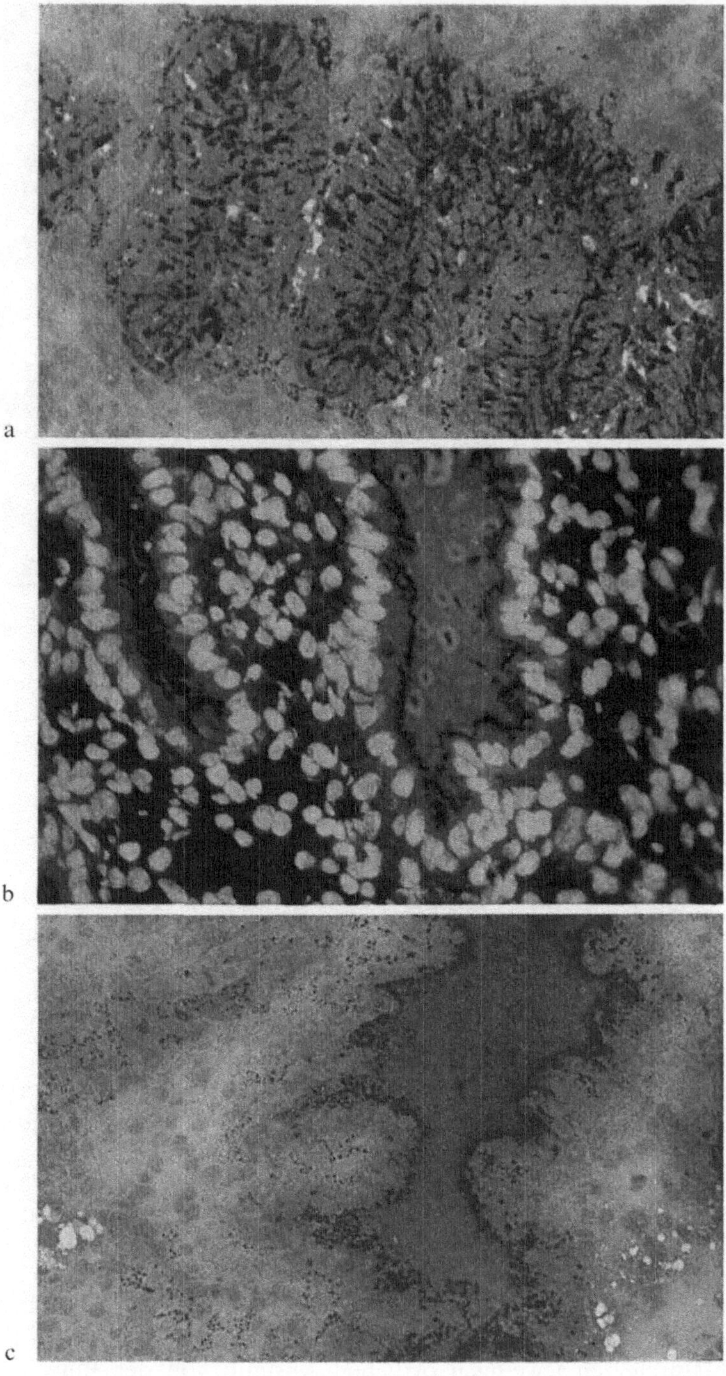


**Farbtafel I**

ges sollte sich daher jeweils nach dem Differenzierungsgrad der überwiegenden Mehrzahl der Zellen richten, oder aber, wenn keine klare Mehrheit erkennbar ist, nach dem am weitesten vorgeschrittenen Differenzierungsgrad. Bestehen jedoch grobe Unterschiede und Abweichungen um mehr als 2 Tage, so haben wir kein physiologisches Bild, sondern eine Funktionsstörung vor uns; die Bestimmung des Cyclustages ist in solchen Fällen nicht möglich.

Der *erste Tag nach der Ovulation* (15. Tag eines idealen Cyclus) ist morphologisch „stumm", da vom Beginn der Progesteronsekretion aus dem Corpus luteum bis zum Auftreten der ersten im gewöhnlichen HE-Präparat sicher faßbaren Auswirkung auf das Endometrium 36–48 Std vergehen. Die in diesen ersten Stunden vereinzelt auftretenden Vacuolen in einigen Drüsenepithelien kommen, ebenso wie die in Spezialfärbungen erkennbaren Glykogenkörnchen, zuweilen auch präovulatorisch vor und sind noch kein sicheres Kriterium für eine erfolgte Ovulation. Diese läßt sich daher frühestens 36 Std später, d.h. am *2. Tag* (16. Cyclustag) lichtoptisch eindeutig feststellen durch das Sichtbarwerden zahlreicher basaler Vacuolen im Drüsenepithel, die durch Herauslösung des dort gebildeten Glykogens im HE-Präparat entstehen und die Drüsenkerne lumenwärts verdrängen, wobei sich die Epithelzellen jetzt unter zunehmender starker, oft korkzieherartiger Drüsenschlängelung wieder einreihig einordnen und abrunden (Abb. 15). Die Gesamtoberfläche des Epithels wird damit stark vergrößert, was für die bald einsetzende Sekretion von dieser Oberfläche in das Drüsenlumen von Bedeutung ist.

Im Stroma kann es zu dieser Zeit zuweilen zu stärkeren Blutaustritten kommen, wenn der vorübergehende Oestrogenabfall z.Z. der Ovulation ausgeprägt war oder auf besonders sensible Gefäße traf: Physiologische Ovulationsblutung (Abb. 16).

Während am 2. Tag nach der Ovulation der größere Teil der Drüsenepithelien bereits basale Vacuolen aufweist, sind am *3. Tag* alle Epithelkerne durch diese Vacuolen hochgerückt und bilden einen einheitlichen Saum in Lumennähe (Abb. 17). Mitosen sind nicht mehr nachweisbar; die Epithelzellen haben mit Beginn ihrer spezifischen Differenzierung ihre Teilungsfähigkeit eingebüßt. Die Kern-Plasma-Relation ist jetzt deutlich zugunsten des Cytoplasmas verschoben und beträgt 1:3,6 (STURGIS und MEIGS, 1936). Das Cytoplasma ist noch sehr reich an RNS. Am apikalen Zellrand stellen sich weiterhin saure Mucopolysaccharide dar.

Am *4. Tag* nach der Ovulation kehren die ersten Kerne an die Zellbasis zurück (Abb. 18), während das Glykogen beiderseits des Kerns lumenwärts verlagert wird; dies läßt sich im PAS-Präparat besonders gut verfolgen.

---

**Farbtafel I**

a Endometrium am Ende einer Proliferationsphase. Eben beginnende Sekretion von Glykogen in Form feiner Tröpfchen im basalen Cytoplasma des Drüsenepithels. Unfixierter Kryostatschnitt, Färbung: PAS.

b 7. Tag nach der Ovulation. Ausfüllung des erweiterten Drüsenlumens mit Glykogen (grün), Cytoplasmasaum ausgefranst. Unfixierter Kryostatschnitt, Acridinorange-Fluorochromierung.

c Gleicher Fall wie b. Glykogenese hier rot. Unfixierter Kryostatschnitt, Färbung: PAS.

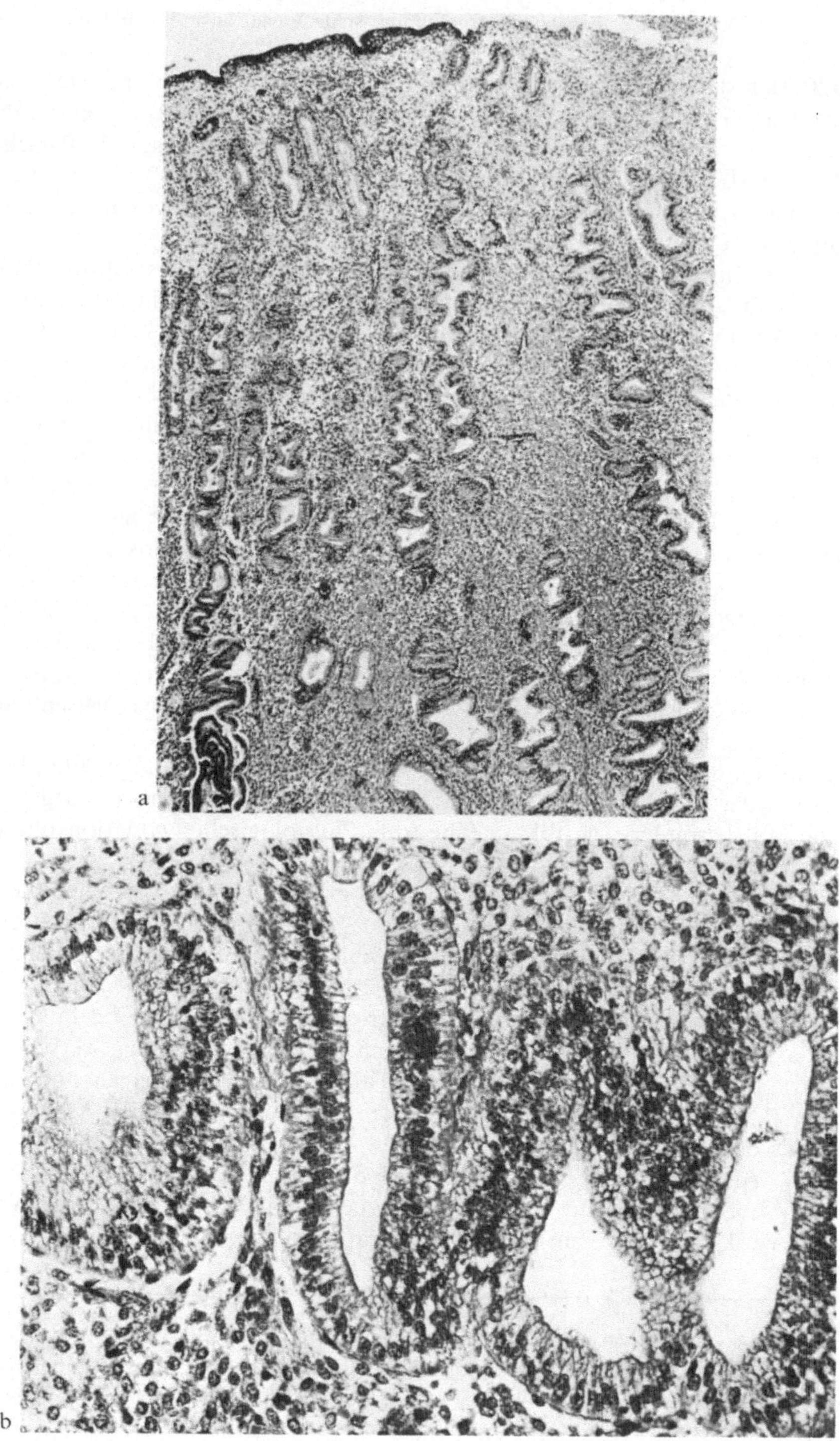

Abb. 15a u. b. 2. Tag nach der Ovulation. Deutliche Drüsenschlängelung, basale Vacuolen im Drüsenepithel beginnend. (a) Schwache, (b) stärkere Vergrößerung

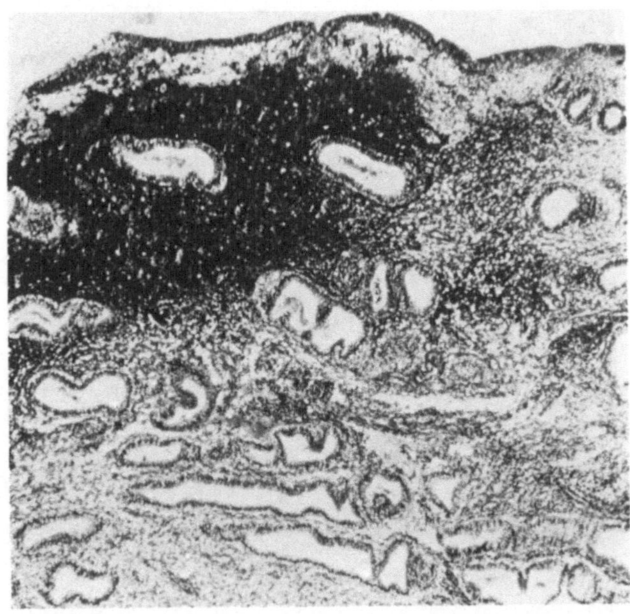

Abb. 16. Ovulationsblutung: Herdförmiger Blutaustritt in den oberflächlichen Stromaanteilen

Am *5. Tag* nach der Ovulation sind die meisten Kerne an ihre Zellbasis zurückgekehrt; die Sekretion des nun oberhalb des Kerns in Form einer sich kugelig vorwölbenden Sekretkappe angesammelten Glykogens in das Drüsenlumen hat begonnen (Abb. 19). Das Cytoplasma ist immer noch reich an RNS. Die Zellkerne sind stark aufgehellt, bläschenförmig und rund geworden und lassen sich dadurch gut von den ebenfalls basal liegenden dichten, ovalen Kernen kurz vor Auftreten der Vacuolen unterscheiden. Die Nucleoli haben sich beträchtlich vergrößert.

Der *6. Tag* nach der Ovulation ist gekennzeichnet durch die Erweiterung der Drüsenlumina infolge der nun stärker werdenden Sekretion von Glykogen (Abb. 20). Die Zellränder der jetzt niedrigen Drüsenepithelien erscheinen infolge der apokrinen Sekretion wie ausgefranst und verwaschen. Während der RNS-Gehalt des Cytoplasma ganz allmählich abnimmt, sind die Nucleoli noch unverändert groß, möglicherweise infolge einer Zurückhaltung von RNS, die zu dieser Zeit nicht mehr an das Cytoplasma abgegeben wird.

In den darauffolgenden Cyclustagen, die vor allem auf Grund der Vorgänge im Stroma diagnostiziert werden können, dickt sich das die Drüsenlumina prall ausfüllende Sekret (Farbtafel Ib und c) bald ein, untermischt sich mit sauren und neutralen Mucopolysacchariden, wird durch Polymerisation fädig und metachromatisch, um allmählich zu verschwinden. Während Glykogen im Drüsenlumen nur bis zum 7. Tag nach der Ovulation nachweisbar ist, finden sich Reste von sauren und vor allem neutralen Mucopolysacchariden am apikalen Zellsaum und im Drüsenlumen bis kurz vor der Menstruation. Das Drüsenepi-

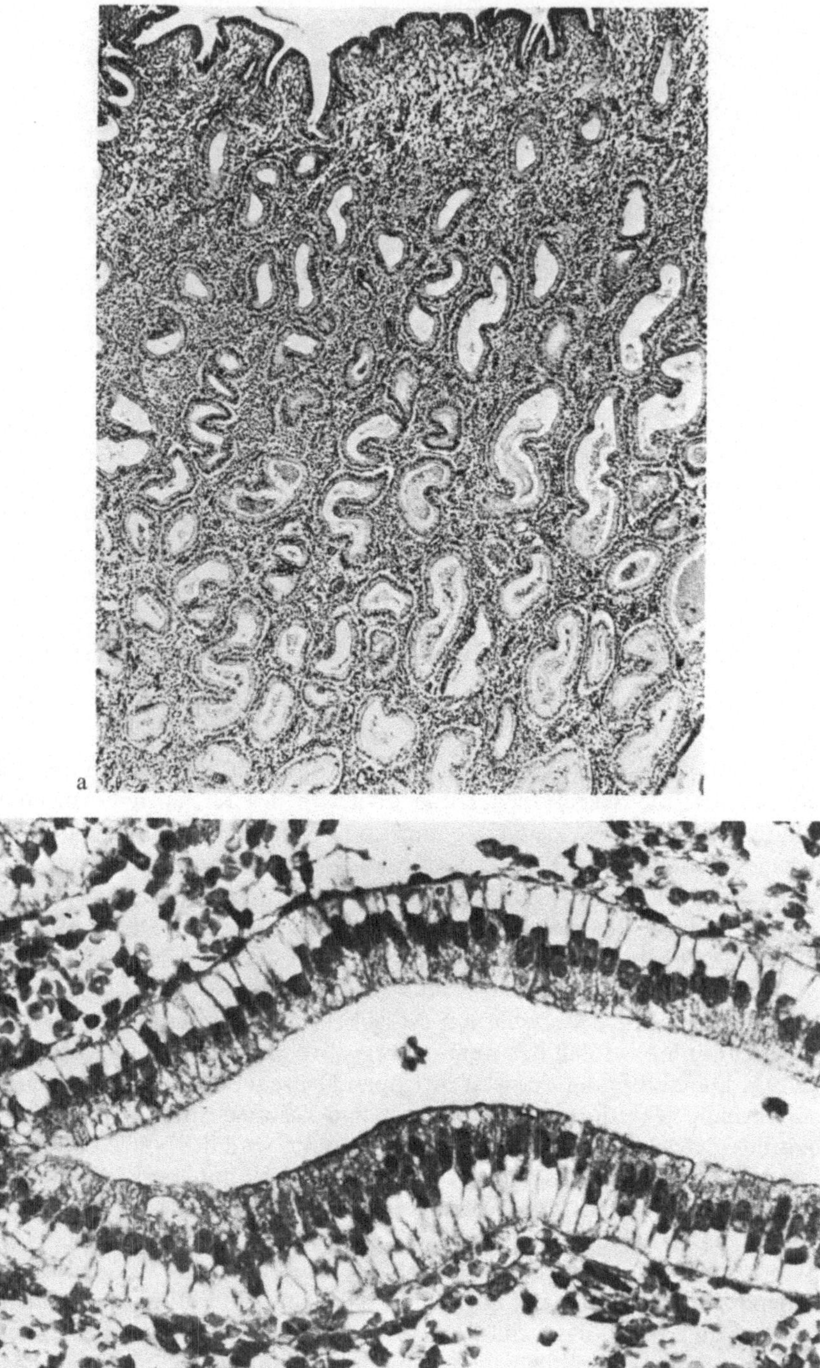


Abb. 17a u. b. 3. Tag nach der Ovulation. Deutliche basale Vacuolen in allen Drüsenepithelien, Kerne großenteils noch länglich. (a) Schwache, (b) stärkere Vergrößerung

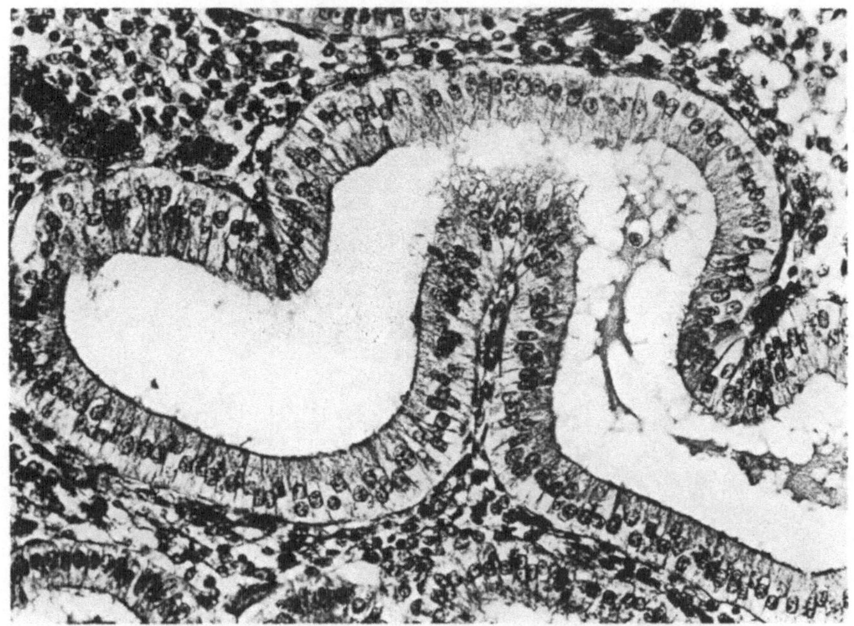

Abb. 18. 4. Tag nach der Ovulation. Basale Vacuolen noch gut sichtbar, Kerne abgerundet

thel wird laufend niedriger, verarmt an RNS und ist schließlich wenige Tage vor Beginn der Menstruation erschöpft.

Während der ersten Woche der Sekretionsphase hat sich im Vergleich zu den drastischen Veränderungen des Drüsenepithels im endometrialen Stroma nur wenig ereignet. Die 2. Woche führt auf Grund der Stromaveränderungen zur deutlichen Unterteilung der Funktionalis in Compacta und Spongiosa. Am *7. Tag* nach der Ovulation tritt erneut ein Stromaödem auf (Abb. 21), das am *8. Tag* seinen Höhepunkt erreicht (Abb. 22); dieser fällt funktionell wiederum mit dem Gipfel der Oestrogensekretion in der Sekretionsphase zusammen. Die etwas größer gewordenen, aber noch spindeligen Stromazellen werden erneut stark auseinandergedrängt; Mitosen sind nicht mehr nachweisbar.

Am *9. Tag* nach der Ovulation treten unter Rückgang des Ödems Gruppen von Spiralarterien deutlich hervor (Abb. 23). Diese Arterien, die in der Proliferationsphase gerade verliefen, haben sich unter dem Einfluß von Progesteron durch starkes Längenwachstum bei gleichzeitigem Breitenwachstum spiralig aufgewunden. Während sich das Gesamtvolumen des Endometrium zur Sekretionsphase hin verdoppelt, verdreifacht sich das Gefäßvolumen (MASSHOFF und KRAUS, 1955) und verfünffacht sich die Länge der Spiralarterien (MARKEE, 1950); die Gefäßausbildung geht also über die rein nutritiven Bedürfnisse hinaus. Die die Spiralarterien umgebenden Stromazellen haben sich stärker als die übrigen vergrößert und abgerundet und sind auffallend reich an RNS.

Am *10. Tag* werden diese Spiralarterien von breiten Mänteln prädecidualer Zellen mit großen, runden, hellen Kernen umgeben (Abb. 24; Farbtafel IIa), unter denen sich in etwa gleicher Zahl kleine endometriale Körnchenzellen mit

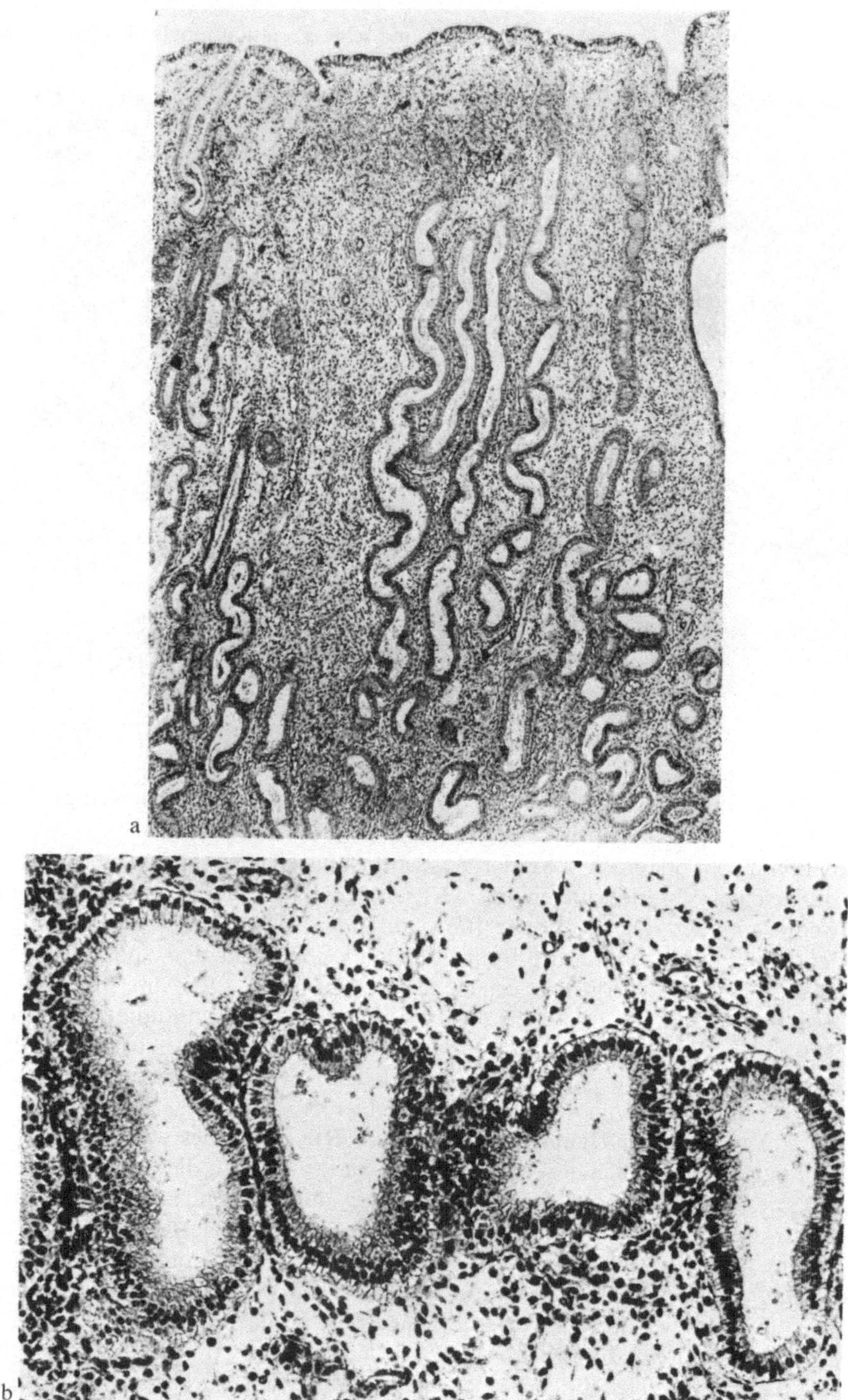


Abb. 19a u. b. 5. Tag nach der Ovulation. Rückgang der basalen Vacuolen mit Rückkehr der Kerne zur Basis, eben beginnende Sekretion von Glykogen, leichtes Stromaödem. (a) Schwache, (b) stärkere Vergrößerung

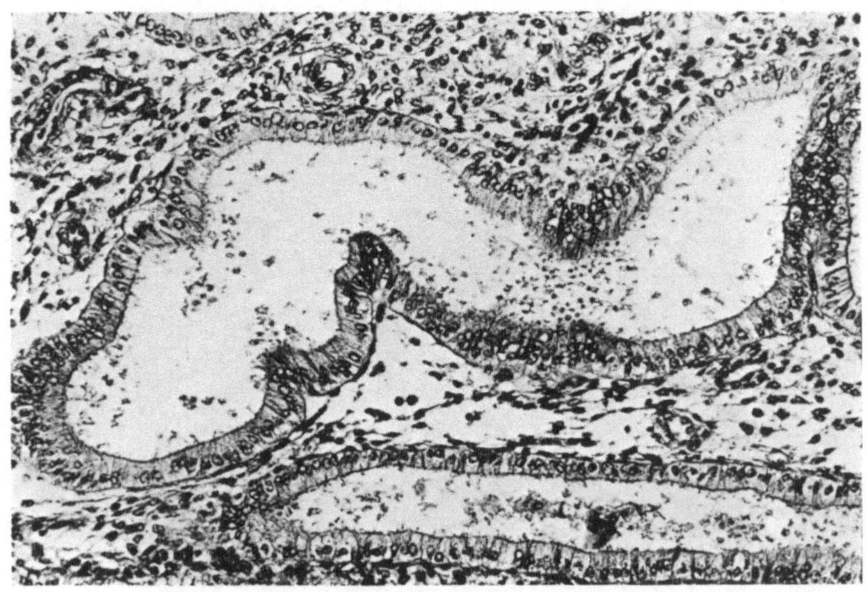

Abb. 20. 6. Tag nach der Ovulation. Die Kerne sind fast vollständig an die Basis zurückgekehrt, beginnende Erweiterung der Drüsenlumina mit feintropfigem Glykogen

gelappten, chromatinreichen Kernen und charakteristischen phloxinophilen Körnchen in ihrem ebenfalls RNS-reichen Cytoplasma erkennen lassen (HAMPERL, 1954; HELLWEG, 1954). Die damit einsetzende Differenzierung der bisher gleichmäßig spindeligen Stromazellen unter Abrundung und teilweiser Lösung aus dem Gitterfasernetz zu großen prädecidualen und kleinen Körnchenzellen beginnt somit an den der arteriellen Blutzufuhr am nächsten liegenden Orten.

Am *11. Tag* nach der Ovulation sind zusätzlich die Zellschichten unter dem Oberflächenepithel (Abb. 25), am *12. Tag* die gesamte Compacta zu prädecidualen und Körnchenzellen differenziert. Parallel zur Oberfläche werden verschieden zahlreiche lacunär erweiterte Capillaren sichtbar. Erste Rückbildungserscheinungen mit beginnender Schrumpfung machen sich infolge der 4 Tage vor Blutungsbeginn einsetzenden Regression des Corpus luteum bemerkbar (Abb. 26).

Am *13. Tag* nach der Ovulation ist die Schleimhaut durch den Abfall beider Hormone stark zusammengefallen unter sägeblattähnlichem Kollaps der Drüsen (Abb. 27); das prädeciduale Stroma ist sehr dicht.

Am *14. Tag* werden eine Rückbildung des Golgi-Apparates und ein fast vollständiger RNS-Verlust der Drüsen- und Stromazellen sowie deren Dissoziation unter Auflösung der Gitterfasern deutlich (Abb. 28). Zuweilen kann man in den Drüsenzellen Kerntrümmer beobachten, die den von SCHRÖDER (1914) beschriebenen hämatoxylinpositiven Körnern entsprechen. Die endometrialen Körnchenzellen haben ihre phloxinophilen Granula abgegeben und sind nur noch an ihrer charakteristisch gelappten Kernform und dem jetzt vacuolisierten Cytoplasma erkennbar.

**c)** Der *erste Tag* **der Menstruation** ist charakterisiert durch die blutige Durchtränkung der oberflächlichen Stromaschichten, deren dissoziierte Zellen ihren

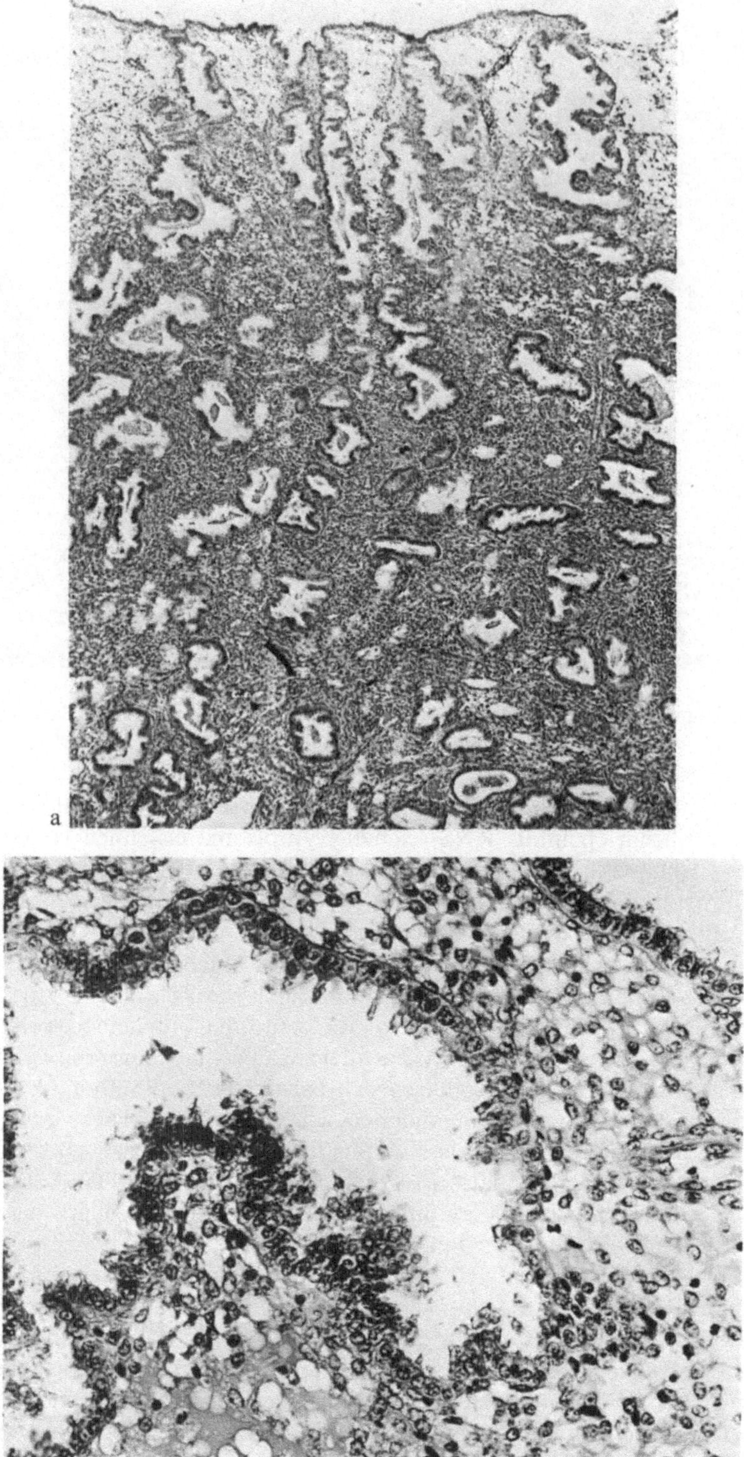

Abb. 21a u. b. 7. Tag nach der Ovulation. Deutliche Erweiterung der Drüsenlumina mit reichlichem Glykogengehalt, Saum der Drüsenepithelien ausgefranst. (a) Schwache, (b) stärkere Vergrößerung

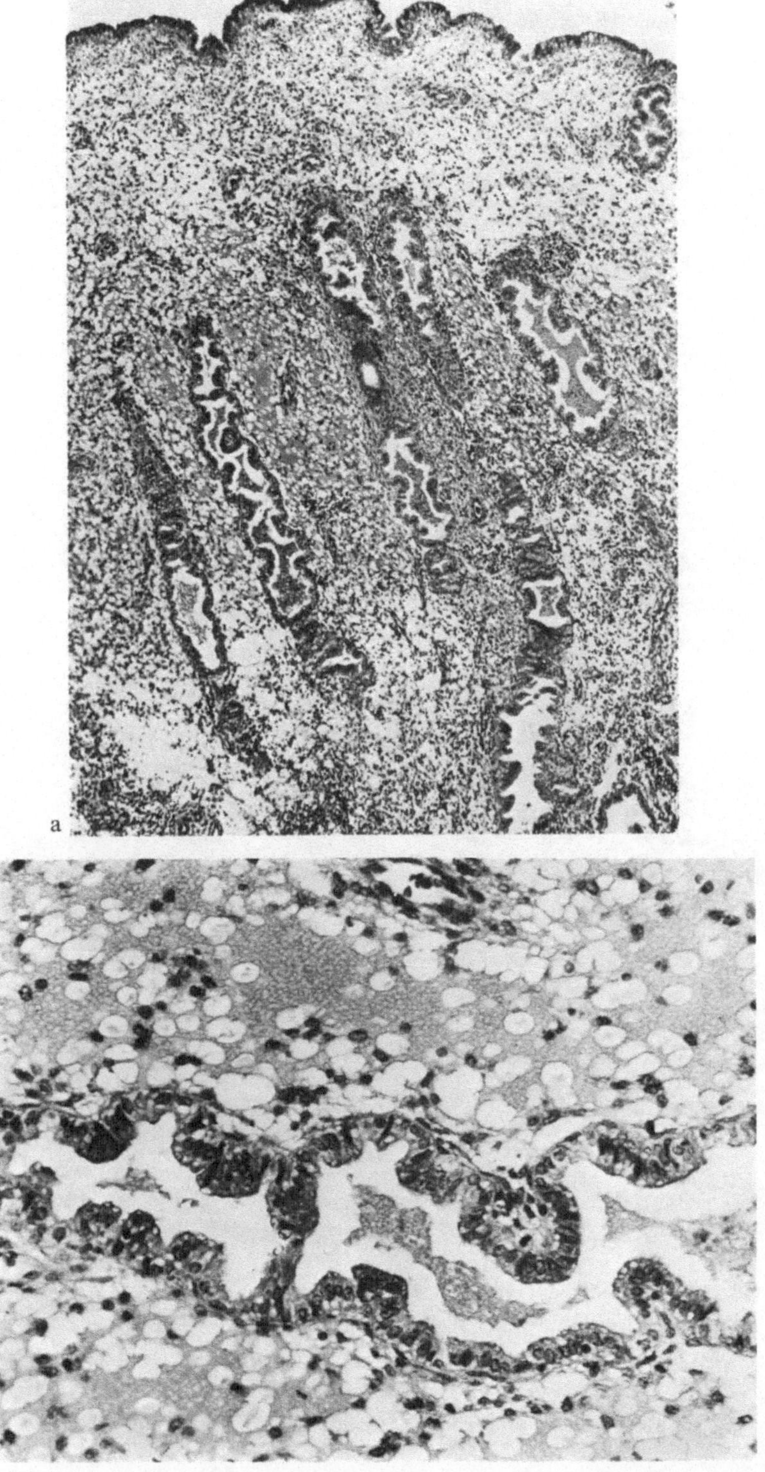


Abb. 22a u. b. 8. Tag nach der Ovulation. Drüsenlumina noch stark glykogenhaltig, Höhepunkt des Stromaödems in der Sekretionsphase. (a) Schwache, (b) stärkere Vergrößerung

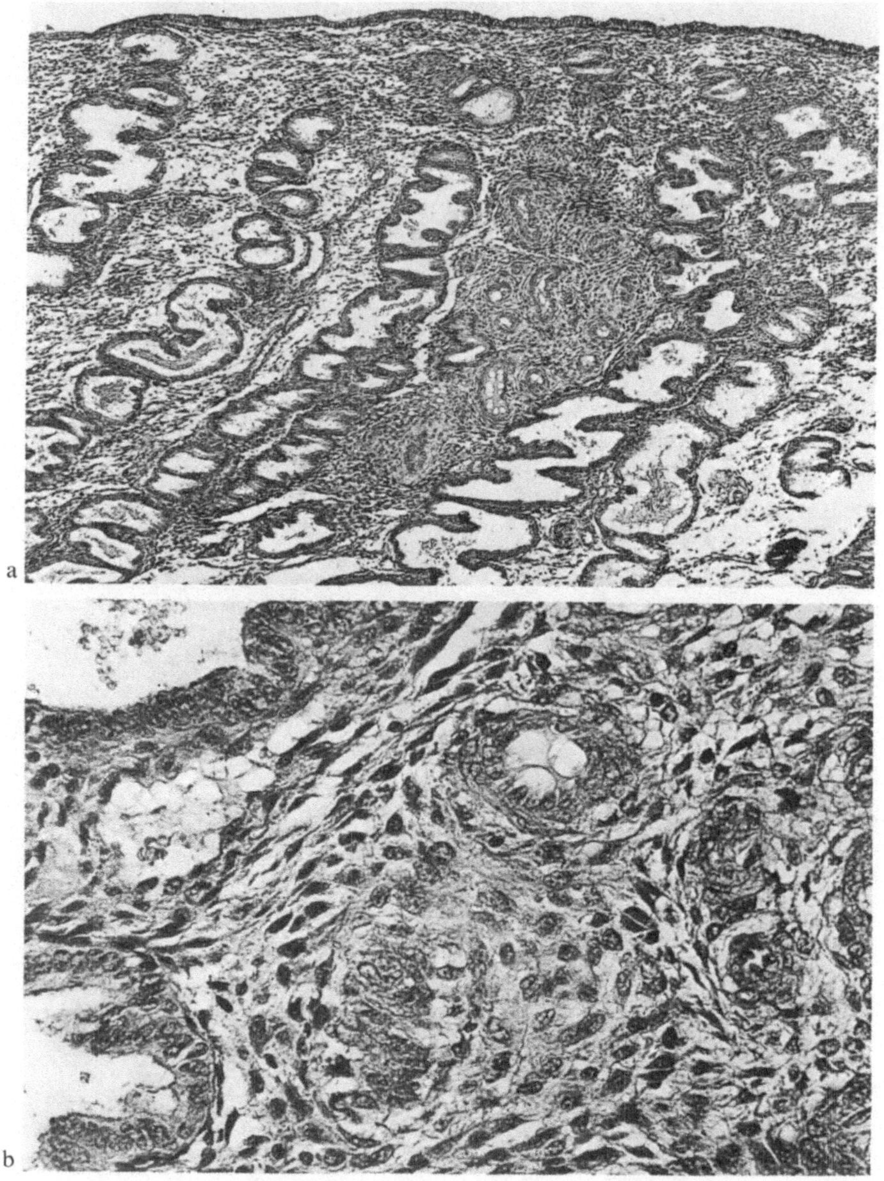


Abb. 23a u. b. 9. Tag nach der Ovulation, Rückgang des Stromaödems und der Glykogensekretion. Erste praedeciduale Reaktion in Umgebung der Spiralarterien. (a) Schwache, (b) stärkere Vergrößerung

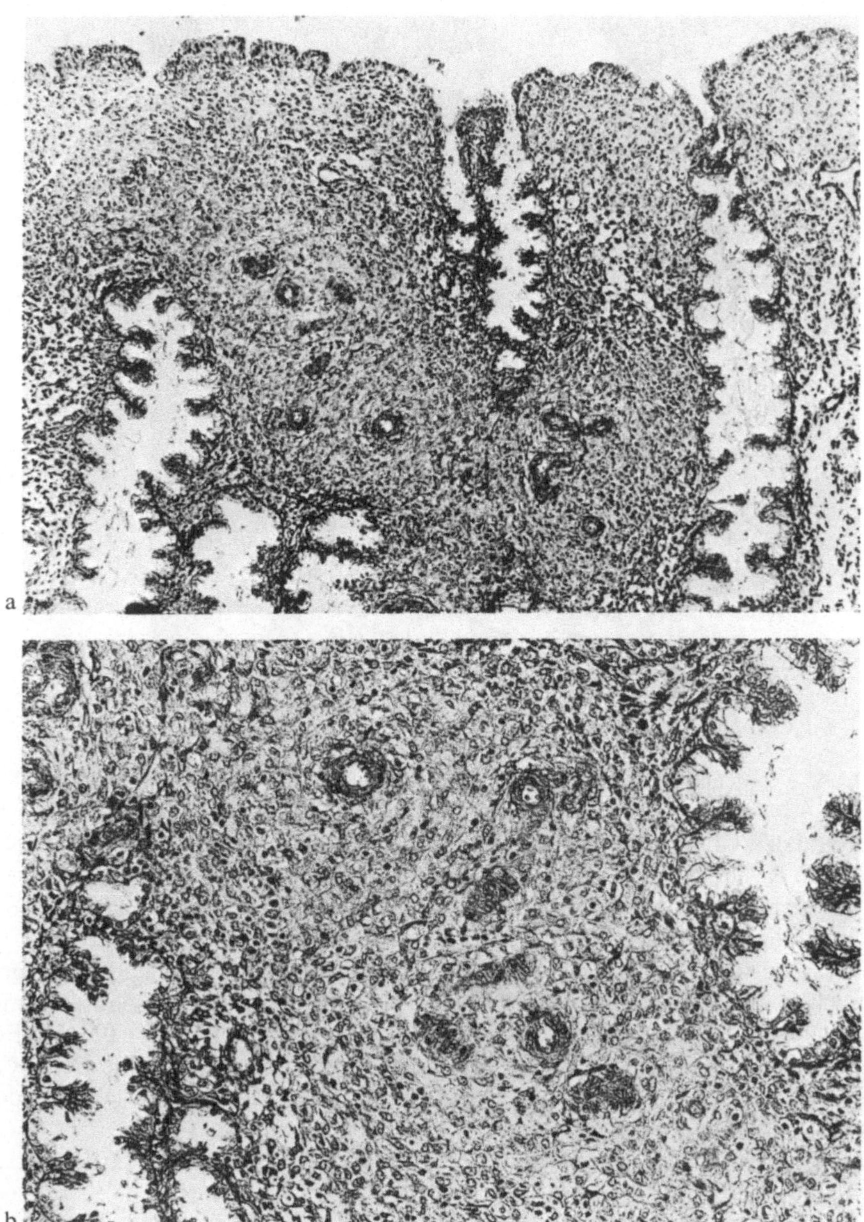


Abb. 24a–c. 10. Tag nach der Ovulation. Angedeutet flächenhafte praedeciduale Reaktion in Umgebung der Spiralarterien und unter dem Oberflächenepithel. (a) Schwache, (b) stärkere Vergrößerung, (c) starke Verzahnung des Drüsenepithels im Bereich der Spongiosa, im Lumen Reste von Sekret

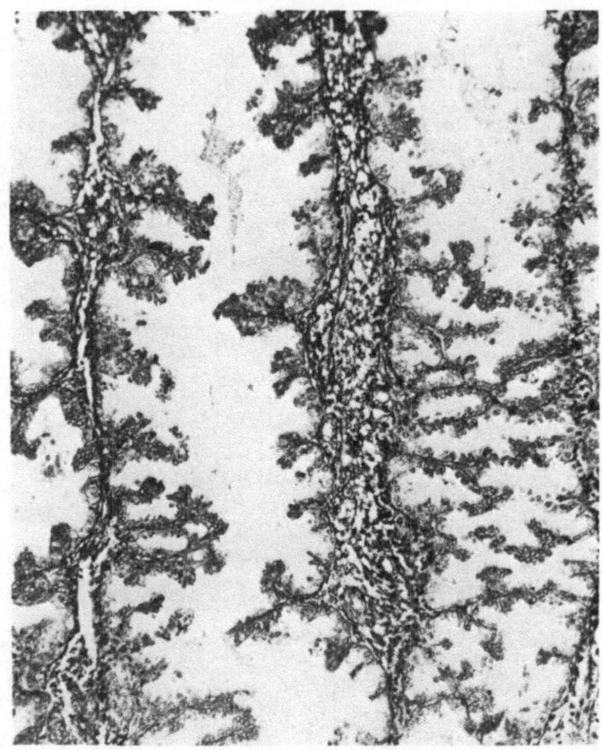

Abb. 24c. Legende s.S. 69

prädecidualen Charakter noch erkennen lassen (Abb. 29); daraus und aus gelegentlichen Resten von Sekretionserscheinungen am Epithel der kollabierten Drüsen läßt sich eine vorausgegangene Ovulation auch nach Beginn der Menstruation noch diagnostizieren.

Am *2. Tag* der Menstruation findet man unter physiologischen Bedingungen nur noch einzelne Zellen und aus dem Verband gelöste Drüsenepithelreste inmitten frischer Blutungen und Ansammlungen von Leukocyten (Abb. 30). Vor Beginn der Menstruation lassen sich, entgegen früherer Ansichten, keine Leukocyten im Endometrium nachweisen; vielmehr wurden irrtümlicherweise die endometrialen Körnchenzellen für Leukocyten angesehen.

**Farbtafel II**

a 10. Tag nach der Ovulation. Stromazellen prädecidual umgewandelt und insbesondere in Umgebung der Spiralarterien (rechts oben) reich an intracytoplasmatischer RNS (rotfluorescierend). Kerne der endometrialen Körnchenzellen reich an DNS (hellgelbe Fluorescenz). Unfixierter Kryostatschnitt. Acridinorange-Fluorochromierung.

b Junge Decidua mens II. Kleine endometriale Körnchenzellen mit paranucleären phloxinophilen Körnchen zwischen großen Deciduazellen. Paraffinschnitt, Färbung: Phloxin-Tartrazin.

c Decidua in Rückbildung bei Abort mens III. Blaue „Kollageneinschlüsse" in den schrumpfenden und sich voneinander dissoziierenden Deciduazellen. Paraffinschnitt, Trichromfärbung nach Masson.

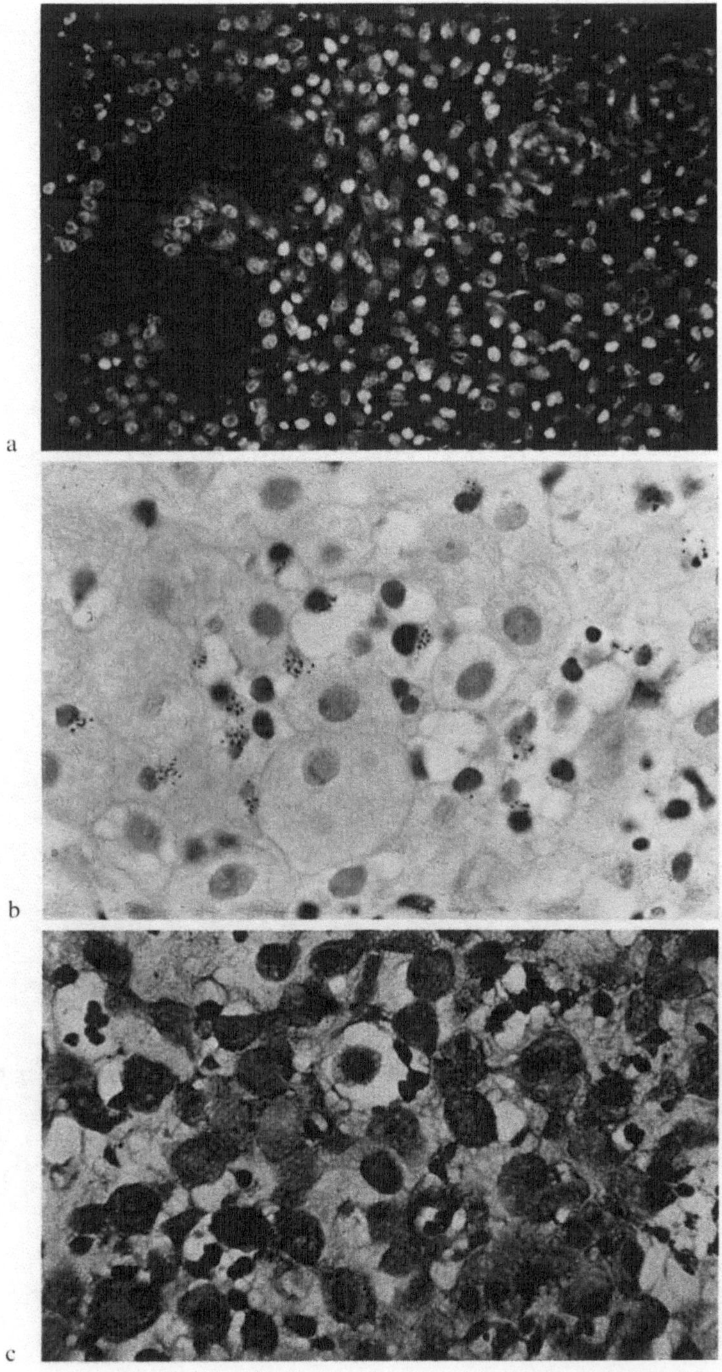


**Farbtafel II**

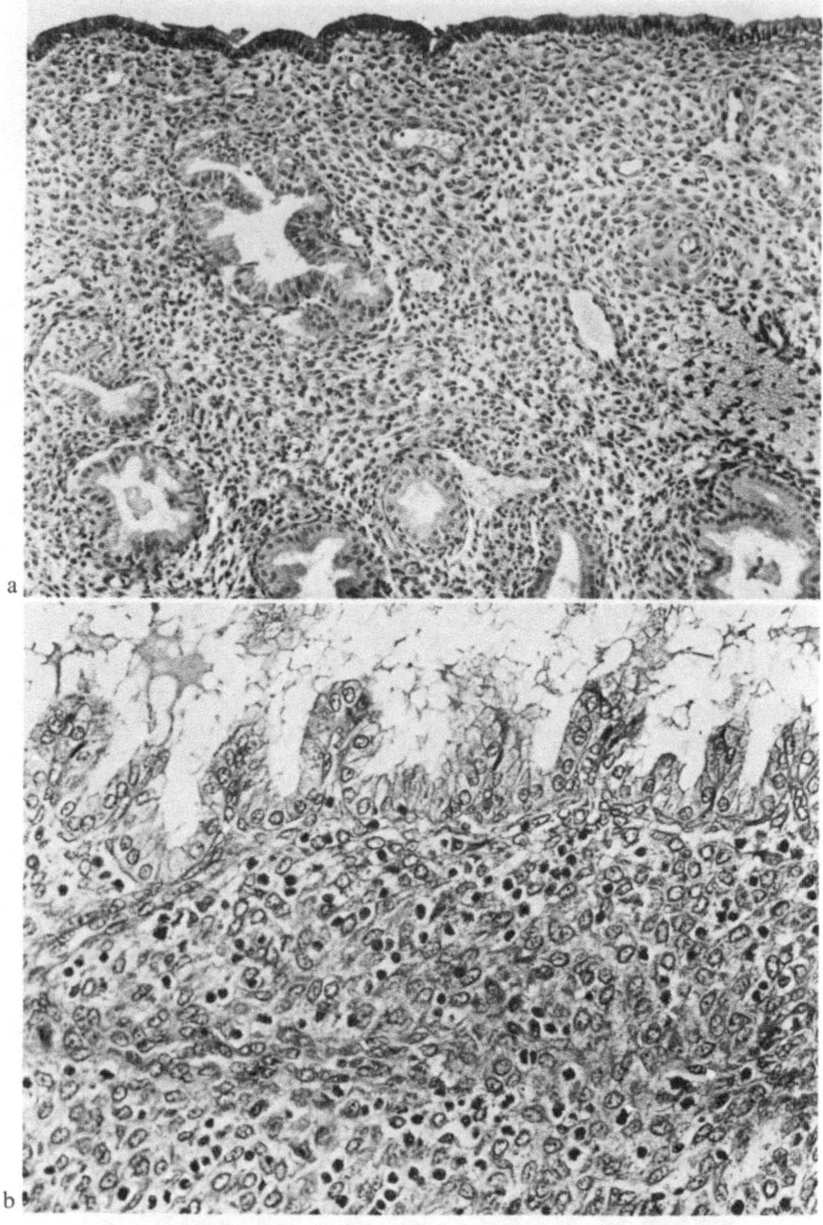


Abb. 25a u. b. 11. Tag nach der Ovulation. Prädeciduale Umwandlung der gesamten Compacta, zahlreiche endometriale Körnchenzellen. (a) Schwache, (b) stärkere Vergrößerung

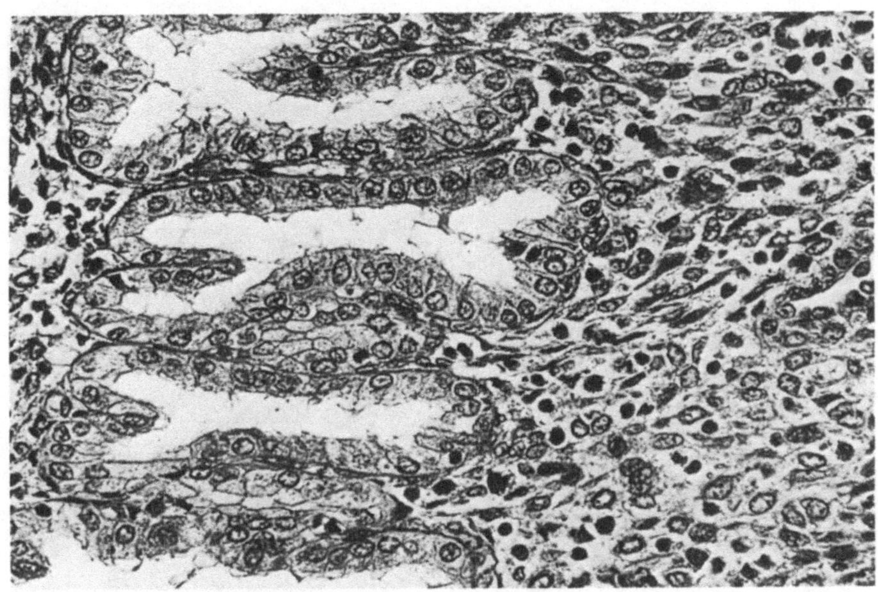

Abb. 26. 12. Tag nach der Ovulation. Beginnender Kollaps der Drüsen

Die viel diskutierte Frage nach dem *Auslösungsmodus der Menstruation* erscheint auch heute noch nicht vollkommen geklärt, da es den zahlreichen entwikkelten Theorien noch an ausreichender experimenteller Untermauerung fehlt. Grundlegende Experimente wurden bisher vor allem am Affen durchgeführt. Folgende Annahme gewinnt demnach an Wahrscheinlichkeit: Durch den prämenstruellen Abfall beider Hormone, insbesondere des Oestrogens, kommt es infolge eines Wasserverlustes zur starken Schrumpfung des Endometrium, die nach Angaben einiger Autoren 20% (Markee, 1940, 1950; Witt, 1963), nach Bartelmez (1931, 1941, 1957) bis zu 40% der ursprünglichen Höhe ausmachen soll. Diese Schrumpfung ließ sich an einer Scheidenendometriose mit dem Auge beobachten (Hoffmann *et al.*, 1953). In seltensten Fällen kann es sogar bei diesem Höhenverlust bleiben; eine echte menstruelle Abstoßung findet nicht statt (Bengtsson und Ingemannsson, 1959; Philippe *et al.*, 1966). Im weiteren Verlauf führt die Schrumpfung zunächst zum Kollaps der Spiralarterien (Daron, 1936) und der Venen (Daron, 1937) und damit zur Ischämie mit Beeinträchtigung der Zellatmung (Burger, 1958). Dabei tritt zum passiven Kollaps der Arterien eine Kontraktion der glatten Muskelfasern in der Media (Bartelmez), sowie deren hyaline Umwandlung mit Schwund der elastischen Fasern (Keller, 1911). Hinzu kommt eine erhöhte Capillarbrüchigkeit. Zusätzlich erfolgt durch den Abfall des Progesterons die Aktivierung fibrinolytischer Enzyme und die Ausschüttung von Relaxin aus den endometrialen Körnchenzellen, sowie die Auflösung der Stromafasern durch das freigewordene Relaxin (Dallenbach und Dallenbach-Hellweg, 1964). Die regelrechte Faserauflösung ist die Voraussetzung für die Dissoziation der Stromazellen und die Abstoßung und Auflösung der Funktionalis als Menstrualschleimhaut. Nach Ansicht einiger Autoren soll

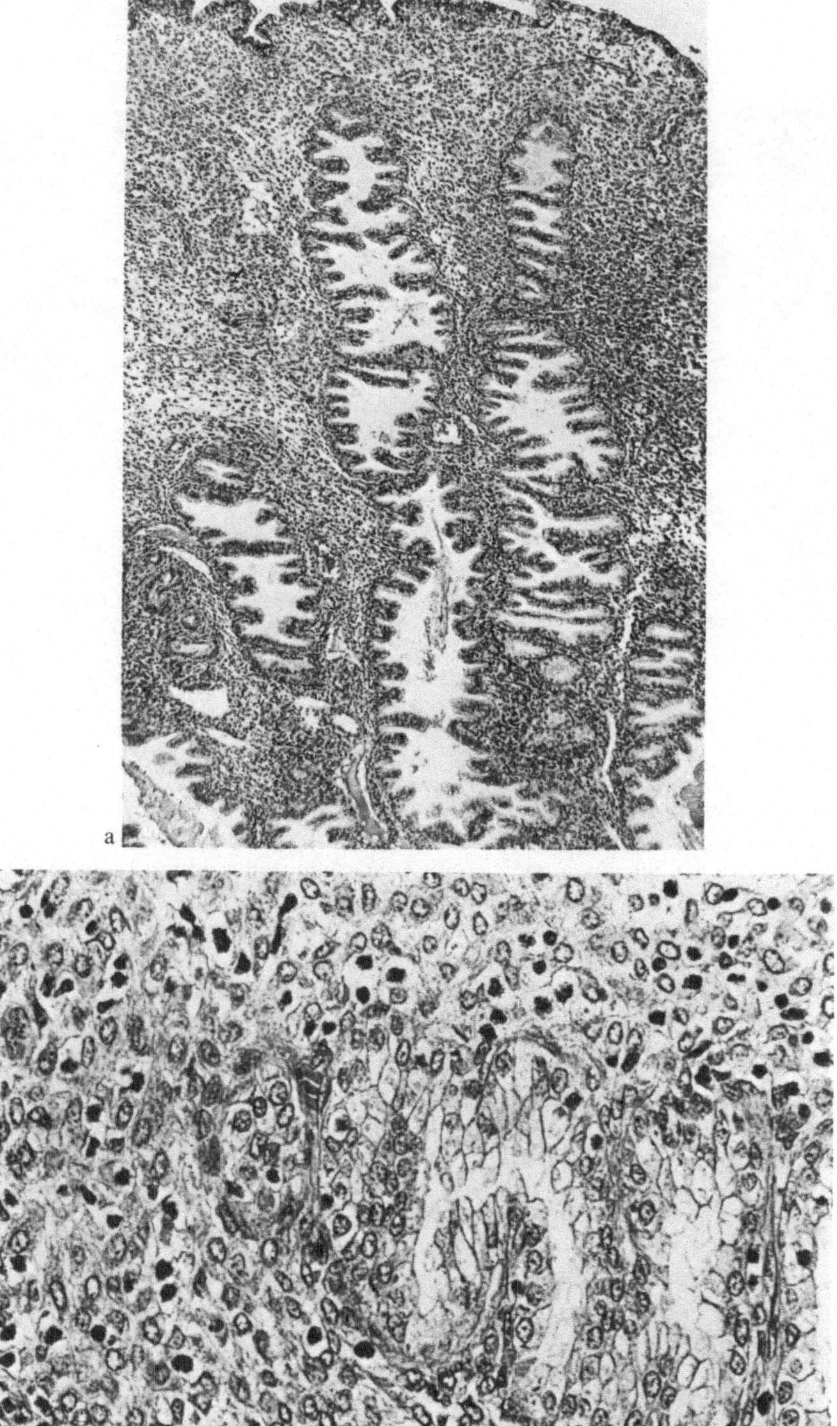

Abb. 27a u. b. 13. Tag nach der Ovulation. Deutliche Schrumpfung von Drüsen und Stroma mit Sägeblattform der Drüsen, noch zahlreiche endometriale Körnchenzellen. (a) Schwache, (b) stärkere Vergrößerung

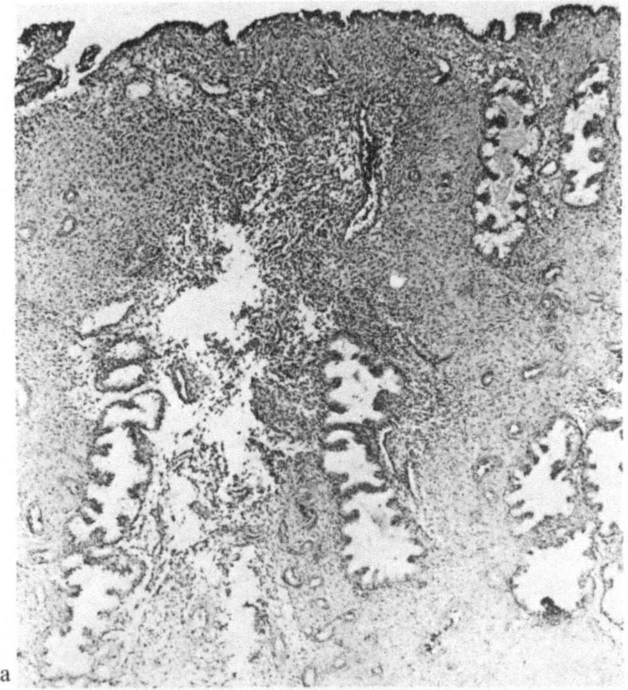


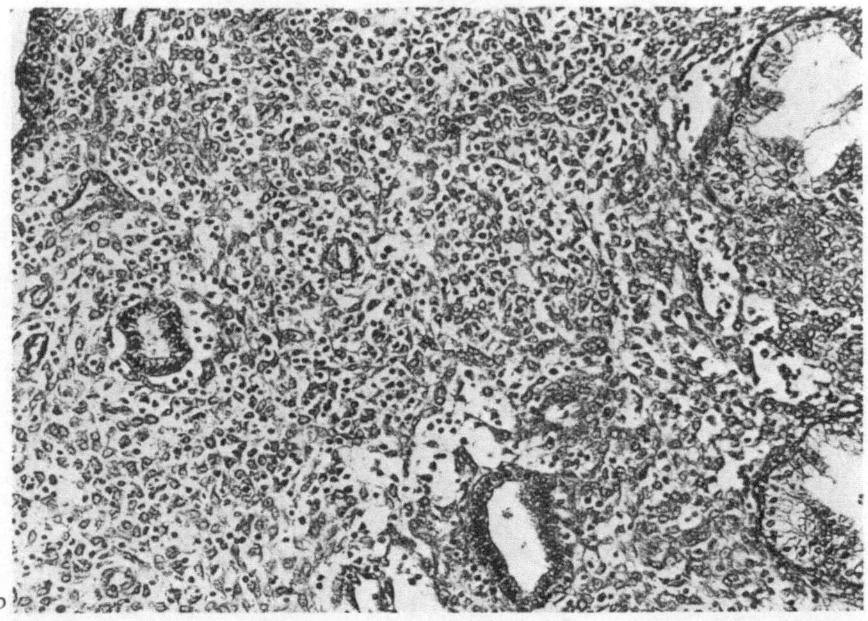


Abb. 28a u. b. 14. Tag nach der Ovulation. Eben beginnende Dissoziation im Bereich der Compacta bei im ganzen noch erhaltenem Gewebsverband, beginnende Relaxinausschüttung aus den endometrialen Körnchenzellen mit Faserauflösung. Drüsenepithel z.T. schon stark geschrumpft. (a) Schwache, (b) stärkere Vergrößerung

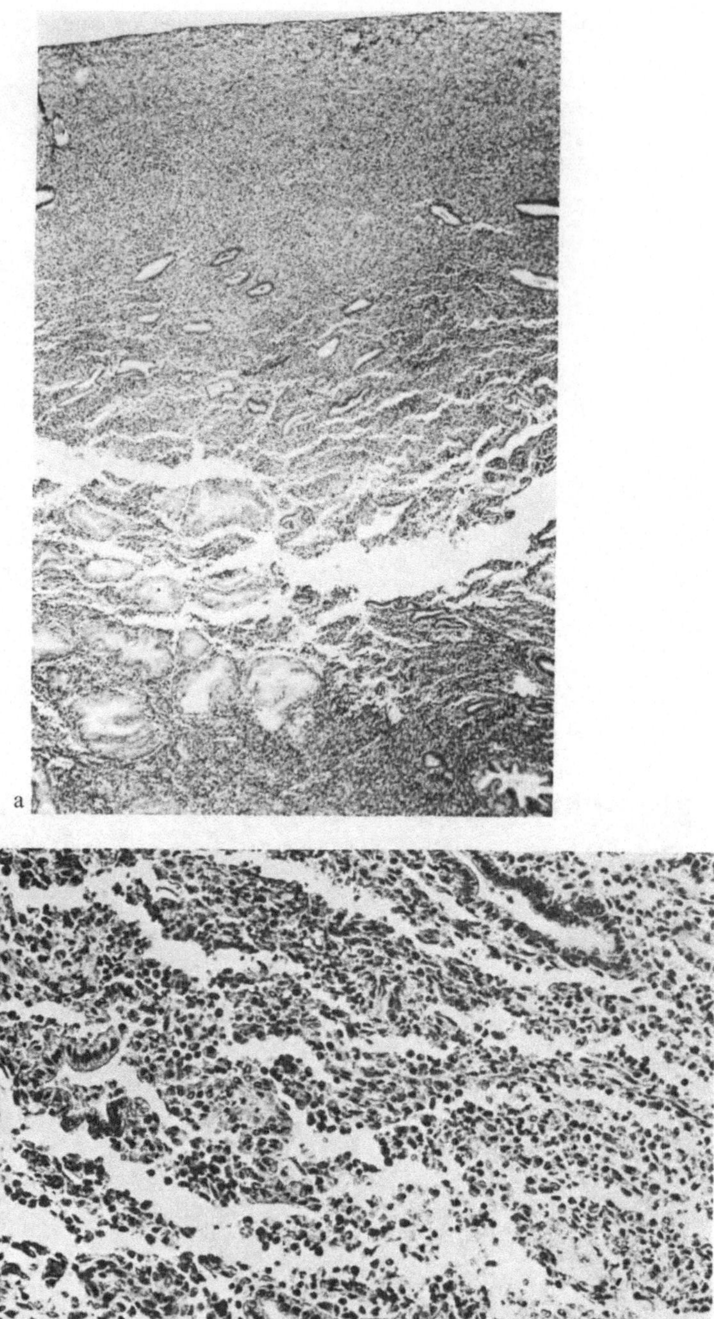


Abb. 29a u. b. 1. Tag der Menstruation. Ablösung der Compacta von der Spongiosa. Dissoziation von Drüsen und Stroma. (a) Schwache, (b) stärkere Vergrößerung

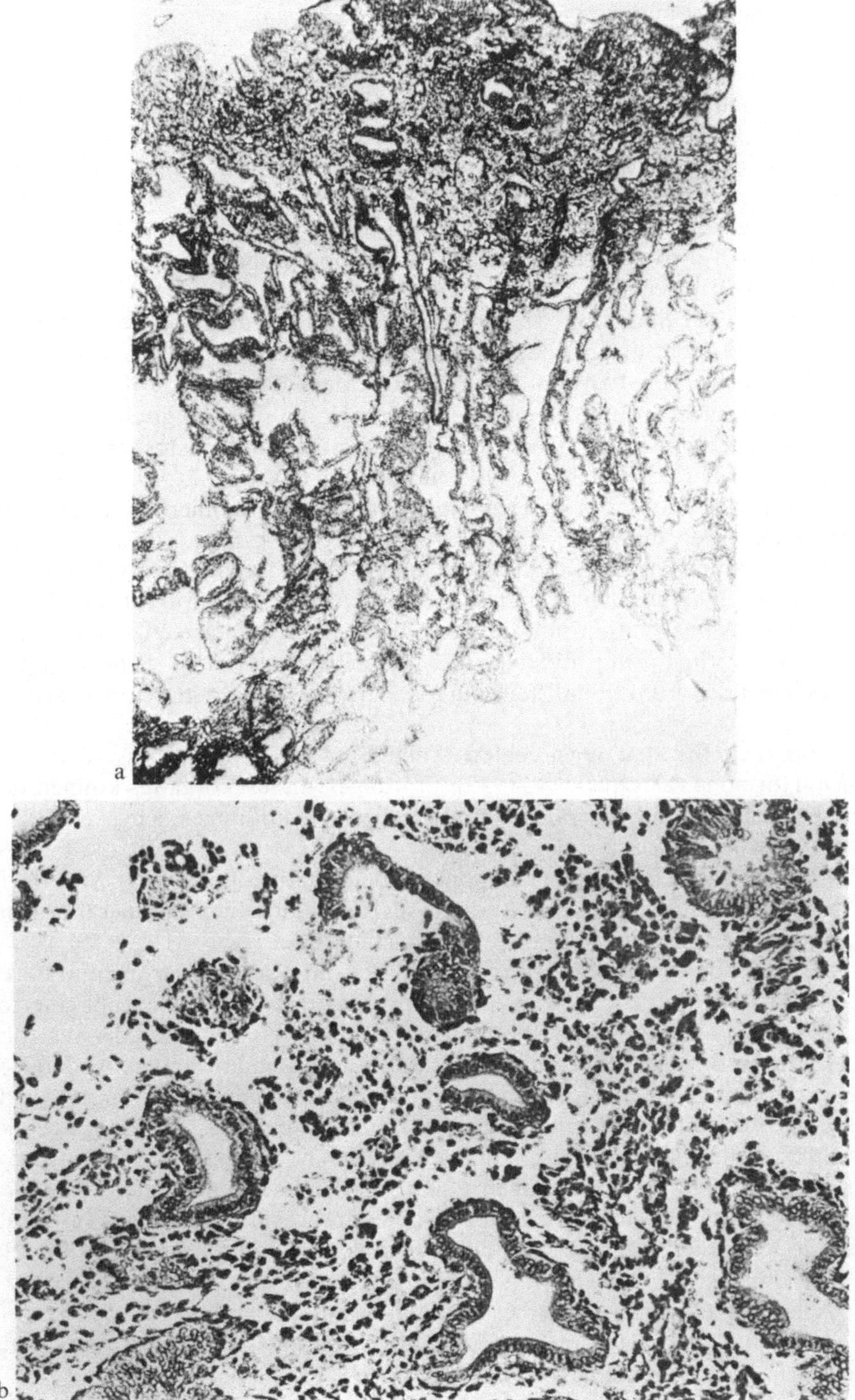


Abb. 30a u. b. 2. Tag der Menstruation. Vorgeschrittene Gewebsauflösung, aus dem Verband gelöste Reste kollabierter endometrialer Drüsen. (a) Schwache, (b) stärkere Vergrößerung

auch physiologisch ein Teil der Spongiosa stehenbleiben und sich zurückbilden, um sich im nächsten Cyclus an der Regeneration zu beteiligen (SEKIBA, 1924; BARTELMEZ, 1933, 1941; ROCKENSCHAUB, 1960; MCLENNAN und RYDELL, 1965). Demgegenüber beobachtete BOHNEN (1927) stets eine vollständige Abstoßung der Spongiosa mit anschließender Epithelisierung der Basalis. Sehr wahrscheinlich unterliegt das Ausmaß der Abstoßung auch individuellen Schwankungen. Im allgemeinen wird das Endometrium so weit abgestoßen werden, wie es faserauflösende Körnchenzellen enthält: Diese durchsetzen die gesamte Compacta und einen Teil der Spongiosa, in der sie zur Basis hin immer spärlicher werden.

In den sich nicht abstoßenden Teilen des Endometrium setzen bereits während der Menstruation Umwandlungen ein, die das Überleben der Drüsenepithelien und Stromazellen und deren Einbeziehen in die physiologischen Vorgänge des nächsten Cyclus ermöglichen. Elektronenoptisch und histochemisch lassen sich in diesem Bereich gleich nach Blutungsbeginn Säuberungsprozesse wie lysosomal gesteuerte Auto- und Heterophagocytose sowie Eliminierung der phagocytierten Substanzen durch intercelluläre Räume (DAVIE *et al.*, 1977) und durch die Drüsenlumina in das Uteruscavum unter „Verjüngung" der verbleibenden Zellen beobachten (FLOWERS und WILBORN, 1978). Demzufolge beinhaltet der Vorgang der Menstruation nur zu einem individuell unterschiedlichen Prozentsatz Gewebsverlust, zum anderen Teil aber Regression und Erneuerung der stehenbleibenden Funktionalisteile zur Wiedereinbeziehung in den nächsten Cyclus.

Wesentlich für den regelrechten Ablauf der Menstruation ist der Abfall *beider* Hormone (ZUCKERMAN, 1949). Störungen dieses Vorgangs können demnach Ursache verlängerter oder unvollständiger Abstoßungen sein.

**d)** Gleich nach Beendigung der menstruellen Abstoßung setzt vor Beginn der erneuten Proliferation eine kurze (1–2 Tage dauernde) **Regenerationsphase** ein, in der die Epithelisierung der Wundfläche erfolgt (Abb. 31).

Die Neubildung des Deckepithels läßt sich im Rasterelektronenmikroskop gut erkennen (FERENCZY, 1976; LUDWIG und METZGER, 1976). Sie geht einerseits von den Drüsenstümpfen der Basalis bzw. der unteren Funktionalis aus; diese bilden kragenförmige, sich rasch flächenhaft ausbreitende Ränder. Andererseits überwächst das erhaltene Epithel vom Tubenwinkel und vom Isthmus aus den Defekt. Stromazellen sind an der Regeneration nicht beteiligt. Da die neugebildeten Epithelzellen keine Mitosen aufweisen, die DNS- und RNS-Synthese in Kern und Cytoplasma aber vermehrt sind, werden endomitotische Teilungsvorgänge angenommen (FERENCZY, 1976). Die durchschnittlich am 5. Cyclustag beendete Reepithelisierung erfolgt noch unabhängig vom hormonellen Stimulus, ist aber unter erhöhtem Oestrogeneinfluß (z.B. bei einer glandulär-cystischen Hyperplasie) erfahrungsgemäß beschleunigt. Demzufolge lassen sich auch hier, ebenso wie bei der Abstoßungshöhe der Menstruationsschleimhaut, individuelle Schwankungen feststellen (NOGALES *et al.*, 1969, 1978).

**e) Physiologische Variationsmöglichkeiten** des normalen Endometriumbildes betreffen in erster Linie die Höhe der Schleimhaut, den Drüsenreichtum und die Drüsenform (BEHRENS, 1953; WINTER, 1955). Individuelle Schwankungen

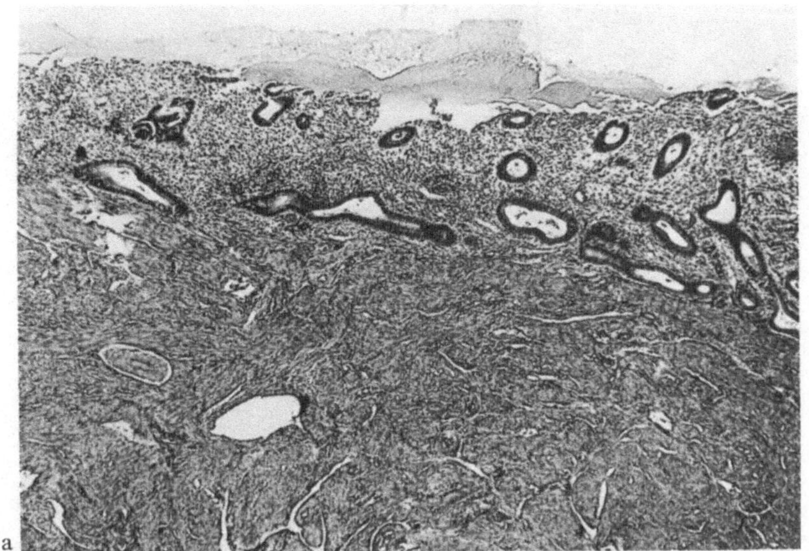

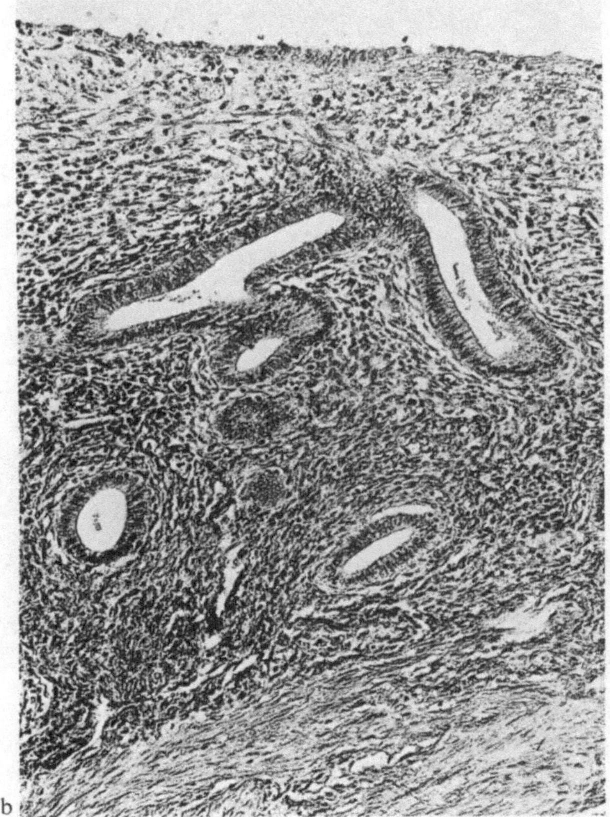

Abb. 31. (a) Beginnende Regenerationsphase nach beendeter Menstruation (schwache Vergrößerung). (b) Fokal beginnende Regeneration des Oberflächenepithels (stärkere Vergrößerung)

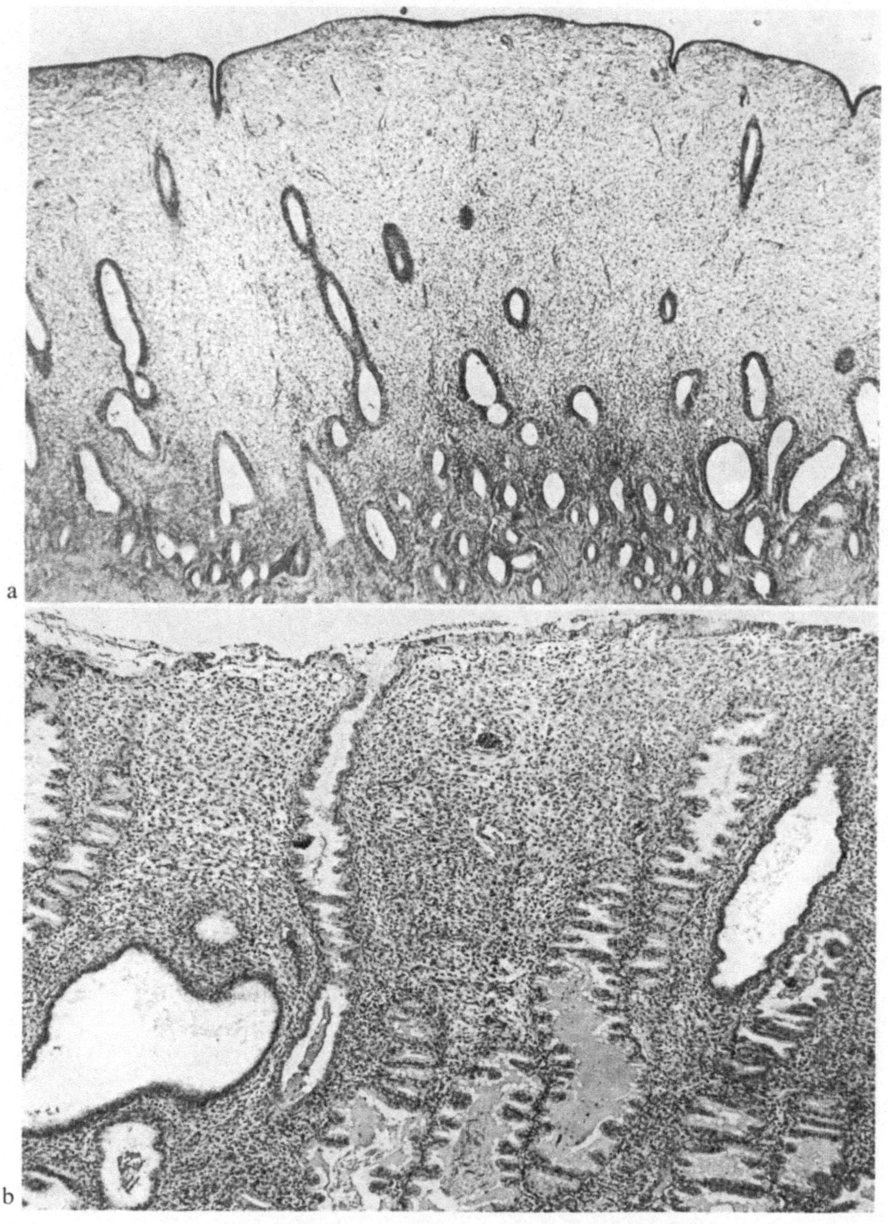


Abb. 32a u. b. Physiologische Varianten der Drüsenform: Einzelne erweiterte Drüsen innerhalb normal weiter. (a) Beginnende Proliferationsphase, (b) späte Sekretionsphase

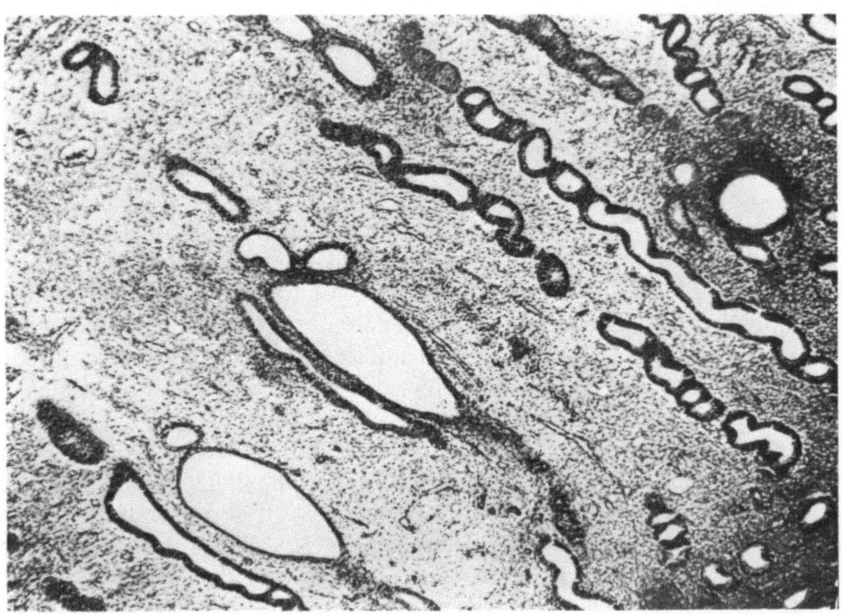

Abb. 33. Elliptische Ausweitungen der Drüsenschläuche in ihren mittleren Anteilen als physiologische Variante, mittlere Proliferationsphase

der *Schleimhauthöhe* von 1–10 mm bei voller cyclusgerechter Sekretion sind noch physiologisch und im wesentlichen durch Unterschiede im Flüssigkeitsgehalt des Stromas bedingt. Die Höhe der Basalis bzw. die Zahl der sich nicht am Cyclus beteiligenden Drüsen in diesem Bereich kann ebenfalls individuell oder auch lokal innerhalb des gleichen Endometrium unter Bildung sog. Basalishöcker stark schwanken. Auch die *Begrenzung* der Basalis zum Myometrium hin kann im Rahmen des Physiologischen sehr unscharf sein und adenomatöse Wucherungen vortäuschen. Ebenso ist die Begrenzung der Schleimhaut zum Lumen hin zuweilen wellig, höckrig oder gefaltet, bedingt durch lokale Unterschiede im Flüssigkeits- oder Drüsenreichtum ohne entsprechende Drüsenwucherung oder Faservermehrung, wie sie den Polypen kennzeichnen. Eine umschriebene oder allgemeine *Drüsenarmut* der Funktionalis geht auf entsprechende Unterschiede in der Basalis zurück und ist ebenfalls als Variante im Bereich des physiologischen Bildes anzusehen. Die Drüsen können sich dabei beliebig ausdehnen und einen unregelmäßigen Verlauf nehmen. Ebenso kann ein umschriebener oder allgemeiner *Drüsenreichtum* bei ganz normaler Drüsenentwicklung auftreten. *Cystische Erweiterungen* einzelner Drüsen müssen nicht gleich Ausdruck einer umschriebenen Hyperplasie sein (WILSON und KURZROK, 1938); bei sehr lockerem umgebendem Stroma oder bei lokaler Sekretstauung kann ihr Vorkommen noch nicht als funktionelle Abweichung gedeutet werden; das läßt sich allein schon am Fehlen charakteristischer Drüsenepithelveränderungen erkennen (Abb. 32a, 33). *Einzelne nicht sezernierende Drüsen* lassen sich auch auf der Höhe oder am Ende der Sekretionsphase zwischen den im übrigen gleichmäßig hoch sezernierenden Drüsen bei genügend langem Suchen immer noch erkennen; auch ihnen kommt noch keine pathologische Bedeutung zu (Abb. 32b).

## 7. Das Endometrium im Klimakterium und nach der Menopause

Das Ende der Reproduktionsperiode kündigt sich im Endometrium dadurch an, daß die Varianten des normalen Cyclusbildes häufiger oder gar zur Regel werden. Kleinste noch im Bereich des Physiologischen liegende Unebenheiten des hormonellen Gleichgewichts als Zeichen erster Altersveränderungen seitens des Ovars haben bereits Auswirkungen auf die endometrialen Drüsen, die in den meisten Fällen unregelmäßig proliferiert erscheinen; zuweilen treten auch abortive Sekretionserscheinungen auf. Die Drüsenanordnung und -dichte, ihr Verlauf, die Weite ihres Lumens und die Höhe und Ausreifung des Drüsenepithels schwanken mehr oder weniger beträchtlich, ohne daß eine manifeste Funktionsstörung im Sinne einer umschriebenen oder diffusen glandulär-cystischen oder adenomatösen Hyperplasie vorläge (Abb. 34). Wir sprechen daher vom präklimakterischen oder *klimakterischen Übergangstyp* der Schleimhaut, der in fast 50% aller untersuchten Endometrien dieses Lebensabschnittes zu sehen ist. Einige dieser Cyclen sind bereits anovulatorisch (Behrens, 1956). Das zeichnet sich im fluorochromierten Präparat schon in der ersten Cyclushälfte durch das Fehlen der Rotfluorescenz des Cytoplasmas der oberflächlichen Stromazellen ab; die im regelrechten Cyclus des reproduktiven Alters zu dieser Zeit sichtbar werdende Schichtung bildet sich nicht aus. Der anovulatorische Cyclus und die präklimakterische unregelmäßige Proliferationsphase sind außerdem am Fehlen präovulatorischer basaler Glykogenkörnchen im Drüsenepithel erkennbar, was sich ebenfalls besonders schön nach Acridinorange-Fluorochromierung oder auch mit der PAS-Färbung am Kryostatschnitt nachweisen läßt. Auch nach dem Sistieren der cyclischen Ovarialfunktion können Ovulationen sporadisch noch auftreten; das sich entwickelnde Corpus luteum bleibt dabei insuffizient (Novak, 1970). Weiterhin führen altersbedingte Einschränkungen in der Reaktionsfähigkeit des Endometrium auf Oestrogene und Gestagene gelegentlich zu Störungen der normalen Differenzierungsvorgänge im Sinne einer *unregelmäßigen Sekretionsphase*.

Nach dem endgültigen physiologischen Versiegen der Ovarialfunktion resultiert aus dem Fehlen beider Ovarialhormone gleich nach der Menopause[1] ein ruhendes, funktionsloses Endometrium, das im Laufe der nächsten Jahre in ein atrophisches Endometrium übergeht (s. Tabelle 4). Da diese Atrophie sozusagen das versteinerte Bild des letzten Cyclus vor Eintritt der Menopause darstellt, kann sie verschiedene Formen haben: War der letzte Cyclus ovulatorisch und endete er mit einer regelrechten Menstruation, so wird sich eine *einfache Atrophie* entwickeln mit sehr spärlichen Resten enger Drüsen, die von einem niedrigen Epithel mit kleinen, funktionslosen Kernen ausgekleidet sind und in einem dichten, spindelzelligen, faserreichen Stroma liegen (Abb. 35a). Spiralarterien fehlen

[1] Der Begriff „Menopause" bedeutet etymologisch: Zeitpunkt der letzten Regelblutung. Wir wollen an dieser Definition festhalten und den fälschlicherweise oft als Menopause bezeichneten Zeitabschnitt nach der letzten Regel als Postmenopause definieren.

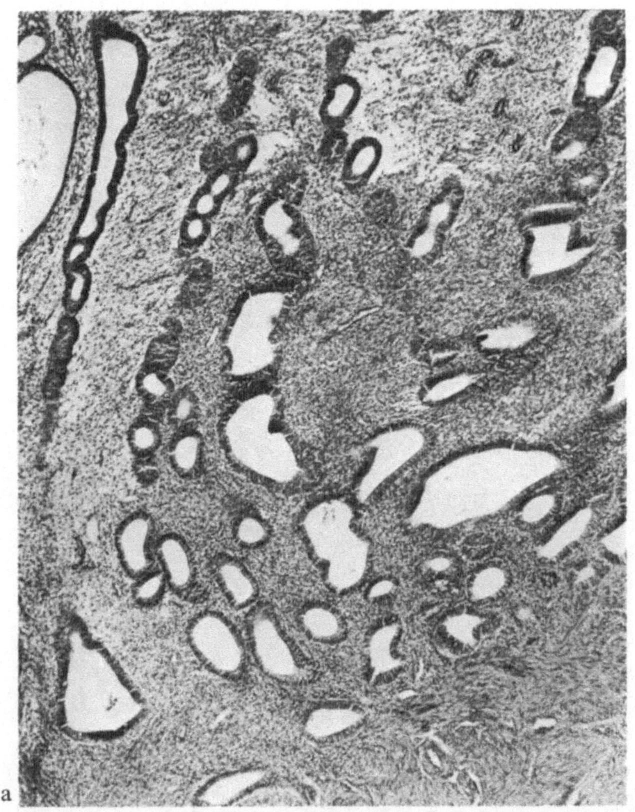

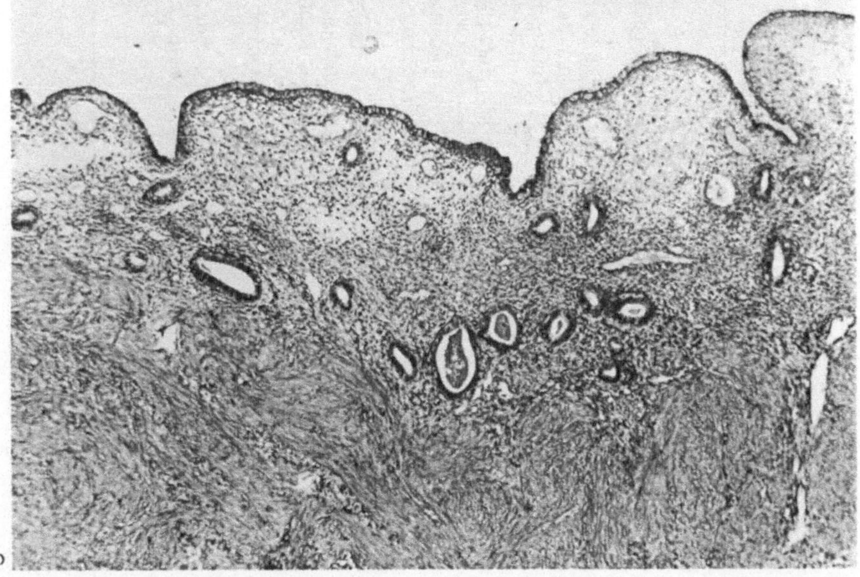

Abb. 34a u. b. Klimakterisches Übergangsendometrium. (a) Unregelmäßige Proliferationsphase mit Abweichungen der Drüsenweite, der Höhe des Drüsenepithels und der Dichte des Stromas; (b) zusätzlich Abweichungen der Gesamthöhe des Endometrium

**Tabelle 4.** Das prä- und postklimakterische Endometrium

| **Klimakterium** | | | **Postmenopause** | |
|---|---|---|---|---|
| letzter ovulatorischer Cyclus | → physiologisches Versiegen der Hormonsekretion | → ruhendes Endometrium | → atrophisches Endometrium | |
| | → präklimakterische hormonelle Dysfunktion (Ovar-Hypophyse) | → klimakterisches Übergangsendometrium mit unregelmäßig sezernierenden, z.T. reichlich entwickelten Drüsen (sekretorische Hypertrophie, unterwertige Sekretion) | → atrophisches Endometrium | |
| | anovulatorische Cyclen | → klimakterisches Übergangsendometrium mit unregelmäßig proliferierenden, z.T. cystisch erweiterten Drüsen | → cystisch-atrophisches Endometrium | |
| | anhaltende Follikelpersistenz | → glandulär-cystische Hyperplasie | → Versiegen der Hormone | → regressive Hyperplasie |
| | | | → anhaltende Oestrogenproduktion | → adenomatöse Hyperplasie |

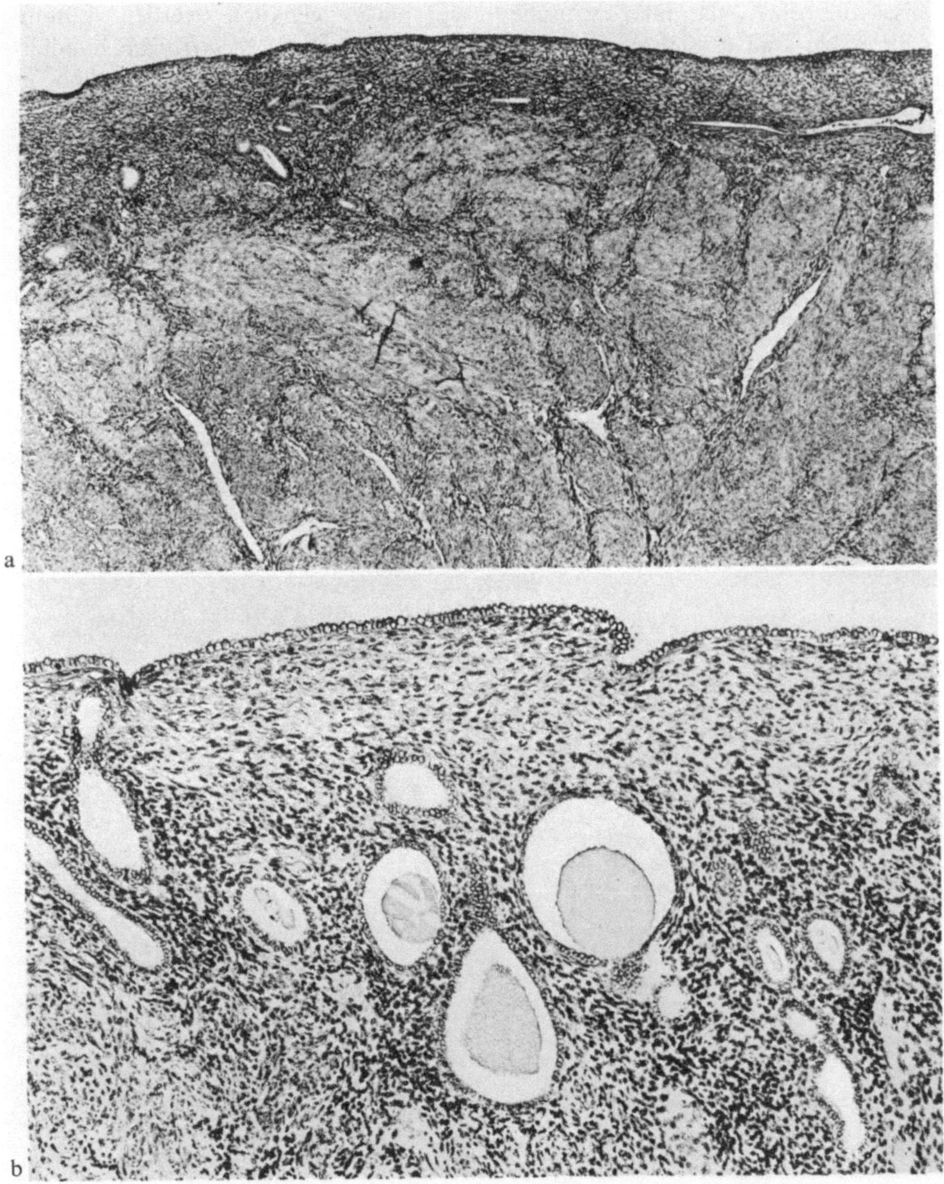


Abb. 35a u. b. Physiologische Altersatrophie. (a) Einfache, (b) cystische Atrophie

ganz; eine Funktionalis ist von der Basalis nicht mehr abgrenzbar. RNS und Enzymaktivitäten sind sehr gering oder fehlen (GOLDBERG und JONES, 1956; GROSS, 1964; eigene Untersuchungen). Waren der oder die letzten Cyclen dagegen anovulatorisch, oder kam es in ihnen zu unregelmäßigen Proliferationen, so finden wir nach Eintritt der Menopause das „versteinerte“ Bild dieser Proliferation, die wegen ihrer oft zahlreichen cystisch erweiterten Drüsen irrtümlicherweise für eine glandulär-cystische Hyperplasie gehalten werden könnte (Abb. 35b). Daß es sich aber in der Tat um eine *cystische Atrophie* handelt, ist schon aus dem ganz niedrigen, funktionslosen Drüsenepithel ersichtlich, in dem sich keine Enzyme (Mansour und Baradi, 1967) und bei Acridinorange-Fluorochromierung auch keine RNS (Dallenbach und Dallenbach-Hellweg, 1968) mehr nachweisen lassen. Das Stroma ist dicht und spindelzellig und ebenfalls praktisch frei von RNS. Der einzige morphologische Unterschied zwischen einfacher und cystischer Atrophie ist somit die Weite der Drüsenlumina. Klinisch ist dieser Unterschied bedeutungslos. Beide Bilder sind als physiologische Regressionsformen anzusehen (Keller und Adrian, 1939; Speert, 1949; Toth und Gimes, 1964), wobei die cystische Atrophie am häufigsten gesehen wird (nach Noer, 1961, in 76% der Fälle, gegenüber 7,8% einfach atrophischer und 16,3% aktiv hyperplastischer Endometrien). Demgegenüber sind alle übrigen nach der Menopause zu beobachtenden Schleimhautbilder (Breipohl, 1935; Novak und Richardson, 1941; Husslein, 1948; Dhom, 1952; Novak, 1953; McBride, 1954; Parks *et al.*, 1958) durch unphysiologische Weiterproduktion oder künstliche Zufuhr von Oestrogen bedingt und daher als pathologische Proliferationen aufzufassen.

# C. Die pathologische Histologie des Endometrium

Fast alle funktionellen Fehlsteuerungen und organischen Erkrankungen des Endometrium gehen mit Blutungsstörungen einher, deren Ursachen rein klinisch nicht immer abzuklären sind. Der behandelnde Gynäkologe wird daher in allen diesen Fällen die histologische Diagnose am Abrasionsmaterial anstreben. Die meisten Ursachen atypischer gynäkologischer Blutungen sind am Endometrium histologisch faßbar. Nur in einem kleinen Prozentsatz von Fällen, der je nach dem Untersucher verschieden hoch angegeben wird und zwischen 3,6 und 18% schwankt (LAU und STOLL, 1963; weitere Literatur s. dort), läßt sich am Endometrium kein krankhafter Befund erheben, da die Ursache der Blutung morphologisch außerhalb des Endometrium oder funktionell außerhalb des Ovars liegt (s. Tabelle 5).

Durch sorgfältige Korrelation von anamnestisch-klinischen Daten und histologischem Befund einerseits und durch Anwendung von Spezialfärbungen und gegebenenfalls histochemischen Reaktionen andererseits läßt sich der Kreis der durch die histologische Endometriumdiagnostik nicht erfaßbaren Veränderungen weiter einengen, bzw. wird zuweilen eine Verdachtsdiagnose möglich (z.B. bei mechanisch umstrukturiertem Endometrium über einem Myom oder beim Nachweis von endometrialen Mikroaneurysmen bei der thrombocytopenischen Purpura).

Der Beschreibung der pathologischen Histologie des Endometrium sollen daher die verschiedenen möglichen Ursachen der zur Abrasio führenden Störung zugrunde gelegt werden. Diese Ursachen lassen sich entsprechend der Tabelle 5 in 3 Hauptgruppen unterteilen. Wir wollen versuchen, die histologischen Abweichungen von der Norm in jeder dieser Gruppen soweit wie möglich zu präzisieren, um eine differentialdiagnostische Abtrennung der ursächlichen Störungen voneinander zu erreichen.

## 1. Die morphologischen Auswirkungen der Kreislauf- und Blutgerinnungsstörungen

### a) Ödem

Da das Gefäßsystem des Endometrium auf Schwankungen des Hormonspiegels besonders empfindlich reagiert, kommt es schon physiologisch zu Ödem und Hyperämie als Folgen einer hormonell ausgelösten schnell wechselnden Veränderung der Gefäßweite und Blutstromgeschwindigkeit. Während des normalen Cyclus sind diese Zeiten genau bekannt (s. Abb. 11b). Bevor man daher ein pathologisches Ödem des Endometrium diagnostiziert, muß man sich klare Vorstellungen über die Cyclusphase verschaffen und das Vorliegen eines physiolo-

**Tabelle 5.** Ursachen atypischer gynäkologischer Blutungen

| | |
|---|---|
| *A. Allgemeinerkrankungen* | |
| Herz-Kreislauf-Dekompensation | |
| Hochdruck | |
| Mit Thrombopenie einhergehende Blutkrankheiten | |
| Hämophilie, Avitaminosen, Intoxikationen, Infektionskrankheiten | |
| *B. Funktionsstörungen* | |
| Dysfunktion der Ovarien | |
| Dysfunktion der Hypophyse, des Diencephalon, der Schilddrüse oder Nebenniere | |
| Psychogene Störungen (Großhirn) | |
| Abgestorbene Extrauteringravidität | |
| Hormonbildende Ovarialtumoren | |
| Exogene Hormonzufuhr | |
| *C. Lokale anatomische Störungen* | |
| Endometrium: | Endometritis |
| | Abort oder Placentareste |
| | Fremdkörper (Intrauterinpessar, Talkumgranulom) |
| | Polypen |
| | Neoplasmen |
| Myometrium: | Gefäßanomalien |
| | Myometritits |
| | Fibromyome (submucös, intramural, subserös) |
| | Adenomyose |
| | Neoplasmen |
| Portio und Cervix: | Cervicitis |
| | Polypen |
| | glandulär-papilläre Ektopie |
| | Neoplasmen |
| Strukturelle Veränderungen der Vagina, Vulva, Parametrien | |
| Lageanomalien des Uterus mit Durchblutungsstörung (Hämostase) | |

▭ Durch histologische Endometriumdiagnostik (Abrasio) regelmäßig erfaßbar.
⬚ Zuweilen erfaßbar (Verdachtsdiagnose).

gischen Ödems zu den Zeiten des höchsten Oestrogenspiegels im Blut in der mittleren Proliferationsphase und um den 21.–24. Cyclustag differentialdiagnostisch ausschließen.

Das pathologische Ödem des Endometrium geht auf eine Kreislaufstörung zurück, die entweder, in Analogie zum physiologischen Ödem, hormonell-funktionell, oder mechanisch ausgelöst werden kann (Derichsweiler, 1934; Cramer, 1952).

So kommt es bei *ovarieller Dysfunktion* des öfteren zu diffuser oder umschriebener alleiniger Oestrogenstimulation des Endometrium mit Entwicklung von Hyperplasien oder Polypen. Innerhalb dieser Proliferationen ist das endometriale

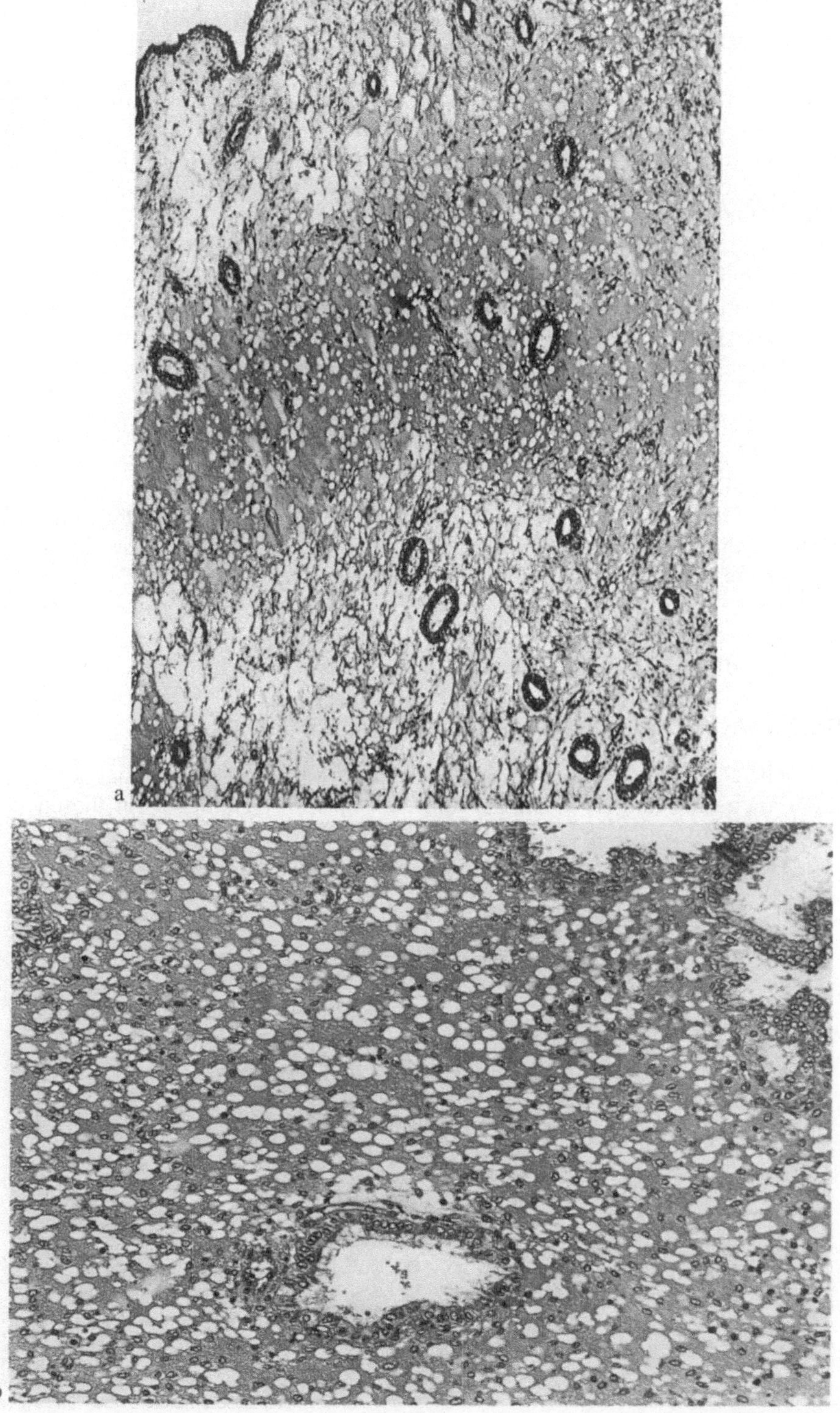

Abb. 36a u. b. Pathologisches Stromaödem mit weit auseinandergedrängten Stromazellen und teilweisem Schwund der Gitterfasern. (a) Schwache, (b) stärkere Vergrößerung

Stroma oft extrem ödematös aufgelockert: Die Drüsen sind weit auseinandergedrängt, das Fasernetz ist auseinandergeschoben (Abb. 36). Zuweilen kommt es zur Bildung kleiner Ödemseen infolge der Liquordiapedese durch die oft hyalin verquollenen Wände der stark erweiterten Gefäße. Ein ausgesprochen fleckiges Ödem des Stromas beobachtet man nicht selten nach der Einnahme von Ovulationshemmern (vgl. S. 225); es entspricht dem fleckförmig unterschiedlichen Erscheinungsbild der Drüsen und der Stromazellen, die in ihrer Entwicklung untereinander stark dissoziieren. Auch hier muß eine lokal verstärkte Oestrogenwirkung angenommen werden.

Als Ursache *mechanisch bedingter Kreislaufstörungen* sind vor allem Lageveränderungen des Uterus, Myome oder Polypen anzusehen. So kann sich z.B. durch Retroflexio des Uterus der Capillardruck mechanisch erhöhen und der Lymphabfluß erschwert werden. Submuköse Myome können durch Druck auf die Schleimhautgefäße zu lokalen Zirkulationsstörungen führen (HEINICKE, 1959). Während der Uterusexstirpation treten durch Blutgefäßunterbindungen Lymphstauungen auf, die bei längerer Operationsdauer zur Ausweitung der Lymphgefäße, in extremen Fällen bis zur Lymphcystenbildung im Endometrium und Myometrium führen können. Diese *Lymphcysten* werden zuweilen mit cystisch ausgeweiteten Endometriumdrüsen verwechselt, von denen sie sich durch ihre Auskleidung mit flachem Endothel unterscheiden lassen (Abb. 37).

## b) Stauungshyperämie und extragenital bedingte Blutungen

Die gleichen Ursachen, die zum Auftreten eines pathologischen Ödems führen, können auch eine längere Gefäßstauung veranlassen. Kommt es in diesen Ge-

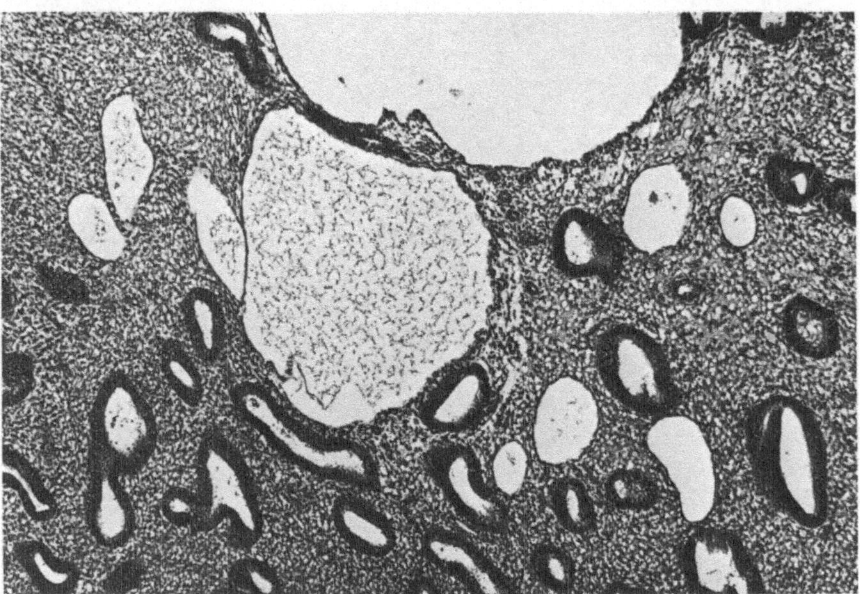

Abb. 37. Lymphcysten verschiedener Größe in der unteren Funktionalis. Ihre flache Endothelauskleidung läßt sich gut vom Drüsenepithel unterscheiden

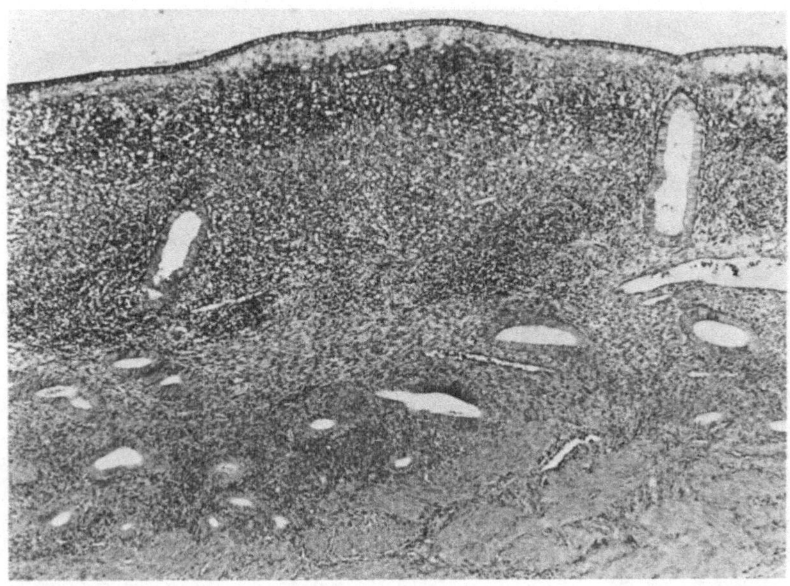

Abb. 38. Apoplexia uteri. Hämorrhagische Durchtränkung vorwiegend der oberen Stromaanteile eines ruhenden Altersendometrium

fäßen zur Stase, so treten des öfteren zusätzlich zum Ödem durch weitere Gefäßwandschädigungen Erythrocyten aus; Dauerblutungen sind die Folge. Eine Stauungshyperämie mit Blutungen bei im übrigen normalem Endometrium kann aber auch Symptom eines Herzfehlers sein. Demgegenüber ist eine hämorrhagische Infarzierung des Endometrium bei Thrombose der abführenden Venen äußerst selten.

Als *Apoplexia uteri* wird eine durch Stauungshyperämie ausgelöste diffuse Blutung in das Corpusendometrium bezeichnet, die vor allem im höheren Alter auftritt und stets mit einer Sklerose der uterinen Arterien bei allgemeiner Arteriosklerose einhergeht. Klinisch besteht dazu in den meisten Fällen eine organische oder funktionelle Herz-Kreislauferkrankung (DALY und BALOGH, 1968). Einiges spricht dafür, daß es sich auf dem Boden dieser Allgemeinerkrankung um eine agonale Blutung infolge ungenügender Zirkulation handelt (TERASAKI, 1928); sie wird meist als Nebenbefund bei der Obduktion entdeckt. Man findet sie aber auch nicht selten am vaginalexstirpierten Uterus älterer Frauen; hier ist neben der Gefäßerkrankung am ehesten das Operationstrauma als auslösende Ursache anzusehen. Makroskopisch beschränkt sich die Blutung auf das Corpusendometrium und endet am inneren Muttermund mit scharfer Grenze. Histologisch steht der Austritt von Erythrocyten mit diffuser hämorrhagischer Durchtränkung des Endometrium im Vordergrund (Abb. 38). Nur gelegentlich finden sich spärliche Ansammlungen von Leukocyten mit vereinzelten fokalen Nekrosen. Hämosiderinhaltige Makrophagen fehlen. Demnach kann es sich nicht um eine bereits länger bestehende Veränderung handeln.

Nicht genital bedingte Menorrhagien können außerdem gelegentlich auftreten bei schweren Infektionskrankheiten, Vergiftungen, Avitaminosen oder bei

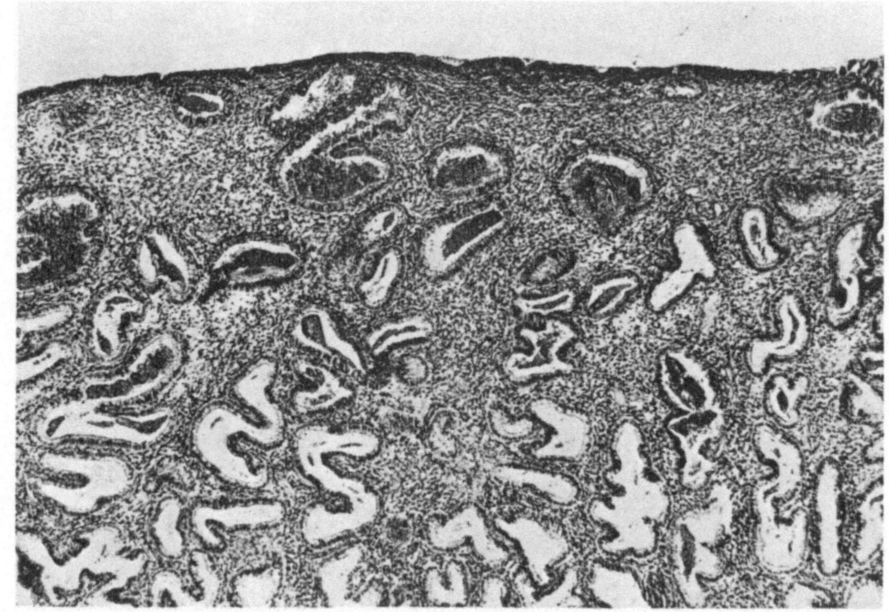

Abb. 39. Pseudomelanose des Endometrium. Die oberflächennahen Anteile der Drüsenlumina sind von altem, eingedicktem Blut prall ausgefüllt

Blutkrankheiten, die mit Gerinnungsstörungen durch Verminderung der Thrombocytenzahl einhergehen, insbesondere *Thrombopenien* (HALBAN, 1922; GOECKE, 1932; GREMME, 1932). Auch eine thrombotische thrombocytopenische Purpura kann zu schweren Menorrhagien führen (SYMMERS, 1959; „thrombotische Mikroangiopathie"). Histologisch beobachtet man eine Dilatation der befallenen Gefäße bis zur Bildung von Mikroaneurysmen und einen unvollständigen, von Endothel überzogenen thrombotischen Verschluß der Lichtung. Differentialdiagnostisch muß dieses Bild von den viel häufigeren mit Gewebsnekrosen einhergehenden Gefäßthrombosierungen bei der glandulär-cystischen Hyperplasie oder nach Oestrogenbehandlung abgetrennt werden.

Zuweilen beobachtet man eine an die Zottenmelanose der Darmschleimhaut erinnernde *Pseudomelanose* des Endometrium. Histologisch sind die Drüsenlumina bis in die Spongiosa prall ausgefüllt mit altem Blut, das in den zentralen Anteilen bereits zu Hämosiderin umgebaut worden ist. Anamnestisch ist meist die Einnahme von Ovulationshemmern verzeichnet. Unter diesen kann es zu anhaltenden Sickerabbruchblutungen ohne Auflösung und Abstoßung der Schleimhaut kommen, sowie zum Einmassieren des ausgetretenen Blutes in die Drüsenlumina (Abb. 39).

Sind pathologische Blutungen gleich welcher Genese mit einer Stenose des Isthmus, des Cervikalkanals oder des Muttermunds verbunden, so entsteht eine *Hämatometra,* bei der es ebenfalls zur blutigen Imbibierung der oberflächlichen Endometriumschichten kommt (ARRATA u. ZAROU, 1963). Bei längerem Bestehen wirken sich Druck und Dehnung auf das Endometrium aus und können dieses zur Atrophie bringen.

## 2. Die Funktionsstörungen

Das Endometrium als Erfolgsorgan der Ovarialhormone und feiner Indicator der ovariellen Funktion reagiert sensibel auf jede Störung des hormonellen Gleichgewichts, die durch Fehlen, Unter- oder Überfunktion der physiologischen Bildungsstätten der Ovarialhormone entsteht. Je nachdem, auf welcher Stufe der Follikelreifung eine Schädigung einsetzt, wird ihre morphologische Auswirkung auf das Endometrium sehr unterschiedlich sein. Wir wollen das Sistieren dieser Entwicklung und das Resultat am Endometrium Stufe für Stufe verfolgen.

### a) Das atrophische Endometrium bei fehlender Ovarialfunktion

Sind im reproduktiven Alter beide Ovarien anatomisch (z.B. durch Kastration) oder funktionell (z.B. durch Bestrahlung, durch chemische Noxen oder durch Schädigung der übergeordneten Zentren im Hypophysenzwischenhirnsystem) ganz ausgefallen, so erhält das Endometrium keine hormonelle Stimulation und bleibt zunächst in einer funktionslosen Ruhepause. Hält diese Ruhepause längere Zeit an, so werden Stroma und Drüsen zunehmend atrophisch, da sie als nicht mehr funktionierendes Gewebe mehr und mehr abgebaut werden. Dieses atrophische Endometrium ist histologisch und histochemisch identisch mit dem physiologisch atrophischen Endometrium jenseits des reproduktiven Alters, vor Einsetzen der Pubertät und nach Beginn der Menopause. Es enthält nur ganz vereinzelte enge Drüsen, die von niedrig kubischem Epithel mit kleinen, runden, chromatindichten Kernen und sehr spärlichem Cytoplasma ausgekleidet werden (Abb. 40b). Mitosen sind nicht vorhanden. Das Stroma besteht aus kleinen, sehr dicht gelagerten Spindelzellen. Die ganze Höhe des atrophischen Endometrium entspricht nur einem Bruchteil der ursprünglichen, jetzt nicht mehr erkennbaren Basalis. In Extremfällen sind die Drüsen ganz geschwunden, und das flache Oberflächenepithel wird vom Myometrium nur durch eine wenige Zellagen

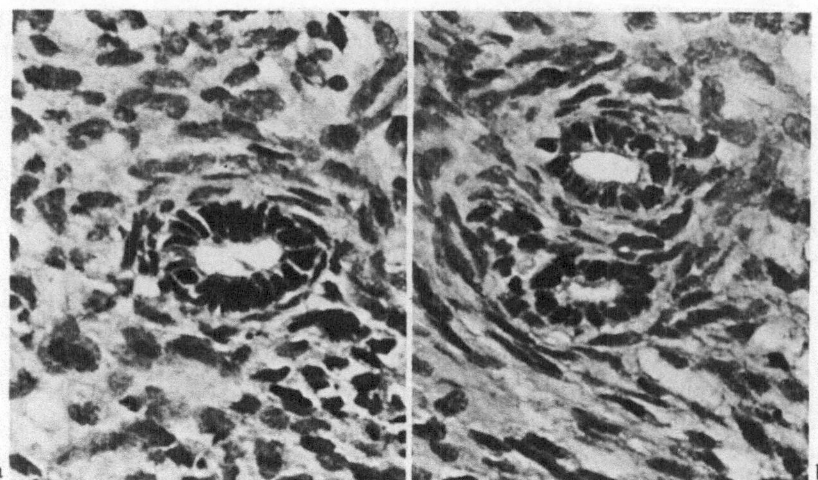


Abb. 40a u. b. Endometrium bei Ausfall der Ovarialfunktion. (a) Ruhende, (b) atrophische Drüsen

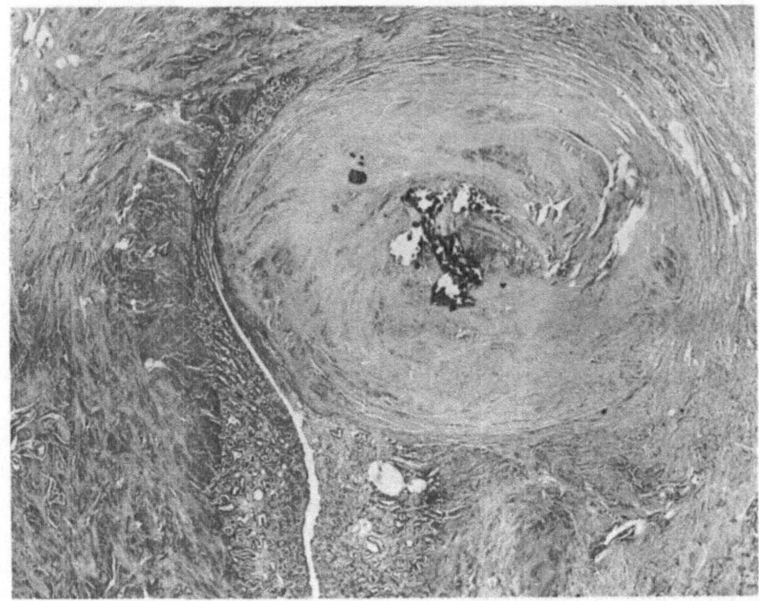

Abb. 41. Druckatrophie des Endometrium über submukösem Fibromyom. Auch das gegenüberliegende Endometrium ist druckatrophisch

dicke Stromaschicht getrennt. Spiralarterien sind nicht entwickelt. Der Gehalt der Drüsen- und Stromazellen an RNS sowie alkalischer und saurer Phosphatase ist minimal, Glykogen und Glykoproteide fehlen ganz (Goldberg und Jones, 1956; McKay *et al.*, 1956; Lewin, 1961; Gross, 1964).

Ein atrophisches Endometrium kann in seltenen Fällen mit einer ganz normalen Ovarialfunktion und regelrechtem biphasischem Cyclus einhergehen (Plotz, 1950; Eufinger, 1952; Stieve, 1952). In diesen Fällen erreichen die hormonellen Impulse das Endometrium nicht, da es infolge Fehlens von Rezeptoren den Inkreten des Ovars gegenüber refraktär ist („stille Ovulation" nach Stieve). Anstelle der fehlenden Menstruation kann es zu vikariierenden Blutungen in die Adnexe oder in das Myometrium kommen.

Eine umschriebene Atrophie des Endometrium kann unabhängig von der hormonellen Situation zuweilen auch mechanisch bedingt sein, so z.B. über großen submukösen Myomen. Wir haben es hier mit einer *Druckatrophie* zu tun (Abb. 41). Histologisch ist sie von der ahormonellen Form der Atrophie nicht zu unterscheiden. Da Druckatrophien aber immer umschrieben sind und gewöhnlich von kräftig proliferierenden oder hyperplastischen Drüsen umgeben werden, ist bei gleichzeitigem Vorkommen von atrophischen und hyperplastischen oder unregelmäßig proliferierenden Endometriumarealen im Abradat der Verdacht auf das Vorliegen eines submukösen Fibromyoms gerechtfertigt (Deligdish und Loewenthal, 1970). Dabei können unregelmäßige Blutungen entweder durch Drucknekrosen oder durch mechanischen Gefäßverschluß mit Stauung und Dilatation dünnwandiger Venen entstehen (Farrer-Brown *et al.*, 1971).

### b) Das ruhende Endometrium bei nicht ausreichender Ovarialfunktion (Ovarialinsuffizienz; Hypofollikulinie)

Das Vorliegen ruhenden Endometriums ist klinisch dann zu erwarten, wenn die Ovarien unterentwickelt (hypoplastisch, selten polycystisch) sind und ihre Hormonproduktion zum Aufbau des Cyclus nicht ausreicht, sowie bei vor kurzem ganz ausgefallener Ovarialfunktion. Besteht dieser Ausfall längere Zeit, so geht das ruhende Endometrium in ein atrophisches über. Das ruhende Endometrium kann somit einerseits Übergangsstadium sein, andererseits Auswirkung einer Ovarialinsuffizienz mit Hypofollikulinie.

*Histologisch* unterscheidet es sich vom atrophischen Endometrium durch einen etwas größeren Drüsenreichtum. Die engen Drüsen werden von einreihigem (selten mehrreihigem) zylindrischem Epithel mit dichtliegenden, chromatinreichen, ovalen Kernen in einem spärlichen Cytoplasmaleib ausgekleidet (Abb. 40a). Das Stroma ist spindelzellig und großenteils dicht, zuweilen auch ödematös aufgelockert. Mitosen sind selten. Der RNS-Gehalt der Drüsen- und Stromazellen ist gering, die Enzymaktivität allgemein niedrig. Die Höhe des ruhenden Endometrium schwankt bis zu maximal 3 mm. Durch anhaltende unterschwellige, zur regelrechten Proliferation nicht ausreichende Oestrogenmengen halten progressive und regressive Vorgänge sich die Waage.

*Klinisch* besteht bei Vorliegen eines atrophischen und eines ruhenden Endometrium so gut wie immer eine *Amenorrhoe* oder *Hypomenorrhoe.* Ausnahmen (Stoll und Bach, 1954) können altersatrophische Endometrien machen als Nebenbefund bei einer genitalen Blutung anderer Ursache (z.B. Apoplexia uteri infolge von Hypertonie, Arteriosklerose des Myometrium (Meyer *et al.*, 1971) oder mechanischer Gefäßverschluß durch submuköse Fibromyome oder Prolaps). Die umgekehrte Frage, ob bei jeder Amenorrhoe oder Hypomenorrhoe histologisch ein atrophisches oder ruhendes Endometrium vorliegt, ist jedoch zu verneinen (s. Tabelle 6). Einige Frauen haben trotz normaler Ovarialfunktion und cyclusgerechter Entwicklung eines normal sezernierenden Endometrium keine Menstruationen (Ten Berge, 1936; Lauterwein, 1941; Plotz, 1950; Hoffmann, 1951; Bengtsson und Ingemansson, 1959; Philippe *et al.*, 1966). Hier kommt es bei primärer oder sekundärer Amenorrhoe am Ende eines Cyclus lediglich zur starken Schrumpfung der Funktionalis. So fand Lauterwein bei 13,7%, Plotz bei 15% der amenorrhoeischen Patientinnen histologisch ein sezernierendes Endometrium. Myhre (1966) sah bei der histologischen und histochemischen Untersuchung des Endometrium von 221 Frauen mit Oligoamenorrhoe

**Tabelle 6.** Histologische und klinische Befunde bei den verschiedenen Formen der Amenorrhoe

| Ovar | Endometrium | Menstruation | Basaltemperatur | Sterilität |
|---|---|---|---|---|
| ▮ atrophisch | atrophisch | – | monophasisch | ja |
| normal | ▮ atrophisch | – | biphasisch | ja |
| normal | biphasisch | ▮ – | biphasisch | nein |

▮ = Blockierung der Übertragung von stimulierenden Impulsen.

47mal ein atrophisches, 26mal ein ruhendes und 5mal ein hyperplastisches Endometrium; 52 Frauen befanden sich histologisch in der frühen, 24 in der späten Proliferationsphase, 19 in der Sekretionsphase: 48mal reichte das Material zur Beurteilung nicht aus. Je ausgeprägter die Endometriumatrophie, um so niedriger waren die Oestrogenwerte im Urin. Bei einer größeren Untersuchungsreihe funktionell amenorrhoeischer Patientinnen fand sich nur in 6,4% histologisch ein atrophisches Endometrium (WALLAU, 1948). – Sekundäre Amenorrhoen werden gelegentlich auch bei Corpus luteum-Persistenz mit stark verlangsamtem Progesteronabfall und funktioneller Hypertrophie der decidual umgewandelten Schleimhaut beobachtet (sog. Scheinschwangerschaft).

Histologische Untersuchungen von Strichabradaten bei Patientinnen mit Hypomenorrhoe ergaben des öfteren einen normalen Schleimhautaufbau, jedoch in 75% der Fälle (PLOTZ, 1950) eine mangelhafte, nur ganz oberflächliche Abstoßung mit anschließender Schrumpfung der Schleimhaut (HOFFMANN, 1947). Dieses Bild kann der verzögerten Abstoßung des Endometrium aus ganz anderer Ursache (Corpus luteum-Persistenz, s.S. 133) zum Verwechseln ähnlich sehen. Hier ist der Pathologe auf exakte klinische Daten angewiesen, um zu einer funktionell richtigen abschließenden Deutung zu gelangen. Da bei diesen Hypomenorrhoen und bei den ähnlich gelagerten Amenorrhoen auch durch hohe Oestrogengaben keine Abbruchblutung erzielt werden konnte (HOFFMANN, 1951), muß eine Verhinderung der Schleimhautabstoßung durch das Fehlen bestimmter Faktoren im Endometrium angenommen werden.

Da derartige Cyclen nicht steril sind, kann in diesen Fällen trotz anhaltender primärer Amenorrhoe eine Gravidität eintreten, was naturgemäß für die Patientin prognostisch sehr bedeutsam ist. Daher sollte in allen Fällen von unklarer Amenorrhoe die histologische Abklärung angestrebt werden. – Auf die klinische Problematik der verschiedenen Formen der primären und sekundären Amenorrhoe und ihre z.T. recht komplizierten Entstehungsmechanismen soll hier im einzelnen nicht näher eingegangen werden.

### c) Das Endometrium bei Follikelpersistenz

Bleibt nach regelrechter Follikelreifung infolge Fehlens des LH-Gipfels die Ovulation aus, so kann der nicht geplatzte Follikel entweder sofort oder nach kurzfristiger (wenige Tage dauernder) Follikelpersistenz atretisch werden. Unter dem allmählichen Abfall des Oestrogen kommt es nach ungefähr 14 Tagen zur Abbruchblutung aus dem anovulatorischen Cyclus. Auf diesen kann mit der Heranreifung eines neuen Follikels wieder eine Ovulation mit regelrechtem Menstruationscyclus folgen. Wiederholt sich aber die Anovulation, so kann es entweder bei jeweils kurzfristiger Follikelpersistenz zu einer Kette von anovulatorischen Cyclen kommen oder, bei langanhaltender Follikelpersistenz, zu fortgesetzter Oestrogenproduktion aus persistierenden und neu heranreifenden Follikeln, auf die das Endometrium mit einer glandulär-cystischen Hyperplasie reagiert.

**α) Der anovulatorische Cyclus,** 1932 (MAZER und ZISERMAN) und 1933 (NOVAK) erkannt, kommt gehäuft zu Beginn und am Ende des reproduktiven Alters vor (DÖRING, 1963). Er ist mit 6,9% (DÖRING, 1968) bis 13,3% (OVERSTREET,

1948) die zweithäufigste Sterilitätsursache. Auf Grund der unterschiedlich hohen und verschieden lang anhaltenden Oestrogenausscheidung hat HAMMERSTEIN (1965) 3 Typen unterschieden, von denen der erste (Typ A) mit einer etwa 7–10 Tage anhaltenden Follikelpersistenz, der zweite (Typ B) mit zusätzlicher Gonadotropinausscheidung, jedoch ohne nennenswerte Luteinisierung des Follikels, und der dritte (Typ C) mit einer früh einsetzenden Follikelinsuffizienz und niedrigen Oestrogenwerten einhergeht. Je nachdem, ob die Follikelatresie früh oder spät beginnt, wird auch die Länge des anovulatorischen Cyclus variieren: Das Intervall ist gegenüber regelrechten Cyclen zuweilen verkürzt, oft auch verlängert. Im allgemeinen sind kurzfristige Follikelpersistenzen häufiger als eine frühzeitige Atresie. — Die Oestrogen- und Progesteron-Receptor-Konzentrationen entsprechen im allgemeinen den Werten der späten Proliferationsphase, nur die Konzentration des intranucleären Progesteron-Receptors ist niedriger als im präovulatorischen Endometrium, in Übereinstimmung mit dem sehr niedrigen Plasmaprogesteronspiegel.

In Übereinstimmung mit den endokrinologischen Befunden variiert auch das *histologische Bild:* Zwischen atrophischen und hyperplastischen Endometrien finden sich alle Übergänge (NOVAK, 1940). Für die histologische Diagnose am Abrasionsmaterial ist in erster Linie das Fehlen von Sekretionserscheinungen in der zweiten Cyclushälfte bedeutsam. Die erste Cyclushälfte unterscheidet sich oft gar nicht von der Proliferationsphase eines regelrechten Cyclus. Die Abrasio sollte daher bei Verdacht auf Anovulation immer in der zweiten Cyclushälfte vorgenommen werden, und zwar möglichst kurz vor der zu erwartenden Blutung oder unmittelbar bei deren Beginn. In der 3. Cycluswoche könnte bei Fehlen von Sekretionserscheinungen noch eine verlängerte Proliferationsphase vorliegen, der eine verspätete Ovulation folgt. Trifft man aber in den letzten Cyclustagen oder bei Blutungsbeginn auf ein proliferierendes Endometrium, das dem Beginn, der Mitte oder dem Ende einer Proliferationsphase entspricht, so läßt sich bei Übereinstimmung mit dem klinischen (Cyclustag, monophasische Basaltemperaturkurve) und cytologischen Befund (oestrogener Ausstrich) ein anovulatorischer Cyclus diagnostizieren. SEDLIS und KIM (1971) fanden bei 17% ihrer sterilen Patientinnen, und zwar nur bei nachgewiesenem anovulatorischem Cyclus, eine streifenförmige Kollagenablagerung unter dem Oberflächenepithel des Endometrium; spätere Autoren (AGRAWAL und FOX, 1972) bestritten allerdings die diagnostische Bedeutung dieses Phänomens. Zum Unterschied von der regelrechten Proliferationsphase einerseits und von der glandulär-cystischen Hyperplasie andererseits ist die Aktivität der alkalischen Phosphatase in der 4. Woche eines anovulatorischen Cyclus negativ (ATKINSON, 1950), wohl auf Grund des bereits absinkenden Oestrogenspiegels. Aus dem Grad der Proliferation läßt sich weiterhin auf die Höhe des noch vorhandenen Oestrogenspiegels schließen: Ist dieser bereits abgesunken, so finden sich des öfteren herdförmige hämorrhagische Nekrosen oder frische Blutaustritte im Stroma ohne Auflösung der Gitterfasern und ohne Dissoziation der Stromazellen. Besteht dagegen eine kurzfristige Follikelpersistenz, so liegen zwischen regelrecht proliferierten einzelne cystisch erweiterte Drüsen. Gelegentlich lassen sich auch geringe Glykogenmengen im Drüsenepithel nachweisen; sie sind ein Hinweis darauf, daß im persistierenden Follikel eine umschriebene abortive Luteini-

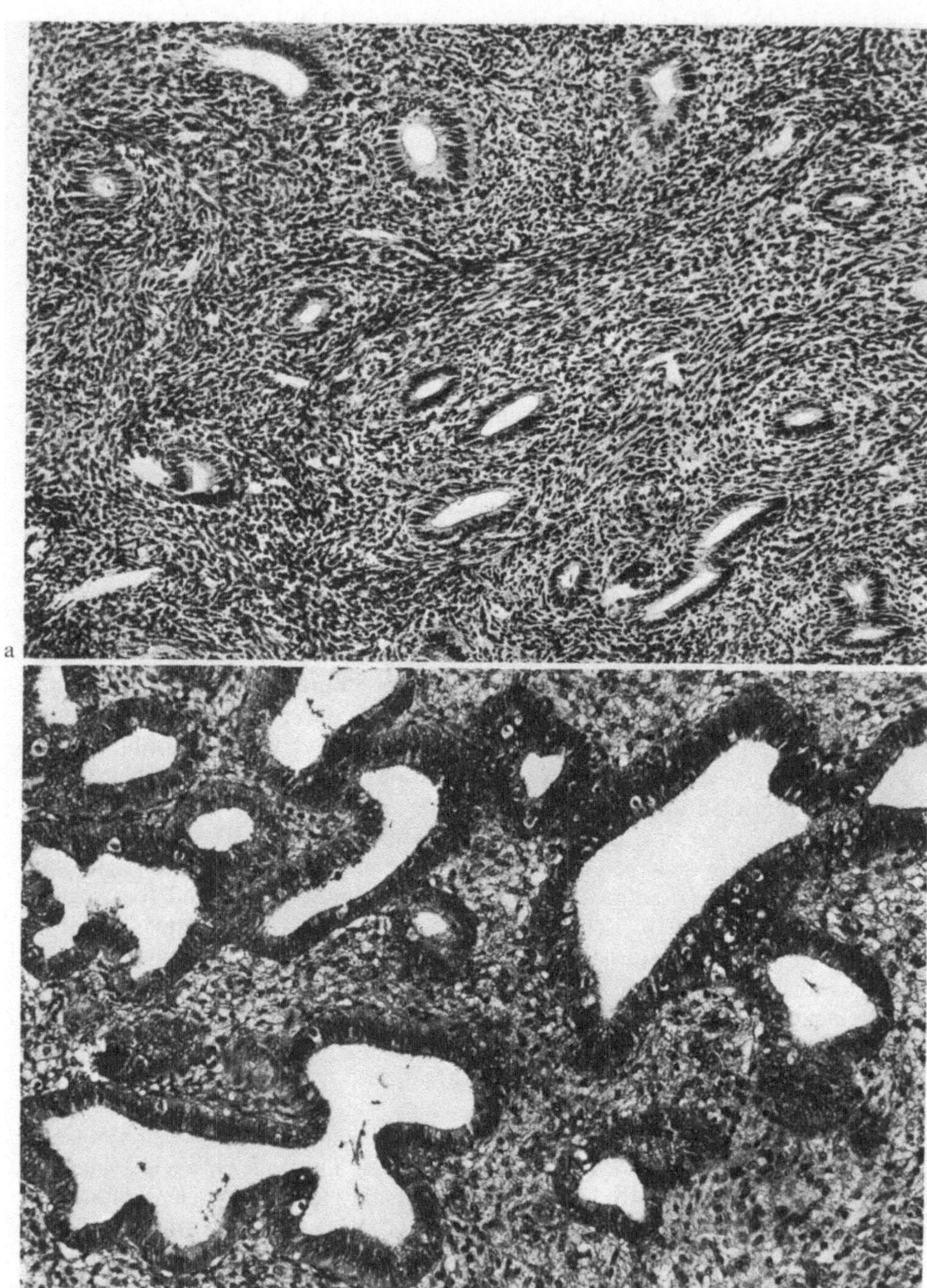

Abb. 42a u. b. Die verschiedenen Formen eines anovulatorischen Cyclus: (a) Unterwertige Proliferation bei Follikelinsuffizienz: Spärliche, enge, schwach proliferierte Drüsen. (b) Unregelmäßige Proliferation bei Follikelpersistenz: Unterschiedlich weite, stark geschlängelte, kräftig proliferierte Drüsen. Gleicher Vergrößerungsmaßstab bei (a) und (b)!

sierung erfolgte, möglicherweise durch hypophysäre Stimulation. Das vereinzelte Vorkommen einer herdförmigen sekretorischen Umwandlung in einem im übrigen anovulatorisch proliferierten Endometrium, das auf ähnliche Impulse zurückzuführen, jedoch kein Zeichen einer vorausgegangenen Ovulation ist, veranlaßte PLOTZ (1950) zur Abgrenzung eines „Zwischentyps" innerhalb des anovulatorischen Cyclus.

In der Diagnostik des anovulatorischen Cyclus hat sich aus praktisch-therapeutischen Gründen eine Unterteilung in zwei voneinander abzugrenzende Funktionsbilder bewährt: die unterwertige und die unregelmäßige Proliferation:

Bei der *unterwertigen Proliferation* bleibt das Wachstum von Drüsen und Stroma deutlich hinter dem der normalen Proliferationsphase zurück, die Drüsen sind eng und gerade verlaufend, die Gesamthöhe der Schleimhaut ist mäßig (Abb. 42a); Ursache des anovulatorischen Cyclus ist hier eine Follikelinsuffizienz. Bei der *unregelmäßigen Proliferation* (früher als glanduläre Hyperplasie bezeichnet, s. LETTERER und MASSHOFF, 1941) übertrifft demgegenüber das Wachstum von Drüsen und Stroma deutlich das Ausmaß der normalen Proliferationsphase; die Drüsen sind unterschiedlich weit und verschieden dicht gelagert, dabei bereits von mehrreihigem bis zuweilen mehrschichtigem kräftig proliferiertem Epithel ausgekleidet, das Stroma ist zellreich, spindelzellig und fleckig ödematös, die Gesamthöhe schwankt und kann bereits erheblich sein (Abb. 42b). Hier liegt dem anovulatorischen Cyclus immer eine Follikelpersistenz mit kräftig erhöhtem Oestrogenspiegel zugrunde. Die unregelmäßige Proliferation ist als unmittelbares Vorstadium einer glandulär-cystischen Hyperplasie aufzufassen und oft erstes Anzeichen eines kontinuierlich erhöhten Oestrogenspiegels.

Die am Ende eines anovulatorischen Cyclus einsetzende *Abbruchblutung* muß sich strukturell anders vollziehen als eine regelrechte Menstruationsblutung, da der zur normalen menstruellen Abstoßung erforderliche Progesteronabfall nicht erfolgen kann. Vielmehr muß es sich um eine reine Oestrogenentzugsblutung handeln. Über den Mechanismus dieser Blutung sind verschiedene Hypothesen entwickelt worden. Auf dem Boden einer durch abnorme Hormonstimulation ausgelösten erhöhten Gefäßfragilität mit Veränderungen der Grundsubstanz, der Enzymaktivität u.a.m. (SCHMIDT-MATTHIESEN, 1965) werden sehr wahrscheinlich durch den Abfall des Oestrogen zusätzlich Zirkulationsstörungen ausgelöst: Durch Wasserverlust des Gewebes kommt es zur Gefäßkompression mit Stase, der sich Thrombose, hämorrhagische Infarzierung und Nekrose anschließen (MARKEE, 1950; CRAMER, 1952; HINZ, 1957). Die Faserauflösung erfolgt demnach nicht wie bei der echten Menstruation durch Relaxin in Verbindung mit proteolytischen Enzymen, sondern auf dem Umweg über die Nekrose; die Blutung ist dementsprechend oft verlängert; zuweilen verläuft sie auch, bei sehr langsamem Abfall des Oestrogens, ausgesprochen protrahiert. Die regressiven Veränderungen an Drüsen- und Stromazellen wie Kernschrumpfung und -auflösung sind ausgeprägter als bei der menstruellen Abstoßung (VASEK, 1947), und es können zusammenhängende Gewebsfetzen mit noch erhaltenen Gitterfasern (TERASAKI, 1928) ausgestoßen werden (Abb. 43).

Ist die Blutung nach einem anovulatorischen Cyclus dagegen verkürzt, so ging wahrscheinlich keine Follikelpersistenz voraus; vielmehr muß eine Rückbil-

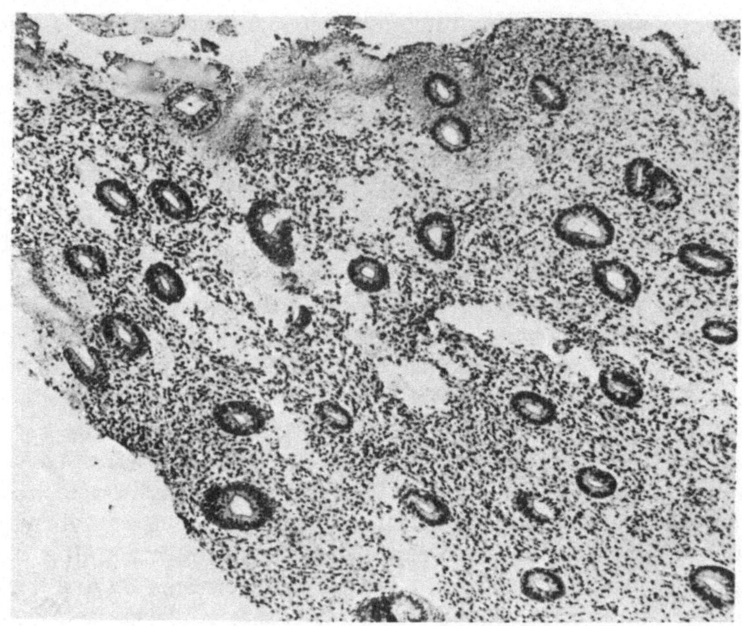

Abb. 43. Abbruchblutung in der 4. Woche eines anovulatorischen Cyclus

dung der unterentwickelten Schleimhaut durch vorwiegende Schrumpfung angenommen werden, ähnlich wie bei der Hypomenorrhoe.

**β) Die glandulär-cystische Hyperplasie** des Corpusendometrium ist meist das morphologische Ergebnis einer langfristigen Follikelpersistenz mit anhaltend hohem Oestrogenspiegel (Schröder, 1915), oder gehäufter anovulatorischer Cyclen mit jeweils begrenzter Follikelpersistenz unter Entwicklung polycystischer Ovarien, oder wiederholter Follikelatresien mit oestrogenbildenden Thecazellwucherungen. Gelegentlich genügen auch anhaltende schwere Corpus-luteum-Insuffizienzen bereits zur Entstehung einer glandulär-cystischen Hyperplasie. Darüber hinaus können auslösende Ursachen alle durch exogene Zufuhr (Fromm, 1959) oder endogene Produktion bedingten pathologischen Erhöhungen der Oestrogenkonzentration sein, wie z.B. Stromahyperplasien (Novak *et al.*, 1965; Bilde, 1967), auch reaktive Formen in Umgebung von nicht oestrogenbildenden Ovarialtumoren (MacDonald *et al.*, 1976), Hiluszellwucherungen (Husslein, 1948; Dhom, 1952), Thekome und Granulosazelltumoren (Limburg, 1947; Fienberg, 1958; Kottmeier, 1959). Dabei ist weniger die absolute Höhe als die Kontinuität der ungehemmten Einwirkung des Oestrogens von Bedeutung. Der Altersgipfel der glandulär-cystischen Hyperplasie liegt zwischen 41 und 50 Jahren, z.Z. der ovariellen Übergangsphase mit z.T. erheblichen Oestrogenschwankungen (Gruner, 1942; Schröder, 1954). Vergleichsweise seltener tritt die Erkrankung während der pubertären Übergangsphase bei jungen Mädchen auf (Fraser und Baird, 1972). Der Hyperoestrogenismus, der als Ursache der glandulär-cystischen Hyperplasie experimentell seit langem erwiesen (Literatur-Übersicht bei Taylor, 1938; Meissner *et al.*, 1957), in Organkulturen von menschlichem Endometrium nach Oestradiolzusatz bestätigt (Demers *et al.*, 1970) und therapeutisch bekannt ist (Schröder, 1954; Bloomfield, 1957) sowie elektronenoptisch bestätigt wurde (Fasske *et al.*, 1965), wirkt sich im Rahmen dieser Hyperplasie in Abhängigkeit von Dauer und Kontinuität und dazu individuell unterschiedlich auf das Endometrium aus: Von der am häufigsten vorkommenden *homologen Hyperplasie* mit gleichzeitiger Proliferation von Drüsen und Stroma (Letterer, 1948; rund 65% der Fälle bei Stoll, 1949) läßt sich die *heterologe Hyperplasie* mit Überwiegen der Stromaproliferation abgrenzen, die wieder in eine diffuse und umschriebene Form mit unterschiedlicher Prognose unterteilbar ist (Tabelle 7). Möglicherweise spielt dabei auch die Art des überschüssigen Oestrogens eine Rolle: Oestradiol führt vorwiegend zur allgemeinen Drüsenproliferation, während Oestriol hauptsächlich eine Proliferation der Basalis bewirken soll (Puck *et al.*, 1957).

*Makroskopisch* ist das Endometrium fast immer mehr oder weniger stark verdickt, seine Höhe schwankt zwischen 3 und 12 mm, in Extremfällen bis zu 20 mm, wobei die Oberfläche sowohl glatt als auch ausgesprochen polypös sein kann. Auch die Polypen sind aber zum Unterschied vom papillären Carcinom oberflächlich spiegelnd glatt; das hyperplastische Endometrium ist im ganzen glasig, ödematös. Stark cystisch erweiterte Drüsen sind schon mit dem bloßen Auge als Bläschen erkennbar (Abb. 44).

*Histologisch* ist die normale Dreischichtung der Schleimhaut so gut wie immer aufgehoben. Auf Grund einer lebhaften Mitosetätigkeit der Drüsen- und Stromazellen kommt es bei der eigentlichen glandulär-cystischen Hyperplasie (homologe Form) zur Volumenzunahme des Stromas und gleichzeitig zur Oberflächenvergrößerung der Drüsen. Diese kann auf dreierlei Weise erfolgen (Letterer und Masshoff, 1941): am häufigsten durch Cystenbildung, seltener durch abnorm starke Schlängelung oder durch Bildung von intraluminalen Epithelpapillen. Im Rahmen der gutartigen glandulär-cystischen Hyperplasie als häufigster Form entwickelt sich fast ausschließlich eine cystische Erweiterung der stark proliferierten, jedoch zahlenmäßig nicht vermehrten Drüsen, die dadurch dem Endometrium bei Lupenvergrößerung das charakteristische Schweizer-Käse-Muster verleihen (Abb. 45). Durch Rekonstruktion von Schnittserien konnte wahrschein-

**Tabelle 7.** Die Hyperplasien des Endometrium

| | |
|---|---|
| *Homologe Formen:* | |
| glandulär-cystische Hyperplasie (aktive Form) | → adenomatöse Hyperplasie, ggf. Carcinom<br>→ ruhende Form → regressive Hyperplasie |
| umschriebene Hyperplasie<br>Basalishyperplasie<br>polypöse Hyperplasie | |
| *Heterologe Formen:* | |
| diffuse Stromahyperplasie | → ggf. Endometriumsarkom<br>→ Rückbildung |
| umschriebene Stromahyperplasie („Stromalom“) | |

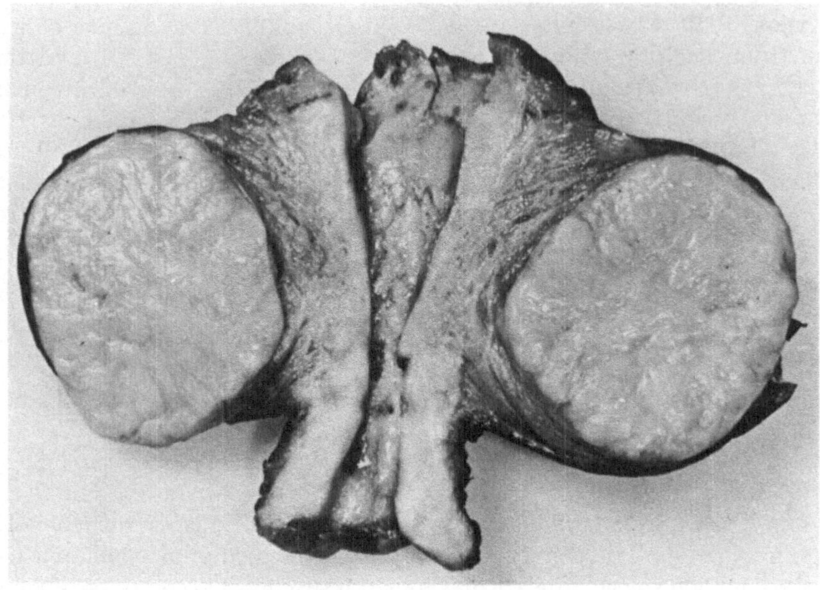

Abb. 44. Aufgeschnittener total exstirpierter Uterus. Hyperplasie des Endometrium, im Myometrium ein scharf begrenztes Fibromyom

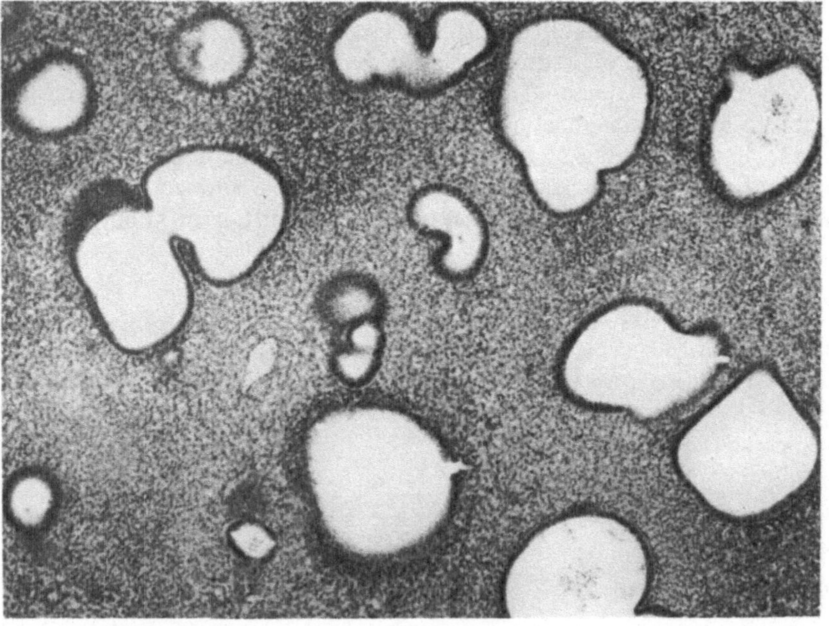

Abb. 45. Ausgeprägte glandulär-cystische Hyperplasie („Schweizer Käse-Muster")

lich gemacht werden, daß zusätzlich zur starken Proliferation des Drüsenepithels eine Abschnürung der Drüsen im engen, oberflächennahen Halsteil (durch Wachstumsdruck des Stromas oder ungleichmäßige Epithelproliferation) für die cystische Erweiterung verantwortlich ist (RATZENHOFER und SCHMID, 1954).

Das zum Lumen hin scharf begrenzte *Drüsenepithel* ist, ebenso wie das Oberflächenepithel, gleichmäßig hoch, je nach dem Grad der Hyperplasie mehrreihig bis mehrschichtig (Abb. 46 und 47). Es enthält längliche, chromatinreiche Kerne in einem spärlichen, RNS-reichen und daher basophilen Cytoplasma. Die *Kerne* enthalten mehrere große Nucleoli von dichter Ultrastruktur. Sie befinden sich häufig in Mitose. Dabei sind die Mitosen nicht nur zahlenmäßig vermehrt, sondern oft zusätzlich blockiert; sie bleiben wahrscheinlich infolge der Oestrogenüberstimulation im Prophasen- oder Metaphasenstadium stehen (PICARD, 1949). Diese Mitosestörungen könnten das zahlreiche Auftreten „heller Zellen" im Drüsenepithel erklären, die FUCHS (1959) für Mitosevorstadien hält. SARBACH (1955) fand im hyperplastischen Drüsenepithel vermehrt „geblähte Zellen", die er als nicht zu Ende geführte pathologische Mitosen deutet. Die DNS-Synthese ist vor allem in den stärker proliferierten, weniger cystisch erweiterten Drüsen erheblich gesteigert (FETTIG, 1965); das Kernvolumen ist meßbar vermehrt (PICARD, 1950). Der RNS-Gehalt im *Cytoplasma* der Drüsenepithelien ist um so höher, je stärker sie proliferieren (ATKINSON *et al.*, 1949; REMOTTI, 1956; MOOKERJEA, 1961). In stark cystisch erweiterten Drüsen kann er wieder abnehmen (BREMER *et al.*, 1951). Glykogen ist in geringer Menge immer nachweisbar (ATKINSON *et al.*, 1952; CRAMER und KLÖSS, 1955; BUSANNI-CASPARI und UNDEUTSCH, 1956; RUNGE *et al.*, 1956; ARRONET und LATOUR, 1957; LEWIN, 1961; STRAUSS, 1963). Die Zahl der kleinen Glykogengranula entspricht elektro-

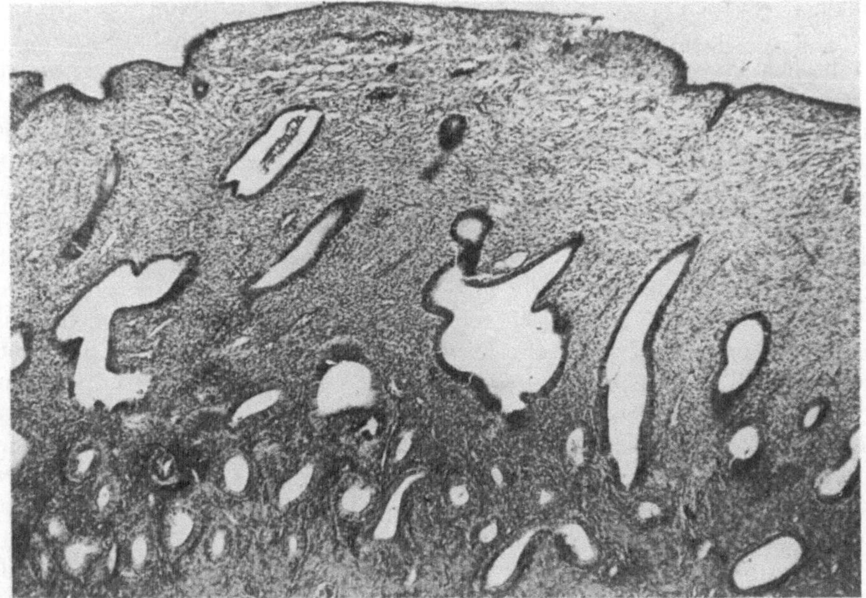

Abb. 46. Beginnende glandulär-cystische Hyperplasie

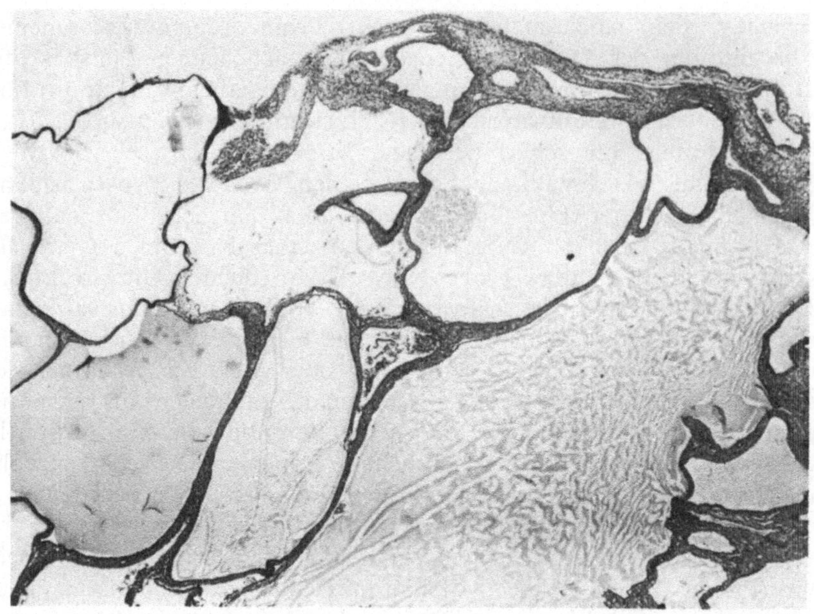

Abb. 47. Hochgradige glandulär-cystische Hyperplasie mit fast vollständigem Schwund des Stromas zwischen den maximal erweiterten und daher von gedehntem, niedrigem Epithel ausgekleideten Cysten

nenoptisch der in der mittleren Proliferationsphase (FASSKE *et al.*, 1965). Lipoidkörnchen sind vermehrt nachweisbar (CRAIG und DANZIGER, 1965). Der Schleimgehalt der Drüsen ist gegenüber der Norm erhöht (SALM, 1962); dabei reichern sich vor allem saure Mucoide am apikalen Zellsaum an. Die Aktivität der alkalischen Phosphatase ist in direkter Proportionalität zum Oestrogenspiegel gesteigert (ATKINSON und GUSBERG, 1948; HALL, 1950; MCKAY *et al.*, 1956; LEWIN, 1961; MOOKERJEA, 1961; KUCERA, 1964; FILIPPE und DAWSON, 1968), die der sauren Phosphatase und der Esterase vermindert (GOLDBERG und JONES, 1956; MCKAY *et al.*, 1956). HUGHES (1976) sieht in der gesteigerten Aktivität der TPN- und der Glucose-6-phosphat-Dehydrogenase über eine vermehrte Bereitstellung von DNS und RNS Wegbereiter hyperplastischer und schließlich atypischer Zellproliferationen.

Elektronenoptisch lassen sich verschiedene Drüsenzellen bei der glandulär-cystischen Hyperplasie unterscheiden (WESSEL, 1961): 1. solche, die den Epithelien der Proliferationsphase entsprechen, aber etwas kürzere Mikrovilli, einen über das ganze Cytoplasma verteilten Golgiapparat und zahlreiche Lipidgranula enthalten, 2. dunkle Zellen mit Ausläufern, die zahlreiche Ribosomen, osmiophile Granula und einen DNS-reichen Kern aufweisen, 3. helle Zellen, bei denen es sich teils um Flimmerzellen (HAMPERL, 1950), teils um gestörte Mitosen handelt (SARBACH, 1955; FUCHS, 1959).

Dem *Stroma* fehlen die für die Progesteroneinwirkung kennzeichnenden Differenzierungserscheinungen. Es besteht aus cytoplasmaarmen, glykogenfreien Zellen mit teils kleinen, chromatinreichen, dicht gelagerten, teils großen, chromatinarmen, weit auseinanderliegenden Kernen und geringer Proliferationsaktivität (Fettig, 1965). Körnchenzellen sind nicht nachweisbar. Mastzellen können zahlreich sein (Runge *et al.*, 1956). Die Gitterfasern sind stark vermehrt und plump (Wermbter, 1924; Tietze, 1934; Centaro und Serra, 1949; Eckert, 1955), jedoch unterschiedlich dicht gelagert und stellenweise durch ein fleckiges Ödem auseinandergedrängt. Typische Kollagenfasern fehlen (im Gegensatz zum atrophischen Endometrium). Auch die Grundsubstanz ist unterschiedlich: in den dichten Stromabezirken reich an Mucopolysacchariden und Eiweiß, in den lockeren Bereichen teils depolymerisiert, teils reich an fibrinoiden Abscheidungen, offenbar infolge einer erhöhten Gefäßfragilität (Schmidt-Matthiesen, 1965). Die fibrinolytische Aktivität ist hoch. Die Spiralarterien sind nur wenig entwikkelt und verlaufen gerade (Schröder, 1954; Beilby *et al.*, 1971); ihre gestagenbedingte Proliferation bleibt aus, so daß sie nur knapp der Ernährung genügen (Masshoff und Kraus, 1955). Die oberflächlichen Capillaren sind dagegen sehr zahlreich, oft sinusoid ausgeweitet und stark gestaut, z.T. enthalten sie auch hyaline Thromben, die das Lumen ganz oder teilweise ausfüllen (Abb. 48a). Vergleichbare Hyalinablagerungen finden sich mehr oder weniger zahlreich auch frei im Stroma, in das sie wahrscheinlich durch Gefäßzerreißung ausgetreten sind (Masshoff, 1941). Ältere Austritte von Hyalinsubstanz werden organisiert. Im Stroma trifft man weiterhin herdförmig auf frischere und ältere Blutaustritte, in denen umschriebene hämorrhagische Nekrosen auftreten können (Abb. 48b).

Analog zur Blutung aus dem anovulatorischen Cyclus handelt es sich auch bei der klinisch als Dauerblutung nach längerem Intervall imponierenden Abstoßung der glandulär-cystischen Hyperplasie um eine pathologische *Abbruchblutung* durch ein Oestrogendefizit. Dieses kann auf verschiedene Weise eintreten: Die Schleimhaut baut sich unter dem kontinuierlich hohen Oestrogenspiegel immer höher auf, bis die Oestrogenkonzentration eines Tages, gewöhnlich nach etwa 3 Monaten, zur Aufrechterhaltung des voluminösen Endometrium nicht mehr ausreicht; es kommt zum Zerfall durch relativen Oestrogenmangel (sog. Durchbruchblutung) bei gleichbleibend hohem Oestrogenspiegel im Blut (Letterer, 1948). Es kann aber auch zum echten Abfall des Oestrogens durch Rückkoppelungsmechanismen seitens der Hypophyse kommen, der sich, möglicherweise schon eher, in gleicher Weise auswirkt. Auch hier ist wie beim anovulatorischen Cyclus der relative oder absolute Abfall des Oestrogens nur die letzte auslösende Ursache der Abbruchblutung. Auf dem Boden einer abnormen Gefäßentwicklung und abwegigen Struktur des Stromas und der Grundsubstanz kommt es über eine fehlerhafte Zirkulation mit Thrombosen, Gefäßwanddefekten, Blutaustritten, Hyalinablagerungen und Nekrosen zur protrahierten Abstoßung der nicht dissoziierten Schleimhaut. Sie erfolgt oft unter erheblichen und anhaltenden Menorrhagien, da einerseits die Schleimhaut infolge des Fehlens von Relaxin nicht aufgelöst wird, andererseits durch immer weiter produziertes Oestrogen ständig neu proliferiert. Dabei hemmen aktivierte proteolytische Enzyme die Gerinnung in dem sich zu langsam abstoßenden Endometrium. Andererseits ist die durch Oestrogen stimulierte fibrinolytische Aktivität hoch (Schmidt-Matthiesen, 1965, 1967). Vielleicht sind die reichlichen hyalinen (fibrinoiden) Ablagerungen im Stroma Folgen einer Fibrinolyse, die durch Ausbleiben der Desmolyse im Gewebe liegen bleiben und sogar organisieren können.

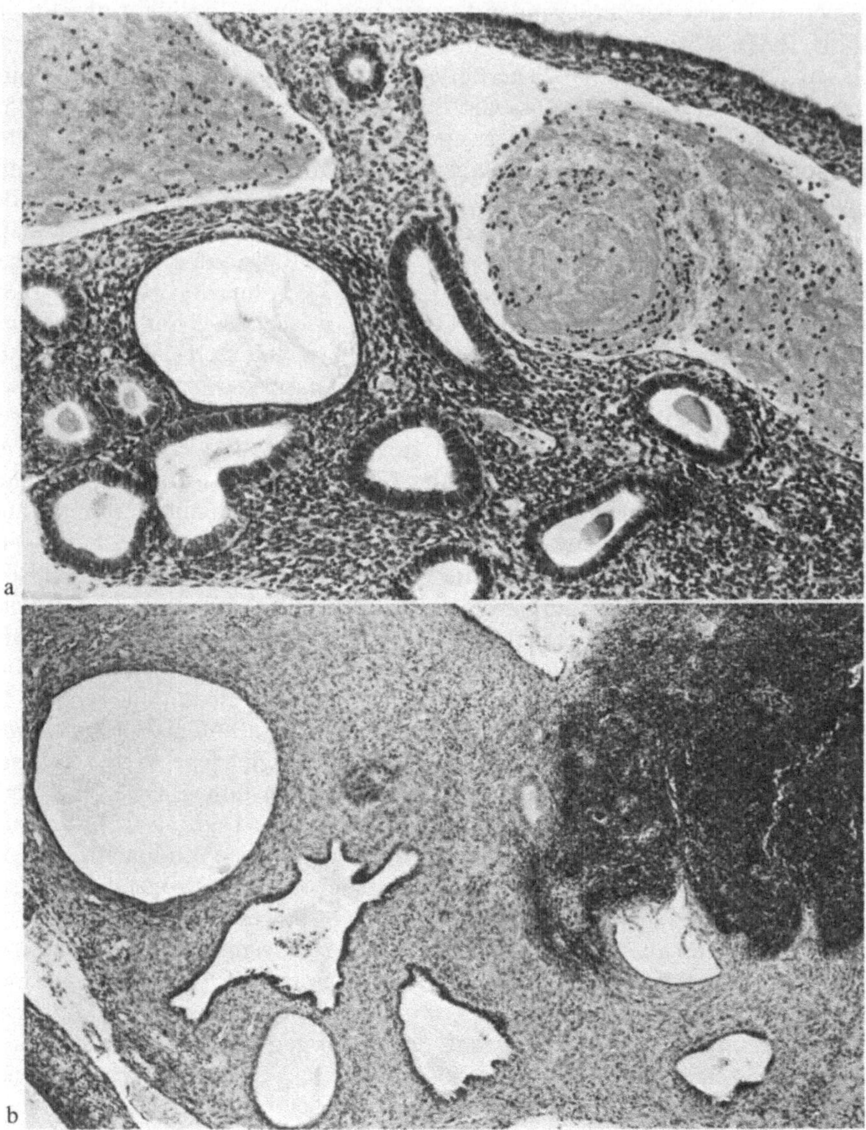


Abb. 48a u. b. Hyaline Thromben (a) und herdförmige hämorrhagische Nekrosen (b) in einer glandulär-cystischen Hyperplasie

Nach längerer Dauerblutung kann dagegen eines Tages der größte Teil der hyperplastischen Schleimhaut abgestoßen sein; eine zu diesem Zeitpunkt ausgeführte Abrasio fördert nur noch spärliche hämorrhagisch durchtränkte Reste mit geschrumpftem Stroma und kollabierten Drüsen zutage, hinter deren Umfang man zuweilen noch die ursprünglich cystische Konfiguration vermuten kann (Abb. 49). Wir sprechen von *abgebluteter glandulär-cystischer Hyperplasie.*

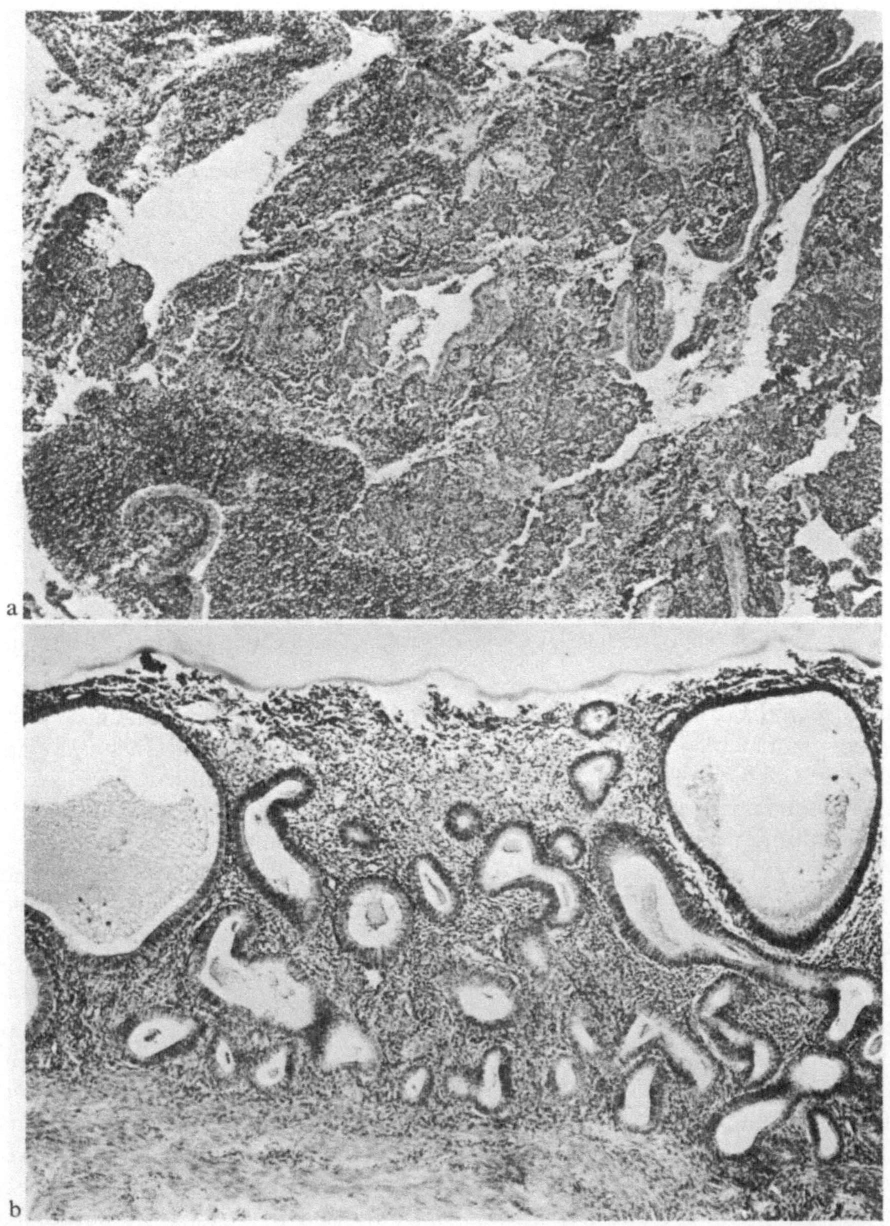


Abb. 49a u. b. Abgeblutete glandulär-cystische Hyperplasie. (a) Durch Abrasio gewonnene Reste nach mehrwöchiger Blutung mit kollabierten Cysten und vollständiger hämorrhagischer Nekrose des Stromas, (b) noch stehengebliebene cystisch erweiterte Basalisdrüsen am exstirpierten Uterus

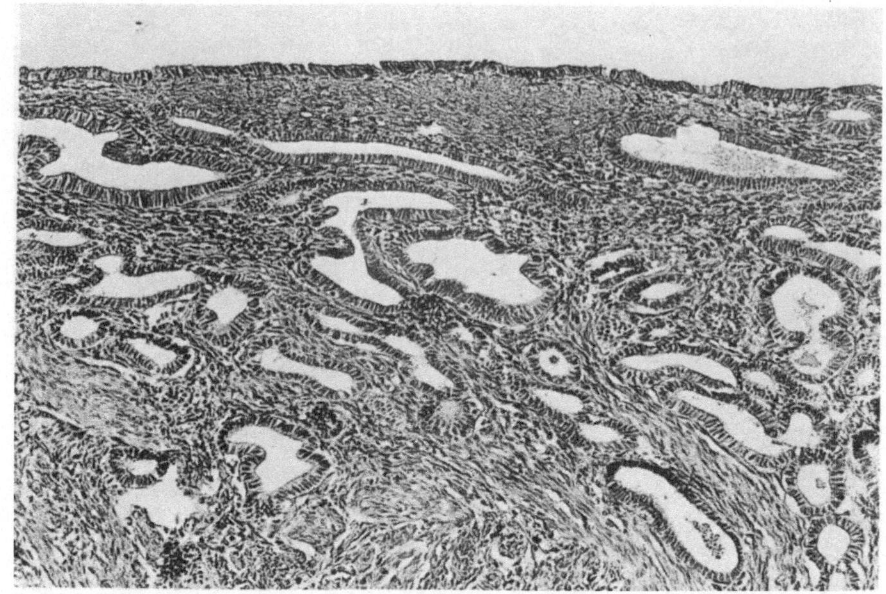

Abb. 50. Rezidivierende glandulär-cystische Hyperplasie nach vorausgegangener Abstoßung

Im Extremfall der totalen Gewebsabstoßung läßt sich auch diese Diagnose histologisch nicht mehr stellen. Da die glandulär-cystische Hyperplasie aber zu Rezidiven neigt (Abb. 50) (nach Tietze, 1934, bei 67,2% der Jugendlichen und 36,3% der älteren Patientinnen), führt eine zweite Abrasio mit Beginn einer erneuten Dauerblutung nach längerem Intervall in der Regel doch noch zur Diagnose.

*Sekretorische Umwandlungen* kommen innerhalb einer glandulär-cystischen Hyperplasie gelegentlich auch ohne Hormonbehandlung vor (nach Gruner, 1942, in 6,2%; nach Behrens, 1954, in 3% der Fälle). Ein geringfügiges herdförmiges Auftreten von Glykogen in Form von einzelnen basalen Vacuolen im Drüsenepithel ist durch die im reifen Follikel gebildeten kleinen Progesteronmengen in ähnlicher Weise zu erklären wie gegen Ende der Proliferationsphase oder durch vorübergehende Luteinisierungen im persistierenden Follikel (Busanni-Caspari und Undeutsch, 1956; Hinz, 1957), zuweilen kommt es auch zu fokalen Differenzierungen der Stromazellen. Eine weitere spontane Umwandlung ist selten. Nach therapeutischer Verabreichung von Gestagenen oder von Clomiphen dagegen können sich die cystisch erweiterten Drüsen sekretorisch umwandeln (Abb. 51) und das Stroma fibrinolytisch inaktiv, sowie ausgesprochen prädecidual bis decidual werden (Kistner *et al.*, 1966); gelegentlich wird aber auch die Rückkehr zu normalem oder atrophischem Endometrium beobachtet (Wentz, 1966).

Zuweilen kommen im Drüsenepithel des hyperplastischen Endometrium *Plattenepithelknötchen* vor (Hunziker, 1911; nach Kutlik, 1962, in 2,5% aller untersuchten Endometrien), bei denen es sich sehr wahrscheinlich um gutartige Plattenepithelmetaplasien des Cylinderepithels bzw. pluripotenter Zellen des Müllerschen Epithels handelt (Meyer, 1922; Hintze, 1928; Fluhmann, 1928,

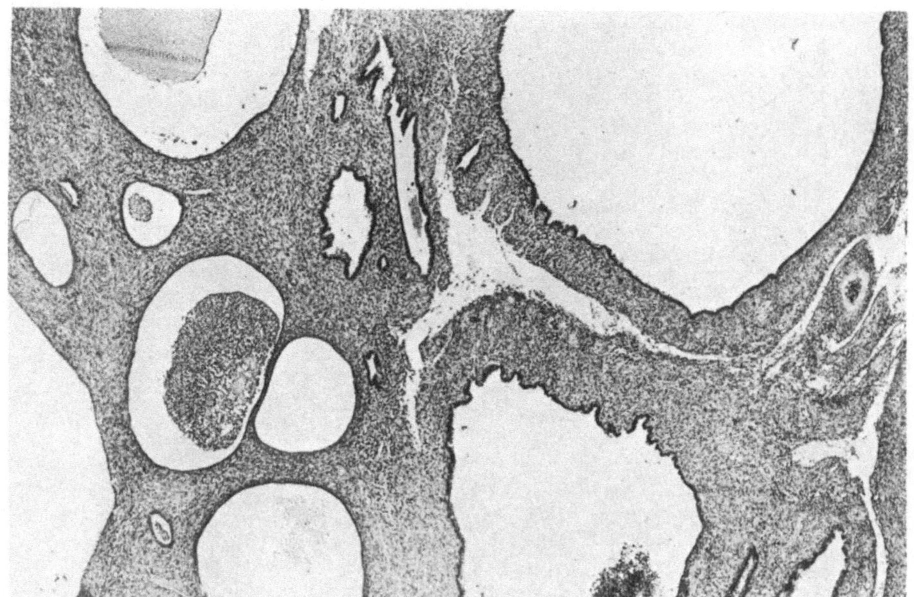

Abb. 51. Sekretorische Umwandlung eines Teils der Drüsen in einer glandulär-cystischen Hyperplasie

1953, 1954; BRUNTSCH, 1950). Die Annahme von STRAUSS und HIERSCHE (1963), daß diese Knötchen aus „entdifferenzierten Abkömmlingen der Corpusepithelien" bestünden, ist weniger naheliegend: Die die Knötchen aufbauenden Zellen haben histologischen Kriterien zufolge Plattenepithelcharakter; sie können zentral verhornen, wie sich z.B. mit der Phloxin-Tartrazinfärbung klar nachweisen läßt; eine begrenzende Basalmembran ist sehr oft erkennbar (s. Abb. 52); das Fehlen von Intercellularbrücken spricht nicht gegen die Plattenepithelnatur. Die Knötchen springen häufig knäuelförmig in das Drüsenlumen vor und können dieses ganz ausfüllen; zuweilen ist ihr Wachstumsdruck auch gegen das Stroma gerichtet. Wir sehen im Auftreten von Plattenepithelknötchen eine individuelle Variante in der Reaktion des Endometrium auf den erhöhten Oestrogenspiegel. Dafür sprechen unter anderem prospektive Langzeitbeobachtungen von Patientinnen, die alle Stadien der Hyperplasie bis zum Carcinom durchliefen: Waren bereits in der glandulär-cystischen Hyperplasie Plattenepithelknötchen nachweisbar, so fanden sich diese in der adenomatösen Hyperplasie wieder; das sich daraus entwickelnde Carcinom entsprach auf Grund seines Gehaltes an Plattenepithelknötchen einem Adeno-Cancroid. Das Auftreten von Plattenepithelknötchen in der glandulär-cystischen Hyperplasie prädisponiert jedoch keineswegs mehr zur Carcinomentstehung; die Knötchen sind auch im Adeno-Cancroid meist noch in dieses einbezogene gutartige Reste der Hyperplasie. Ein gehäuftes Auftreten von Plattenepithelknötchen findet sich, analog zum Tierexperiment (GUMBRECHT, 1936), nach langjähriger Oestrogentherapie (s. Abb. 53; vgl. SIEGERT, 1938; GOSCH, 1949).

Das *Schicksal* der glandulär-cystischen Hyperplasie ist weitgehend abhängig

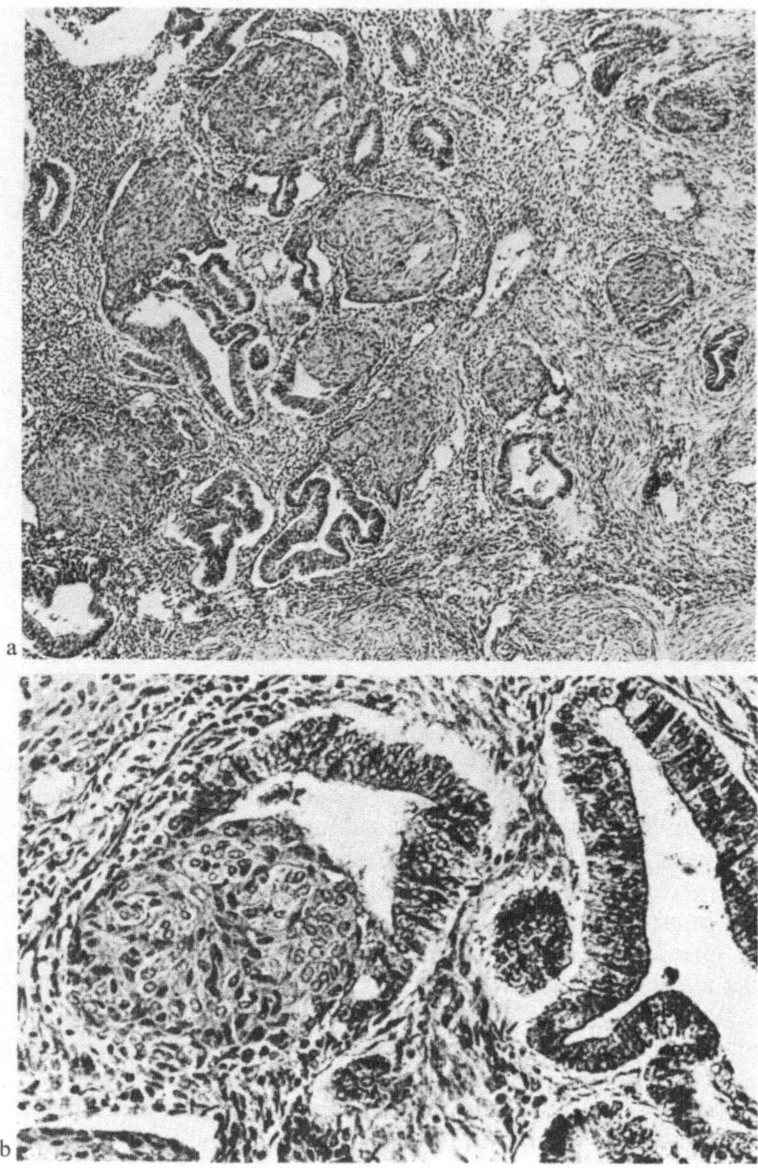

Abb. 52a u. b. Plattenepithelknötchen im Drüsenepithelverband einer glandulär-cystischen Hyperplasie mit beginnenden adenomatösen Wucherungen. (a) Schwache, (b) stärkere Vergrößerung

von der Dauer des Oestrogenüberschusses: Wird dieser mit Beginn der Menopause abgebaut, so treten regressive Veränderungen auf; besteht jedoch die Oestrogenproduktion oder -zufuhr weiter und bleibt am Ende der reproduktiven Phase ungehemmt, so geht die glandulär-cystische in eine adenomatöse Hyperplasie über (s. Tabelle 4). Während das Auftreten der glandulär-cystischen Hy-

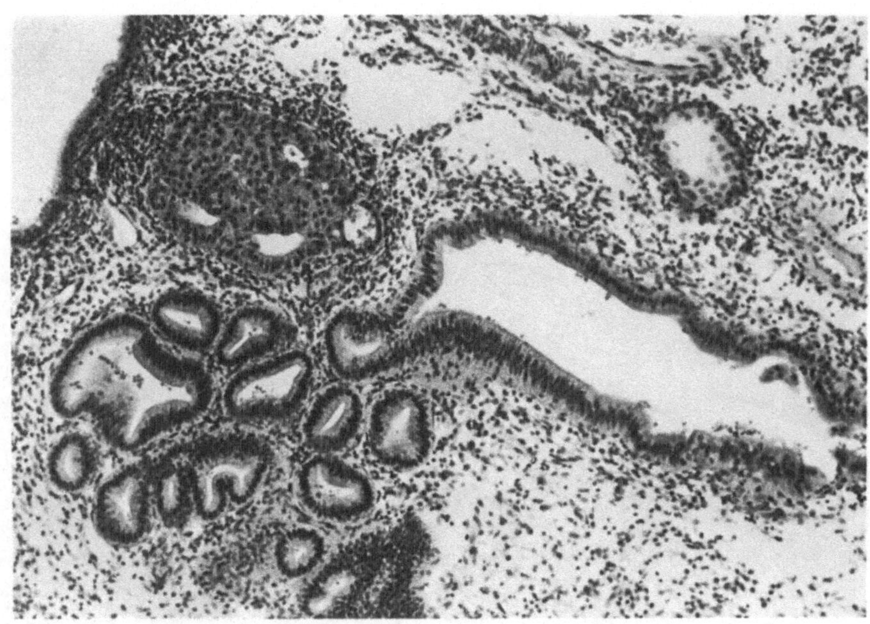

Abb. 53. Glandulär-cystische Hyperplasie mit Plattenepithelmetaplasien und beginnenden adenomatösen Wucherungen nach langjähriger Östrogentherapie in der Postmenopause

perplasie sich zu Beginn und am Ende der Geschlechtsreife häuft, da diese Umstellungszeiten zu Anovulationen und passageren Follikelpersistenzen prädisponieren, wandelt sich das Bild der Hyperplasie nach der Menopause:

Nach vollständigem Erlöschen der Ovarialfunktion führt das allmähliche Absinken des Oestrogenspiegels ohne Abbruchblutung zunächst zum Stillstand der Proliferation; die Mitosen werden seltener, das Drüsenepithel etwas niedriger. Das im übrigen noch voll entwickelte Bild kann als *ruhende* glandulär-cystische Hyperplasie von der *aktiven* abgegrenzt werden (KAISER und SCHNEIDER, 1968). Die ruhende Form der Hyperplasie geht im Laufe der nächsten Jahre und Jahrzehnte unter zunehmender Atrophie in die *regressive Hyperplasie* über (Abb. 54): Das Drüsenepithel wird zunächst wieder einreihig und flacht dann mehr und mehr ab; es verarmt an RNS und Zellorganellen, die Kerne runden sich ab und werden klein und hyperchromatisch; auch das Stroma wird kleinzellig und dicht. Atypische Zellproliferationen des Drüsenepithels (RATZENHOFER und SCHMID, 1954) haben wir bei diesem Involutionsvorgang nie beobachtet: Sie sind vielmehr Ausdruck einer abwegigen hormonellen Stimulation (s.S. 233f). Interessanterweise kommt es dabei nicht zum Kollaps der Drüsen. Diese bleiben vielmehr cystisch bis ins hohe Alter als „versteinertes Bild" einer dem Beginn der Menopause vorausgegangenen und infolge eines zu langsamen Oestrogenentzugs nicht mehr abgebluteten Hyperplasie. Vom cystisch atrophischen Endometrium der Postmenopause (vgl. S. 85f.) unterscheidet sich die regressive Hyperplasie nur durch die größere Zahl der cystisch erweiterten Drüsen.

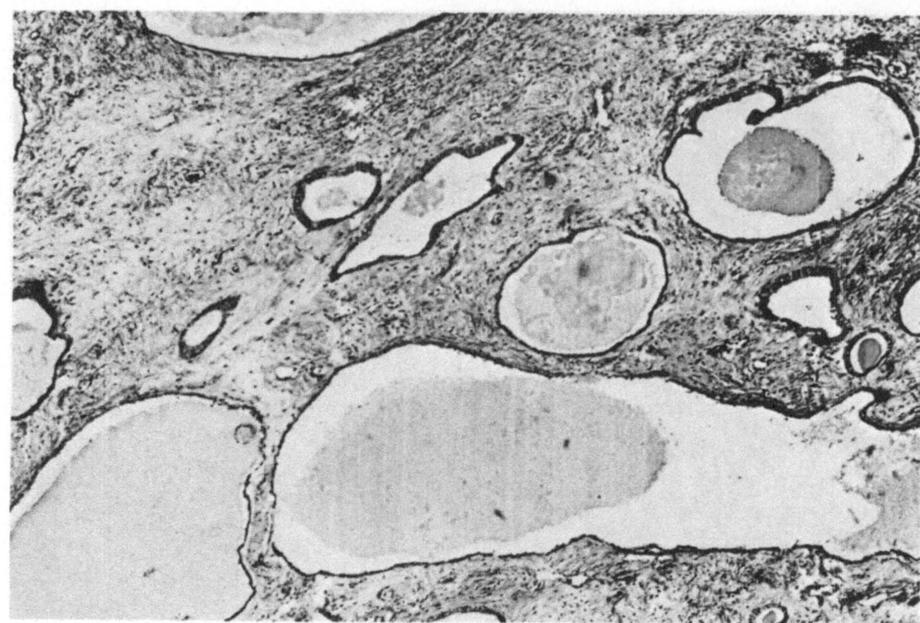

Abb. 54. Regressive Hyperplasie mit flachem, z.T. endothelartigem Drüsenepithel und zellarmem Stroma

Ein nach der Menopause mit dem endgültigen Versiegen der Progesteronsekretion anhaltend hoher oder auch nur mäßig hoher Oestrogenspiegel führt zum ungehemmten Oestrogenismus. Dieser regt die glandulär-cystische Hyperplasie zu weiterem kontinuierlichem Wachstum an, das zur Entwicklung einer **adenomatösen Hyperplasie** führt: Die Proliferation der bisher nur cystisch erweiterten Drüsen steigert sich zur adenomatösen Wucherung. Dabei kommt es jetzt auch zur Neubildung von *Drüsen,* z.T. sehr kleinen Kalibers bis zu kleinalveolären Strukturen (Abb. 55, 56). Die größeren Drüsen umgeben sich mit einem sehr hohen, mehrschichtigen Epithel oder bilden weit in die Lichtung vorspringende Epithelpapillen. Die noch länglichen, chromatinreichen Kerne zeigen beginnende Unregelmäßigkeiten und eine erheblich gesteigerte DNS-Synthese (Fettig, 1965); das Cytoplasma ist spärlich und durch seinen Reichtum an RNS basophil, es enthält keine Differenzierungsprodukte. Die histochemischen Reaktionen haben sich gegenüber der glandulär-cystischen Hyperplasie so gut wie gar nicht geändert (McKay *et al.*, 1956).

Das *Stroma* zwischen den Drüsen tritt zugunsten der adenomatösen Wucherungen mehr und mehr zurück, so daß die Basalmembranen der Drüsen z.T. direkt aneinanderstoßen (dos-à-dos-Stellung). In den noch erhaltenen Stromazwickeln finden sich in über 50% der adenomatösen Hyperplasien Gruppen von *Schaumzellen* (Abb. 57, 59). Sie enthalten Lipoide mit grüner Eigenfluorescenz, bei denen es sich den histochemischen Reaktionen zufolge (Dallenbach-Hellweg, 1964) sehr wahrscheinlich um Cholesterinester als Oestrogenabbauprodukte handelt. Diese Zellen stehen nie in örtlicher und ursächlicher Beziehung

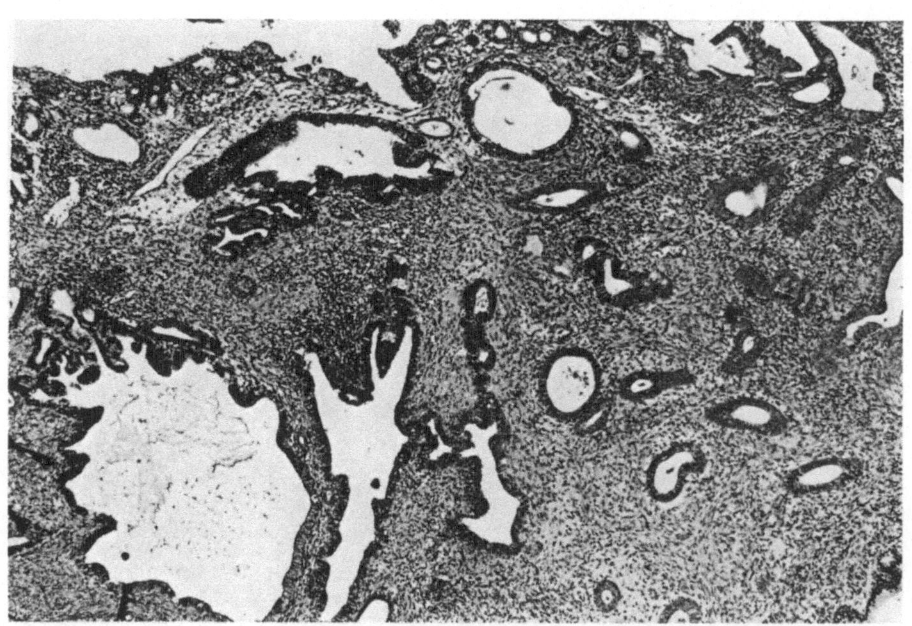

Abb. 55. Beginnende adenomatöse Hyperplasie, die sich aus einer glandulär-cystischen Hyperplasie entwickelt durch übersteigerte Epithelproliferation, hier vorwiegend in Form von intraluminalen Epithelpapillen

zu entzündlichen Prozessen; sie sind, ähnlich wie die Deciduazellen, umgewandelte Stromazellen und immer mit einem Hyperoestrogenismus, zuweilen durch exogene Zufuhr, vergesellschaftet. Als feiner Indicator für die Kontinuität des Oestrogenspiegels sind sie für die prognostische Beurteilung der adenomatösen Hyperplasie verwertbar: Je größer der Gehalt an Schaumzellen, desto schneller ist im allgemeinen die Progredienz der adenomatösen Hyperplasie zum Carcinom. Seltener (in 30% der Fälle) trifft man Schaumzellen auch bereits im Stroma der glandulär-cystischen Hyperplasie, wo sie zuerst von SCHILLER (1927), später von v. NUMERS und NIEMINEN (1961) gesehen wurden, oder im Polypenstroma (SALM, 1962). Wahrscheinlich wird das Oestrogen oder seine Abbauprodukte bei stark erhöhtem Oestrogenspiegel und Übersättigung des Endometrium im Cytoplasma der Schaumzellen gespeichert. Eine Oestrogenbildung in ihnen als Quelle des Hyperoestrogenismus ist aufgrund neuerer Untersuchungen unwahrscheinlich (DALLENBACH und RUDOLPH, 1974). Mit den endometrialen Schaumzellen morphologisch identische Zellen kommen nach Oestrogenbehandlung in Prostatacarcinomen vor (EPSTEIN, 1976).

Die adenomatöse Hyperplasie entwickelt sich unter ungehemmtem Oestrogeneinfluß und infolgedessen fast ausschließlich nach der Menopause, während der Geschlechtsreife nur bei anhaltender Anovulation (z.B. Stein-Leventhal-Syndrom) oder nach Oestrogentherapie (Abb. 58). Ihr Fortbestehen bzw. ihre Weiterentwicklung ist oestrogenabhängig: Sinkt der Oestrogenspiegel oder werden therapeutisch Gestagene zugeführt, so kann sie sich zurückbilden; bleibt er aber, wie nach der Menopause nicht selten, unvermindert hoch, so kann sich

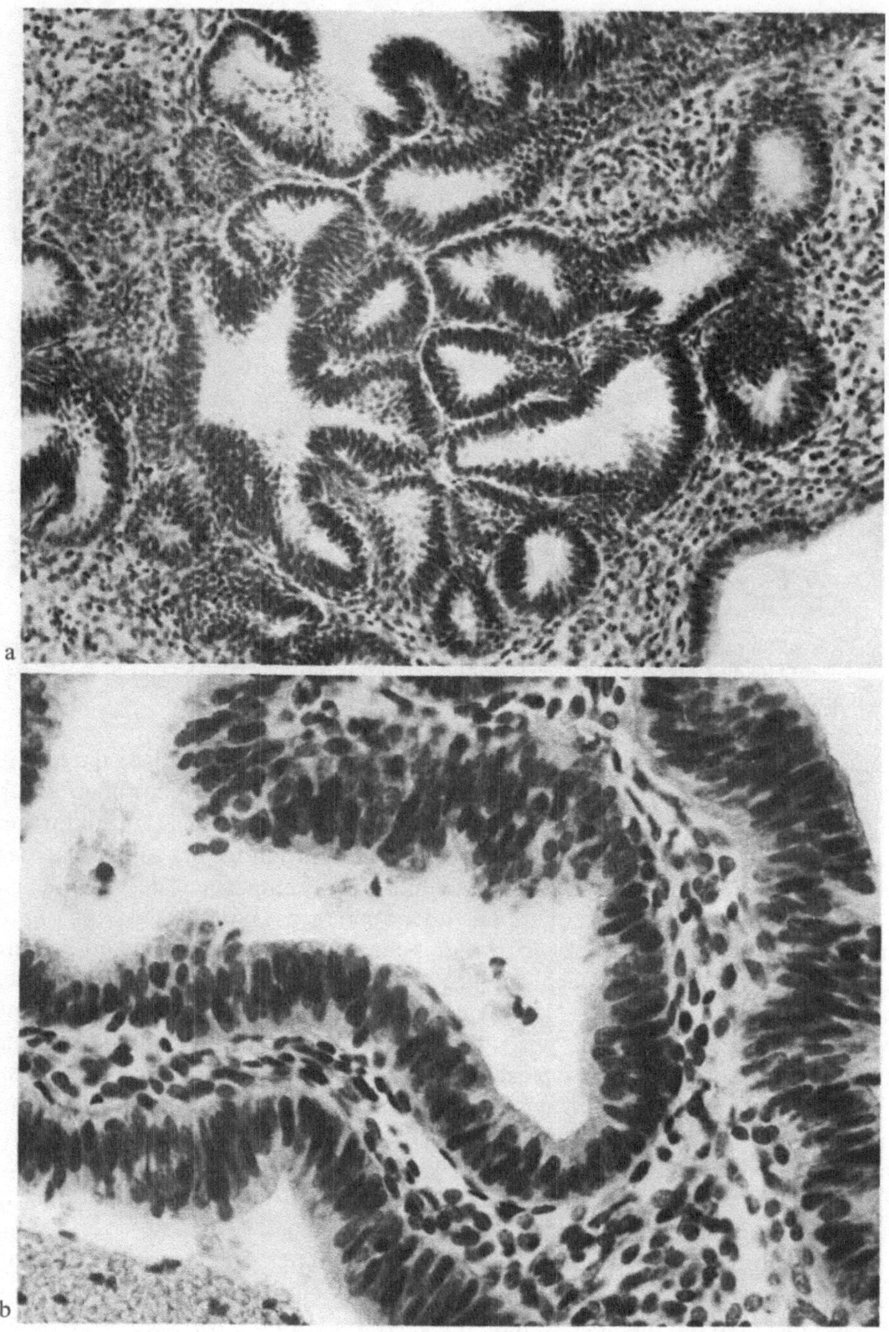

Abb. 56a u. b. Adenomatöse Hyperplasie mit weitgehendem Schwund des Stromas und z.T. klein-alveolären Drüsenverzweigungen. Das Epithel mehrreihig bis mehrschichtig. (a) Schwache, (b) stärkere Vergrößerung

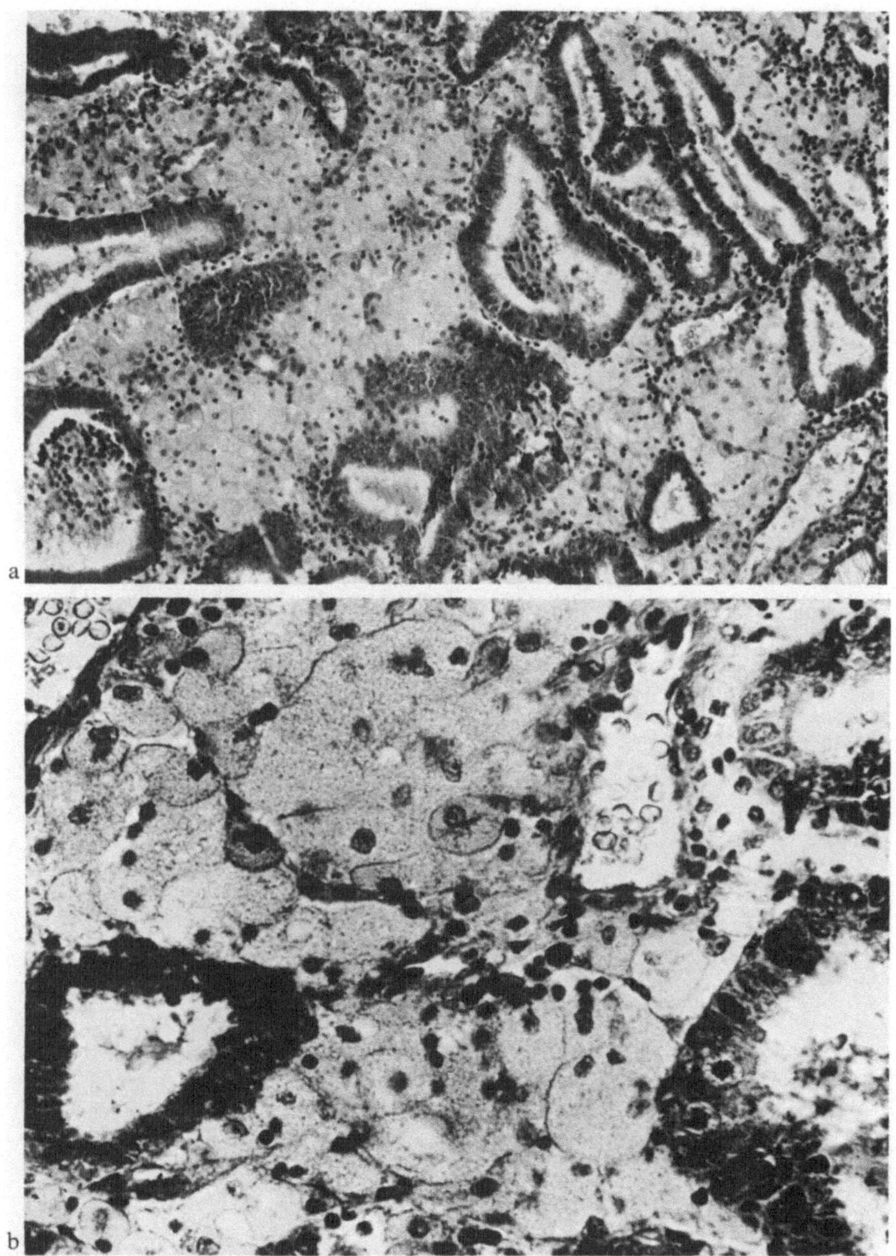

Abb. 57a u. b. Schaumzellige Umwandlung des Stromas einer adenomatösen Hyperplasie. (a) Schwache, (b) stärkere Vergrößerung

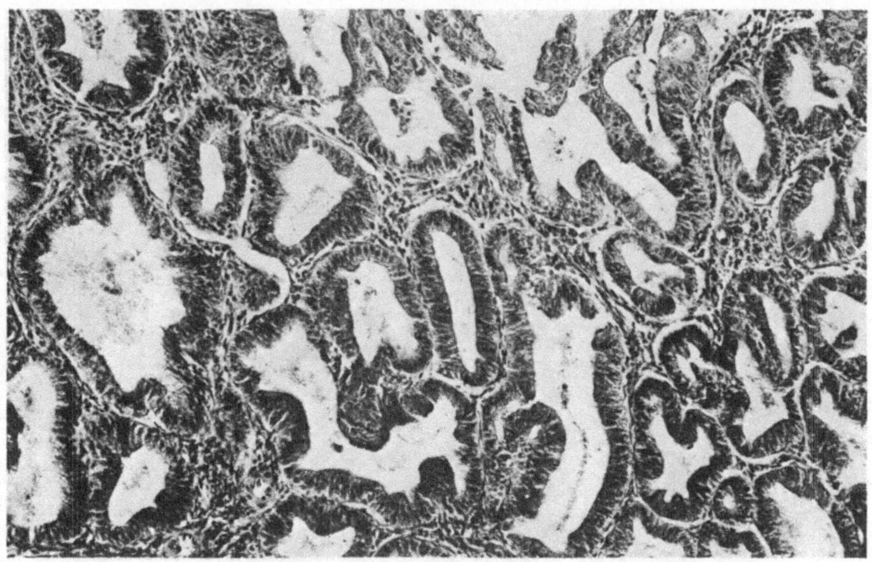

Abb. 58. Adenomatöse Hyperplasie des Endometrium, welche sich bei einer 37jährigen Patientin nach jahrelanger Östrogentherapie entwickelte

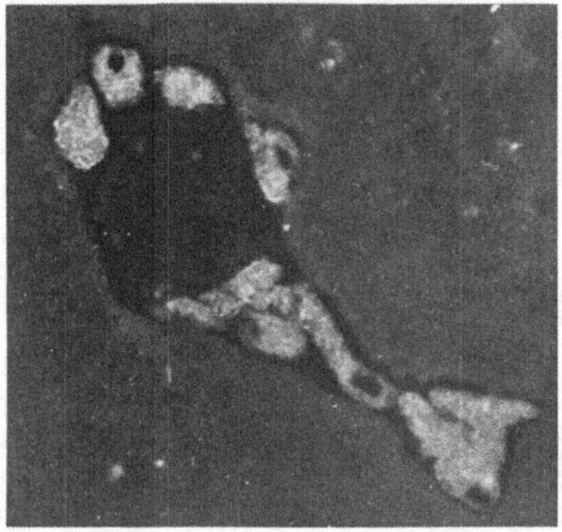

Abb. 59. Eigenfluorescenz der Schaumzellen

bei vorhandener Disposition aus der adenomatösen Hyperplasie durch fortgesetzte Steigerung der adenomatösen Wucherung nach verschieden langem Intervall ein Adeno-Carcinom entwickeln (s.S. 180, Abb. 60).

Übergänge zur carcinomatösen Entartung lassen sich zuweilen in einem kleinen Bereich der adenomatösen Hyperplasie oder auch multizentrisch (Buehl *et al.*, 1964) meist in der Basalis in Form anaplastischer Drüsengruppen im Endometrium beobachten: In diesem Bereich wird das Cytoplasma des Drüsen-

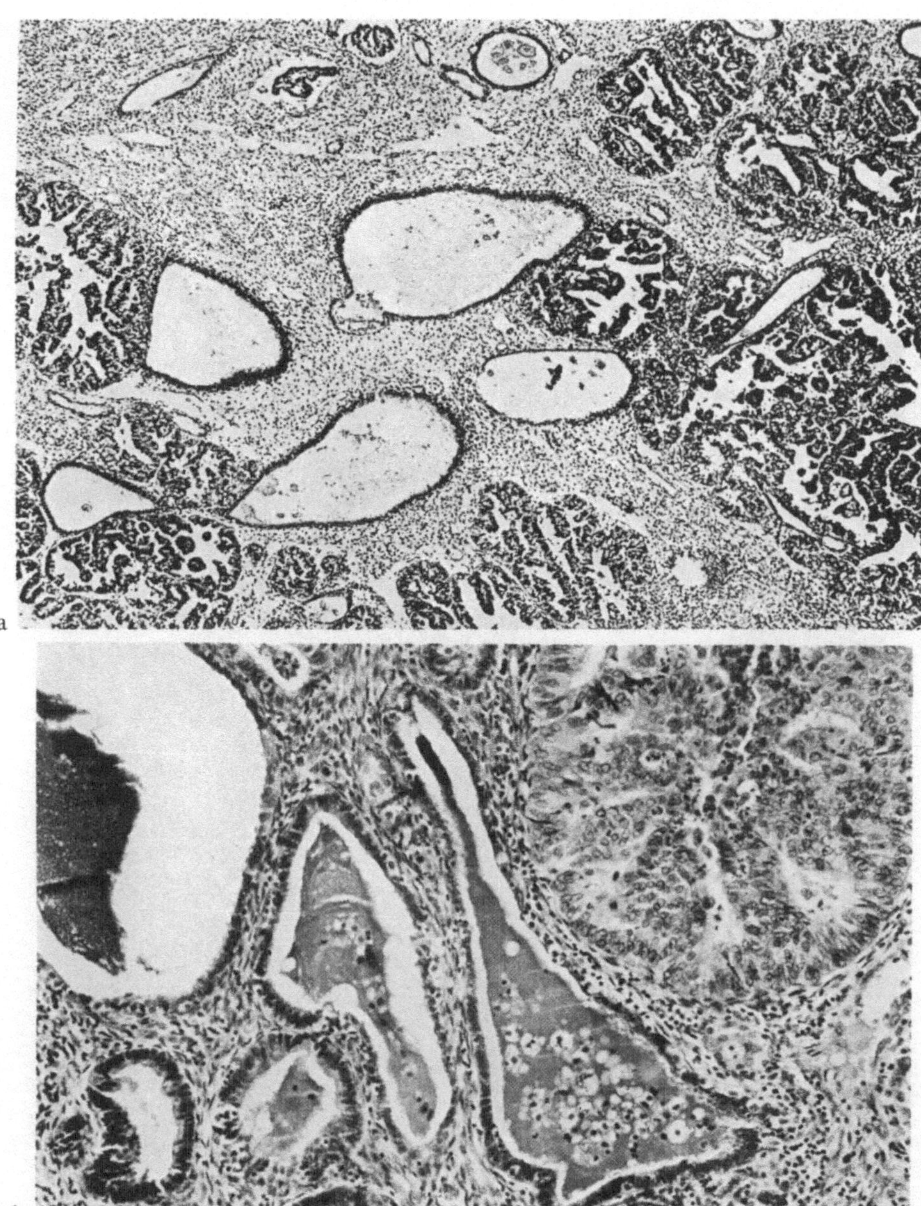

Abb. 60a u. b. In einer glandulär-cystischen Hyperplasie entstandene adenomatöse Hyperplasie (a) und beginnendes Adeno-Carcinom (a und b)

epithels durch vorübergehende RNS-Verarmung auffallend hell (McKay *et al.*, 1956); die Kerne vergrößern sich, runden sich ab und werden unregelmäßig (Abb. 61, 62). Cytophotometrische Untersuchungen dieser Kerne ergaben eine Aneuploidie, die bereits der des invasiven Carcinoms gleicht, während die glandulär-cystische Hyperplasie und der größte Teil der adenomatösen Hyperplasie

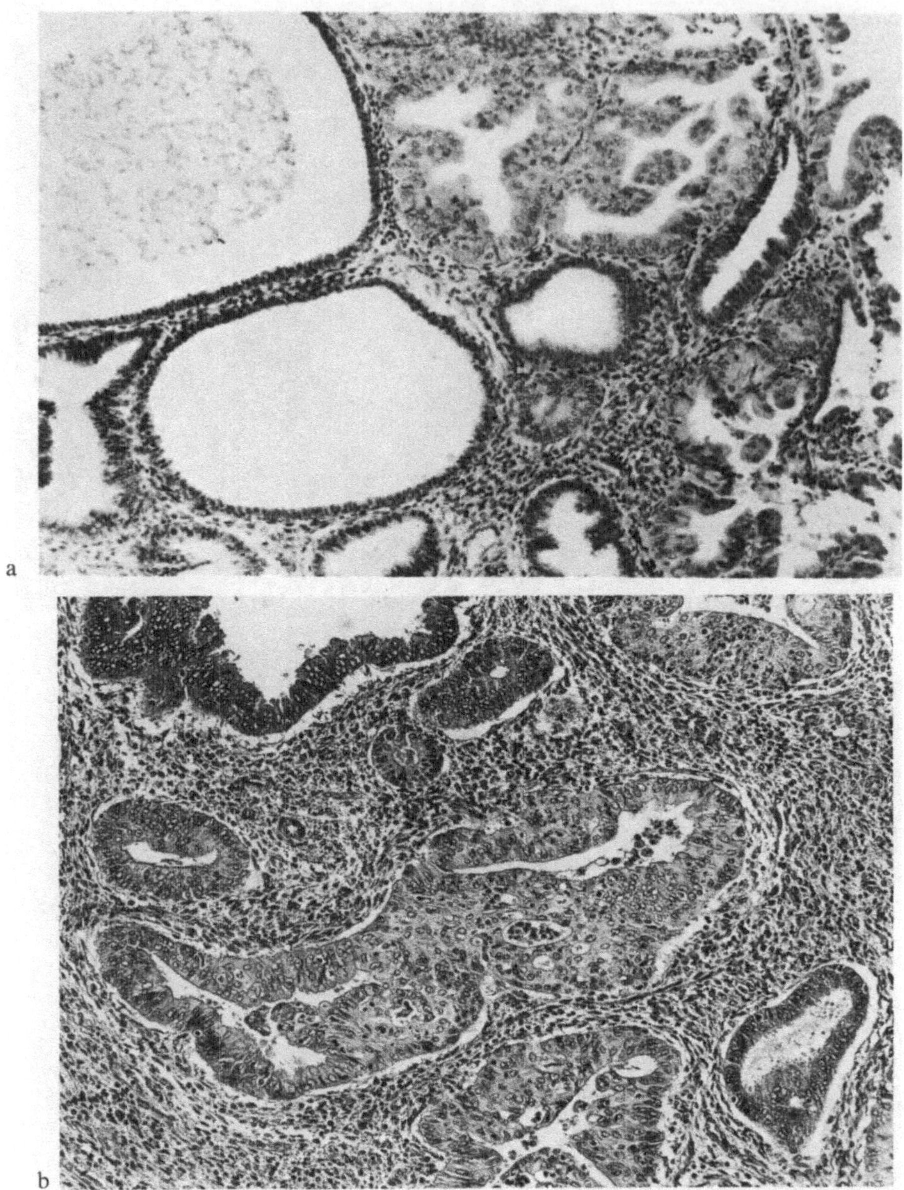


Abb. 61 a u. b. Endometriales Frühcarcinom mit aufgehelltem Drüsenepithel in einer adenomatösen Hyperplasie. (a) Oben rechts zwischen noch glandulär-cystischen und adenomatösen Anteilen, (b) im linken und mittleren Bildabschnitt

noch klare diploide DNS-Werte zeigte (WAGNER *et al.*, 1967). Das Chromatin ist verklumpt, die Nucleolen sind vergrößert. Es erfolgt eine plötzliche Verschiebung der histochemischen Reaktionen, die dann beim Carcinom konstant bleibt,

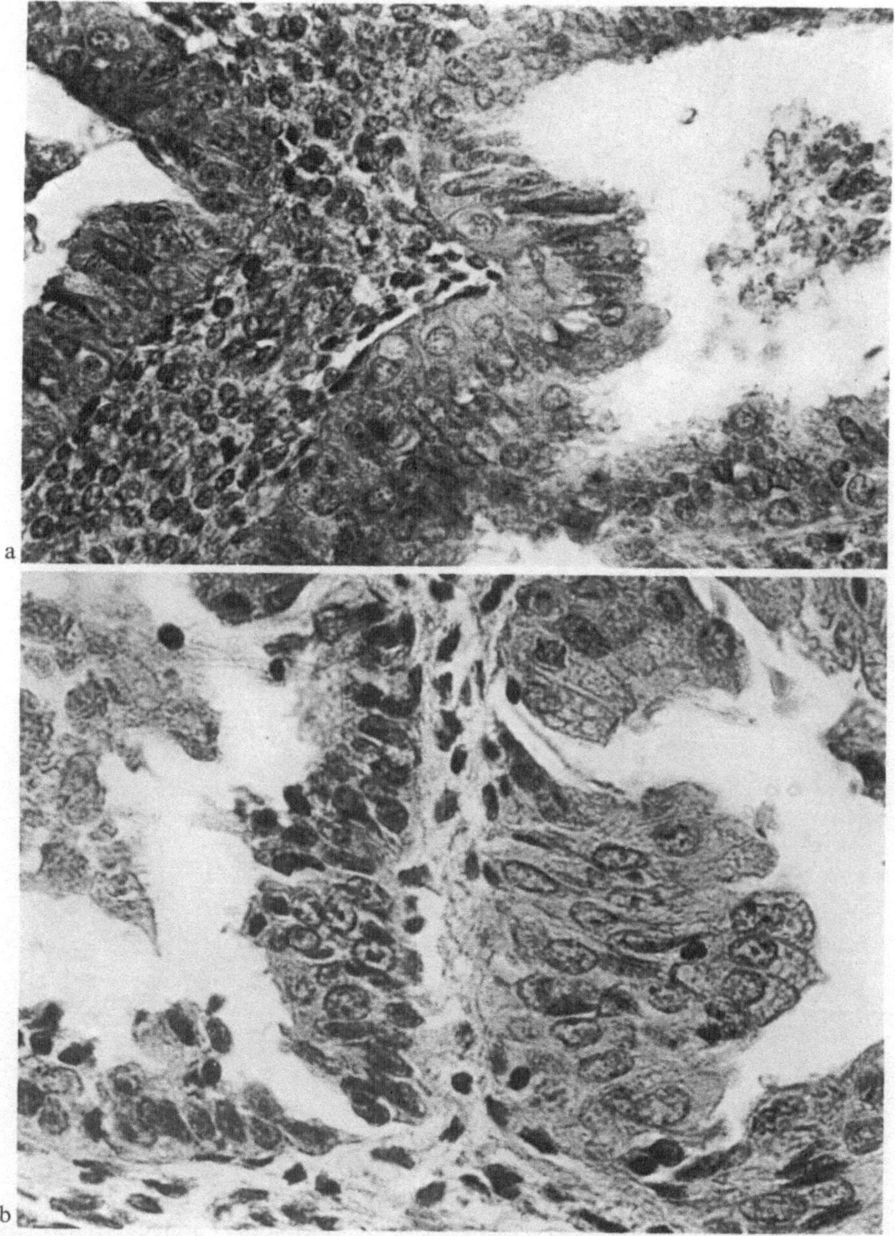


Abb. 62a u. b. Drüsenschlauch eines Frühcarcinoms (rechts) neben adenomatösen Drüsen (links). (a) Abhebung des Epithels der adenomatösen Hyperplasie mit länglichen Kernen durch runde Kerne von der Basis her. (b) Aneuploidie der Kerne des Frühcarcinoms

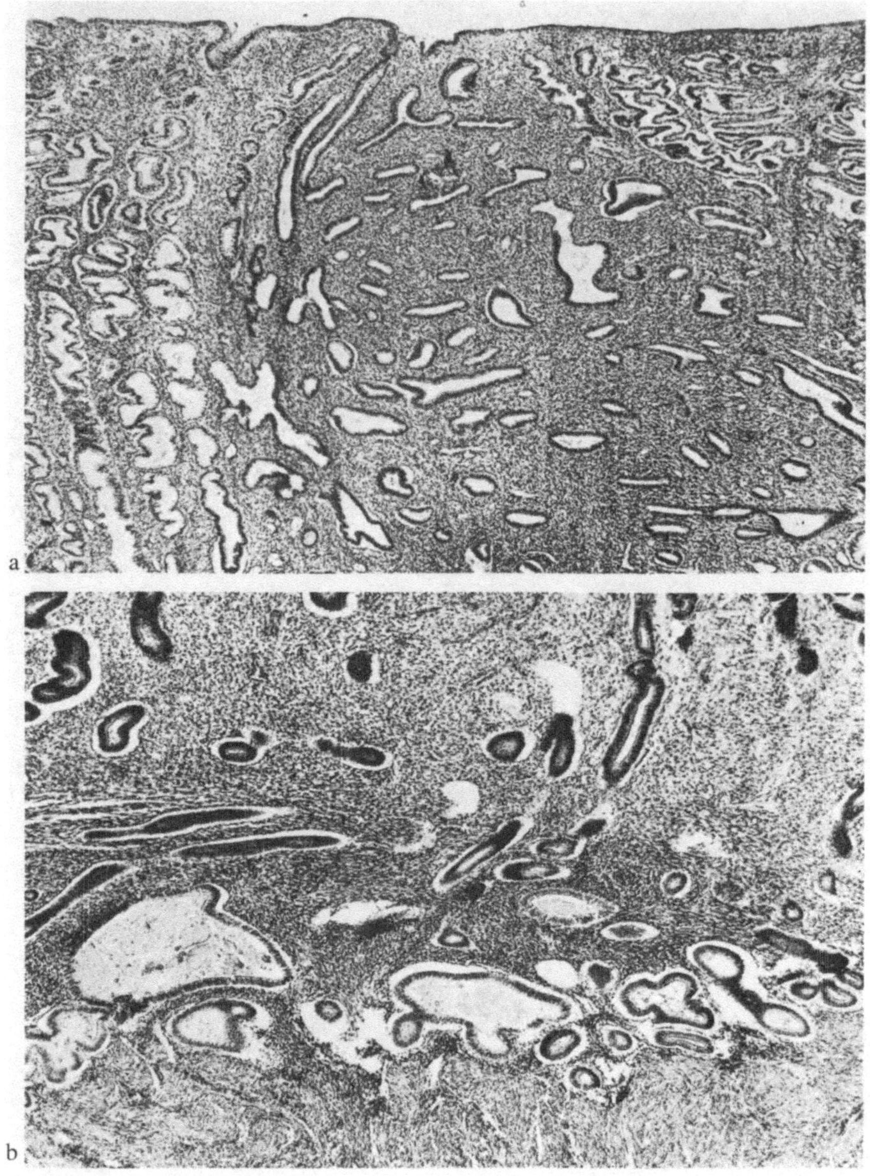

Abb. 63. (a) Umschriebene Hyperplasie, welche normal sezernierende Drüsen am linken Bildrand verdrängt. (b) Cystische Basalishyperplasie; darüber normal proliferierende Funktionalisdrüsen

Diese Veränderung beschrieben erstmals CULLEN (1900), später R. MEYER (1923) und LAHM (1928) als unmittelbare Krebsvorstadien. HERTIG *et al.* (1949) führten hierfür die Bezeichnung Carcinoma in situ ein. Aufgrund inzwischen gesammelter Verlaufsbeobachtungen sind diese Herde jedoch bereits als **endometriales Frühcarcinom** einzustufen (DALLENBACH-HELLWEG, 1979; vgl. S. 180). Wegen seiner Ähnlichkeit mit sezernierendem Endometrium wird das Frühcarcinom wohl oft übersehen oder gar zu der Annahme veranlassen, daß sich die adenomatöse Hyperplasie in sekretorischer Umwandlung befände. Die Unterscheidung ist mit der PAS-Färbung leicht möglich: Die Drüsen des Frühcarcinoms sind frei von Glykogen. Die innerhalb der adenomatösen Hyperplasie herdförmig überschießende Proliferation hat hier den Weg zu pathologischer carcinomatöser Differenzierung freigesetzt, analog zu den differenzierenden Zellveränderungen bei der frühen Stromainvasion des Mikrocarcinoms der Portio.

**γ) Sonderformen der glandulär-cystischen Hyperplasie.** Nicht immer wird das gesamte Endometrium durch Oestrogene gleichmäßig stimuliert; zuweilen reagieren nur bestimmte Areale auf die hormonellen Reize. So kommt es zur Entwicklung von *umschriebenen Hyperplasien,* auf deren Boden sich Polypen oder zuweilen sogar ein Carcinom in einem im übrigen sezernierenden Endometrium entwickeln kann (Abb. 63a). Abgesehen von ihrer örtlichen Begrenzung unterscheiden sich die umschriebenen Hyperplasien durch nichts von der diffusen Form.

Nicht selten ist eine *Basalishyperplasie,* bei der die cystisch erweiterten und stark proliferierten Basalisdrüsen regelrechtes Endometrium zur Oberfläche hin vor sich herschieben (Abb. 63b). Auf diese Weise können viele Cyclen ablaufen, bis die Hyperplasie klinisch in Erscheinung tritt (WINTER, 1955). Histologisch sind ihre Drüsen kaum von denen der glandulär-cystischen Hyperplasie unterscheidbar; man erkennt die Basalishyperplasie im Abrasionsmaterial an ihrem Stroma, das oft von Bündeln glatter Muskelfasern wirr durchzogen wird, in jedem Fall aber dem besonders faserreichen Basalisstroma entspricht. Auch die Basalishyperplasie kann sich unter entsprechendem Stimulus zur adenomatösen Hyperplasie und zum Carcinom weiterentwickeln. Neben der diffusen kommen umschriebene Basalishyperplasien vor; sie können zunächst die Bildung von sog. Endometriumhöckern veranlassen, später sich zu Polypen entwickeln, die allmählich hochwachsen (s. Abb. 64).

Die *polypöse glandulär-cystische Hyperplasie* ist gekennzeichnet durch umschriebene polypöse Wucherungen innerhalb der Hyperplasie, in denen sich die Drüsen z.T. noch stärker cystisch ausweiten und das sie umgebende Stroma ausgesprochen faserreich und gleichzeitig zellarm wird, zuweilen stark ödematös. Diese Polypen sind einerseits an ihrer Form, andererseits in der van Gieson-Färbung leicht an ihrem durch den Reichtum an Bindegewebsfasern roten Stroma zu erkennen. Gelegentlich kommt es nur innerhalb solcher Polypen zu adenomatösen Wucherungen; diese sind dort in bezug auf den Beginn einer Präcancerose nicht so ernst zu nehmen wie im übrigen Endometrium. Dennoch entwickeln sich bei hochgradigen Drüsenwucherungen auch hier gelegentlich carcinomatöse Entartungen.

An dieser Stelle sollen auch die **Polypen der Corpusschleimhaut** besprochen werden, die sich in einem nicht diffus hyperplastischen Endometrium häufig in der Mehrzahl entwickeln: Sie sind keine echten Gewebsneubildungen, sondern umschriebene Hyperplasien der Schleimhaut, die meist auf lokal begrenzte hormonelle Reize hin entstehen. Sie nehmen oft ihren Ausgang von umschriebenen Basalishyperplasien, die allmählich hochwachsen (SCHRÖDER, 1954) und dem Endometrium zunächst noch breitbasig, später gestielt aufsitzen, da das sie umgebende normale Endometrium mit der Menstruation abgestoßen wurde. Bevorzugte Lokalisationen sind das Fundusendometrium und die Tubenwinkel.

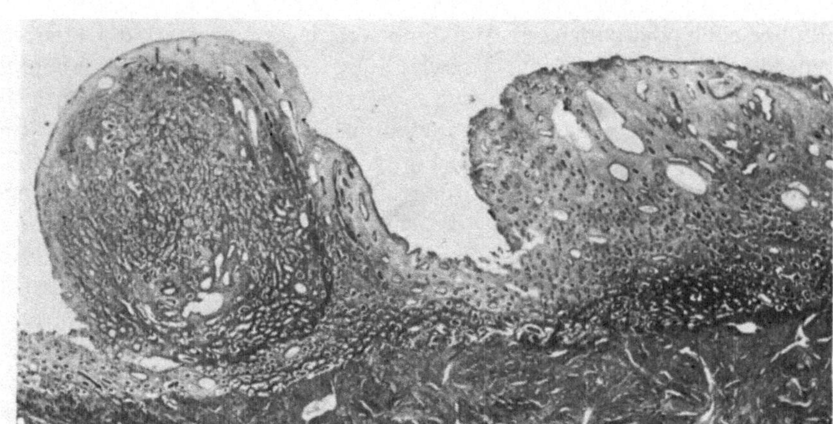


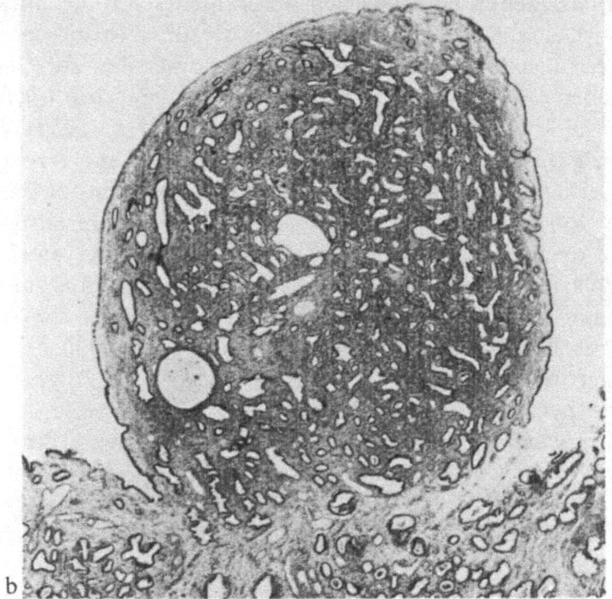


Abb. 64. (a) Hochwachsender adenomatöser Polyp in einer glandulär-cystischen Hyperplasie, (b) hochgewachsener drüsenreicher Polyp der Korpusschleimhaut

Ihrer histologischen Struktur nach unterscheiden wir drüsige oder drüsig-cystische, adenomatöse und fibröse Polypen. Dabei ist jede Polypenform einer ihr entsprechenden diffusen Form bzw. Veränderung des Endometrium analog:

Die *drüsigen* Polypen gleichen weitgehend dem normalen Endometrium. Sie sind erkennbar einerseits an ihrem zwar aufgelockerten, aber dennoch faserreichen Stroma (van Gieson-Färbung!), andererseits daran, daß sie sich meist nicht an den cyclischen Veränderungen beteiligen. Ihre rein proliferierenden Drüsen (hochgewanderte Basalisdrüsen!) fallen daher z.B. in einem sezernierenden Endometrium sofort auf. Das Stroma enthält oft noch Bündel dickwandiger

Basalisgefäße. Sind die Polypen im Abrasionspräparat ganz getroffen, so ist auch ihre Form mit dem 3-seitigen Epithelüberzug kennzeichnend (Abb. 64). – Die *drüsig-cystischen* Polypen unterscheiden sich in ihrer Struktur nur durch den Faserreichtum in ihrem Stroma von der glandulär-cystischen Hyperplasie; die Drüsen beider Veränderungen entsprechen sich in allen Einzelheiten. – Das gleiche gilt für die *adenomatösen* Polypen in bezug auf die adenomatöse Hyperplasie. Ein geringer Unterschied besteht darin, daß die adenomatösen Wucherungen in Polypen prognostisch nicht ganz so ernst genommen werden müssen wie in der diffusen adenomatösen Hyperplasie. Ein gestielter Polyp schnürt oder stößt sich leicht ab oder macht regressive Veränderungen durch. Erst, wenn auch der Stiel des Polypen von atypischen adenomatösen Wucherungen durchsetzt wird, ist die Prognose ernster. Andererseits kann sich ein Carcinom sehr wohl auch einmal direkt in einem Polypen entwickeln. Sehr viel häufiger kommen Polypen gleichzeitig mit einem Endometrium-Carcinom vor (nach Peterson und Novak, 1956, bei 2,7% aller Fälle mit Polypen vor und bei 15,5% der Fälle mit Polypen nach der Menopause). – Bei den *fibrösen* Polypen handelt es sich meist um regressive Formen der drüsigen Polypen. Sie treten daher auch am häufigsten im höheren Alter auf und sind dem atrophischen Endometrium vergleichbar (Abb. 65). Sie sind meist drüsenarm; die Drüsen können auch cystisch-atrophisch sein. Das Stroma besteht aus oft parallel verlaufenden, sehr dichtliegenden Bindegewebsfasern, die sich nach van Gieson kräftig rot anfärben. – Das Polypenstroma kann auch glatte Muskelfasern enthalten (*adenomyomatöse* Polypen); sie deuten auf die Herkunft des Polypen aus einer umschriebenen Basalishyperplasie hin. – Einige Polypen sind besonders gefäßreich. Sie können sowohl zahlreiche weite, dünnwandige (den Oberflächencapillaren des Endometrium entsprechende) als auch enge, dickwandige (den Spiralarterien entsprechende) Gefäße enthalten (*teleangiektatische* Polypen).

Diese verschiedenen Polypenformen können theoretisch in jedem Lebansalter vorkommen. Die jüngste Patientin in der von Lau und Stoll (1962) beschriebenen Serie von 1314 Polypen war 12 Jahre alt; der Altersgipfel lag bei 50 Jahren. In der Postmenopause treten gehäuft einerseits hormonell aktive adenomatöse Polypen auf, andererseits hormonell inaktive „versteinerte" drüsig-cystische Polypen, die der regressiven Hyperplasie entsprechen; ihr Drüsenepithel ist sehr flach, ihr Stroma zuweilen hyalinisert.

Eine Sonderform des Polypen in der Postmenopause wurde als „Matronenadenom" bzw. „Matronenpolyp" bezeichnet. Da bei der Prägung dieses Begriffes offenbar klinische Belange im Vordergrund standen, konnte über die histologische Struktur bis heute keine Einigung erzielt werden. Vielmehr wurden von verschiedenen Autoren nacheinander alle nach der Menopause vorkommenden Polypen mit diesem Namen belegt: Menge (1922) trennte das Matronenadenom als aktiv wuchernde echte Geschwulst von den Polypen ab. Darauf fußend beschrieb von Braitenberg (1941) unter dem Begriff „proliferierendes Matronenadenom" sogar eindeutige Adeno-Carcinome. Nach der ursprünglichen Ansicht Aschoffs und Schröders, alle Polypen seien Adenome, wies Adler (1926) auf die Häufigkeit des Vorkommens von Polypen in einer glandulär-cystischen Hyperplasie hin und vermutete eine gemeinsame Ursache, und R. Meyer (1923) faßte die Polypen als circumscripte Basalishyperplasien auf. Nach unseren heuti-

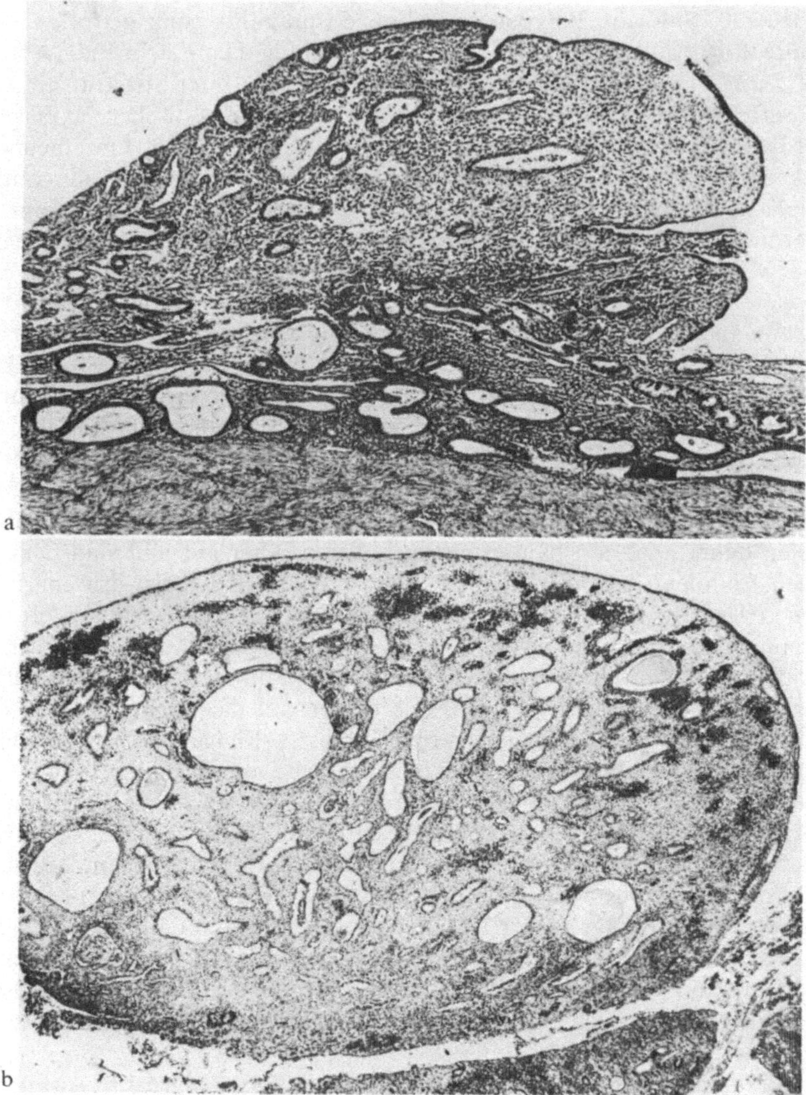


Abb. 65a u. b. Einer regressiven Hyperplasie breitbasig aufsitzender (a) und bereits abgelöster (b) fibrös-cystischer Alterspolyp

gen Vorstellungen entsprechen die polypösen Wucherungen des Endometrium vorwiegend hormonell (möglicherweise auch mechanisch) stimulierten umschriebenen Hyperplasien. Wir möchten daher hier den Ausdruck „Adenom“ fallen lassen und bei allen umschriebenen gutartigen Proliferationen des Endometrium von Polypen sprechen. Da der Begriff „Matronenadenom“ heute in vieler Hinsicht nicht mehr passend erscheint, möchten wir ganz auf ihn verzichten und vorschlagen, die Polypen der Postmenopause nach ihrer histologischen Struktur in adenomatöse, cystisch-atrophische und fibröse Alterspolypen zu unterglie-

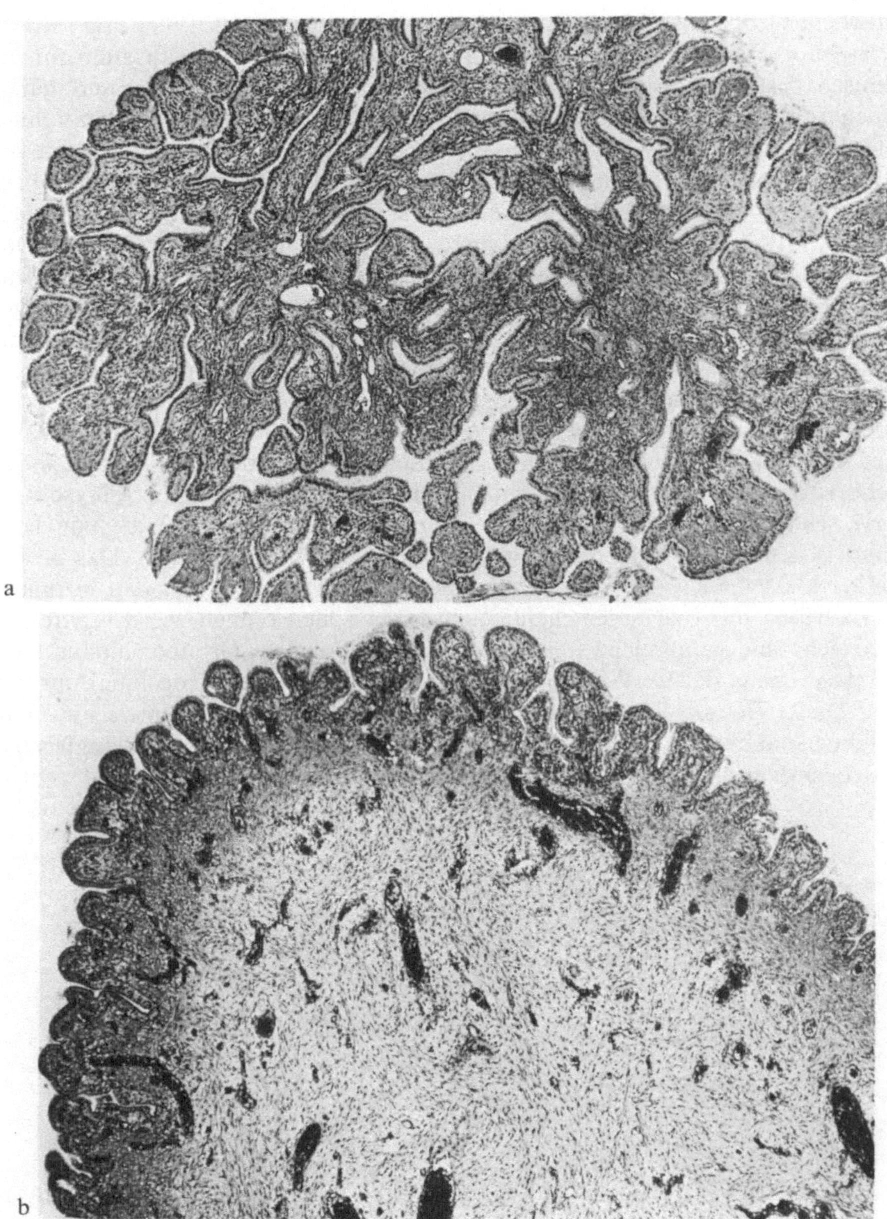


Abb. 66a u. b. Papillär gebauter (a) und gefäßreicher (b) Polyp der Cervixschleimhaut

dern. Diese Differenzierung schließt eine Aussage über die Prognose ein, die dem klinisch tätigen Gynäkologen wichtige Hinweise für das weitere Behandlungsschema gibt.

Da die Polypen mit der Menstruation meist nicht abgestoßen werden und selbst der Abrasio gelegentlich entgehen, können sie durch längeres Bestehen erhebliche Größe erreichen und zuweilen das Uteruscavum ausfüllen; sie nehmen dabei infolge ihrer weichen, nachgiebigen Konsistenz Uterusausgußform an. Klinisch bestehen Zwischenblutungen, Vor- oder Nachblutungen und häufig wehenartige Schmerzen. Durch Zug und Druck und möglicherweise Stieldrehung unterliegen die Polypen dann leicht *sekundären Veränderungen:* Sie können von Blutungen und entzündlichen Infiltraten durchsetzt sein, auch ganz nekrotisch werden und eine diffuse Endometritis auslösen. Gelegentlich kommt es in drüsig-cystischen Polypen zu Schleimaustritten aus traumatisierten Cysten, die von schleimhaltigen Makrophagen resorbiert werden (SALM, 1962). Wegen ihres im Vergleich zur sich abstoßenden Schleimhaut oft überdurchschnittlich langen Verweilens in utero sind die Polypen auch zuweilen einziger Sitz chronischer Veränderungen, wie z.B. von Tuberkeln oder alten Fremdkörpergranulomen.

Im Corpusabradat finden sich nicht nur Anteile aus Endometriumpolypen, sondern des öfteren auch solche aus Polypen der Cervix- und Übergangsschleimhaut. Diese lassen sich an der Struktur ihres Drüsen- und Oberflächenepithels leicht von den Polypen der Corpusschleimhaut *abgrenzen:* Die **Polypen der Cervixschleimhaut** haben fast immer eine papilläre Oberfläche, die von hoch zylindrischem schleimbildendem Epithel überzogen wird (Abb. 66). Das gleiche Epithel kleidet auch die Drüsen aus, die in ihrer Struktur von den normalen Cervixdrüsen nicht zu unterscheiden sind. Auch hier kennen wir drüsenreiche, faserreiche und gefäßreiche (teleangiektatische) Formen. Darüber hinaus kann sich das Stroma der Cervixpolypen während einer Gravidität decidual umwandeln. Dieser Befund kann zuweilen der erste morphologische Hinweis auf eine bestehende Schwangerschaft sein. HARRIS (1958) beobachtete nach langfristiger Oestrogentherapie zahlreiche Schaumzellen im Polypenstroma. Besonders stro-

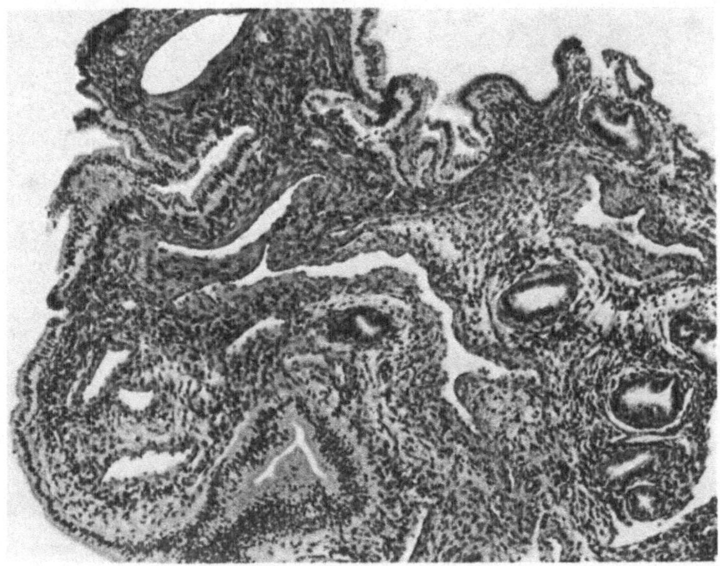

Abb. 67. Polyp der Übergangsschleimhaut. Cervixepithel an der Oberfläche; im Stroma, Drüsen vom Korpustyp

mareiche Formen kommen bereits im Kindesalter vor und müssen als juvenile Cervixpolypen vom Sarcoma botryoides abgegrenzt werden (Terruhn, 1977). Das Drüsen- und Oberflächenepithel der Cervixpolypen neigt besonders zur Entwicklung von Reservezellhyperplasien und Plattenepithelmetaplasien, die fast immer gutartig sind. Während der Gravidität treten oft noch kleinalveoläre Drüsenproliferationen hinzu (Meinrenken, 1956), die allerdings vorwiegend und weitaus verstärkt unter exogener Gestagenzufuhr entstehen (vgl. S. 242). Ganz oder überwiegend von metaplastischem Plattenepithel überzogene Polypen der Cervixschleimhaut entstehen dann, wenn sie aus dem äußeren Muttermund herausragen und werden als *sog. Portiopolypen* bezeichnet. — Die *Polypen der Übergangsschleimhaut* enthalten Drüsen sowohl vom Corpus- als auch vom Cervixschleimhauttyp und bieten daher ein gemischtes Bild. Sie sind seltener als die anderen Formen, zu denen sie sich im übrigen morphologisch entsprechend verhalten (Abb. 67).

In morphologischer, aber nicht in ursächlicher Analogie zur glandulär-cystischen Hyperplasie des Corpusendometrium steht die *drüsig-cystische Hyperplasie der Cervixschleimhaut.* Beide Formen können gemeinsam, aber auch isoliert auftreten. Die drüsig-cystische Hyperplasie der Cervixschleimhaut ist jedoch meist nicht Bestandteil einer Abrasio, sondern wird mehr oder weniger als Zufallsbefund bei der histologischen Untersuchung exstirpierter Uteri gesehen. Klinisch kommt ihr weniger Bedeutung zu, da sie sich nicht abstößt und daher nicht zu Blutungen führt. Da ihre cystisch erweiterten Drüsen Schleim im Übermaß produzieren, können sie Ursache einer Schleimstauung im Cervikalkanal sein. Die klinisch bedeutsamere **adenomatöse Hyperplasie der Cervixschleimhaut** tritt so gut wie ausschließlich unter exogener Hormonzufuhr auf und wird daher später behandelt (vgl. S. 241).

Die echte **Stromahyperplasie des Corpusendometrium** ist eine seltene Variante der glandulär-cystischen Hyperplasie, die als potentielle Vorstufe des Endometrium-Sarkoms angesehen werden muß (Hanson, 1959). Die Wucherung der Stromazellen steht ganz im Vordergrund; diese haben große, oft vielgestaltige, regellos angeordnete Kerne und spärliches Cytoplasma. Gitterfasern sind zwischen ihnen reichlich entwickelt. Die weit auseinandergedrängten Drüsen sind klein und eng. Ihr Epithel ist einreihig (Abb. 68). — Hiervon abzugrenzen sind reaktive Stromahyperplasien, welche bei analogem Reichtum an Stromazellen oft prädeziduale Umwandlungen dieser Zellen zeigen und sich z.B. nach Gestagenbehandlung einer glandulär-cytischen Hyperplasie oder nach Einnahme von Ovulationshemmern, insbesondere nach 19-Nortestosteron-Derivaten entwickeln (s.S. 233). Die durch diese Hormonpräparate ausgelösten zuweilen pseudosarkomatösen Veränderungen sind nach unseren bisherigen Erfahrungen nicht als Vorstufe des Endemetriumsarkoms aufzufassen; die Kenntnis der vorausgegangenen Hormonzufuhr ist hier zur differentialdiagnostischen Beurteilung von großer Bedeutung. Diese neueren Beobachtungen könnten aber dennoch ein Licht auf die kausale Genese der Stromahyperplasie werfen, der möglicherweise auch eine langdauernde spezifische (androgene?) endogen-hormonelle Funktionsstörung zugrundeliegt. Die durch Hormonzufuhr ausgelösten reaktiven Stromahyperplasien treten oft scharf umschrieben, als „*Stromalome*" auf (vgl. Abb. 119). — Weiterhin abzugrenzen ist eine gewöhnliche Hyperplasie und fast zirkuläre Anordnung der Stromazellen mit Verdickung der Gitterfasern, die Lohmeyer und Velten (1957) in 92% der Fälle mit Uterus myomatosus

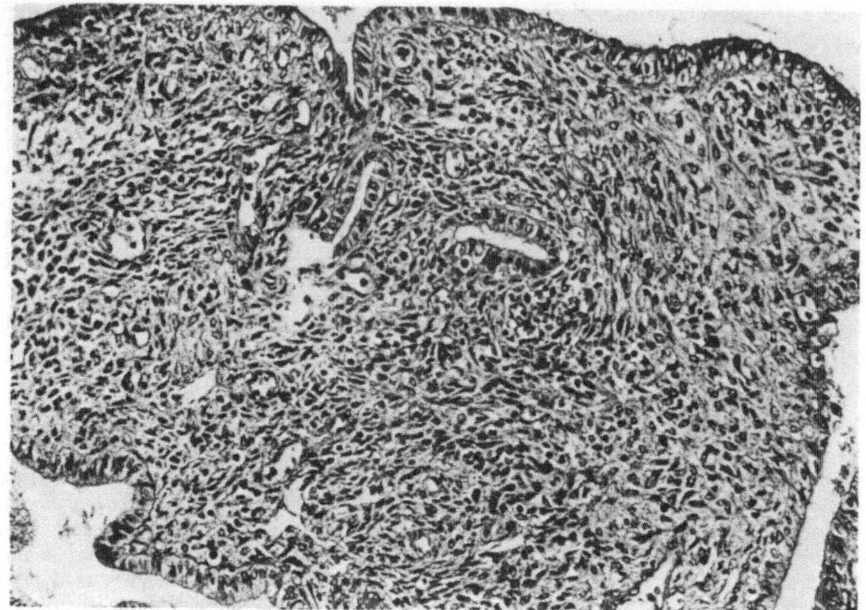

Abb. 68. Stromahyperplasie des Endometrium. Große polygonale Stromazellkerne, spärliche Drüsen

fanden. Sie glauben, aus dem Vorkommen dieser Hyperplasie im Abradat auf vorhandene Myome schließen zu können.

### d) Die unterwertige Sekretionsphase bei vorzeitigem Corpus luteum-Abbruch

Entwickelt sich nach erfolgter Ovulation das Corpus luteum nicht regelrecht, oder bricht es zu schnell ab, so ist der Progesteronstimulus auf das Endometrium zu gering bzw. das hormonelle Gleichgewicht zugunsten des Oestrogens verschoben; eine normale Sekretionsphase kann sich nicht entwickeln. Sie kann sich auch dann nicht entwickeln, wenn die vorausgegangene Proliferation des Endometrium wegen einer zu geringen Oestrogenbildung unzureichend war, oder wenn das Endometrium auf hormonelle Reize nicht regelrecht ansprechbar ist. Ursache dieser Insuffizienz kann entweder ein zentraler Defekt der FSH- oder der LH-Produktion sein, oder ein ovarieller Defekt z.B. der Oocyten, deren induzierende Wirkung auf die Proliferation und Luteinisierung der Granulosazellen unzureichend bleibt (DEMORAES-RUEHSEN *et al.*, 1969). Je nach Art und Ursache der Störung oder Unterbrechung der Corpus luteum-Funktion ist auch das Bild der daraus resultierenden unterwertigen Sekretionsphase etwas unterschiedlich. Es läßt sich am sichersten gegen Ende der Sekretionsphase diagnostizieren. Dazu sollte das Material sicher aus dem Fundus uteri entnommen sein, da die cyclische Entwicklung der in Isthmusnähe sitzenden Anteile des Endometrium auch normalerweise verzögert oder abortiv sein kann. Da der Differenzierungsgrad von Drüsen und Stroma je nach dem Ausmaß der Insuffizienz des jeweiligen Corpus luteum von Cyclus zu Cyclus schwanken

**Tabelle 8a.** Formen der Corpus-luteum-Insuffizienz bei der unterwertigen Sekretion des Endometrium

| Gruppe | Basaltemperatur | Gonadotropine | Pregnandiol-Ausscheidung | Zeitpunkt der Ovulation | Entwicklung des Corpus luteum | Endometrium | Ursache | Therapie |
|---|---|---|---|---|---|---|---|---|
| 1 | biphasisch, später Anstieg | ohne LH-Gipfel | niedrig | verspätet | verkürzt | scheinbar verzögerte koordinierte Reifung von Drüsen und Stroma | hypophysäre Unterfunktion | Clomiphen, Gonadotropin |
| 2 | biphasisch, treppenförmiger Anstieg | im Normbereich | niedrig | zeitgerecht | insuffizient | echt verzögerte koordinierte oder dissoziierte Reifung von Drüsen und Stroma | Corpus-luteum-Insuffizienz ovariell bedingt | Oestrogen und Progesteron, 7 Tage nach der Ovulation |
| 3 | biphasich | unterschiedlich | normal | unterschiedlich | regelrecht | verzögerte oder gestört dissoziierte Reifung von Drüsen und Stroma, oft Polypen | endogenes Oestrogenübergewicht mit Störung der peripheren Rückkoppelung | Progesteron in der letzten Cycluswoche |

kann, sind zur genauen Beurteilung des Schweregrads der Funktionsstörung Strichabradate aus mehreren, mindestens zwei Cyclen erforderlich. Unter Berücksichtigung strenger Kriterien ist die endogen bedingte unterwertige Sekretionsphase häufiger als zuweilen vermutet; ISRAEL (1959) fand sie bei nur 3,5% seiner Sterilitätspatientinnen; in unserem Kollektiv erreicht sie nahezu 20%.

Bei sorgfältiger Korrelation klinischer und histologischer Befunde läßt sich die unterwertige Sekretionsphase in drei Typen unterteilen (GIGON *et al.*, 1970; s. Tab. 8a). Die Notwendigkeit der Kenntnis der klinischen Parameter für eine präzise diagnostische Beurteilung aufgrund morphologischer Kriterien ergibt sich hieraus von selbst.

**Tabelle 8b.** Mögliche Varianten der Endometriumfunktion bei Sterilität (die Zahlen entsprechen dem Diagnoseschlüssel in Tab. 3)

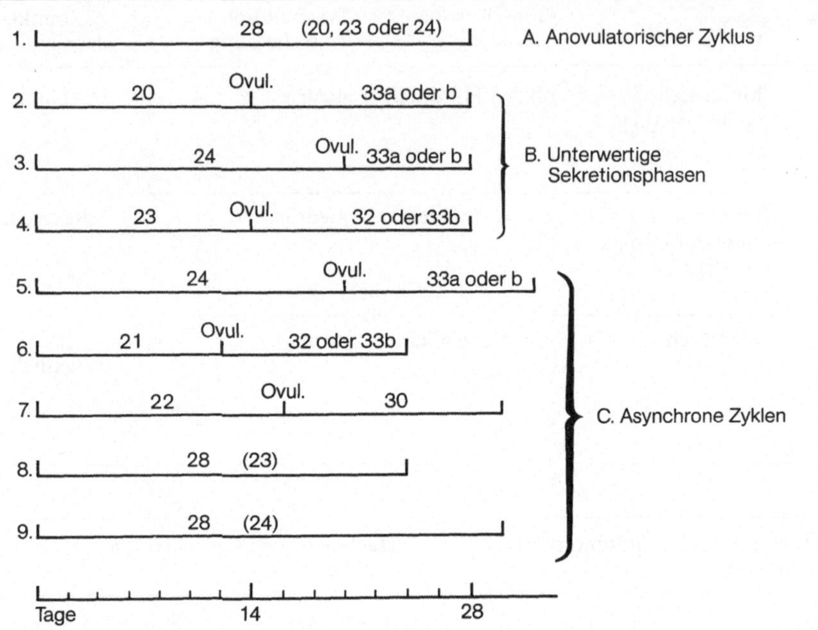


A 1. Anovulatorischer Cyclus mit cyclisch (20), unterwertig (23) oder unregelmäßig (24) proliferierendem Endometrium bei Follikelinsuffizienz (20 oder 23) oder -persistenz (24).

B 2. Koordiniert unterwertige, scheinbar verzögerte (33a) oder dissoziiert unterwertige (33b) Sekretion nach cyclusgerechter Proliferation (20).

3. Koordiniert unterwertige, echt verzögerte (33a) oder dissoziiert unterwertige (33b) Sekretion nach unregelmäßiger Proliferation (24) mit verspäteter Ovulation (kurzfristige Follikelpersistenz) und vorzeitigem Abbruch.

4. Abortive (32) oder dissoziiert unterwertige (33b) Sekretion nach unterwertiger Proliferation (23) bei Follikelinsuffizienz.

C 5. Verlängerter Cyclus, wie B 3, aber ohne vorzeitigen Abbruch.

6. Verkürzter Cyclus mit vorzeitiger Ovulation nach unterwertiger Proliferation (21), Verlauf der Sekretion wie bei B 4 oder kürzer.

7. Verlängerter, sonst normaler Cyclus (22 und 30) mit verspäteter Ovulation.

8. Verkürzter anovulatorischer Cyclus mit unterwertiger Proliferation (23).

9. Verlängerter anovulatorischer Cyclus mit unregelmäßiger Proliferation (24).

Die vergleichsweise seltenen Formen mit koordinierter Reifungsverzögerung von Drüsen und Stroma (Gruppe 1 und 2) lassen sich überhaupt nur bei genauer Kenntnis des Cyclustages diagnostizieren, da in dieser Reifungsverzögerung bereits der einzige morphologisch faßbare Unterschied zur normalen Sekretionsphase besteht. Andererseits zeigt die häufigste dritte Gruppe mit dissoziierter Reifungsverzögerung ein charakteristisches histologisches Bild (Abb.69):

Neben den bereits im HE-Präparat erkennbaren Abweichungen gibt es eine Reihe weiterer, die sich nur histochemisch erfassen lassen. Histologisch kenn-

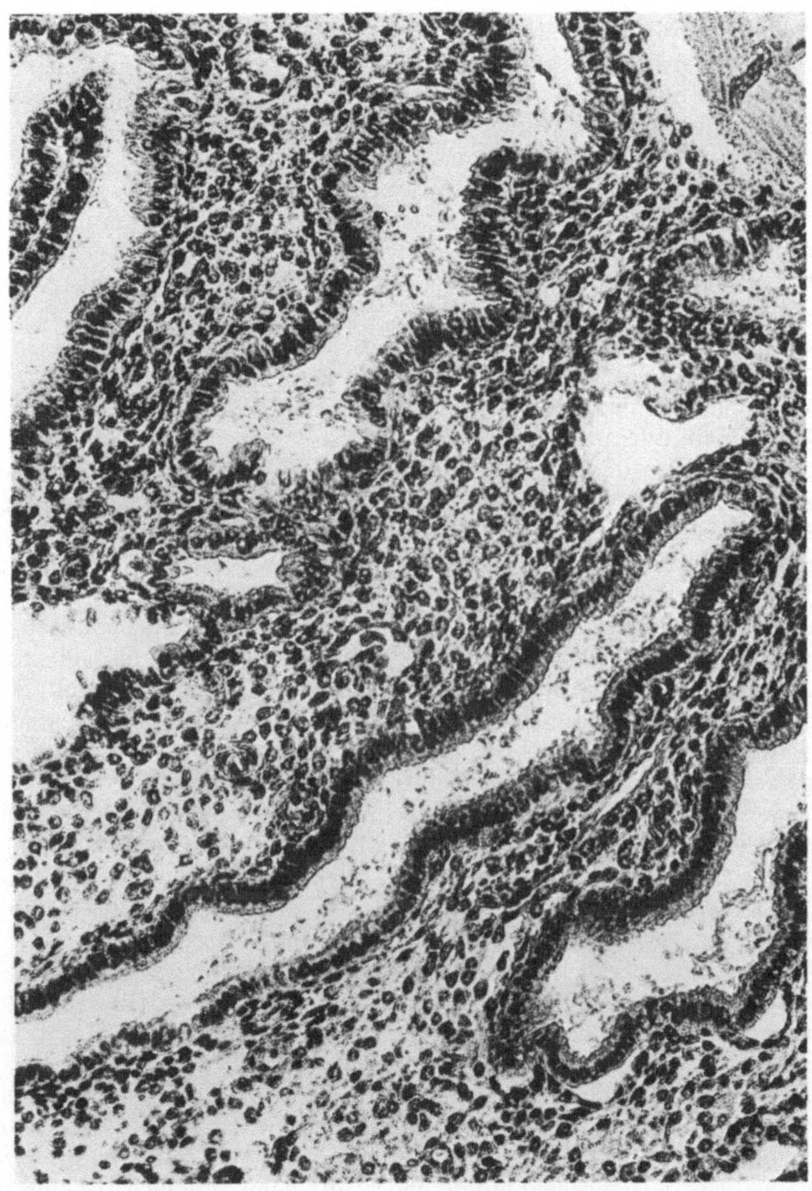

Abb. 69. Unterwertige Sekretionsphase in der 4. Cycluswoche. Leicht geschlängelte Drüsenschläuche mit niedrigem Epithel, das großenteils längliche, chromatindichte Kerne enthält. Stroma locker und wenig differenziert

zeichnend ist einerseits der Nachweis eines bei Einsetzen der Menstruation fokal noch beginnend sezernierenden Endometrium, andererseits die unterschiedlich weite Entwicklung der Drüsen und des Stromas untereinander und die Diskordanz der Entwicklung von Drüsen und Stroma zueinander: Dem Cyclustag entsprechende normal sezernierende *Drüsen* liegen direkt neben solchen, deren Entwicklung verspätet eintrat oder abortiv geblieben ist; sie weisen entweder basale Vacuolen oder kleine, runde Kerne in einem niedrigen, funktionsschwachen Epithel auf (Abb. 69). Wieder andere Drüsen befinden sich noch in Proliferation und enthalten längliche, chromatindichte Kerne in einem funktionslosen Epithel. Diese Unterschiede in der Ausdifferenzierung erklären sich auf dem Boden des zu niedrigen Progesteronspiegels: Nur die der Blutzufuhr unmittelbar anliegenden Endometriumbereiche in Umgebung der Spiralarterien erhalten ausreichende Progesteronkonzentrationen zur regelrechten Differenzierung, die übrigen Gebiete bleiben unterstimuliert (Ulm, 1970). Dementsprechend ist der Gehalt des Drüsenepithels an Glykogen, Mucopolysacchariden, Proteinen und saurer Phosphatase unterschiedlich, im ganzen jedoch vermindert; die Aktivität der alkalischen Phosphatase ist oft vermehrt (Noyes, 1959; Schmidt-Matthiesen, 1965; weitere Literatur siehe dort). — Elektronenoptisch sind Glykogenpartikel, Mitochondrien und das Nucleolar-Channel-System der Drüsenepithelien in Zahl und Größe deutlich reduziert (Ancla *et al.*, 1967; Gore und Gordon, 1974). — Die Oestrogen-Receptor-Konzentrationen sind in Kern und Cytoplasma niedriger als in der normalen Sekretionsphase, die Progesteron-Receptor-Konzentrationen entsprechen den niedrigen Werten der späten Sekretionsphase.

Das *Stroma* kann entweder ganz undifferenziert sein und dem Reifegrad der Proliferationsphase entsprechen, bzw. prämenstruell ödematös, jedoch nicht prädecidual umgewandelt, oder es kann herdförmige prädeciduale Differenzierungen, fokales Ödem und umschriebene Blutaustritte zeigen. Zuweilen enthält es vorzeitig größere Mengen von Glykogen, oder reichert herdförmig saure Mucopolysaccharide an. Die Grundsubstanz, die normalerweise während des Cyclus zwei Transformationen durchmacht, wandelt sich entweder gar nicht um, oder bleibt in der Sekretionsphase depolymerisiert, was in Zusammenhang zu stehen scheint mit der herdförmigen Glykogenanreicherung im Stroma (Schmidt-Matthiesen, 1965). Zuweilen tritt auch ein ausgedehntes pathologisches Ödem auf. Die Spiralarterien bleiben klein und unterentwickelt.

25% aller unterwertigen Sekretionsphasen sind verkürzt; sie dauern, wie gleichzeitige Ovaruntersuchungen zeigten, zuweilen nur 8 Tage (Buxton, 1950). Der frühzeitige Abbruch des Endometrium resultiert aus dem vorzeitigen Abfall des Progesteron infolge der Insuffizienz des Corpus luteum. Eine menstruelle Abstoßung mit regelrechter Auflösung von Drüsen und Stroma kann nur erfolgen, wenn die Progesteroneinwirkung auf das Endometrium mindestens 10 Tage lang erfolgte. Die unterwertige Sekretionsphase kann aber auch durch eine pathologische Oestrogenabbruchblutung enden, die dann verlängert ist und gelegentlich etwas verspätet eintritt.

Therapeutisch lassen sich im allgemeinen mit Progesteronsubstitution während der letzten Cycluswoche gute Erfolge erzielen (Moszkowski *et al.*, 1962). Dabei sollte Progesteron parenteral verabreicht werden, weil oral zugeführte Gestagene die endogene Progesteronproduktion zusätzlich hemmen (Soules *et al.*, 1977). Mit dieser Behandlung konnte nach durchschnittlich 5 Cyclen eine Schwangerschaftsrate von 50% erzielt werden. Bei zentraler Ursache empfiehlt sich eine Behandlung mit Gonadotropin oder Clomiphen (de Moraes-Ruehsen *et al.*, 1969; Leidenberger, 1976; vgl. Tab. 8a).

### e) Das Endometrium bei Corpus luteum-Persistenz

α) Hat sich nach der Ovulation ein regelrechtes Corpus luteum entwickelt, das jedoch infolge einer übergeordneten hormonellen Regulationsstörung nicht termingerecht abbricht, so sezerniert es weiter Progesteron, und die durch den Progesteronabfall ausgelösten physiologischen Gewebsveränderungen kurz vor Einsetzen der Menstruation treten nicht oder erst verspätet ein: Es kommt zur **verzögerten Abstoßung** der Corpusschleimhaut („Irregular Shedding“). Dabei kann die Blutung entweder cyclusgerecht beginnen oder zeitlich verschoben sein; sie ist in jedem Fall verlängert und meist erheblich verstärkt. Auslösende Ursache der Corpus luteum-Persistenz kann einerseits eine Überstimulierung durch hypophysäres oder placentares Gonadotropin sein, wie z.B. eine intra- oder extrauterine Gravidität mit vermehrter Bildung von Gonadotropin — im Extremfall kann es bei Blasenmole zur Entstehung zahlreicher Corpus luteum-Cysten kommen. McKelvey und Samuels (1947) sahen diese Veränderungen gehäuft bei der ersten menstruellen Blutung post partum, was möglicherweise auf eine hypophysäre Dysregulation zurückzuführen ist. Das gleiche Bild kann aber andererseits auch durch spontane Polyovulation (Pepler und Fouche, 1968) oder durch exogene Gestagenzufuhr artefiziell ausgelöst werden. Das zeigten Holmstrom und McLennan (1947) durch Progesteron-Injektion während der Menses und zeigen neuerdings die Resultate insbesondere der antikonzeptionellen Hormontherapie. Folgerichtig läßt sich eine verzögerte Abstoßung verhindern, wenn 2 Tage vor Menstruationsbeginn Oestrogen verabreicht wird (Weber, 1954). Diese verschiedenen Entstehungsmöglichkeiten müssen differentialdiagnostisch nach der histologischen Diagnostizierung der verzögerten Abstoßung erwogen werden, falls die Ursache nicht von vornherein bekannt ist.

Die Veränderung wurde bereits 1914 von Driessen erkannt und 1924 von Pankow sowie 1928 von Baniecki ausführlich beschrieben. Sie ist an das reproduktive Alter gebunden und tritt gehäuft zwischen dem 25. und 50. Lebensjahr auf (McKelvey, 1942: 30–50 Jahre; Stadtmüller, 1950: 25–30 und 40 bis 45 Jahre; Thiery, 1955: 24–40 Jahre), und zwar entweder regelmäßig bei jeder Menstruation oder einmalig z.B. nach abgestorbener Gravidität oder nach Frühabort infolge eines eventuell klinisch nicht erkannten Abortiveies. Baniecki beobachtete die verzögerte Abstoßung unter 465 Abrasionen 61mal.

Die *histologische Erkennung* der verzögerten Abstoßung ist für den Ungeübten nicht einfach, da das Bild meist verwirrend ist. Gerade ein verwirrendes histologisches Bild aber sollte uns an eine verzögerte Abstoßung denken lassen. Charakteristisch ist das mehrere Tage nach Blutungsbeginn noch bestehende bunte Nebeneinander von Schleimhautstückchen in verschieden weit vorgeschrittener Rückbildung und Dissoziation. Direkt nach Blutungsbeginn oder im blutungsfreien Intervall kann man diese Veränderung nicht diagnostizieren. Durch das Ausbleiben des Progesteronabfalls wird die prämenstruelle Freisetzung von Relaxin und von proteolytischen Enzymen und damit die Auflösung der Gitterfasern verhindert, die regelrecht entwickelte Schleimhaut kann nicht zerfallen. Es kommt nur zur Schrumpfung infolge des durch Oestrogenentzug bedingten Wasserverlustes. Da die Abstoßung stark verlangsamt ist, werden die Rückbildungserscheinungen von Drüsen und Stroma einerseits viel ausgeprägter, ande-

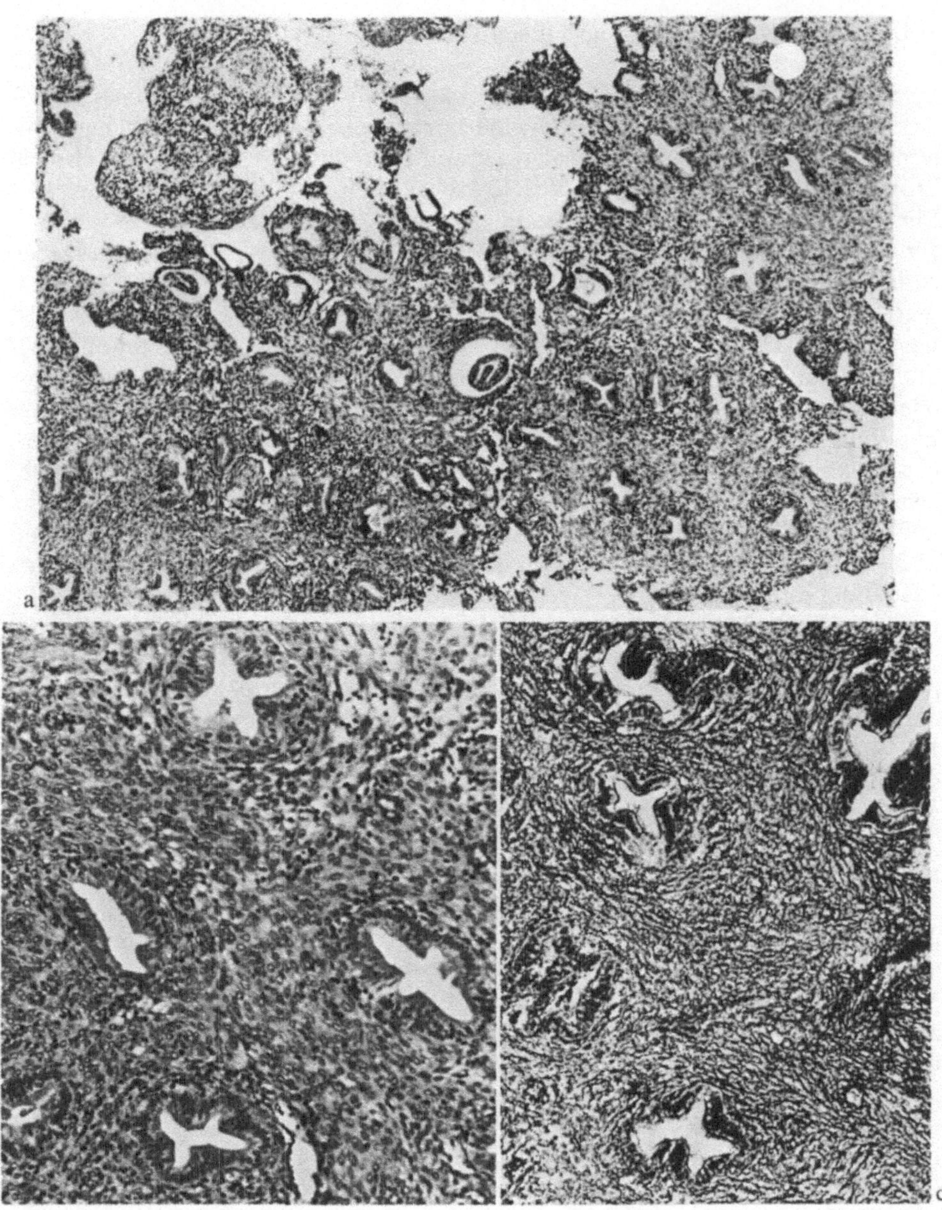


Abb. 70a–c. Verzögerte Abstoßung des Corpusendometrium. (a) Übersicht: Ungeordnetes Bild mit herdförmigen Auflösungen und Abstoßungen; (b) stärkere Vergrößerung: Sternförmige Drüsen in noch großzelligem Stroma; (c) intaktes, verdichtetes Gitterfasernetz (Silberimprägnation nach GOMORI)

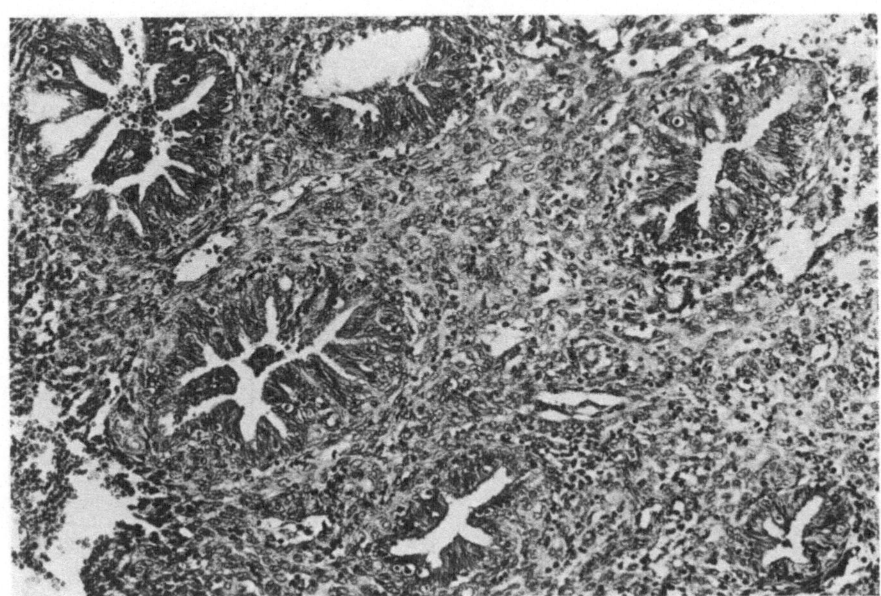

Abb. 71. Verzögerte Abstoßung, vorgeschrittenes Stadium. Ausgeprägte Sternform der Drüsen, das umgebende Stroma sehr dicht, faserreich

rerseits infolge des Zeitlupentempos auch viel augenfälliger als vor und während einer regelrechten Menstruation.

Kennzeichnend und bereits mit der Lupenvergrößerung gut erkennbar sind enge, sternförmige *Drüsen*lumina (Abb. 70 und 71). Das oft noch reichliche, helle, zuweilen glykogenhaltige Cytoplasma der Drüsenepithelien steht in scharfem Kontrast zu dem sehr spärlichen, dunklen Cytoplasma der sie umgebenden Stromazellen, deren chromatinreiche Kerne dicht aneinander gepackt liegen. Die Kerne der Drüsenepithelien sind oft geschrumpft und ebenfalls chromatinreich. Sie können sich aber auch unter einem abnormen hormonellen Stimulus noch weiter vergrößern, groteske Formen annehmen und wahllos in einem stark geblähten, wasserhellen Cytoplasmaleib liegen (Abb. 127). Dieses von ARIAS-STELLA (1954) zuerst beschriebene Phänomen geht mit einem abnorm hohen Gonadotropinspiegel einher und ist deshalb Zeichen einer abgestorbenen Gravidität mit primärem Fruchttod bei Weiterproduktion der im Trophoblasten gebildeten Hormone (s.S. 261). Ein positives Arias-Stella-Phänomen ist daher nur bei einem Teil der Fälle von verzögerter Abstoßung des Endometrium zu erwarten. Ist es nachweisbar, so läßt sich die Ursache der verzögerten Abstoßung auch bei Fehlen von Trophoblast- oder Deciduazellen histologisch auf eine abgestorbene Gravidität zurückführen (s. auch OVERBECK, 1959).

Das sehr dichte, zunächst noch großzellige *Stroma* dieser Endometriumabschnitte enthält zahlreiche Körnchenzellen, die durch Schrumpfung der prädecidualen oder decidualen Zellen noch zahlreicher erscheinen als prämenstruell oder in der intakten Decidua. Sie sind reich mit Körnchen beladen, die nicht ausgeschüttet werden. Bei Silberimprägnation stellt sich ein intaktes, sehr dichtes, engmaschig verfilztes Gitterfasernetz dar, in dem Stromazellen und Drüsen fest

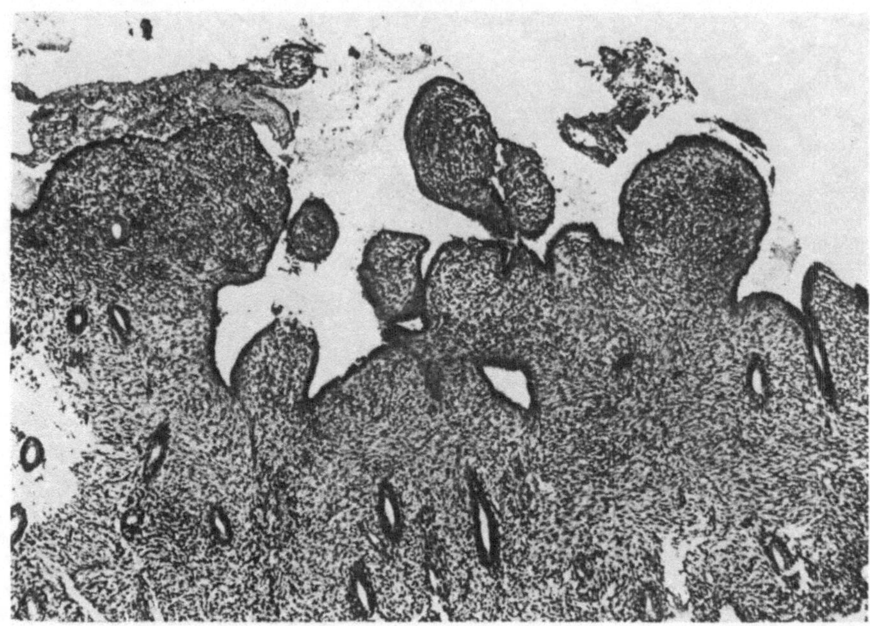

Abb. 72. Spätstadium der verzögerten Abstoßung nach der Einnahme von Ovulationshemmern. Bürzelförmige Reste der alten Schleimhaut auf neu proliferierten Anteilen

verankert sind. Die Spiralarterien bilden sich erst sehr spät zurück nach allmählicher Degeneration der elastischen Fasern (Thiery, 1955). Baniecki (1928) beobachtete infolge der langsamen Rückbildung und der verlängerten Blutung gehäuft Thrombosen insbesondere in den weiten, stark geschlängelten Gefäßen jüngerer Frauen, während er die Spiralarterien präklimakterischer Patientinnen meist eng fand. Die periarteriolären Stromabezirke bleiben am längsten erhalten, während die Rückbildung und Schrumpfung der Stromazellen im übrigen derjenigen der Drüsenepithelien vorausgeht, so daß sich bei der verlangsamten Rückbildung folgende Reihenfolge ergibt: Stromazellen, Drüsenepithelien, Gefäße.

Neben diesen charakteristischen Endometriumanteilen finden sich andere bereits weitgehend aufgelöst und hämorrhagisch durchsetzt. Hier wurde wahrscheinlich infolge einer durch Schrumpfung bedingten lokalen Ischämie die humorale Progesteronzufuhr abgeschnitten. Relaxinkörnchen und Gitterfasern sind in diesen Bezirken aufgelöst, entsprechend der normalen menstruellen Abstoßung. Zwischen diesen beiden Extremen: stark geschrumpfter, noch intakter und menstruell aufgelöster Schleimhaut finden sich alle Übergänge. Daneben erkennt man bei schon länger bestehender Blutung wieder andere Endometriumanteile bereits in Regeneration und beginnender Proliferation des neuen Cyclus. Sie sind gekennzeichnet durch locker ödematöses Stroma mit spindeligen, undifferenzierten Stromazellen und spärlichen, zarten Gitterfasern sowie wenigen engen, gerade verlaufenden Drüsen, die von gleichmäßigem, funktionslosem Epithel ausgekleidet werden. Zuweilen sitzen diesen neu proliferierten Anteilen kappenförmig Reste der sich verzögert abstoßenden alten Schleimhaut auf (Abb. 72); in seltenen Fällen werden sie mit in die neue Proliferation einbezogen und organisiert. Die Regeneration des Oberflächenepithels erfolgt erst nach vollständiger Abstoßung der Menstruationsschleimhaut und ist daher stark verzögert.

Je nach Höhe und Zusammensetzung des noch vorhandenen abnormen hormonellen Stimulus bzw. dem Tempo seines Abfalls sind die geschilderten regressiven und progressiven Veränderungen quantitativ und qualitativ unterschiedlich ausgeprägt. So kann eine der Komponenten die anderen bei weitem übertreffen. Dazu zeigen Grenzfälle fließende Übergänge zur normalen menstruellen Abstoßung. Differentialdiagnostisch bedeutsam bei der Abgrenzung der verzögerten Abstoßung von verlängerten Blutungen anderer Genese ist der Nachweis von Drüsen- *und* Stromazellen mit klaren Zeichen einer sekretorischen Funktion.

Rückschlüsse auf die *Ursache* der verzögerten Abstoßung sind histologisch möglich z.B. bei Nachweis einer Endometritis, hyalinisierter Arterien, gleichzeitig vorhandener nekrotischer oder rückgebildeter Deciduareste, Placentarzotten, Trophoblastzellen oder eines Arias-Stella-Phänomens. Die rückgebildeten Drüsen können nach abgestorbener Gravidität z.T. cystisch erweitert sein im Gegensatz zur kleindrüsigen Regression bei der verzögerten Abstoßung anderer Ursache. Die Differentialdiagnose zwischen einer cystischen Rückbildung post abortum und einer abgebluteten, vorher sekretorisch umgewandelten glandulär-cystischen Hyperplasie kann im Abradat unter Umständen sehr schwer sein; hier helfen nur exakte klinische Angaben. Andererseits kann sich auch nach Einnahme von Ovulationshemmern zuweilen das Endometrium verzögert abstoßen. Es enthält dann infolge des Progesteronmangels primär zu wenige Körnchenzellen, so daß die Gitterfaserauflösung in diesen Fällen wegen primären Relaxinmangels nicht erfolgen kann. Fehlen alle diese Kriterien, so muß die Genese der verzögerten Abstoßung klinisch geklärt werden. Exakte klinische Daten sind ohnehin von großer Bedeutung für die richtige Beurteilung der regressiven Schleimhautveränderungen: Ohne Kenntnis der Regelanamnese kann unter Umständen eine individuell protrahierte menstruelle Abstoßung nicht unterscheidbar sein von dem zeitlich viel später einsetzenden Endstadium der Abstoßung eines decidual umgewandelten Endometrium bei Extrauteringravidität (HINZ, 1954). Bei genauer Kenntnis der Blutungsdauer, der Schwangerschaftsteste und der Hormonausscheidung läßt sich die Ursache der verzögerten Abstoßung in Zusammenhang mit dem histologischen Befund in den meisten Fällen klären oder zumindest vermuten.

Ergänzend sei bemerkt, daß auch ein insuffizientes Corpus luteum gelegentlich persistieren kann und infolge des zu seichten Progesteronabfalls eine verzögerte Abstoßung nach unterwertiger Sekretion eintritt. Dies kommt insbesondere im Klimakterium vor und führt zu leicht unterschiedlichen Veränderungen: Einige der sternförmig kollabierten Drüsen zeigen noch Reste ausgeprägter oder abortiver Sekretion, während benachbarte Drüsen ruhend und unbeteiligt erscheinen. Die einwandfreie Erkennung dieser speziellen Form der verzögerten Abstoßung bleibt meist dem erfahrenen Gynäkopathologen vorbehalten, ist aber für die gezielte Therapie von Bedeutung.

**β)** Als Sonderform gehört die **Dysmenorrhoea membranacea** zum Formenkreis der verzögerten Abstoßung. Der Name wurde nach Angaben von DEELMAN

(1933) erstmals 1723 von MORGAGNI geprägt. Pathologisch-anatomisch handelt es sich um einen meist spontan ausgestoßenen Gewebszylinder von Uterusausgußform oder zerfallende Anteile eines solchen. Histologisch besteht das Gewebe aus prädecidual oder decidual umgewandeltem Corpusendometrium, das mehr oder weniger dicht leukocytär infiltriert und in Auflösung begriffen ist. Die decidualen Zellen können vorgeschrittene Rückbildungserscheinungen zeigen und haben oft Spindelform angenommen. Endometriale Körnchenzellen sind meist noch sehr reichlich nachweisbar, ihre Körnchen in der Zelle retiniert. Die Drüsen werden von niedrigem Epithel mit kleinen, runden, perlschnurartig angeordneten Kernen ausgekleidet. — Ursächlich kommen für dieses Bild die gleichen Kriterien in Betracht wie für die verzögerte Abstoßung. GREENBLATT *et al.* (1954) und PANELLA (1960) beobachteten die Abstoßung von Deciduazellcylindern nach Progesteronzufuhr. Die begleitende Dysmenorrhoe ist als Folge der nicht stattfindenden Gewebsauflösung anzusehen; Relaxin wird nicht ausgeschüttet, da das Progesteron nicht abfällt. Unter dem gleichen Bild kann sich auch die Decidua nach Abort ausstoßen. Wie es trotz erhöhten Progesteronspiegels schließlich zur Spontanausstoßung der decidual umgewandelten Schleimhaut ohne deren vorherige Auflösung kommt, ist noch nicht geklärt. Anzunehmen ist ein verspäteter Progesteronabfall, der in die für die Gewebsauflösung refraktäre Phase trifft und daher nur noch die Ausstoßung der intakten Schleimhaut bewirken kann.

Bleibt auch dieser Abfall aus, so entwickelt sich unter anhaltendem Progesteronstimulus auch *außerhalb einer Gravidität* eine regelrechte *Decidua,* die sich histologisch durch nichts von der Schwangerschaftsdecidua unterscheidet. Derartige Fälle wurden gelegentlich beschrieben. SPECHTER (1953) fand zweimal eine typische Decidua bei jüngeren Frauen mit Corpus luteum-Persistenz und einmal bei einer 71jährigen Patientin mit einem Ovarial-Carcinom. Andererseits kann sich eine deziduale Stromaumwandlung auch bei gleichzeitiger Drüsenatrophie entwickeln. Dieses als „starre Sekretion“ bezeichnete Bild tritt so gut wie ausschließich unter exogener Gestagenzufuhr auf (s.S. 218 u. Tab. 19). Wir haben selbst einige Fälle beobachtet, darunter eine regelrecht entwickelte Decidua mit zahlreichen Körnchenzellen, aber atrophischen Drüsen bei einer 60jährigen Patientin, die lange Zeit unter hohen Progesterondosen stand zur Behandlung einer Endometriose (Abb. 109). Auch eine solche Decidua kann sich in Form einer Dysmenorrhoea membranacea abstoßen.

$\gamma$) Gelegentlich beobachtet man bei präklimakterischen oder klimakterischen Patientinnen ein kräftig sezernierendes Endometrium, das makroskopisch eine Dicke von 1 cm erreichen kann und der Schleimhaut etwa 10 Tage nach erfolgter Implantation einer Blastocyste entspricht: Die Drüsen sind hoch sezernierend, nur ihr z.T. auffallend helles Epithel mit großen, chromatinreichen, unregelmäßigen Kernen deutet auf eine hormonelle Überstimulation hin. Das Stroma ist prädecidual, stark aufgelockert und stellenweise ödematös, die Spiralarterien sind stark proliferiert (s. Abb. 73). Wir ordnen diese Bilder unter dem Begriff **sekretorische Hypertrophie** ein und nehmen ursächlich eine präklimakterische hormonelle Dysregulation an seitens der Hypophyse mit vermehrter Gonadotropinbildung oder des Ovars mit Überfunktion des Corpus luteum (vgl. S. 144).

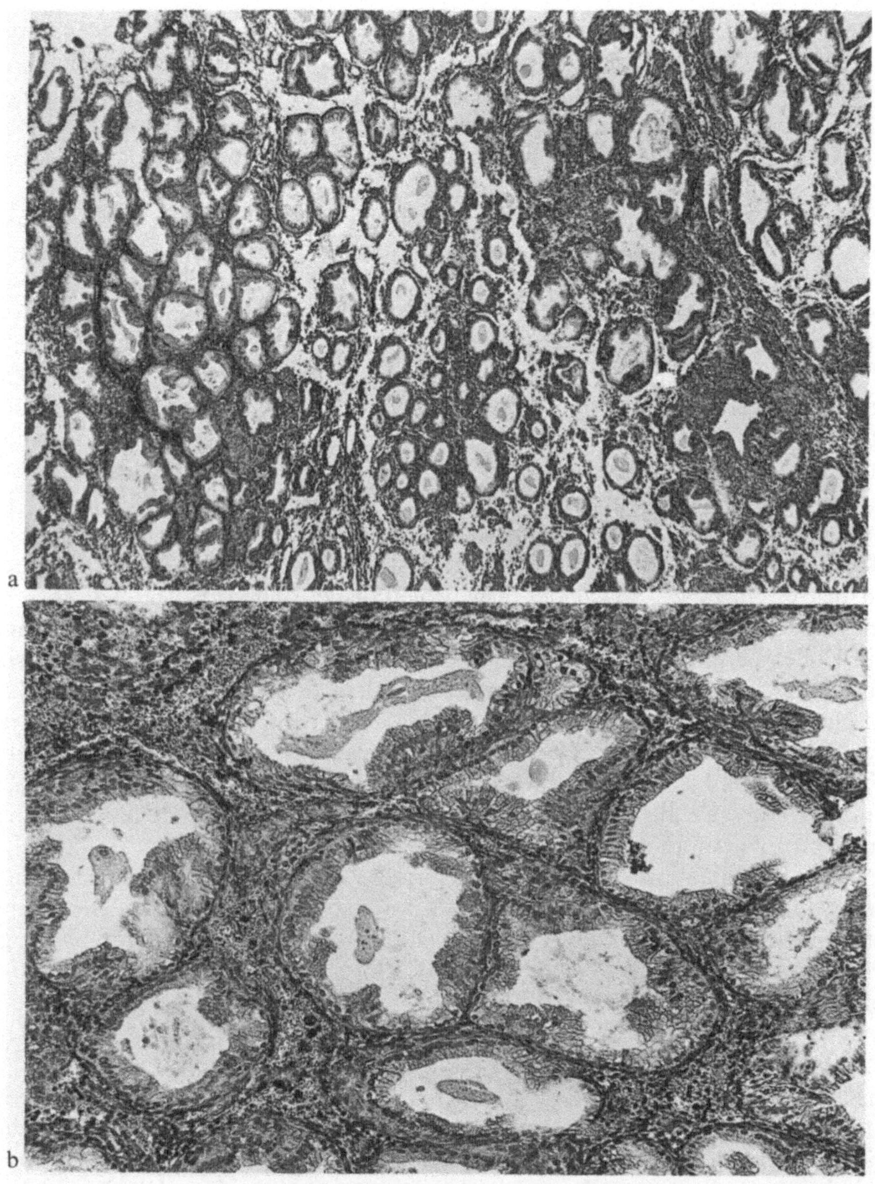

Abb. 73a u. b. Sekretorische Hypertrophie. Charakteristisch sind hypersezernierende Drüsen verschiedener Durchmesser und Anordnung; das umgebende Stroma ist entweder ödematös oder praedecidual umgewandelt. (a) Schwache, (b) stärkere Vergrößerung

## f) Das Endometrium bei Sterilität

Die regelrechte Implantation des befruchteten Eies hängt von dem präzisen physiologischen Zusammenspiel zahlreicher Einzelfaktoren struktureller und biochemischer Natur ab. Daraus wird verständlich, daß eine ganze Reihe von

Einzelstörungen Anlaß zur Sterilität geben können. Sie betreffen, wenn man von den Fertilitätsstörungen des Mannes absieht, alle Teile der weiblichen Genitalorgane. Wir wollen hier nur die in das Endometrium lokalisierbaren Sterilitätsgründe betrachten. Dabei ist festzustellen, daß, abgesehen von den Chromosomenanomalien, fast alle diesbezüglichen Störungen dieser Organe auch zu Strukturveränderungen des Endometrium führen.

Zur Klärung der Sterilitätsursache steht dem Kliniker eine ganze Palette von Untersuchungsmöglichkeiten zur Verfügung. Die Bestimmung der Hormonspiegel im Serum ist durch den wissenschaftlichen Fortschritt in der Endokrinologie heute viel präziser möglich als vor 10–15 Jahren (GEIGER, 1980). Dennoch unterliegen diese Spiegel langfristigen zirkadianen und kurzfristigen pulsatilen Schwankungen und erklären gelegentlich beobachtete Diskrepanzen zur morphologischen Tagesdiagnostik. Die anhand einer Strichabrasio durchführbare histologische Funktionsdiagnostik des Endometrium ist daher, wenn sie von einem auf diesem Spezialgebiet erfahrenen Pathologen durchgeführt wird, nach wie vor die verläßlichste Untersuchungsmethode. Dieser Meinung schließen sich zahlreiche klinische Arbeitsgruppen an (ANNOS *et al.*, 1980; ROSENFELD *et al.*, 1980). Voraussetzung für den Pathologen ist die Kenntnis der Cyclusanamnese und des Cyclustages, sowie der gegebenenfalls erfolgten Hormonzufuhr, für den Kliniker die Entnahme der Strichabrasio am Ende eines Cyclus, d.h. prämenstruell oder unmittelbar bei Beginn der Menstruationsblutung. Erst wenn sich dabei ein cyclusgerecht normal sezernierendes bzw. normal rückgebildetes sekretorisches Endometrium findet, ist die Ursache der Sterilität außerhalb der Corpusmucosa zu suchen. Dabei ist allerdings noch zu berücksichtigen, daß bei leichten Funktionsstörungen normale Cyclen mit abnormalen abwechseln können. In diesen Fällen sind wiederholte Strichabrasionen in aufeinanderfolgenden Cyclen zu empfehlen. Die morphologische Untersuchung ermöglicht neben der Funktionsdiagnose auch die Erkennung entzündlich bedingter Endometriumveränderungen wie z.B. der Tuberkulose, sowie von Polypen oder Tumoren. Darüber hinaus kann die Abrasio auch Gewebe zur Bestimmung von Progesteronreceptoren liefern, welche z.B. eine Diskrepanz zwischen erhöhtem Progesteronspiegel im Serum bei proliferierendem Endometrium zu erklären vermögen.

Die Häufigkeit pathologischer Endometriumbefunde bei Sterilität wird von einzelnen Autoren verschieden hoch angegeben. Sie ist weitgehend abhängig vom Grad der technischen Verfeinerung bei der Vorbereitung der histologischen Präparate und von der speziellen diagnostischen Erfahrung des untersuchenden Pathologen. So liegt nach VACZY und SCIPIADES (1949), HINZ (1953) und FOSS *et al.* (1958) bei etwa 15–20% aller Sterilitätsfälle eine anatomische oder funktionelle Störung des Endometrium vor, nach STAFFELDT und LÜBKE (1967) bei 25%, nach KANTOR und HARREL (1953) bei 25,9%, nach SILLO-SEIDL (1967) bei 41,5% und nach ROMAN und LABAEYE (1964) bei 54,8% der Fälle. Diese Störungen können sich in Form verschiedener Bilder äußern, wobei das Endometrium in einigen Fällen mit gleichen morphologischen Veränderungen reagiert, dann aber zur Erkennung der subtilen Funktionsstörung eine weitere Differenzierung anhand zusätzlicher klinischer und biochemischer Parameter gelingt (s. Tab. 9).

**Tabelle 9.** Funktionsstörungen des Endometrium bei Sterilität

| Morphologie | Mögliche Ursachen |
|---|---|
| Atrophie | a) funktionslose Ovarien (zentral oder ovariell bedingt)<br>b) refraktäres Endometrium |
| Unterwertige Proliferation | a) Follikelinsuffizienz (zentral oder ovariell bedingt)<br>b) anovulatorischer Cyclus |
| Unregelmäßige Proliferation oder Hyperplasie | a) Follikelpersistenz<br>b) gehäufte anovulatorische Cyclen (polycystische Ovarien)<br>c) Endometrium Progesteron-refraktär |
| Unterwertige Sekretion<br>a) mit koordinierter Verzögerung<br>b) mit dissoziierter Verzögerung | a) Corpus-luteum-Insuffizienz (zentral oder ovariell bedingt)<br>b) relative Corpus-luteum-Insuffizienz durch hohe endogene Oestrogenspiegel |
| Abortive Sekretion | nicht ovulierender insuffizienter Follikel mit sporadischer Luteinisierung |
| Starre Sekretion | meist exogene Gestagenstimulation bei Anovulation |
| Asynchroner Cyclus | zentrale Regulationsstörung (direkt oder indirekt über negative Rückkoppelung) |

Zeitliche Verschiebungen des Cyclus (**asynchrone Cyclen**) können ohne wesentliche Abweichungen von der histologischen Struktur des regelrechten Cyclus auftreten, so daß ihre diagnostische Erfassung ohne Kenntnis der klinischen Anamnese nicht möglich ist. Da aber sowohl ein verkürzter als auch ein verlängerter Cyclus alleinige Ursache einer Sterilität sein können, ist die Korrelation klinischer und histologischer Befunde gerade hier von großer Bedeutung. Eine kausale Therapie läßt sich erst nach Aufklärung der Ursache der Tempoanomalie sinnvoll durchführen.

So genügt bereits eine Cyclusverschiebung eines im übrigen normal entwickelten Endometrium, um die richtige Gewebsaffinität am Implantationstag zu verhindern (FOSS *et al.*, 1958; 10% der Sterilitätsfälle von STAFFELDT und LÜBKE, 1967). Diese Affinität beruht auf chemischen und strukturellen Veränderungen durch den postovulatorischen Progesteronanstieg, der eine präzise Höhe erreichen muß, um die regelrechte Implantation der Blastocyste zu gewährleisten (BEIER, 1981). Derartige Veränderungen lassen sich nur bei exakter Tagesdiagnostik erkennen (NOYES und HAMAN, 1953). Der Asynchronie liegt meist eine zentrale Dysfunktion zugrunde. Dabei kann sowohl eine juvenile hypothalamische Unterfunktion als auch eine vorzeitige Menopause Ursache der hypo- oder hypergonadotropen Stimulation des Ovars sein (GEIGER, 1980).

Beim *verkürzten Cyclus* kann die Ovulation vorzeitig erfolgen; die sich anschließende Sekretionsphase bleibt unterwertig, da der Boden zur normalen Ausdifferenzierung unter Progesteroneinfluß noch nicht vollständig entwickelt war. In anderen Fällen ist die Länge der Proliferationsphase normal, die Sekretionsphase dagegen durch vorzeitigen Abbruch des Corpus luteum verkürzt. Unter beiden Gegebenheiten werden wir kurz vor der Menstruation eine unterwertige Sekretionsphase finden (s.S. 128). ROSENFELD und GARCIA (1976) fanden bei 36% ihrer 238 Sterilitätspatientinnen einen verkürzten Cyclus gegenüber einer Cyclusverlängerung bei nur 3%.

Der *verlängerte Cyclus* kann ebenfalls verschiedene Ursachen haben (PLOTZ, 1950): Einerseits kann eine kurzdauernde Follikelpersistenz eintreten, der sich nach etwa 3 Wochen eine normal lange oder verkürzte Sekretionsphase anschließt. In diesen Fällen kann die verspätete Ovulation zu intrafollikulärer Überreife des Ovum mit resultierender Sterilität führen (s.S. 258). Andererseits vermag eine länger anhaltende Follikelpersistenz einen verlängerten anovulatorischen Cyclus zu verursachen. Als weitere Möglichkeit kommt die verzögerte Abstoßung des Endometrium bei Corpus luteum-Persistenz in Betracht. Eine prämenstruell oder bei Beginn der Blutung durchgeführte Abrasio wird in Zusammenhang mit der klinischen Cyclusanamnese und dem cytologischen Befund des Vaginalabstrichs zwischen diesen verschiedenen Möglichkeiten, die im einzelnen bereits geschildert wurden, klar unterscheiden können (Tab. 8b).

Sind die Cyclen normal lang, so ist meist eine **verzögerte, unterwertige** oder **ausbleibende Sekretionsphase** für die Sterilität verantwortlich im Sinne einer Corpus luteum-Insuffizienz oder eines anovulatorischen Cyclus (OVERSTREET, 1948; DÖRING, 1968). Ursächlich kommt auch eine verminderte Ansprechbarkeit des Endometrium auf zirkulierendes Progesteron in Betracht (COOKE *et al.*, 1972). Diese pathologischen Cyclen können regelmäßig oder auch abwechselnd mit normalen Cyclen auftreten (STEVENSON, 1965), so daß der Nachweis eines normal sezernierenden Endometrium noch nicht viel über den Verlauf der nächsten Cyclen auszusagen vermag. Erst sorgfältige Messungen der Basaltemperatur (RUST, 1979) und wiederholte Abrasionen oder Strichabradate können das Bild abrunden. Histochemisch ist eine Verminderung des Glykogengehalts charakteristisch (HUGHES *et al.*, 1964), sowie eine Diskrepanz zwischen Schleim- und Glykogenproduktion (STRAUSS, 1963). DYKOVA *et al.* (1963) fanden bei 93 von 270 sterilen Frauen in den letzten beiden Cyclustagen eine fehlende oder ungenügende prädeciduale Umwandlung des Stromas, verbunden mit einer Unterentwicklung der Blutgefäße. VACZY und SCIPIADES (1949) maßen außerdem einer Verminderung der Zahl und Dicke sowie einer unregelmäßigen Anordnung der kollagenen Fasern des Endometrium Bedeutung zu. Sie fanden derartige Veränderungen bei 72,4% der Sterilitätsfälle und nur bei 11,6% der Kontrollen. Zu bedenken ist weiterhin, daß, wenn auch selten, einem schwach sezernierenden Endometrium bei Sterilität eine luteinisierte Follikelcyste ohne erfolgte Ovulation zugrunde liegen kann. Hierzu kann es vor allem kommen, wenn bei unterwertiger Proliferation zu wenig Oestradiol produziert wird, um einen ausreichenden LH-Anstieg auszulösen, und demzufolge die Ovulation ausbleibt.

Besteht klinisch eine Amenorrhoe, so ist das Endometrium meist *atrophisch* oder *hypoplastisch*. Weiterhin kann auch eine Hypermenorrhoe nach zeitlicher Verschiebung mit *glandulär-cystischer Hyperplasie* eine Gravidität verhindern. 3,5% der 467 Strich- und Vollabrasionen bei sterilen Patientinnen von SILLO-SEIDL (1967) ergaben diese histologische Diagnose. Noch häufiger ist die *unregel-*

*mäßige Proliferation* als Folge einer kurzfristigen Follikelpersistenz; MASSHOFF (1941) gab diese bei ihm als glanduläre Hyperplasie bezeichnete Form bei 24,5% seiner Fälle als Ursache der Sterilität an. In der gleichen Serie von SILLO-SEIDL fanden sich bei 10,8% der Fälle *Polypen,* die sich in solche der Cervixschleimhaut (1,6%) und des Corpusendometrium (9,2%) aufgliedern ließen. 8mal trat nach der Entfernung des Polypen mit der Vollabrasio eine Gravidität ein.

In einigen Ländern (z.B. Spanien) spielt die **Endometritis tuberculosa** als Ursache der Sterilität noch eine größere Rolle: BOTELLA-LLUSIA (1967) fand unter 3000 Abrasionen steriler Frauen 10,6% mit histologisch gesicherter Endometritis tuberculosa; Sekretionserscheinungen fehlten oder waren unterwertig. In der Serie von SILLO-SEIDL (1967; Frankfurt) war demgegenüber nur bei 1,3%, in einer späteren Serie (1971) unter 1000 Patientinnen nur bei 0,7% der sterilen Frauen eine tuberkulöse Endometritis nachweisbar, bei SHARMAN (1955; Glasgow) in 5,6%, bei VACZY und SCIPIADES (1949; Budapest) in 7,1% der Fälle. Neben der Endometriumveränderung ist bei diesen Fällen die fast immer gleichzeitig bestehende Salpingitis tuberculosa für die Sterilität verantwortlich.

Nach STEVENSON (1965) haben die Patientinnen mit Atrophie oder Hypoplasie des Endometrium auch nach Behandlung die geringsten Chancen gravide zu werden (20%), während die Chancen der Frauen mit rein zeitlicher Cyclusverschiebung oder mit unterwertiger Sekretionsphase etwa gleich hoch sind (35%).

### g) Die klimakterischen Funktionsstörungen

Am Ende der Geschlechtsreife kommt es nicht zum plötzlichen Aussetzen der Ovarialtätigkeit. Vielmehr zieht sich der Prozeß des allmählichen Sistierens der Hormonsekretion über mehrere Jahre hin und verläuft individuell sehr verschieden. Zwischen dem gleichzeitigen und gleichmäßigen Versiegen beider Ovarialhormone und der unregelmäßigen Über- und Unterproduktion eines oder beider Hormone mit schließlicher Weiterproduktion von Oestrogen über die Menopause hinaus gibt es alle Übergänge (s. Tabelle 4). Dementsprechend zeigt das klimakterische Endometrium histologisch ein individuell stark schwankendes Bild; die noch als physiologisch zu betrachtenden Variationsmöglichkeiten (s.S. 82ff.) sind ungleich viel breiter als im reproduktiven Alter. Die Grenze zwischen noch im Rahmen des Physiologischen liegender und eindeutig pathologischer Funktionsstörung wird von verschiedenen Untersuchern individuell unterschiedlich gezogen. Unseres Erachtens ist im Klimakterium eine leichte bis mäßige funktionelle Abweichung während eines oder mehrerer Cyclen nicht schon als pathologische Störung zu bezeichnen, sondern erst jede anhaltende Veränderung, die sich in eines der bekannten manifesten Krankheitsbilder einordnen läßt.

Dabei handelt es sich in erster Linie um die *glandulär-cystische Hyperplasie,* die sich im Klimakterium unter dem allmählichen Versiegen der Progesteronproduktion bei noch nicht erfolgtem Abfall des Oestrogen besonders gern entwickelt. Ihr kommt insofern prognostische Bedeutung zu, als ihr Schicksal über den endgültigen Beginn der Menopause hinaus weiter beobachtet werden sollte: Je nach der hormonellen Situation der Patientin kann sie sich sowohl ganz zurückbilden zur regressiven Hyperplasie als auch fortschreiten zur adenomatösen Hyperplasie. Ähnliche Überlegungen gelten auch für alle übrigen funktionellen Veränderungen im Klimakterium: Ihre Prognose läßt sich zu dieser Zeit nicht stellen, da ihre Entwicklungsrichtung erst mit dem Ausgang der ovariellen Umstellung entschieden wird.

Sehr viel seltener als die glandulär-cystische Hyperplasie ist die sog. *sekretorische Hypertrophie* des Klimakterium, bei der es, möglicherweise über eine Hyperstimulierung durch hypophysäres Gonadotropin, zur Überfunktion des Corpus luteum mit übermäßigen Sekretionserscheinungen im Endometrium kommt (vgl. S. 138). Dabei beteiligt sich selbst die sonst funktionslose Basalis an der Sekretion. Diese Veränderungen bilden sich nach Sistieren der Ovulationen mit Eintritt der Menopause so gut wie immer zurück.

Einen Häufigkeitsgipfel erreichen z.Z. des Klimakterium auch die *Polypen* der Corpusschleimhaut (LAU und STOLL, 1962), deren Wachstum gerade durch die unregelmäßigen Oestrogenreize während des Klimakterium angeregt werden soll.

Das Hauptkontingent aller z.Z. des Klimakterium vorgenommenen Abrasionen stellen jedoch die noch in den Rahmen des Physiologischen zu rechnenden Varianten, deren Prognose immer gut ist, da sie mit Beginn der Menopause ebenso spontan und spurlos verschwinden, wie sie entstanden sind. Da sich die Blutung in diesen leichten Fällen klinisch jedoch zuweilen nicht von der einer ernsteren oder prognostisch unsicheren Störung unterscheidet, ist die Abrasio zu dieser kritischen Zeit in jedem Fall indiziert. Manifeste Carcinome des Endometrium sind um diese Zeit selten. Sie entwickeln sich im allgemeinen erst nach länger bestehendem vollständigem Progesteronmangel.

### h) Das Endometrium unter dem Einfluß hormonbildender Ovarialtumoren

Unter diesen Tumoren sind die *Oestrogen-produzierenden* Granulosazelltumoren und Thekome am häufigsten. Dazu führen eine Reihe von anderen Tumoren, vor allem Cystome, indirekt zur Steigerung der Oestrogenproduktion, indem sie durch mechanischen Wachstumsdruck auf das sie umgebende Stroma dieses zu vermehrter Oestrogenproduktion anregen. Der Effekt am Endometrium ist in jedem Fall der gleiche: Es entwickelt sich eine in Abhängigkeit von der Hormonmenge verschieden stark ausgeprägte glandulär-cystische Hyperplasie, die bei langdauernder ungehemmter Weiterproduktion von Oestrogen in eine adenomatöse Hyperplasie und schließlich in ein Adeno-Carcinom übergehen kann. Die Bilder gleichen somit denen bei langfristiger Follikelpersistenz.

Demgegenüber ist die Zahl *Progesteron-produzierender* Ovarialtumoren kleiner; es handelt sich hier vorwiegend um Luteome oder luteinisierte Granulosazelltumoren. Sie führen zu einer meist hochgradigen sekretorischen Hypertrophie des Endometrium mit übermäßig stark sezernierenden Drüsen und oft decidual umgewandeltem Stroma. Gelegentlich ist gleichzeitig ein Oestrogeneffekt nachweisbar. Trifft man derartige Bilder nach der Menopause an, so kommt ursächlich in erster Linie ein Ovarialtumor in Frage. Differentialdiagnostisch wäre nur noch an eine vorausgegangene therapeutische Zufuhr von Gestagenen zu denken, wie sie z.B. zur konservativen Behandlung der Endometriose vorgenommen wird.

Alle übrigen hormonproduzierenden Ovarialtumoren, so vor allem die androgenproduzierenden Androblastome und Gynandroblastome, sind demgegenüber so extrem selten, daß man ihre Auswirkungen auf das Endometrium praktisch nicht zu sehen bekommt. Klinisch besteht meist eine Amenorrhoe; das Endometrium ist hypoplastisch oder atrophisch.

## 3. Die Endometritis

Der histologische Begriff der Endometritis hat seit der Jahrhundertwende erhebliche Wandlungen erfahren und wurde im Laufe der Jahrzehnte mit der Zunahme der Kenntnisse über die normale Histologie des Endometrium immer weiter eingeengt. Vor der Entdeckung der histologischen Veränderungen während des menstruellen Cyclus durch HITSCHMANN und ADLER (1907, 1908) wurde die physiologische Sekretionsphase für eine „Endometritis glandularis hypertrophica" gehalten. So unterschied RUGE (1880; s. bei RUCK, 1952) eine glanduläre von einer interstitiellen Endometritis. In den darauffolgenden Jahrzehnten wurde die glandulär-cystische Hyperplasie als hypertrophische, hyperplastische oder polypöse Endometritis aufgefaßt, einerseits wohl, da man bei der Suche nach einem morphologischen Substrat bei Patientinnen mit Ausfluß des öfteren auf ein hyperplastisches Endometrium traf, andererseits infolge der dabei vorkommenden hämorrhagischen Nekrosen (s. z.B. R. MEYER, 1923). Erst der Zusammenhang der glandulär-cystischen Hyperplasie mit einem erhöhten Oestrogenspiegel klärte Ursache und Wirkung dieses Krankheitsbildes auf (SCHRÖDER, 1928). Weitere aufschlußreiche Einzelheiten hierzu bringt das geschichtliche Übersichtsreferat von RUCK (1952). Bis in die neuere Zeit hat sich die Vorstellung gehalten, daß es in der zweiten Hälfte der physiologischen Sekretionsphase zur leukocytären Infiltration der Compacta des Endometrium komme; eine Erklärung für diesen eigentümlichen Befund konnte allerdings nicht abgegeben werden. Stärkere derartige Ansammlungen wurden als Endometritis diagnostiziert. Seit der Beschreibung der endometrialen Körnchenzellen als physiologische Bestandteile und Abkömmlinge des endometrialen Stromas (HAMPERL, 1954; HELLWEG, 1954) ist auch diese „Endometritis" aus unserem diagnostischen Repertoire verschwunden. Ebensowenig kann das Vorkommen von Lymphknötchen im endometrialen Stroma als Zeichen einer Endometritis gedeutet werden (Literatur bei RUCK, 1952; RAHN, 1968; vgl. S. 30). So wurden mit dem Grad des Fortschreitens unserer Erkenntnisse über die Histologie des Endometrium immer mehr uns zunächst pathologisch erscheinende Veränderungen als physiologische Cyclusschwankungen erkannt.

Um die echte Endometritis von den scheinbar entzündlichen Veränderungen abzugrenzen, müssen daher strenge Kriterien gefordert werden. Diese lassen sich sowohl für die akute als auch für die chronische Endometritis klar herausstellen. Sie entsprechen im wesentlichen den entzündlichen Gewebsreaktionen der übrigen Organe. Da sich die entzündlichen Vorgänge in erster Linie am Bindegewebs- und Gefäßapparat abspielen, ist auch im Endometrium vorwiegend das Stroma der Sitz der Reaktion. Hier ist allein das zellige Infiltrat zur Diagnose einer Endometritis verwertbar. Unter Anwendung strenger Kriterien ist die Endometritis bei weitem nicht so häufig, wie man früher annahm. Ruck (1952) diagnostizierte unter 2759 Abrasionen nach Ausschluß der postabortiven und postpuerperalen Fälle eine Endometritis 70mal, d.h. in 2,6% der Abradate; dabei waren Frauen in der zweiten Hälfte der reproduktiven Phase häufiger befallen als jüngere (s. auch Winter, 1956).

**a) Die akute Endometritis** sehen wir am häufigsten in Zusammenhang mit einem intrauterinen Abort; ihre Ursache ist am Nachweis von Abortresten (Decidua oder Placenta) sofort erkennbar; sie wird an anderer Stelle ausführlich besprochen (s.S. 257ff.). Weitere Ursachen können sein bakterielle, mechanische, chemische, thermische Reize wie z.B. in den Uterus hereingebrachte Fremdkörper (z.B. Intrauterinpessare, Talkumkristalle, Tamponstreifen) oder zu Fremdkörpern gewordene nekrotische Gewebsteile (z.B. abgeschnürte Polypen, nekrotische Myomanteile, Knorpel- und Knochenreste nach altem Abort). Neben der direkt auslösenden Ursache, die durch Ascension von Bakterien in das Uteruscavum gelangen oder durch Ablösung nekrotischen Gewebes dort selbst entstehen kann, ist zum Manifestwerden der Entzündung aber noch die Läsion der Endometriumoberfläche erforderlich. Sie erfolgt bei jeder Menstruation, bei Abort und artefiziell bei der Abrasio. Gleichzeitig ist bei diesen Zuständen auch die Keimascension erleichtert, da der Muttermund geöffnet ist (Homma, 1955). Diese Zeiten sind es daher, zu denen sich eine Endometritis manifestiert.

Die Reaktion des Endometrium auf diese verschiedenen Noxen ist jeweils die gleiche. *Histologisch* finden sich herdförmig sehr dichte leukocytäre Infiltrate im Stroma, die zum Unterschied von den endometrialen Körnchenzellen auch das Epithel der Drüsen durchsetzen und zerstören und das Drüsenlumen ausfüllen (Abb. 74). Im Bereich dieser Infiltrate kommt es zu Gewebseinschmelzungen und Nekrosen, in der Umgebung zu nicht cyclusgerechten Blutungen, Hyperämie und Ödem. Nur dort werden auch die Gitterfasern aufgelöst; in den übrigen Bereichen sind sie erhalten (Sekiba, 1924). Die cyclischen Veränderungen an Drüsen und Stroma brauchen nicht beeinträchtigt zu sein. Die entzündete Funktionalis wird bei der nächsten Menstruation abgestoßen. Eine akute umschriebene, nur auf die oberflächlichen Schichten begrenzte Endometritis kann auf diese Weise ganz abgestoßen werden und ausheilen. Oft aber waren bereits die basalen Anteile des Endometrium mitergriffen, und die entzündlichen Infiltrate gelangen von dort aus mit der proliferierenden Schleimhaut wieder an die Oberfläche. – Zu den hier geschilderten typischen entzündlichen Veränderungen des Endometrium treten weitere, wie sie auch in anderen Geweben nachweisbar werden. Sie können jedoch im Endometrium nicht als typische Entzündungszeichen gewertet werden, da sie auch durch physiologische oder pathologische hormonelle Stimulation zustande kommen. Nur bei Beschränkung auf die Veränderungen, die nicht hormonell auslösbar sind, wird man eine Endometritis differentialdiagnostisch sicher erkennen können.

**b) Die chronische unspezifische Endometritis** entwickelt sich im menstruierenden Endometrium nur bei Fortbestehen einer Entzündung in der Basalis und

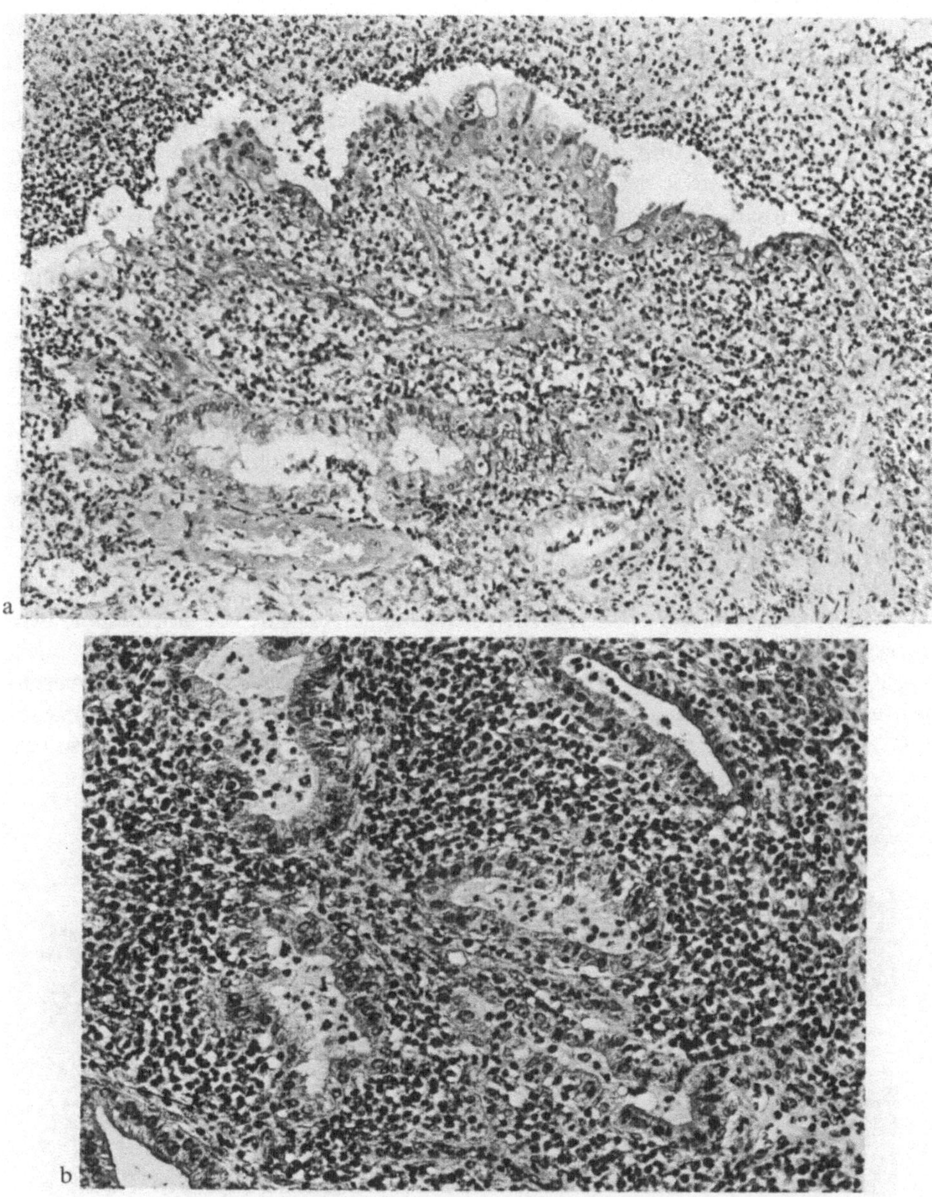

Abb. 74a u. b. Akute Endometritis. Dichte, diffuse, leukocytäre Durchsetzung des Stromas mit Zerstörung des Drüsenepithels (a) und Ausfüllung der Lumina mit Leukocyten (b)

nur in Teilen, die mit der Menstruation nicht abgestoßen werden. Die sie auslösenden Noxen sind somit die gleichen wie bei der akuten Endometritis. CADENA *et al.* (1973) fanden unter 152 Patientinnen mit chronischer Endometritis bei 84% unspezifische Ursachen: retinierte Abortreste (41%), chronische postpartum-Infektionen (12%), Intrauterinpessare (14%) und chronische Entzündungen im Adnexbereich (25%). Erst nach der Menopause kommen primär chronische Endometritiden vor, die sich in der sich nicht mehr abstoßenden Schleimhaut ungestört ausbreiten können.

*Histologisch* kennzeichnend sind lympho- und vor allem plasmocytäre Infiltrate (RNS-Färbung mit Methylgrün-Pyronin zur Darstellung der Plasmazellen!), die diffus oder herdförmig über das endometriale Stroma verteilt sind und, ebenso wie die leukocytären Infiltrate, auch das Drüsenepithel durchsetzen und zerstören (Abb. 75). Sie können sich ebenfalls im Drüsenlumen ansammeln, tun dies aber seltener als bei der akuten Endometritis. Auch Gewebseinschmelzungen sind sehr viel seltener. Die Endometriumstruktur ist oft gut erhalten, sodaß man zuweilen die chronisch entzündlichen Infiltrate mit der Lupe kaum wahrnimmt. Demgegenüber ist aber die cyclische Funktion des Endometrium mehr oder weniger hochgradig gestört, abhängig vom Schweregrad der Entzündung. Die postmenstruelle Epidermisierung der Oberfläche ist durch die Entzündung zuweilen stark verzögert, die Regeneration der Schleimhaut im ganzen erheblich verlangsamt. Wenn eine Sekretionsphase überhaupt eintritt, ist sie unterwertig. Oft verharrt das Endometrium in der Proliferationsphase oder ist ganz funktionslos. Chronisch produktive Veränderungen am Bindegewebe oder an den Gefäßen werden selten beobachtet, da diese im Endometrium fast ausschließlich hormonellen Stimulationen unterliegen. Gerade die hormonelle Ansprechbarkeit des Endometrium ist aber bei der chronischen Entzündung stark beeinträchtigt. Ebensowenig vermag der chronische Entzündungsreiz die Drüsenproliferation anzuregen, wie früher angenommen wurde. Vielmehr kommt es nur zu sekundären degenerativen Veränderungen des Epithels in Form von

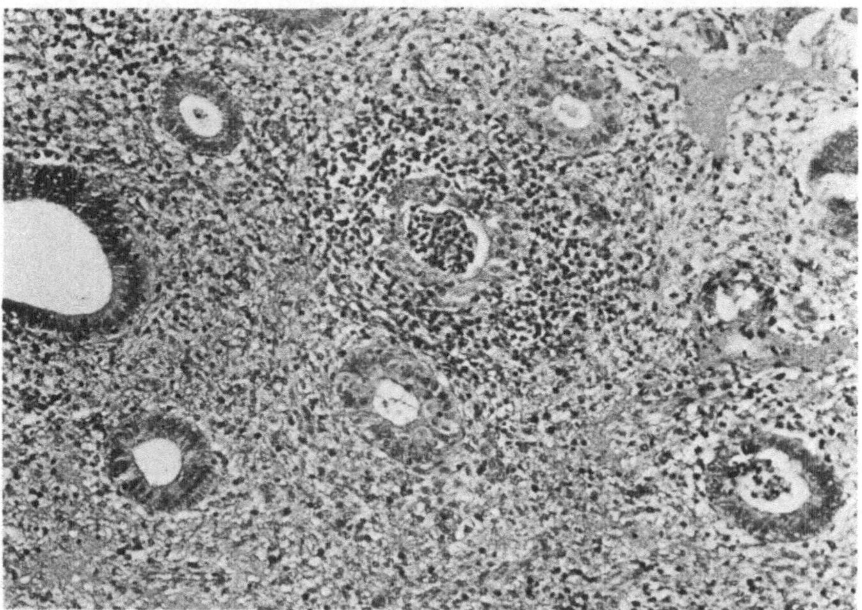

Abb. 75. Chronische Endometritis. Herdförmige lympho-plasmocytäre Infiltration des Stromas mit Durchwanderung und Auflösung des Drüsenepithels

Aufquellung, Nekrose und Desquamation. Nach länger dauernder Entzündung kann es unter dem Bild der „Endometritis atrophicans“ auch zur Erschöpfung der Schleimhautproliferation kommen.

Die *senile Endometritis* manifestiert sich so gut wie immer in einer atrophischen Schleimhaut, analog zur senilen Kolpitis. Sie kann Ursache einer Postmenopausenblutung sein und muß daher zum Ausschluß eines Carcinoms histologisch abgeklärt werden. Das atrophische Endometrium ist diffus lympho- und plasmocytär infiltriert; die Oberfläche kann ulceriert sein; der Defekt wird sekundär durch metaplastisches Plattenepithel gedeckt. In Extremfällen wird das ganze Uteruscavum von derartigem Plattenepithel ausgekleidet, man spricht von *„Ichthyosis uteri“*. Diese hat keinen carcinomatösen oder präcancerösen Charakter, sondern bleibt fast immer eine gutartige Metaplasie. Sie muß aber differentialdiagnostisch von der Plattenepithelkomponente eines Adenocancroids oder mucoepidermoiden Adenocarcinoms abgegrenzt werden.

Ist die Cervix oder der Muttermund stenosiert (z.B. bei Carcinom, nach Cervixamputation oder Radiumeinlage), so kann das entzündliche Exsudat nicht abfließen, es entsteht eine *Pyometra.*

Bevor man sich zur Diagnose „unspezifische Endometritis“ entschließt, sollte man in jedem Falle nach der Ursache fahnden, die sich oft noch in einzelnen Schleimhautbezirken in Form von nekrotischen Gewebsresten oder sonstigen Fremdkörpern manifestiert. In jedem Fall muß nach alten Abortresten gesucht werden, vor allem dann, wenn sich das Endometrium in verzögerter Rückbildung befindet.

**c) Die Endometritis tuberculosa** ist heute bei uns selten geworden. In einigen europäischen Ländern (Spanien: BOTELLA-LLUSIA, 1967; Ungarn: VACZY und SCIPIADES, 1949; England: SUTHERLAND, 1958) ist sie viel häufiger; in Indien erst recht (MANNDRUZZATO, 1964), in USA dagegen extrem selten (ISRAEL *et al.*, 1963). Sie ist so gut wie immer mit einer Salpingitis tuberculosa kombiniert. Die Tuberkelbakterien erreichen das Endometrium sekundär auf dem Wege einer absteigenden Infektion. Die bei der Menstruation entstehende Wundfläche ist durch das bakterienhaltige Tubensekret besonders leicht infizierbar. Der Uterus ist in etwa 49% der Fälle von Genitaltuberkulose an dieser Infektion beteiligt (THOM, 1952). Der Altersgipfel liegt im 3. und 4. Lebensjahrzehnt, jedoch kommen Primärerkrankungen auch noch in der Postmenopause vor (HASSELGREN und BOLIN, 1977). Eine primäre Infektion ist äußerst selten; sie erfolgt durch hämatogene Streuung eines Lungenherdes. Nach einer Geburt kann eine bis dahin latente chronische Endometritis tuberculosa akut aufflackern (MEINRENKEN, 1949). Der Bakteriennachweis im Endometrium gelingt in besonderen Fällen fluorescenzmikroskopisch (FINKE, 1950), selten bakteriologisch (ERIKSEN, 1947), meist jedoch weder kulturell noch histologisch, so daß sich die morphologische Diagnose allein auf die Gewebsuntersuchung stützt.

Das Ausmaß der Entzündung im Endometrium kann sehr unterschiedlich sein. Wie bei der unspezifischen chronischen Endometritis, so stehen auch hier diffuse oder herdförmige lympho- und plasmocytäre Infiltrate des Stromas mit Befall und Zerstörung von Drüsen im Vordergrund. Diese Veränderungen können bei latenter oder behandelter Tuberkulose die einzigen sein; die tuberkulöse

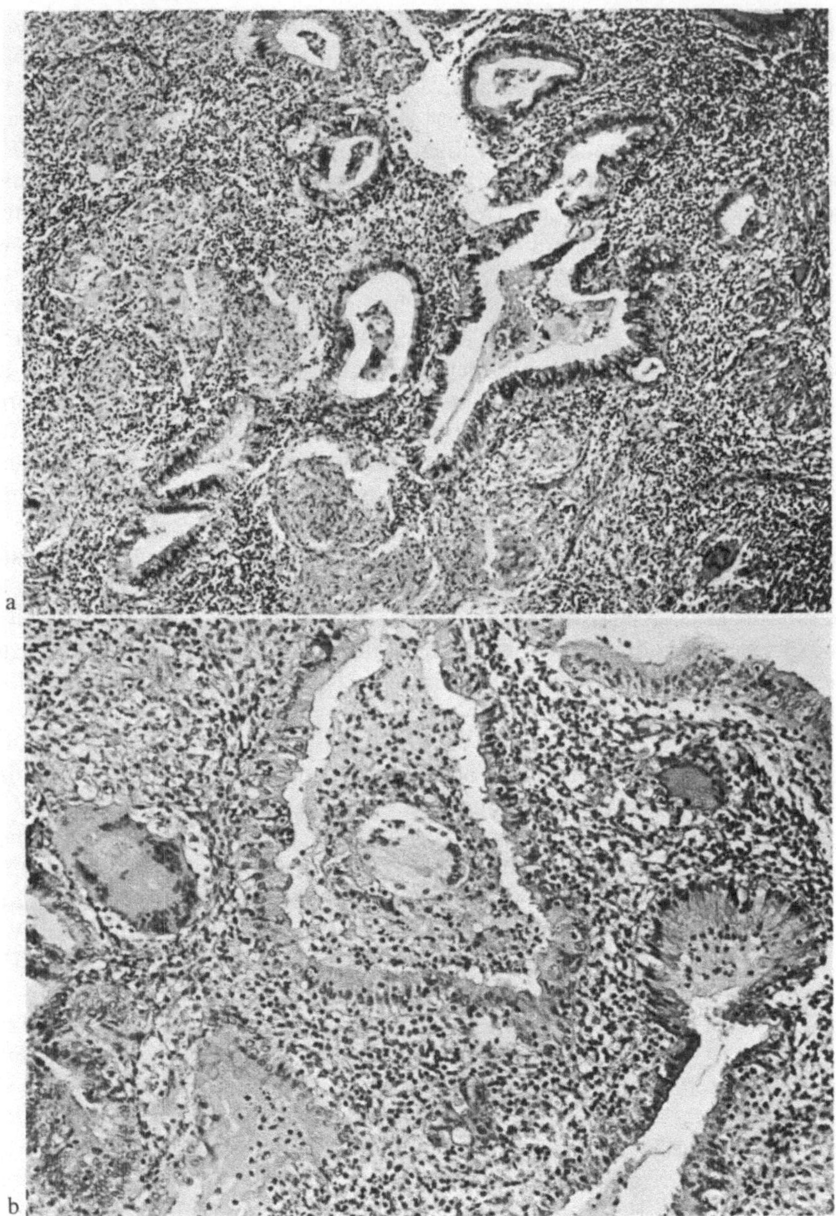


Abb. 76a u. b. Endometritis tuberculosa. Dichtstehende Epitheloidzell-Tuberkel mit Langhansschen Riesenzellen im Stroma, z.T. mit Einbruch in die Drüsenlumina. (a) Schwache, (b) stärkere Vergrößerung

Genese der Endometritis wird in solchen Fällen oft erst retrospektiv nach Entfernung der tuberkulös vereiterten Tuben gestellt. Innerhalb dieser Infiltrate im Endometrium finden sich zuweilen nur in einem umschriebenen Bereich einzelne oder mehrere typische Epitheloidzelltuberkel mit Langhansschen Riesenzellen

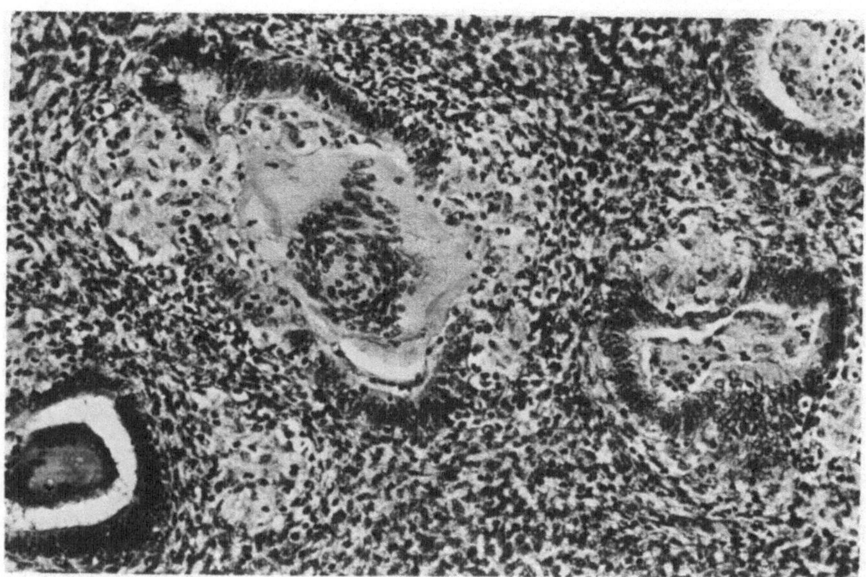

Abb. 77. Einbruch eines Tuberkels mit großer Langhansscher Riesenzelle in ein Drüsenlumen

und lymphocytärem Randsaum. Sie sind in dem meist dichten, kleinzelligen Stroma schon mit der Lupe als helle, verwaschene, runde Flecke auszumachen. Häufig durchbrechen diese Tuberkel das Epithel benachbarter Drüsen und füllen die Drüsenlumina aus (s. Abb. 76 und 77). Die angrenzenden Epithelien werden zu atypischer Proliferation mit unregelmäßiger Schichtung und Metaplasie angeregt und können Schleimvacuolen enthalten (SCHRÖDER, 1920). Gelegentlich werden auch die Stromazellen reaktiv hyperplastisch und deciduaähnlich, möglicherweise infolge einer diffusen Umwandlung in Epitheloidzellen (ZANDER, 1949). In schweren Fällen kann es zur Ulceration der Oberfläche und zur ausgedehnten käsigen Einschmelzung kommen; bei Abflußbehinderung bildet sich eine Pyometra. Eine Abrasio kann in solchen Fällen eine miliare Aussaat auslösen (BÜNGELER, 1935). NOGALES *et al.* (1966) fanden in 20% der Fälle auch die Basalis befallen. Das Myometrium ist nur in den schwersten Fällen miterkrankt (DE BRUX und DUPRE-FROMENT, 1965). Andererseits kann der Nachweis nur weniger Tuberkel in einem kleinen Bereich dem Schnittpräparat entgehen, wenn der Bereich nicht in der Schnittebene lag. Bei klinischem Verdacht auf Tuberkulose oder bei chronischer Endometritis ohne histologisch faßbare Ursache sollte man daher das Paraffinblöckchen tiefer schneiden, um das gesamte Abrasionsmaterial nach derartigen Herden zu durchsuchen. Daraus ergibt sich von selbst, daß eine Strichabrasio in diesen Fällen zur Diagnostik ungeeignet ist.

Die normale Ansprechbarkeit des Endometrium auf die Ovarialhormone ist durch die Tuberkulose oft erheblich gestört. Klinisch besteht fast immer primäre (bei 94%) oder sekundäre (bei 6%) Sterilität (SILLO-SEIDL, 1967; NOGALES-ORTIZ *et al.*, 1979), für die einerseits das funktionell gestörte Endometrium, andererseits die Salpingitis tuberculosa verantwortlich ist. Das Endometrium ist oft funktionslos, bzw. monophasisch; oder es zeigt unterwertige Sekretionserscheinungen mit mangelhafter Glykogensekretion und unregelmäßiger Verteilung von Glykogen und Mucopolysacchariden bei noch annähernd regelrecht entwickeltem Stroma. Das gleichzeitige Bestehen einer glandulär-cystischen Hyperplasie wird prozentuell sehr unterschiedlich angegeben (NOGALES *et al.*, 1966: 1,1%; KIRCHHOFF, 1955: 1,4%; BEHRENS, 1956: 6%; NEVINNY-STICKEL, 1952: 24%; STÜPER, 1955: 30%; SCHAEFER *et al.*, 1972: bei allen ihrer Patientinnen in der Postmenopause). Die menstruelle Abstoßung ist in jedem Fall verzögert durch eine Bindegewebsvermehrung in Umgebung der Tuberkel (NEVINNY-STICKEL, 1952). Da der Tuberkel zu seiner Entwicklung etwa 15 Tage braucht, in der frühen Proliferationsphase aber Tuberkel des öfteren nachweisbar sind, können zumindest diese Endometriumteile nicht menstruell abstoßen worden sein; sie halten sich wahrscheinlich über mehrere Cyclen (NOGALES *et al.*, 1966). Dafür spricht auch das gelegentlich zu sehende isolierte Vorkommen von Tuberkeln in Polypen der Corpusschleimhaut bei im übrigen tuberkulosefreiem Endometrium. Die Neuinfektion des frisch proliferierten Endometrium erfolgt teils von diesen stehengebliebenen Resten aus, teils von der Oberfläche her durch das infektiöse Tubensekret.

Die Sterilität kann das einzige klinische Symptom der Endometritis tuberculosa sein. Häufig wird diese erst als Zufallsbefund bei der Obduktion erkannt (THOM, 1952), und auch am Abrasionsmaterial kommt die Diagnose für den klinisch tätigen Gynäkologen oft unerwartet.

Kommt eine Befruchtung zustande, so implantiert sich die Blastocyste meist in der Tube: Nach DEBRUX und DUPRÉ-FROMENT (1965) beruhen 5% der Extrauteringraviditäten auf einer chronischen oder ausheilenden Salpingitis tuberculosa. Erfolgt die Implantation ausnahmsweise intrauterin, so kann einerseits die Mutter (WALTHARD, 1933; MEINRENKEN, 1949), andererseits das Kind (KAPLAN *et al.*, 1960) nach der Geburt oder nach künstlicher Unterbrechung an den Folgen einer miliaren Aussaat sterben.

Nach spezifischer Behandlung kann die Endometritis tuberculosa ausheilen. Dabei treten anstelle der Tuberkel hyalin-strahlige Narben und Sklerosen, während chronisch entzündliche Infiltrate noch lange nachweisbar bleiben.

**d) Durch seltene Erreger ausgelöste spezifische Endometritiden.** Ein dem tuberkulösen sehr ähnliches Granulationsgewebe entsteht im Endometrium sehr selten durch Infektion mit **Cryptococcus glabratus** (PLAUT, 1950). Dieser Keim wird im allgemeinen nur als Saprophyt in den Faeces, im Urin und Sputum gefunden. Ebenso selten ist die Infektion mit **Blastomyces dermatitidis** (FARBER *et al.*, 1968). Auch die Blastomykose sieht der Tuberkulose histologisch zum Verwechseln ähnlich. Zur Differentialdiagnose eignen sich Pilzfärbungen, wie z.B. die Methode nach GRIDLEY (s. HUMASON, 1962), die PAS-Färbung oder die Darstellung mit Silbermethenamin nach GOMORI, mit denen sich diese seltenen Erreger klar voneinander abgrenzen lassen.

Die **Sarcoidose des Endometrium** ist sehr wahrscheinlich nicht so selten wie bisher angenommen (TAYLOR, 1960), wird aber wohl des öfteren als Tuberkulose fehldiagnostiziert aufgrund einer weitgehenden Ähnlichkeit der spezifischen Gra-

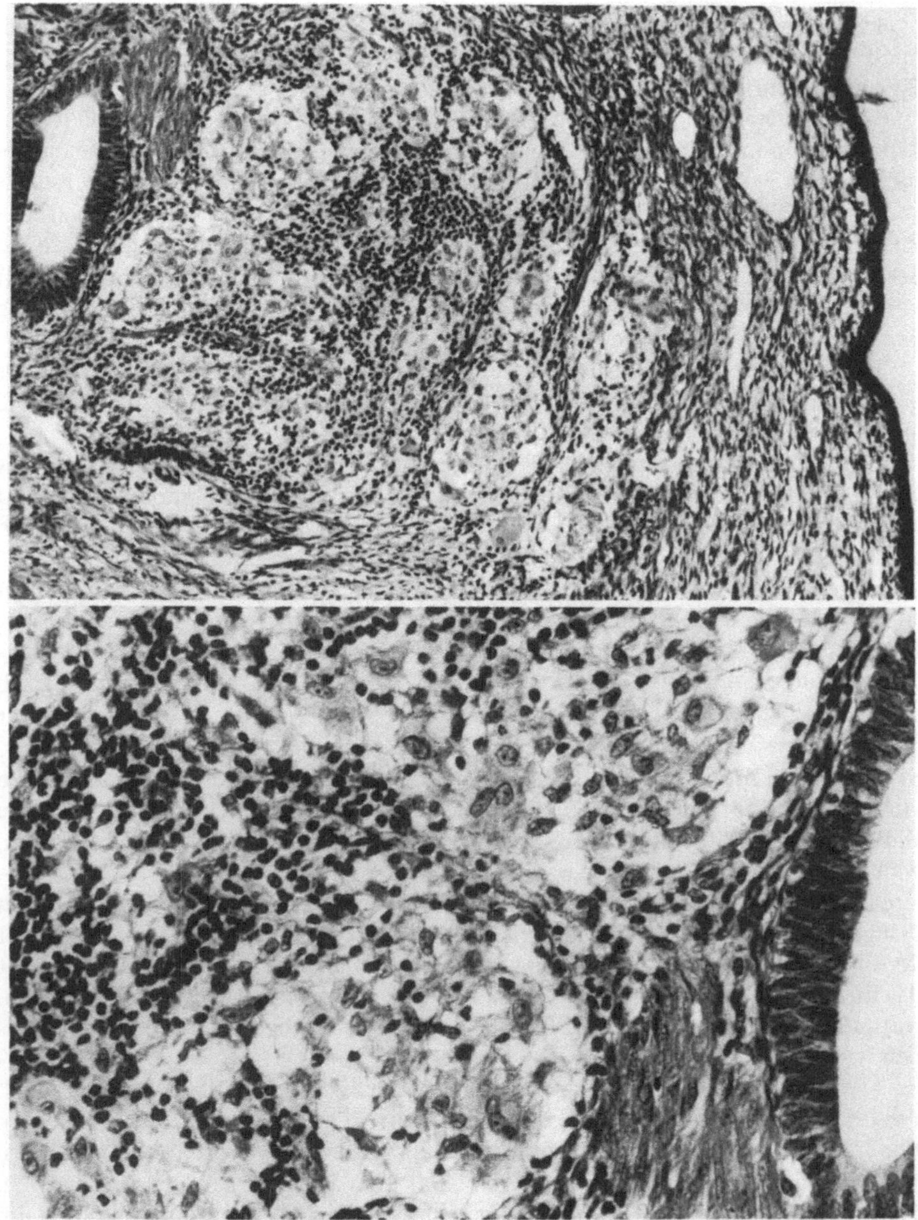

Abb. 78a u. b. Sarcoidose des Endometrium. Im Stroma Epitheloidzellgranulome ohne Nekroseneigung. (a) Schwache, (b) stärkere Vergrößerung

nulome. Eine Differenzierung dieser beiden spezifischen Infektionen sollte immer angestrebt werden, da Therapie und Prognose beider Erkrankungen unterschiedlich sind. Wenn der Erregernachweis nicht gelingt, so spricht die geringe Nekroseneigung der Granulome und der Nichtbefall der Tuben für eine Sarcoidose (Chalvardjian, 1978) (Abb. 78).

Ebenfalls der Tuberkulose sehr ähnlich sieht die Infektion des Endometrium mit **T-Mycoplasma.** Diese insgesamt symptomarme Erkrankung kann mit Sterilität und gehäuften Spontanaborten einhergehen (HORNE *et al.*, 1973).

Die **Endometritis gonorrhoica** ist die Folge einer von der Cervix her aufsteigenden Infektion und Übergangsstadium zur Salpingitis gonorrhoica. Ascensionsgefahr besteht vor allem im Anschluß an einen intrauterinen Abort (BURKMAN *et al.*, 1976). Histologisch entspricht sie einer unspezifischen chronischen Endometritis mit besonders dichten entzündlichen Infiltraten. Charakteristisch ist der Reichtum an Plasmazellen und gelegentlich eosinophilen Leukocyten. Oft kommt es zu reaktiver Wucherung der endometrialen Drüsen. Die Entzündung kann auf das Myometrium übergreifen.

Extrem selten ist die Infektion des Endometrium mit **Pneumokokken,** die hämatogen bei gleichzeitig bestehender Pneumonie erfolgt und z.B. puerperal auftritt (NUCKOLS und HERTIG, 1938; MCCARTHY and CHO, 1979).

Eine latente **Toxoplasmose** des Endometrium konnte durch den Nachweis von Trophozoiten mit Hilfe fluorescierender Antikörper in Endometrium und Menstrualblut an Hand von Ausstrichpräparaten gesichert werden (WERNER *et al.*, 1968). Ihr Vorkommen ist seit längerem bekannt und wird als Ursache der angeborenen Toxoplasmose und eines Teils der habituellen Aborte angesehen (LANGER, 1963, 1966); der Beweis für diese Annahme steht jedoch noch aus: Bei 172 Patientinnen mit Abort konnten Toxoplasmen nur einmal durch Inoculation auf Tiere nachgewiesen werden (JANSSEN *et al.*, 1970), und auch histologisch gelang der Nachweis unter 87 Aborten nur einmal (KRÄUBIG, 1972), in einer neueren Serie unter 61 Aborten sechs mal (STRAY-PEDERSEN und LORENTZEN-STYR, 1977). Ihre Ausbreitung stellt man sich hypothetisch folgendermaßen vor: Die Toxoplasmen erreichen das Endometrium wahrscheinlich über die Blutbahn. Sie gelangen über das Myometrium in die Basalis, bilden dort Cysten, wandern mit Hochwachsen der Basalis in die Funktionalis und bei deren Abstoßen in das Cavum uteri. Die aus den Cysten freiwerdenden Toxoplasmen dringen vom Cavum aus wieder in das Endometrium ein und bilden an der Myometriumgrenze neue Cysten (WERNER *et al.*, 1968). Wenn die Infektion des Endometrium tatsächlich auf diesem Wege erfolgt, ist es schwer verständlich, warum derartige histologische Bilder bisher noch nicht beobachtet oder beschrieben wurden.

Die ursprünglich in Afrika endemische **Bilharziose** befällt neuerdings auch die dort ansässigen bzw. von dort heimkehrenden Europäer (BERRY, 1966). Die Infektion wird meist entdeckt durch den cytologischen Nachweis von Eiern des Schistosoma hämatobium oder mansoni im Vaginal- oder Cervikalabstrich. Histologisch sind die Eier im Endometrium und in der Cervixschleimhaut im subepithelialen Stroma nachweisbar, wo sie sich entweder reaktionslos verhalten, eine deciduale Reaktion in ihrer Umgebung auslösen (WILLIAMS, 1967), oder die Bildung von Pseudotuberkeln oder diffuse Ansammlungen von Eosinophilen, Histiocyten, Lymphocyten und Plasmazellen anregen. Die Oberfläche kann ulcerieren. An der Cervix kommt es gelegentlich zu papillomatösen Neubildungen. In seltenen Fällen kann das Endometrium vollkommen zerstört und durch ein hämorrhagisches Granulationsgewebe ersetzt werden. Diese Patientinnen sind amenorrhoisch und steril (MOUKTHAR, 1966).

Die an sich nicht häufige **Aktinomykose** befällt das Endometrium extrem selten. Die Infektion erfolgt pervaginal oder hämatogen z.B. nach primärem Befall der Appendix (MACCARTHY, 1955). Endometrium und Myometrium können durch ein an Leukocyten und Aktinomycesdrusen reiches eitriges Granulationsgewebe ersetzt sein (HÜFFER, 1922; BLOCH, 1931; dort weitere Literatur). Neuerdings wurden einige Fälle nach Einlage eines Intrauterinpessars beobachtet (LOMAX *et al.*, 1976) (s.S. 246).

Eine durch Infektion mit **Candida** ausgelöste mykotische Endometritis wurde bei einer 38jährigen Patientin nach Langzeittherapie mit Gestagenen beobachtet (RODRIGUEZ *et al.*, 1972), eine **Coccidioidomycosis** bei einer Patientin mit disseminierter Infektion (CHUAN *et al.*, 1975).

Eine **Herpes-Virus-Infektion** des Endometrium trat bei einer 29jährigen nach einem Abort auf. Dabei fanden sich stäbchenförmige Einschlüsse in den vergrößerten, opaken Kernen der Drüsenepithelien neben chronisch entzündlichen Infiltraten im Stroma (GOLDMAN, 1970). Diese Beobachtung wirft die Frage auf, ob eine Herpes-Endometritis Ursache einer neonatalen Herpesinfektion sein kann.

Eine durch **Cytomegalie-Virus**-Infektion ausgelöste Endometritis mit typischen Einschlußkörpern in den Drüsenepithelien und Spontanabort beschrieben MCCRACKEN *et al.* (1974) und DEHNER und ASKIN (1975).

Eine **Malakoplakie** des Endometrium als Ursache einer Postmenopausenblutung bei granulomatöser Endometritis ergab sich aufgrund des histologischen und elektronenoptischen Nachweises von typischen Michaelis-Gutmann-Körpern und stäbchenförmigen Bakterien in atypischen Histiocyten (THOMAS *et al.*, 1978).

Analog zur Colpitis emphysematosa beschrieb PERKINS (1960) einen Fall von **„pneumopolycystischer Endometritis“** mit gashaltigen Cysten im Endometrium, die möglicherweise auf eine Infektion mit gasbildenden Bakterien zurückgehen sollen.

**e) Das Fremdkörpergranulom.** Verschiedene Substanzen lösen im Endometrium eine Fremdkörperreaktion aus, die der in anderen Geweben histologisch weitgehend gleicht.

Nicht selten ist das *Talkumgranulom* nach intrauterinen Eingriffen. Es entsteht einerseits durch Einbringen von Talkumkörnchen aus Handschuhpuder z.B. mit der Curette (HAUDE, 1956), andererseits nach Einlage von Sulfonamidpräparaten in Form von Stäbchen oder Globuli, die Talkum als Bindemittel enthalten (BECKER, 1950; MARTIN, 1951; STRAKOSCH und WURM, 1951; SCHUMACHER, 1956; KNORR, 1960). Histologisch entstehen in Umgebung der Talkumkristalle vielkernige Fremdkörperriesenzellen, die die Kristalle z.T. phagocytieren (Abb. 79), und in der weiteren Umgebung ein entzündliches Granulationsgewebe, das je nach Ausdehnung des Prozesses zu einer verschieden schweren subakuten Endometritis mit herdförmigen Nekrosen führt. Das Granulom liegt meist in der Basalis und kann auf das Myometrium übergreifen. Die Kristalle oder ihre Lücken sind bei der gewöhnlichen HE-Färbung als Plättchen oder Nadeln lichtoptisch gut zu erkennen. Im polarisierten Licht sind sie an ihrer Doppelbrechung von anderen Verunreinigungen zu unterscheiden. Die Talkum-

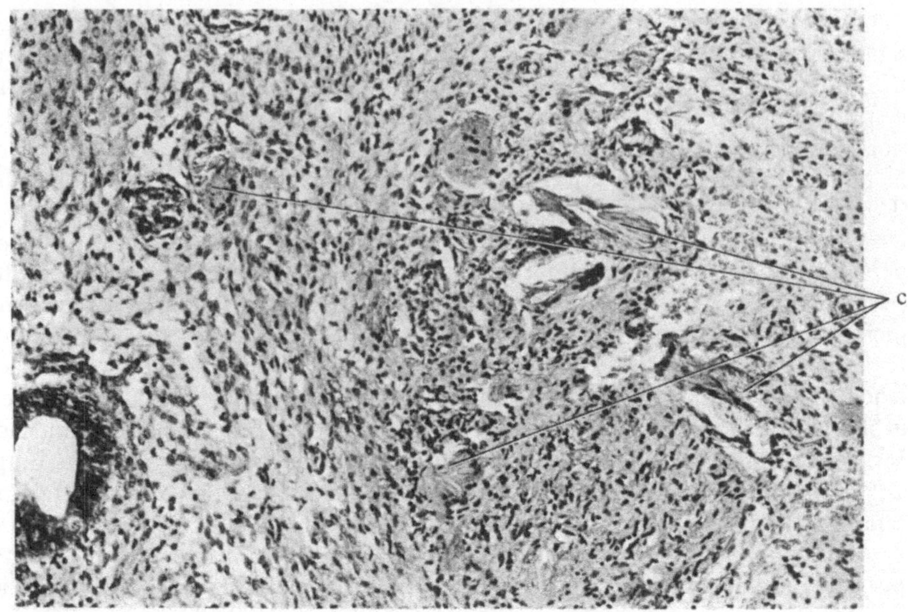


Abb. 79. Talkumgranulom. Nadel- und fächerförmige kristallinische Fremdkörper (*K*) im Stroma, von Fremdkörperriesenzellen und lymphocytären Infiltraten umgeben

kristalle (chemisch Magnesiumhydropolysilikat) unterscheiden sich morphologisch nicht von Sulfonamidkristallen, sind auch wie diese doppelbrechend, zerfallen aber im Gegensatz zu den Sulfonamiden nicht in verdünnter Salzsäure und sind hitzebeständig. Talkum kann sich jahrelang im Uterus halten und in leichten Fällen klinisch unerkannt bleiben. Die Schleimhautregeneration nach der Menstruation kann bei größeren Granulomen mechanisch oder chemisch (durch die freiwerdende Kieselsäure) gestört sein; Menorrhagien und Ausfluß sind die Folge (SCHUMACHER, 1956). Differentialdiagnostisch kommen alle übrigen Endometritiden in Frage, vor allem die tuberkulöse und die Endometritis post abortum. Beweisend für das Talkumgranulom ist der Kristallnachweis.

Auch ein *Intrauterinpessar* ist ein Fremdkörper und löst bei einem Teil der Fälle (10,1% nach JESSEN *et al.*, 1963) eine unterschiedlich schwere akute oder chronische Endometritis aus (LEHFELDT *et al.*, 1965; MORESE *et al.*, 1966; ROZIN *et al.*, 1967; TAMADA *et al.*, 1967). Das Stroma kann dabei vor allem in direkter Umgebung des Pessars dicht leuko-, lympho- und plasmocytär infiltriert sein (vgl. S. 244f.). Fremdkörperriesenzellen wurden bisher nicht beobachtet, wahrscheinlich, da die Spiralen aus relativ gewebsfreundlichem Material bestehen. Der relativ hohe Prozentsatz an Endometritiden betraf allerdings in erster Linie die jetzt nicht mehr gebräuchlichen, rein mechanisch wirkenden Pessare, die leicht Verletzungen der Endometriumoberfläche auslösten. Die modernen Kupfer- oder gestagenhaltigen T-Pessare verletzen das Oberflächenepithel nur selten und führen meist nur zu Leukocytenansammlungen im oberflächennahen Teil der Drüsenlumina. Nur bei stark unterentwickeltem Endometrium kommen auch hier des öfteren fokale Endometritiden vor (vgl. S. 251).

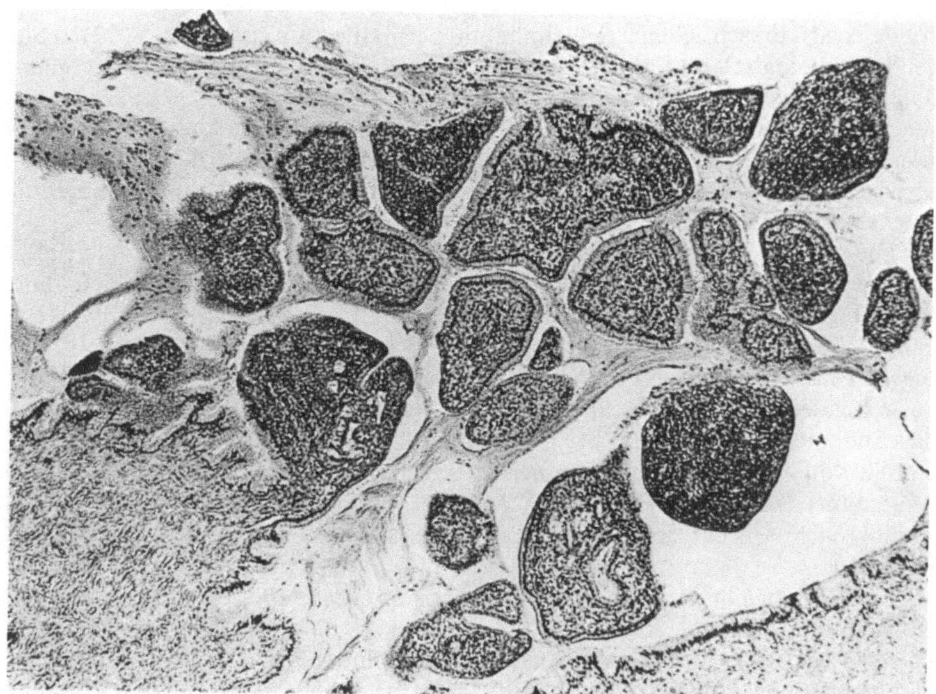

Abb. 80. Chronische Endocervicitis. Dichte lymphocytäre Infiltration der Schleimhautpapillen

*Intrauterine Instillationen* z.B. zur Blutstillung oder definitiven Sterilisierung können mit Endometritis einhergehen (s.S. 251).

**f) Die Endocervicitis** (Endometritis cervicalis). Ebenso wie das Corpusendometrium kann auch die Cervixschleimhaut isoliert erkranken; die Entzündung macht oft am inneren Muttermund halt. Die Endocervicitis ist meist die Folge einer von der Portio her aufsteigenden Infektion. Am häufigsten ist die akute und chronische unspezifische Entzündung im Anschluß an eine entzündliche Erosion der Portio oder Ektopie der Cervixschleimhaut. Diese ist dabei meist papillär gewuchert, ödematös aufgequollen und dicht leuko-, lympho- und plasmocytär infiltriert (Abb. 80). Das cylindrische Oberflächenepithel ist oft durch metaplastisches Plattenepithel ersetzt. Häufiger als im Endometrium ist für die massive Infektion eine Gonorrhoe verantwortlich. Die Endocervicitis tuberculosa entspricht in Häufigkeit (bzw. Seltenheit) und histologischem Befund der Endometritis tuberculosa.

## 4. Die Tumoren

### a) Gutartige Neubildungen des Endometrium

sind sehr selten. Dies beruht z.T. darauf, daß wir die gutartigen **epithelialen** Gewebsproliferationen, wie z.B. die Polypen, nicht als echte Neubildungen, sondern als umschriebene Schleimhauthyperplasien auffassen (s. S. 121). Sie gehören ätiologisch und morphologisch in den Formenkreis der polypösen glandulär-cystischen und adenomatösen Hyperplasie. Der Begriff „Adenom des Endometrium“ ist aus der modernen Nomenklatur zugunsten der Bezeichnung „adenomatöser Polyp“ geschwunden. Bei den früher zuweilen beschriebenen Papillomen des Endometrium hat es sich bereits um papillär gebaute exophytisch wachsende Carcinome gehandelt.

Die gutartigen **bindegewebigen** Neubildungen sind, da sie vom endometrialen Stroma ausgehen, großenteils ebenfalls Stromahyperplasien, aus denen sich ohne Übergang in einen umschriebenen gutartigen Tumor ein Sarkom entwickeln kann. Wir fanden in der Literatur nur eine Beschreibung eines „endometrialen *Stromaloms*“ (ROSENBERG *et al.*, 1964), eines großen, das Uteruscavum stark ausweitenden und prall ausfüllenden polypösen Tumors, dessen Wachstum auf das Endometrium beschränkt war. Histologisch bestand er aus gleichmäßigen, einzeln von Gitterfasern umsponnenen Stromazellen ohne Anhaltspunkte für Malignität. Da keine Invasion des Myometrium nachweisbar war, kann der Tumor nach Ansicht der Verff. nicht zu den Stromaendometriosen gerechnet werden.

Ein *Hämangiom* des Myo- und Endometrium wurde einige Male beschrieben (R. MEYER, 1925; NEUMANN, 1929; MARSH, 1950; GRUND und SIEGEL, 1954; HUNTER und COGGINS, 1965). Makroskopisch imponierten diese Tumoren als hämorrhagische Polypen. Histologisch gingen sie meist vom inneren Myometrium aus, wuchsen sekundär in das Endometrium ein oder schoben dieses nur vor sich her. Im endometrialen Stroma fanden sich zahlreiche große und kleine, dünnwandige Blutgefäße. In einem Fall bestanden gleichzeitig multiple Hämangiome der Haut.

IRWIN (1956) beschrieb ein primäres *Lymphom* des Endometrium, das die Form eines Polypen hatte und aus zahlreichen dichtstehenden Lymphfollikeln mit großen Keimzentren bestand. Im Tumor fanden sich einzelne stehengebliebene Endometriumdrüsen. — Ein wahrscheinlich von der glatten Gefäßmuskulatur ausgehendes *Angiomyom* des Endometrium in der Funktionalis einer sezernierenden Schleimhaut beschrieb SCHINKELE (1947). Es war makroskopisch unter der Oberfläche als roter Knoten sichtbar. — Umschriebene bündelförmige Wucherungen der Schwannschen Zellen bis unter das Oberflächenepithel des Endometrium bezeichneten HOLZNER und LASSMANN (1967) als *„Neurofibromatose“* des Endometrium. Ähnliche Wucherungen fanden sich gleichzeitig im Myometrium.

Eine seltenere gutartige Variante des malignen Müllerschen Mischtumors stellt das **papilläre Cystadenofibrom des Endometrium** dar (VELLIOS et al., 1973; Abb. 81a). Es handelt sich um stark fingerförmig verzweigte, in das Uteruscavum vorragende polypöse Wucherungen aus spindelförmigen, dicht gelagerten Fibroblasten, welche direkte Kontinuität zu den angrenzenden endometrialen Stromazellen zeigen, und einem Überzug aus kubischem bis cylindrischem, oft schleimbildendem Epithel, entsprechend einer endocervikalen Metaplasie. Durch die starken Verzweigungen kommen gelegentlich pseudoadenomatöse Abschnürungen des Oberflächenepithels im Stroma vor. Der Tumor hat histologische Ähnlichkeit mit dem Adenofibrom des Ovars. Differentialdiagnostisch muß das

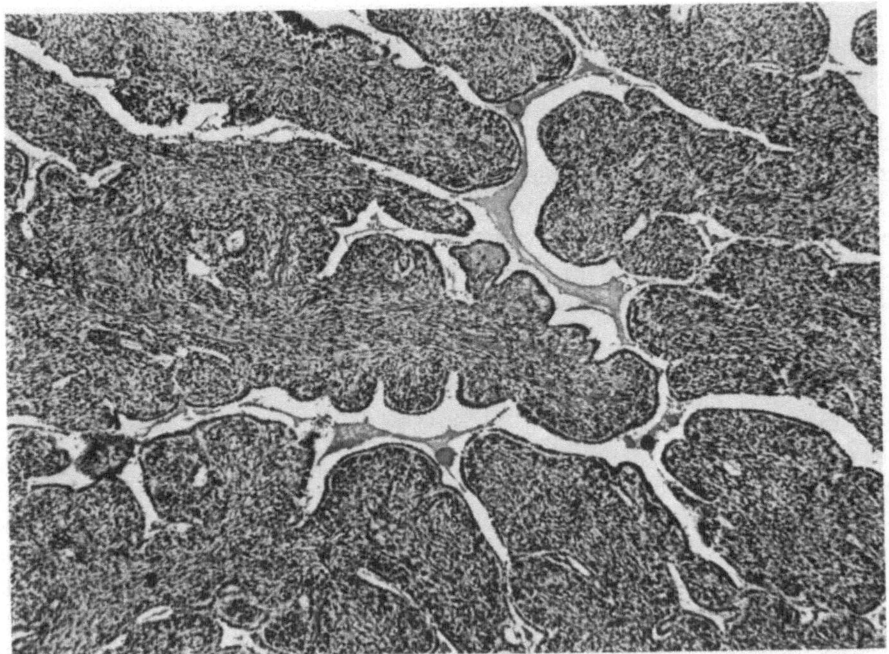

Abb. 81a. Papilläres Cystadenofibrom des Endometrium

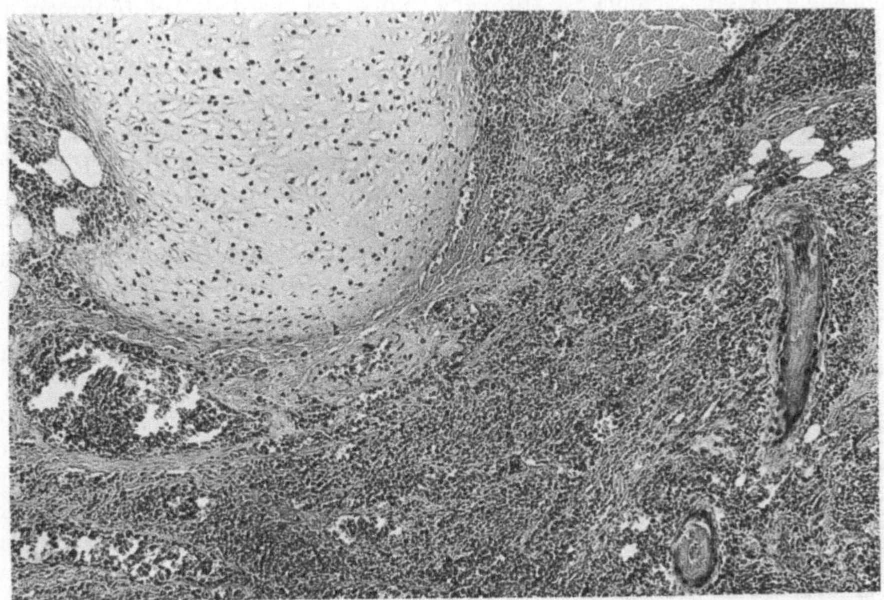

Abb. 81b. Teratom des Endometrium. Oben links unreifer Knorpel umgeben von zahlreichen Blutgefäßen und Lymphocytenansammlungen. Oben rechts quergestreifte Skeletmuskulatur und einzelne Fettvakuolen. Unten rechts abnormale Haarfollikel

papilläre Cystadenofibrom des Endometrium vom gut differenzierten homologen Stromasarkom abgegrenzt werden: Dieses ist meist nicht papillär, ist besser vascularisiert und hat etwas reichlichere Mitosen (GRIMALT *et al.*, 1975).

Wir beobachteten ein gutartiges **solides Teratom** im Endometrium, welches aus Wucherungen embryonalen Knorpels, sehr dickwandiger Gefäße und Nervenbündel sowie respiratorischen und intestinalen Epithels und äußerer Haut in wirrem Durcheinander bestand, so daß Reste eines mißgebildeten Embryo sicher auszuschließen waren (Abb. 81 b; DALLENBACH-HELLWEG und WITTLINGER, 1976). MARTIN *et al.* (1979) diskutieren anhand eines gutartigen cystischen Teratoms des Endometrium die Herkunft aus einer keimgeschädigten oder parthenogenetischen Oocyte.

### b) Das Carcinom des Endometrium

Die **Häufigkeit** des Corpus-Carcinoms wird in der Literatur verschieden angegeben. Allgemein beobachtet man in letzter Zeit eine prozentuale Zunahme gegenüber dem Cervix-Carcinom. Vor 10–20 Jahren betrug das Verhältnis Corpus- zu Cervix-Carcinom noch etwa 1:3–4, vor 40 Jahren sogar 1:14,8 (HINSELMANN, 1930). Neuerdings wird das Corpus-Carcinom in großen gynäkologischen Kliniken etwa gleich häufig diagnostiziert wie das Cervix-Carcinom (GORE und HERTIG, 1962; WYNDER *et al.*, 1966; HELD, 1969). Im letzten Jahrzehnt ist es zu einem erneuten drastischen Anstieg des Endometrium-Carcinoms gekommen (vgl. GREENWALD *et al.*, 1977). Die Erklärung dafür liegt sicher nicht allein in der Erreichung höherer Lebensalter, sondern hat noch weitere, später zu diskutierende Gründe. Kurz erwähnt sei, daß das Verhältnis Corpus- zu Cervix-Carcinom auch rassenabhängig ist; für New York z.B. wird es bei Jüdinnen mit 1:0,3 (da sehr wenige Portio-Carcinome), bei den übrigen weißen Frauen mit 1:1,29 und bei Negerinnen mit 1:5,2 angegeben (National Cancer Institute, Washington, 1952); in Japan beträgt es 1:24,4 (KAISER, 1969). An Corpus-Carcinom erkranken ganz überwiegend Frauen nach der Menopause (rund 80%). Das aus der inzwischen ergänzten Literaturzusammenstellung (DALLENBACH-HELLWEG, 1964) von rund 12000 Fällen berechnete Durchschnittsalter der Patientinnen liegt bei 57,5 Jahren. Nur etwa 2% aller Corpus-Carcinome werden bei Frauen unter 40 Jahren gefunden (SOMMERS *et al.*, 1949; DOCKERTY *et al.*, 1951; HUSSLEIN und SCHÜLLER, 1952; KEMPSON und POKORNY, 1968). Bei Mädchen unter 12 Jahren ist die Erkrankung extrem selten (MARTINS, 1960).

Ein großer Prozentsatz der Corpus-Carcinom-Trägerinnen weist **endokrine Störungen** auf. Besonders auffallend ist das gleichzeitige Vorkommen von Hochdruck, Diabetes, Fettsucht und Sterilität (s. Tabelle 14). Wenn auch die von verschiedenen Autoren erhobenen Befunde vielleicht nicht ganz exakt miteinander vergleichbar sind, so vermag die große Zahl uns doch einen annähernd richtigen Gesamtüberblick zu verschaffen. Die Menopause tritt oft verspätet ein (CROSSEN und HOBBS, 1935; RANDALL, 1945; GUSBERG, 1947; TAYLOR und BECKER, 1947; SPEERT, 1948; PALMER *et al.*, 1949; COSBIE *et al.*, 1954; WAY, 1954; PEEL, 1956; KOTTMEIER, 1959; DIBBELT *et al.*, 1962, u.a.m.). Das Klimakterium ist frei von störenden hormonellen Ausfallserscheinungen.

**Makroskopisch** sitzt das Endometrium-Carcinom meist im Fundus uteri und nimmt seinen Ausgang von der Schleimhaut eines Tubenwinkels. Demgegenüber sind Carcinome im oder knapp oberhalb des Isthmusbereichs seltener (nach TAYLOR und BECKER, 1947: 24% der Fälle von Corpus-Carcinom). Dies erklärt sich wahrscheinlich durch die geringe hormonelle Ansprechbarkeit der Isthmusschleimhaut. Das Carcinom kann polypös-schwammig und manchmal papillär-zottig in die Lichtung vorragen, es kann ulcerierend oder flächenförmig bzw. primär infiltrierend wachsen (vgl. R. MEYER, 1930). Der Uterus ist dabei nicht immer vergrößert (Abb. 82). Das Wachstum erfolgt verhältnismäßig langsam, und Metastasen treten oft erst spät auf.

Verschiedene Autoren haben Vorschläge zu einer pathologisch-anatomischen **Stadieneinteilung** gemacht. Eine oft angewandte und auch bei uns benutzte Einteilung ist die nach JAVERT und HOFAMMANN (1952) mit einigen Abwandlungen und Ergänzungen (vgl. HELD, 1969); sie ist identisch mit der F.I.G.O.-Klassifikation:

Stadium 0: auf das Endometrium beschränkt;
Stadium 1: Infiltration des Myometrium;
Stadium 2: Ausdehnung auf die Cervix;
Stadium 3: Ausdehnung auf Tube, Ovar oder Vagina; lymphogene Metastasen im Bereich des kleinen Beckens;
Stadium 4: Übergreifen auf Blase oder Rectum und/oder hämatogene Metastasen.

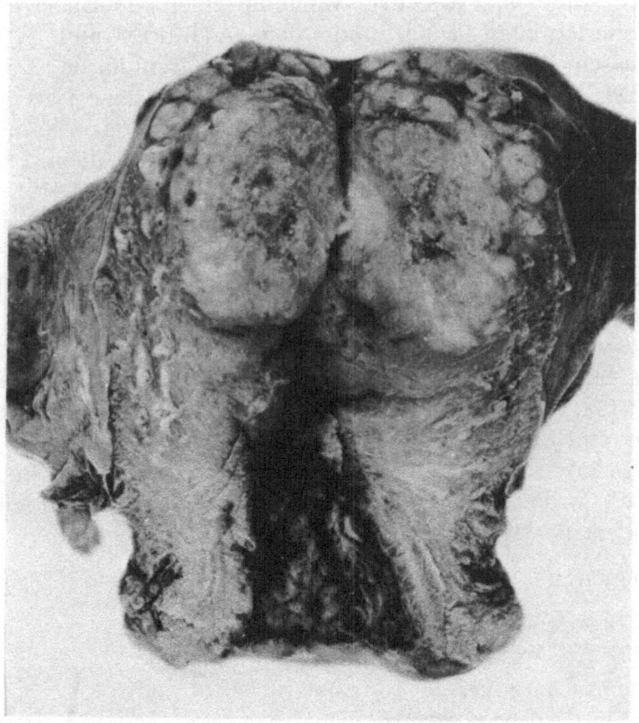

Abb. 82. Aufgeschnittener total exstirpierter Uterus. Adeno-Carcinom des Endometrium, das Corpus uteri bis zur Serosa durchsetzend

Fischer (1957) errechnete eine **Metastasierung** anhand von 80 *Obduktionen* in 80% der Fälle, wobei die Lymphknoten insgesamt (bei 47,5%), die Parametrien (bei 30,5%), das Peritoneum (bei 31,2%), die Leber (bei 21,2%) sowie Becken-Bindegewebe (18,7%), Harnblase (16,2%) und Rectum (13,7%) am häufigsten befallen waren. Vagina, Darm und Pleura waren bei je 12,5%, die Lungen bei 10%, Ovar, Magen und Pankreas bei nur je 2,5% der Fälle Sitz von Metastasen, Niere und Gehirn noch seltener. Andere Autoren fanden einen häufigeren metastatischen Befall der Ovarien (Javert und Hofammann, 1952: 11,8%; Ryden, 1952: 8,4%; Bergsjö, 1962: 9%; Davis, 1964: 7%). – Nach Harnett (1949) sowie Randall und Goddard (1956) kommt es nur in 9,4% der Gesamt*erkrankungen* an Endometrium-Carcinom zum Auftreten von Fernmetastasen (Stadium 4), nach Piver (1966) beim Adeno-Cancroid in 26,5% der Fälle. Dabei sind Lungen (in 4% der Fälle von Dietz, 1958) und Leber bevorzugt. Andere Autoren fanden einen häufigeren Befall der Blut- und Lymphbahnen (Jakobovits, 1956; Barber *et al.*, 1962), oder isolierte Metastasen im Zentralnervensystem (Lipin und Davison, 1947). Knochenmetastasen sind selten (Vanecko *et al.*, 1967). In der Serie von Harnett (1949) waren 65,6% der Corpus-Carcinome auf das Corpus uteri beschränkt. Im Vergleich zu Carcinomen anderer Regionen metastasieren Endometriumcarcinome selten, sind aber häufiger mit zweiten Primärtumoren kombiniert, z.B. des Ovars, der Mamma oder des Rectum. Auch wenn diese dem Endometriumcarcinom histologisch ähnlich sehen, sollte man vor der Annahme einer Metastase immer an die Möglichkeit eines zweiten Primärtumors denken (Jahoda und Tatra, 1972).

**Mikroskopisch** läßt sich das Endometrium-Carcinom in 3 Hauptformen unterteilen: Das reife Adeno-Carcinom, das unreife Adeno-Carcinom und das Adeno-Cancroid. Hinzu kommen 2 seltenere Formen: das klarzellige und das mucoepidermoide Adeno-Carcinom. Reifes und unreifes Adeno-Carcinom nehmen rund 86% der Gesamtzahl ein (Hertig und Gore, 1960), das Adeno-Cancroid je nach der Gründlichkeit der Durchmusterung der Präparate etwa 6,8% (Marcus, 1961) bis 43,7% (Tweeddale *et al.*, 1964; Dobbie *et al.*, 1965: 5,5%; Boutselis *et al.*, 1963: 7%; Hertig und Gore, 1960: 14%; Davis, 1964: 14%; Javert und Renning, 1963: 16%; Charles, 1965: 37,1%; weitere Literatur siehe dort). Ng *et al.* (1973) beobachteten über einen Zeitraum von 30 Jahren einen Anstieg der prozentuellen Häufigkeit der Adeno-Cancroide von 12,6% auf 32,8%, möglicherweise bedingt durch die Zunahme exogener Oestrogene (Robboy und Bradley, 1979).

Neuerdings kommt in der Therapieauswahl und bei der Beurteilung der Prognose neben der Bestimmung des Stadiums auch der histologischen Gradeinteilung besondere Bedeutung zu:

Wir unterscheiden:

Grad I: reifes Adeno-Carcinom;
Grad II: reifes Adeno-Carcinom mit soliden Anteilen;
Adeno-Cancroid;
Grad III: unreifes Adeno-Carcinom;
klarzelliges Carcinom;
mucoepidermoides Adeno-Carcinom.

Die *Adeno-Carcinome* können sehr verschiedene Drüsen- und Epithelzellformen aufweisen, lassen sich aber so gut wie immer als Corpus-Carcinome erkennen und von den anders gebauten Adeno-Carcinomen der Cervix abtrennen (DALLENBACH-HELLWEG und BRÄHLER, 1960). Die Drüsen des *reifen* Adeno-Carcinoms sind meist schlank, enthalten nur wenig Schleim und zeigen Mehrreihigkeit bis Mehrschichtigkeit des Epithels sowie oft papilläre Wucherungen mit Bildung von Epithelpapillen und den Anzeichen der „Zellsekretion", d.h. Abstoßung ganzer Zellen in die Lichtung (s. Abb. 83b). Die Kerne sind groß und zuweilen polymorph; sie enthalten oft mehrere prominente Nucleoli. Mitosen sind zahlreich. Das Cytoplasma ist spärlich. Ultrastrukturell bestehen keine wesentlichen Unterschiede zum normalen Endometriumepithel (THRASHER und RICHART, 1972; AYCOCK *et al.*, 1979), was auch die cytologische Differenzierung im Ausstrich erschwert. Eine periglanduläre Basalmembran ist immer entwickelt. Auch undifferenzierte Carcinomzellen lassen ihre endometriale Herkunft aufgrund reichlicher juxtanucleärer Mikrofilamente vermuten (FERENCZY, 1976). Das Stroma zwischen den Drüsenschläuchen fehlt großenteils ganz bzw. ist auf spärliche gefäßführende Zwickel beschränkt (Abb. 83a). Selten sind ausgesprochen schleimbildende Adenocarcinome des Corpusendometrium, die sich histochemisch aufgrund der Zusammensetzung der Mucopolysaccharide von den primären Carcinomen der Endocervix unterscheiden (TILTMAN, 1980).

Das *unreife* Adeno-Carcinom setzt sich demgegenüber aus vorwiegend soliden Zapfen zusammen, in denen man mit der PAS-Färbung häufig schon Anfänge einer Drüsenbildung finden kann in Form von Pseudorosetten mit kleinsten Schleimansammlungen im Zentrum bei Radiärstellung der Kerne (Abb. 84). Von diesen Anfängen aus lassen sich alle Übergänge zur klein-alveolären Drüsenform und auch zu größeren Drüsen auffinden. — Das Adeno-Carcinom enthält oft reife und unreife Anteile nebeneinander, die scharf gegeneinander abgesetzt sein können (Abb. 85).

Selten sind primäre Adeno-Carcinome des Endometrium mit *hellen Zellen*. Sie entstehen gewöhnlich erst im Greisenalter jenseits des 70. Lebensjahres. Die hellen Zellen sind in soliden Strängen, Drüsen oder Papillen angeordnet. Die soliden Formen ähneln den klarzelligen Cervix-Carcinomen und werden zu Unrecht als mesonephroide Adeno-Carcinome bezeichnet (JANOVSKI und WEIR, 1962; VILLA SANTA, 1964; DOBBIE *et al.*, 1965; RUTLEDGE *et al.*, 1965). Sehr wahrscheinlich findet in den hellen Zellen entweder eine atypische bzw. pathologisch gesteigerte Glykogensekretion statt (vgl. die Fälle von KAY, 1957), deren Ursache in einer vom Progesteronstimulus unabhängigen Fehldifferenzierung innerhalb des Carcinoms zu suchen ist, oder es handelt sich um Differenzierungsformen einer noch multipotenten Tumorstammzelle des Müllerschen Epithels (s. Tabelle 15). Dafür spräche ihre ultrastrukturelle Ähnlichkeit mit den Klarzellcarcinomen des Ovars, der Cervix und Vagina (SILVERBERG und DEGIORGI, 1973; RORAT *et al.*, 1974; ROTH, 1974; KURMAN und SCULLY, 1976; HORIE *et al.*, 1977). Andererseits ist die strukturelle Identität nicht vollständig (EASTWOOD, 1978), was aber auf das jeweilige Lokalkolorit des Ausgangsorgans zurückgehen dürfte. Gelegentlich ähneln die hellen Zellen auch einem Arias-Stella-Phänomen, dies ist möglicherweise durch eine Überstimulation der Sekretion von Postmenopausengonadotropin bedingt.

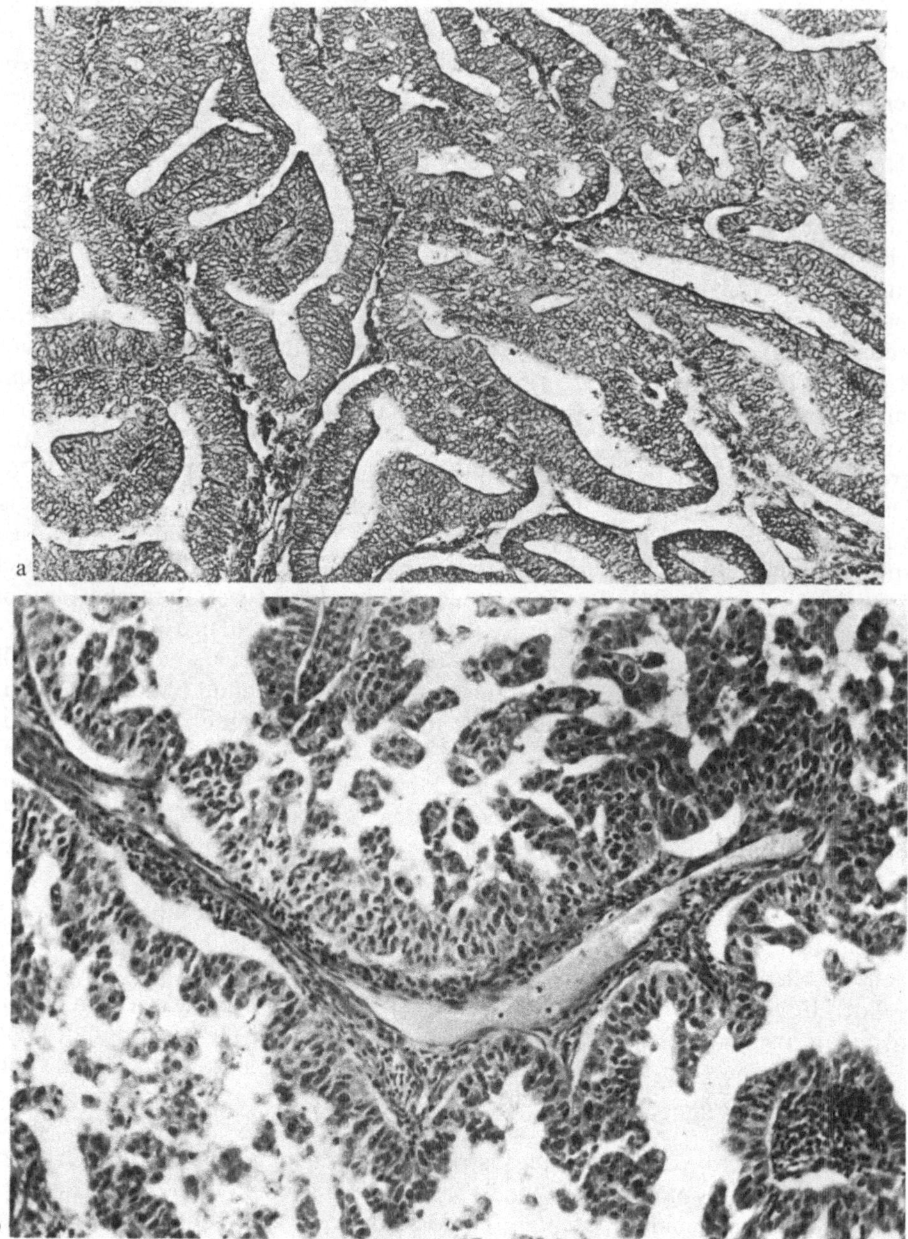

Abb. 83a u. b. Reifes Adeno-Carcinom des Endometrium. (a) Grobpapilläre Form, (b) feinpapilläre Form mit intraluminalen Epithelpapillen

Der Begriff *Adeno-Cancroid* (HERXHEIMER, 1907) sollte für die sehr charakteristische Form des Adeno-Carcinoms vom Corpusdrüsentyp mit Knötchen großenteils ausgereiften Plattenepithels reserviert bleiben und von den aus Plattenepithel verschiedener Differenzierungsgrade und Drüsenanteilen bestehenden

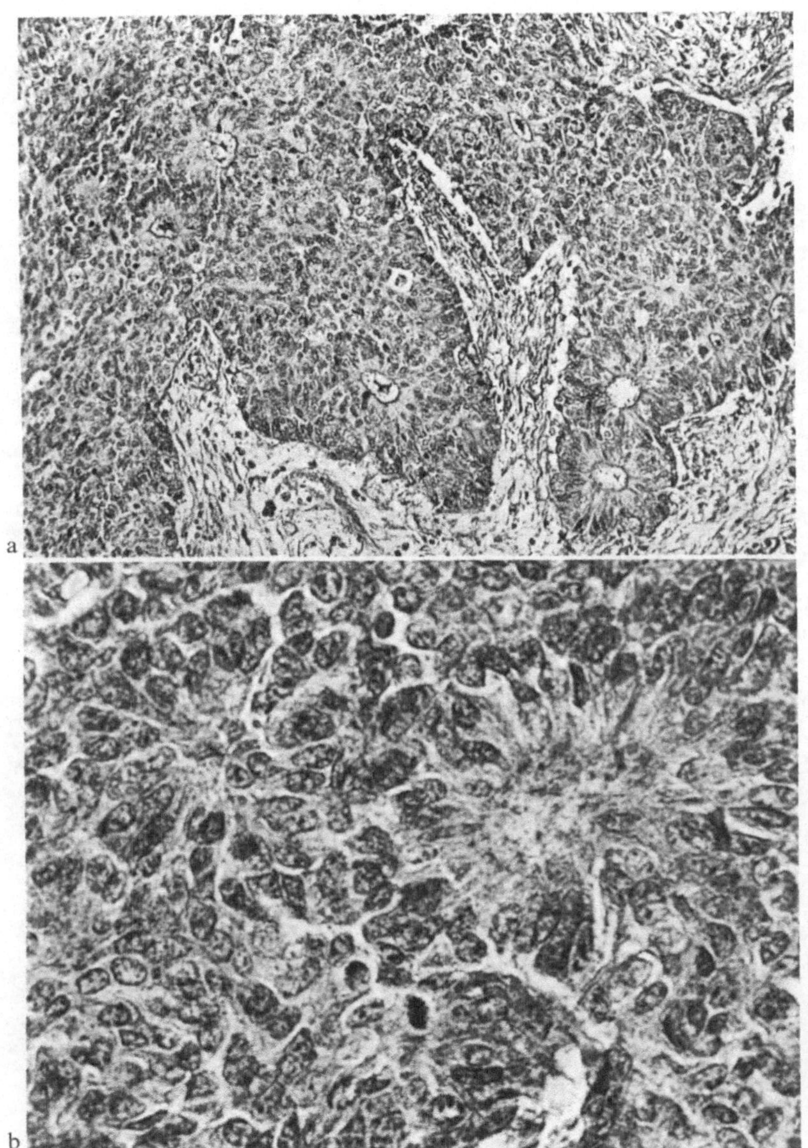

Abb. 84a u. b. Unreifes Adeno-Carcinom des Endometrium. Vorwiegend solide Stränge mit beginnender Drüsenbildung und Pseudorosettenstellung der Kerne. (a) Schwache, (b) stärkere Vergrößerung

Mischformen des Cervix-Carcinom (s.S. 211 ff.) getrennt werden. Die Adeno-Cancroide zeigen in ihrem histologischen Aufbau eine oft ausgesprochen papilläre Struktur (Abb. 86). Das Epithel der meist gut ausdifferenzierten Drüsen ist mehrreihig oder mehrschichtig und bildet häufig Epithelpapillen. Die Lumina sind meist eng und enthalten keinen oder nur sehr wenig Schleim. Die Plattenepithelknötchen hängen unmittelbar mit dem Drüsenepithel zusammen; einzelne

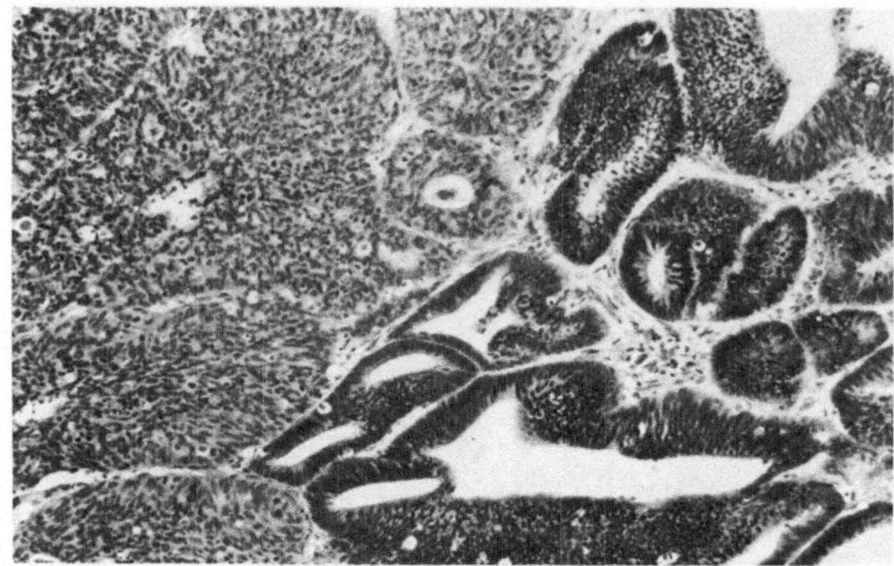

Abb. 85. Teils reifes, teils unreifes Adeno-Carcinom des Endometrium, beide Teile scharf gegeneinander abgesetzt

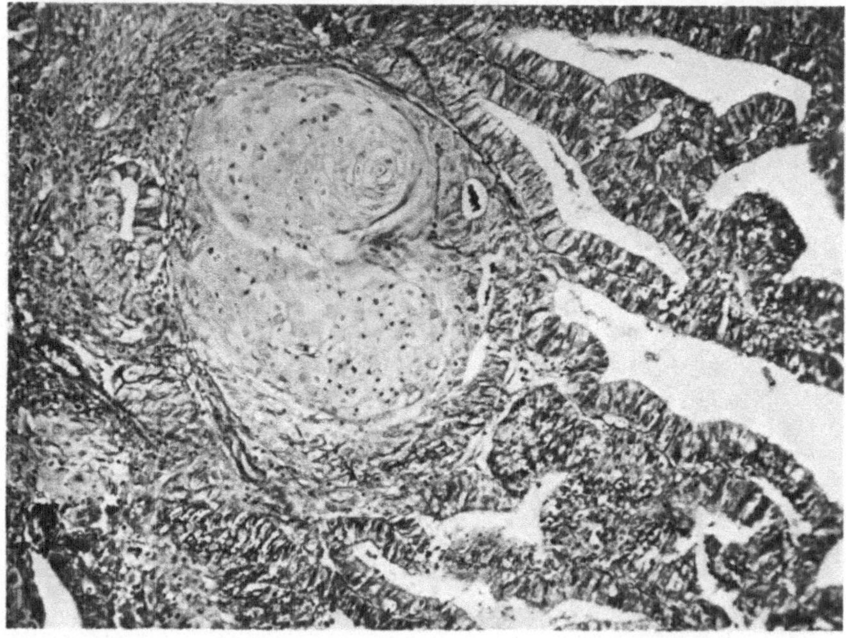

Abb. 86. Adeno-Cancroid des Endometrium mit Plattenepithelknötchen im Drüsenverband

enthalten parakeratotische Hornperlen; in einigen sind intercelluläre Brücken erkennbar. – Die Genese der Plattenepithelknötchen wird sehr verschieden gedeutet. Zahlreiche Beobachtungen über ihr Auftreten und ihr morphologisches Verhalten sprechen dafür, daß sie durch direkte Metaplasie aus dem Cylinderepithel entstehen (NOVAK, 1929; TWEEDDALE *et al.*, 1964; CHARLES, 1965; WILLIAMS, 1965). Wegen ihrer regelmäßigen histologischen Struktur werden sie im allgemeinen für gutartige Metaplasien innerhalb des Adeno-Carcinoms gehalten. Ultrastrukturell zeigen sie aber die Kriterien maligner Zellen mit Chromatinverklumpungen im Kern und schlecht entwickelten Tonofibrillen im Cytoplasma (AIKAWA und NG, 1973). Für ihre potentielle Malignität spricht auch die Beobachtung, daß die Metastasen des Adeno-Cancroid neben der drüsigen oft auch eine Plattenepithelkomponente enthalten (CHARLES, 1965). – Die noch erhaltenen Stromazwickel der Adeno-Cancroide sind besonders reich an endometrialen Schaumzellen (DALLENBACH-HELLWEG, 1964; TWEEDDALE *et al.*, 1964; CHARLES, 1965; s. S. 174).

Gelegentlich stehen die Plattenepithelmetaplasien auch im Vordergrund und enthalten monocelluläre Verschleimungen; es liegt dann ein *mucoepidermoides Adenocarcinom* des Endometrium vor (Abb. 87). Diese hoch maligne Form des Endometrium-Carcinoms wird in letzter Zeit immer häufiger beobachtet (SALAZAR *et al.*, 1977); die 5-Jahres-Heilung liegt unter 20%. In der Serie von BLAUSTEIN *et al.* (1978) waren 5 von 10 Fällen mit einem primären intraduktalen Mamma-Carcinom vergesellschaftet.

Nur ausnahmsweise kommt ein *primäres Plattenepithel-Carcinom* des Corpus uteri bei intakter Cervix und Portio vor, das KERGER (1949) von intramuralen Plattenepithelknötchen auf dem Boden einer Fehlentwicklung des Müllerschen Epithels ableitet (weitere Literatur siehe bei CORSCADEN, 1956; CHU *et al.*, 1958; PERIS *et al.*, 1958; BARNETT, 1965; KAY, 1974; MELIN *et al.*, 1979). Möglich ist weiterhin die Entstehung aus einer Plattenepithelmetaplasie des Drüsenepithels auf dem Wege über eine Ichthyosis uteri (RUGE, 1918; HOPKIN *et al.*, 1970; SELTZER *et al.*, 1977). Vor der Menopause scheint sich kein primäres Plattenepithelcarcinom im Endometrium zu entwickeln (WAITE *et al.*, 1973).

Während das Endometrium-Carcinom der frühen Postmenopause strukturell noch dem normalen Endometrium vergleichbar ist, läßt das **Carcinom der Greisin** meist jede Ähnlichkeit vermissen. Makroskopisch erinnert es zuweilen an Placentagewebe; histologisch entspricht dem eine oft ebenfalls baumartig verzweigte, papilläre Struktur aus ein- bis mehrreihigen, kleinen, polygonalen Zellen bei ausgeprägter Zell- und Kernpolymorphie (Abb. 88). Auch embryonale Strukturen können vorkommen. Dazwischen gelagert finden sich oft Areale aus hellen Zellen (Abb. 88b). In der Fallserie von LIU (1972) betrug das Durchschnittsalter der Patientinnen mit einem solchen anaplastischen embryonalen Endometrium-Carcinom 73 Jahre.

Die **histologische Diagnose** des reifen Adeno-Carcinoms erfordert **bei Frauen unter 40 Jahren** große Zurückhaltung. Das bei diesen jugendlichen Patientinnen extrem seltene (vgl. S. 160) Endometrium-Carcinom sollte nur dann, mit allen therapeutischen Konsequenzen, sicher diagnostiziert werden, wenn unreife Anteile im Vordergrund stehen, bzw. die schlechte Differenzierung keinerlei Zweifel an der Malignität aufkommen läßt. Auf Grund klinischer Erfahrungen sind

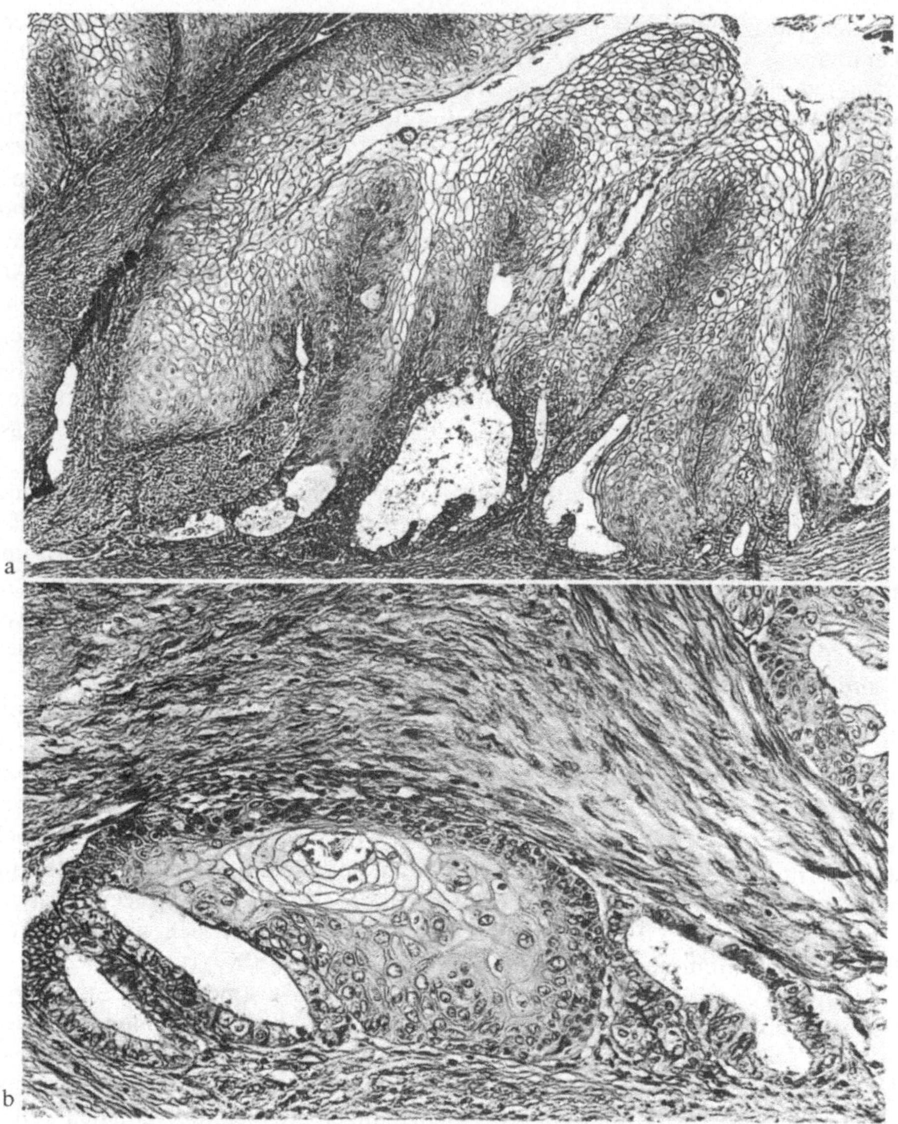


Abb. 87a u. b. Mucoepidermoides Carcinom. (a) Schwache Vergrößerung: Die Oberfläche entspricht einer Ichthyosis uteri. (b) Starke Vergrößerung: Plattenepithelmetaplasien im Bereich carcinomatöser Drüsenschläuche

histologische Bilder, die nach der Menopause eindeutig als reife Adeno-Carcinome einzuordnen wären, bei jungen Frauen noch rückbildungsfähig, so daß sie als adenomatöse Hyperplasien aufzufassen sind (Ulm, 1965; Grattarola, 1969, 1973; Dallenbach-Hellweg *et al.*, 1971; Fechner und Kaufman, 1974; Moukhtar *et al.*, 1977). In diesen Fällen verläßt uns zuweilen das histologische Differenzierungsvermögen; ausschlaggebend ist allein das Alter der Patientin. Typisch für diese junge Altersgruppe sind die fokale Begrenzung und die oft

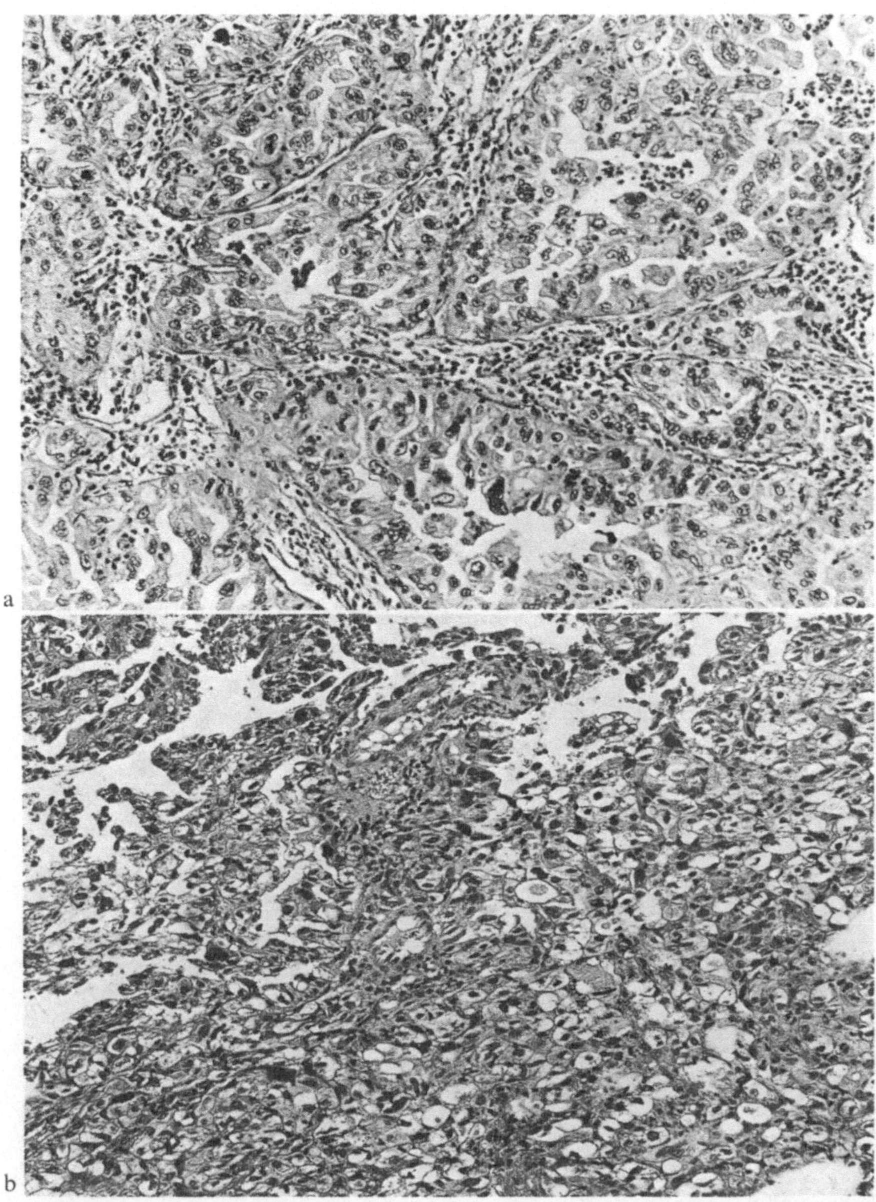


Abb. 88a–d. Adeno-Carcinom der Greisin. (a) Klarzelliger Typ mit Kernveränderungen, welche an ein Arias-Stella-Phänomen erinnern, 77jährige Patientin. (b) Wenig differenziertes klarzelliges Carcinom mit Andeutungen einer Drüsenbildung, 76jährige Patientin. (c) Papilläres Adeno-Carcinom mit zottenähnlichen Strukturen, 72jährige Patientin. (d) Oxyphile (onkozytäre) Struktur der Drüsenepithelien in einem papillären Adeno-Carcinom, 74jährige Patientin

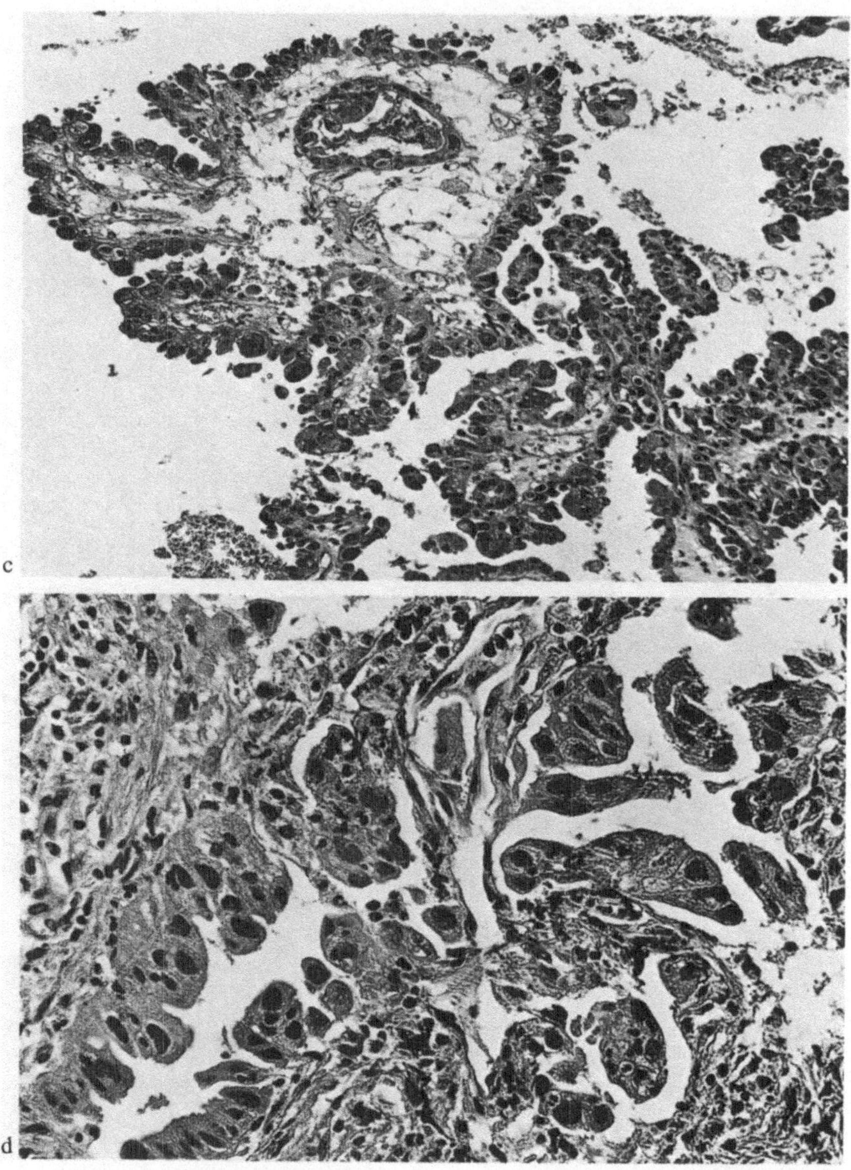

Abb. 88c und d. Legende s.S. 169

multizentrische Entstehung dieser adenomatösen Hyperplasien innerhalb eines oft noch normal proliferierenden Endometriums (Abb. 89). Plattenepithelmetaplasien im Verband des atypischen Drüsenepithels sind häufig (Abb. 90). Der fokale Charakter der Hyperplasie erklärt auch das gelegentliche Vorkommen neben einer normalen Schwangerschaft (Karlen *et al.*, 1972).

**Histochemische Befunde.** Der *DNS-Gehalt* der Carcinomzell**kerne** steht in keinem Verhältnis zum Grad der Differenzierung (Atkin *et al.*, 1959), ist jedoch

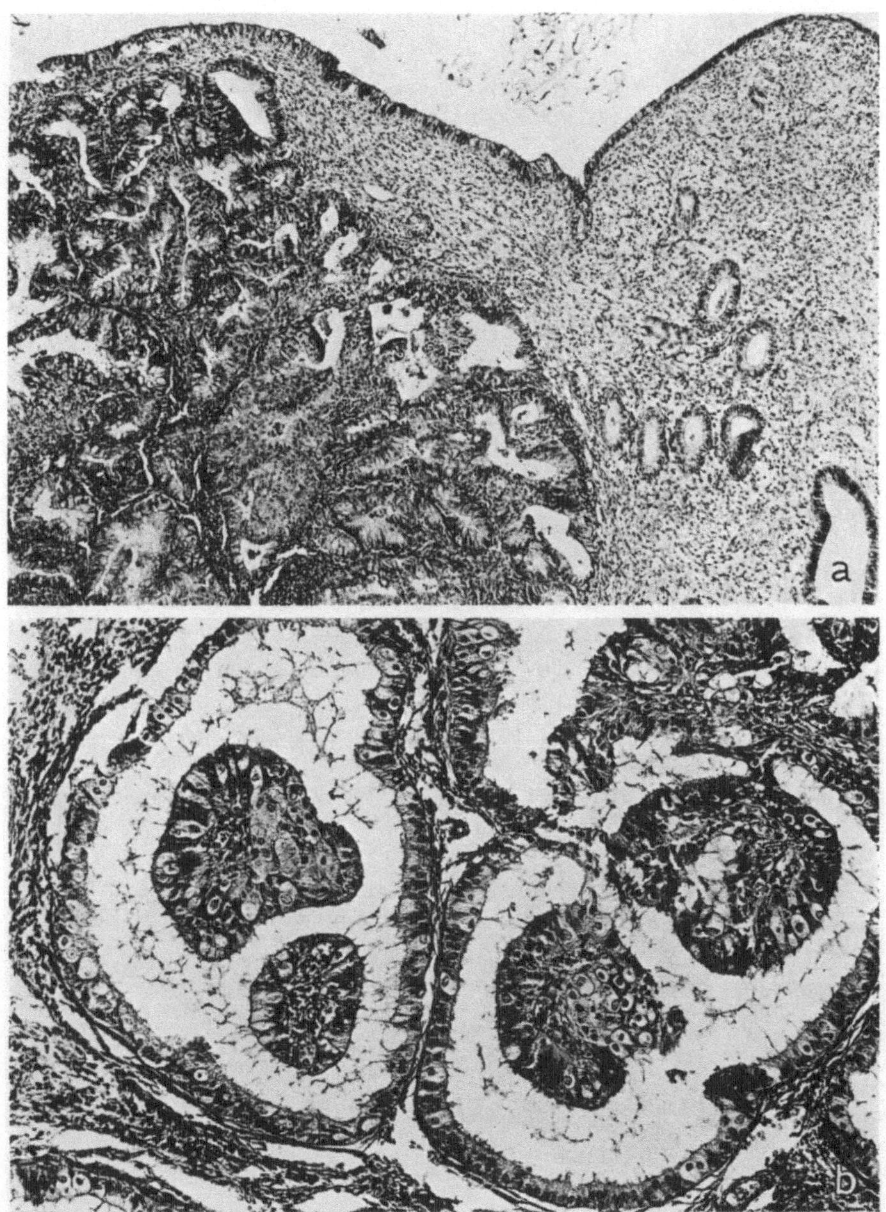


Abb. 89a u. b. Umschriebene carcinomähnliche adenomatöse Hyperplasie bei einer 32jährigen Patientin. (a) Das normale Stroma verdrängend, (b) intraluminale Ausbreitung in Form ausgeprägter Epithelpapillen

meist erhöht (FETTIG und OEHLERT, 1964; FASSKE *et al.*, 1965; FETTIG, 1965). *Chromosomen*untersuchungen ergaben teils hyperdiploide, teils hypodiploide bis hypotetraploide Modalzahlen (WAKONIG-VAARTAJA und HUGHES, 1967) sowie vermehrte Anomalien im Vergleich mit nicht malignen Endometrien (BAKER,

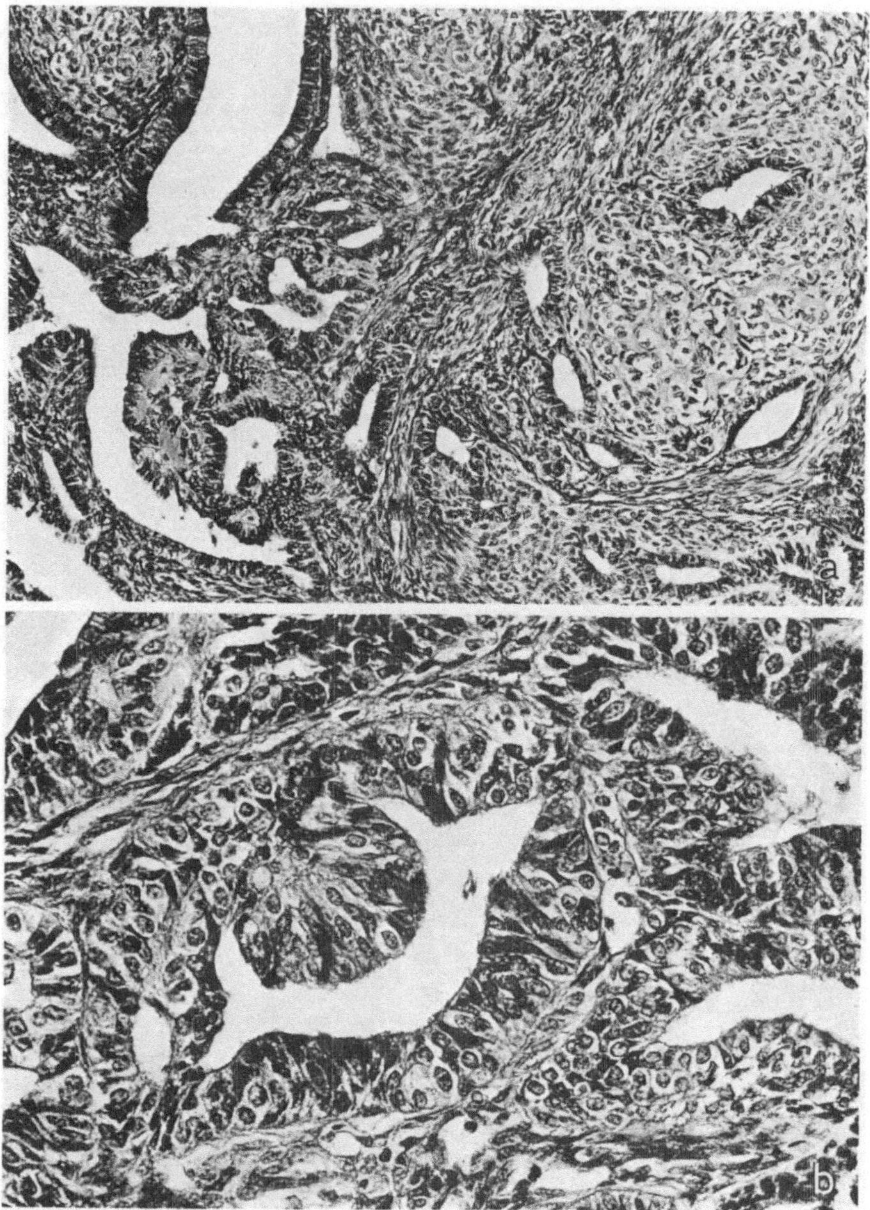


Abb. 90a u. b. Carcinomähnliche jugendliche adenomatöse Hyperplasie bei einer 37jährigen Patientin nach 17jähriger Östrogentherapie. (a) Irreguläre Drüsenanordnungen, (b) ausgeprägte intraluminale Epithelpapillen

1968). Demgegenüber fanden Stanley und Kirkland (1968), ganz im Gegensatz zu den Carcinomen anderer Organe, beim Endometrium-Carcinom vorwiegend, Tseng und Jones (1969) in einigen Fällen diploide oder pseudodiploide Chromosomensätze, die sich nicht signifikant von denen einer glandulär-cystischen oder

**Tabelle 10.** Histochemische Befunde am gut- und bösartigen Endometrium

| | RNS | Phosphatase | | Esterase | Glykogen | Glykoprotein | Lipoide | Schaumzellen (%) |
|---|---|---|---|---|---|---|---|---|
| | | alkal. | saure | | | | | |
| Proliferationsphase | + | ++ | (+) | + | (+) | (+) | (+) | – |
| Sekretionsphase | (+) | (+) | ++ | + | ++ | + | (+) | – |
| Glandulär-cystische Hyperplasie | ++ | ++ | (+) | (+) | (+) | ++ | ++ | 30,0 |
| Adenomatöse Hyperplasie | ++ | ++ | (+) | (+) | (+) | ++ | | 53,0 |
| Früh-Carcinom | (+) | (+) | ++ | ++ | (+) | (+) | | 40,9 |
| Adeno-Carcinom | ++/(+) | +/(+) | ++/(+) | ++ | ++/(+) | ++/(+) | ++ | 38,2 |

adenomatösen Hyperplasie unterschieden. Sie schließen daraus auf eine biologische Sonderstellung des Endometrium-Carcinoms.

Das Cytoplasma des **Drüsenepithels** kann hell oder dunkel erscheinen; es kann *Glykogen* (Elton, 1942; Atkinson *et al.*, 1952; McKay *et al.*, 1956), Glykoproteide oder Schleim (Dallenbach-Hellweg und Brähler, 1960; Salm, 1962) enthalten (s. Tabelle 10), wobei die Menge an Schleim oder Glykogen oft dem Grad der Differenzierung parallel geht (Cramer und Klöss, 1955; Lewin, 1961; Strauss, 1963) und innerhalb eines Tumors, ja sogar innerhalb einer carcinomatösen Drüse stark schwanken kann.

In 80% der reifen Adeno-Carcinome bleibt die für das Endometrium charakteristische apikale Lokalisation der *sauren Mucoide* erhalten. Dadurch läßt sich das Endometrium-Carcinom vom Cervix-Carcinom abgrenzen, bei dem der Schleim meist über das ganze Cytoplasma der Drüsenepithelien verteilt ist (Sorvari, 1969). Außerdem unterscheiden sich die Mucoide der Corpusdrüsenepithelien quantitativ und auch qualitativ-histochemisch von denen der Cervixdrüsen (Moore *et al.*, 1959). Die häufigsten Schleimtypen im Endometriumcarcinom sind Sulfomucine. Der Schleim im Drüsenlumen ist, bedingt durch einen Verlust an sauren Gruppen, im Carcinom oft nicht metachromatisch im Gegensatz zum extracellulären Schleim im nicht carcinomatösen Endometrium. – Der Gehalt an cytoplasmatischer *RNS* ist erhöht (Atkinson *et al.*, 1949; Atkinson, 1955; Mookerjea, 1961; Frampton, 1963), schwankt aber in verschiedenen Tumoranteilen (Gross, 1964), was auch elektronenmikroskopisch beobachtet wurde (Nilsson, 1962). Auch die Zahl und Größe der *Mitochondrien* wechseln von Zelle zu Zelle (Fasske *et al.*, 1965; Wessel, 1965); ihre Cristae sind spärlich und ungeordnet. Die *Golgi-Komplexe* enthalten an den Enden vacuolig aufgetriebene Doppellamellen. Zeichen einer sekretorischen Funktion sind jedoch nicht nachweisbar. Das *Ergastoplasma* ist spärlich entwickelt; es enthält eine elektronendichte Substanz. Die Zellen der reifen Carcinome besitzen zudem zahlreiche *osmiophile Granula*. Die Zellen der unreifen Carcinome haben stark entwickelte basale Cytoplasmafortsätze.

Die Aktivität der *alkalischen Phosphatase* nimmt mit zunehmender Entdifferenzierung des Carcinoms ab (Atkinson und Gusberg, 1948; Hall, 1950;

McKay *et al.*, 1956; Mookerjea, 1961; Levine, 1963; Kucera, 1964; Pfleiderer, 1968), ebenso die Aktivität der 17β-Hydroxysteroiddehydrogenase (Pollow *et al.*, 1975). Die Aktivität der *sauren Phosphatase* ist meist erhöht (McKay *et al.*, 1956), ab und zu auch herabgesetzt (Goldberg und Jones, 1956). *Esterase* ist sehr unterschiedlich (Gross, 1964), zuweilen vermehrt nachweisbar (McKay *et al.*, 1956). Das gleiche gilt für *β-Glucuronidase, Phosphoamidase* und die meisten *Dehydrogenasen* (Ishihara *et al.*, 1964; Moukhtar und Higgins, 1965; Taki *et al.*, 1966; Thiery und Willighagen, 1967; Filipe und Dawson, 1968; Pfleiderer, 1968; Shawky *et al.*, 1976). Jirasek und Dykova (1964) machten auf die abnorme Lokalisation der Esterase und sauren Phosphatase an der Basalmembran des Drüsenepithels aufmerksam und schlossen daraus auf atypische Stoffwechselvorgänge. Pfleiderer (1968) hat auf Grund ausführlicher Untersuchungen besonders darauf hingewiesen, daß es keine für das carcinomatöse Wachstum charakteristische Enzymreaktion gibt. Die Reaktionen fallen lokal unterschiedlich stark aus und sind dazu abhängig vom Alter der Patientin. Es fällt lediglich in den wachsenden Tumorabschnitten eine Aktivierung der am oxydativen Endabbau beteiligten Enzyme auf sowie eine Aktivierung peptischer Enzyme an den Orten der Bindegewebszerstörung.

Im **Stroma** des Corpus-Carcinoms sind *Lipoide und Cholesterin* stark vermehrt (Atkinson, 1955; Long und Doko, 1959). Diese Befunde stehen sehr wahrscheinlich in Zusammenhang mit dem schon erwähnten Vorkommen lipoidhaltiger *Schaumzellen* im Stroma reifer Adeno-Carcinome (Stoerk, 1906; Dubs, 1923; Schiller, 1927; Nunes, 1945; Chiari, 1955). Harris (1958) fand Schaumzellen in 11%, Krone und Littig (1959) in 13%, Isaacson *et al.* (1964) in 43% der Endometrium-Carcinome. Auch von Numers und Nieminen (1961) sahen sie in einem Teil ihrer Fälle. Salm (1962) beschrieb im Carcinomstroma in 7,5% der Fälle mit diesen Zellen wohl identische Lipophagen, die im normalen Endometrium fehlten, und die er für stark verdächtig auf das Vorliegen eines Carcinoms ansprach. Wir fanden typische Schaumzellen in 25% der unreifen, 38% der reifen Adeno-Carcinome und in 43% der Adeno-Cancroide (Dallenbach-Hellweg, 1964; s. Abb. 91, 92). Morphologisch und histochemisch sind sie den Schaumzellen der adenomatösen Hyperplasie identisch (vgl. S. 112). Von typischen Schaumzellen bis zu hyalinisierten Endformen sieht man alle Übergänge. Wie die Zahl der Schaumzellen, so nimmt auch der DNS-Gehalt der Stromazellen von der adenomatösen Hyperplasie zum Carcinom wieder ab (Fettig, 1965).

Enthält ein Adeno-Carcinom des Endometrium *Psammonkörper,* so können diese darauf hindeuten, daß es sich um ein metastatisches Carcinom handelt, dessen Primärtumor meist im Ovar sitzt (s. S. 209). Primäre *Psammo-Carcinome* des Endometrium (Hameed und Morgan, 1972), oder Adeno-Carcinome mit Psammonkörpern (Factor, 1974; Livolsi, 1977) kommen aber ebenfalls, wenn auch selten, vor. Sie entstehen durch Entwicklung von Kalkkonkrementen (Psammon-Körpern) aus degenerierten Krebszellen in Plattenepithel-Carcinomen (Hitschmann, 1903) oder mikropapillären Adeno-Carcinomen mit Epithelabtropfungen (vgl. Abb. 83b), die auch strukturell den Ovarialcarcinomen ähnlich sehen.

Abgesehen von der Ausbreitung zu Beginn der Behandlung bestimmt der

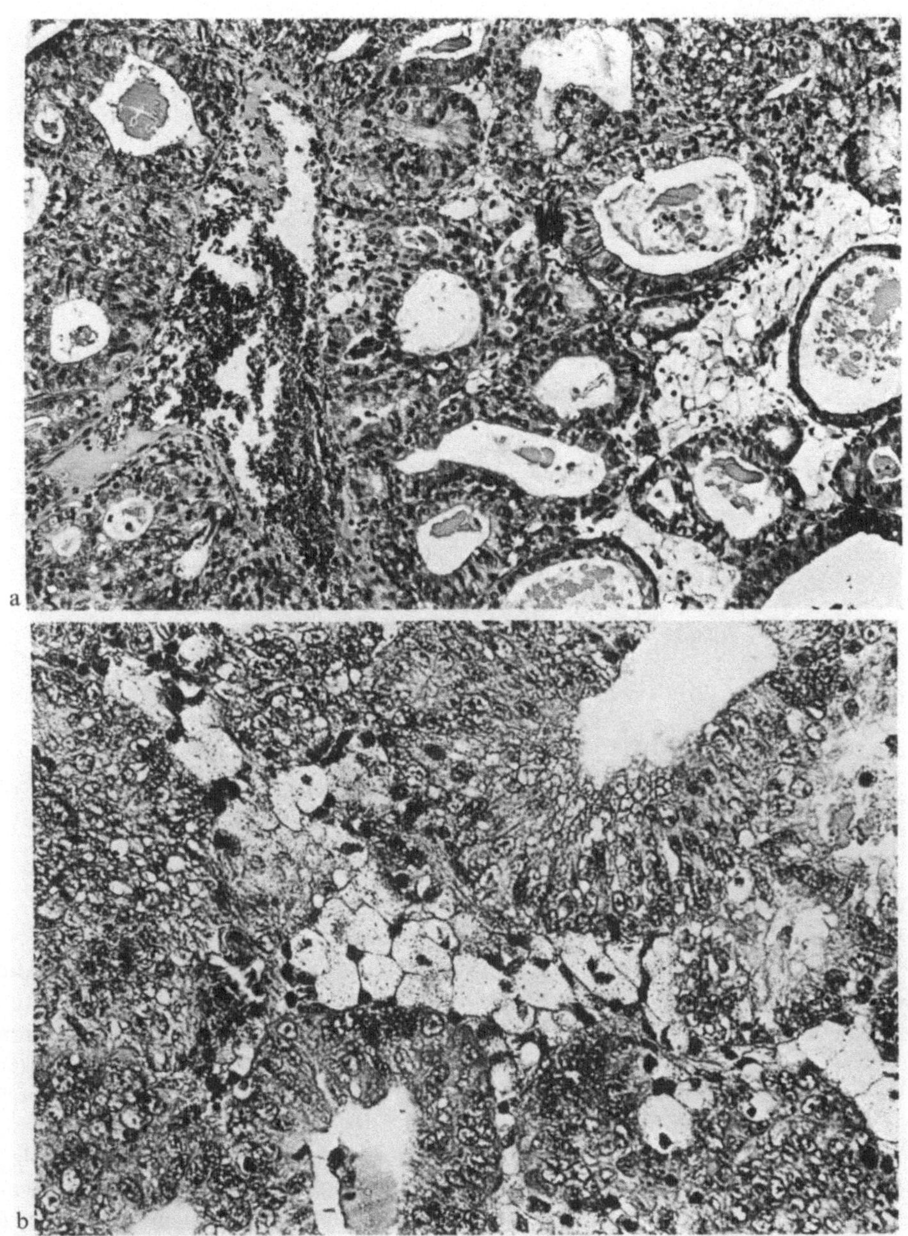

Abb. 91a u. b. Reifes Adeno-Carcinom mit Schaumzellen in den spärlichen erhaltenen Stromazwickeln. (a) Schwache, (b) stärkere Vergrößerung

histologische Typ des Endometrium-Carcinoms weitgehend die **Prognose:** Die Überlebensrate bei den reifen Adeno-Carcinomen schwankt zwischen 72 und 86%, bei den kernunimorphen unreifen zwischen 45 und 79% und bei den kernpolymorphen unreifen zwischen 28 und 58% (PÜSCHEL und MÖBIUS, 1967;

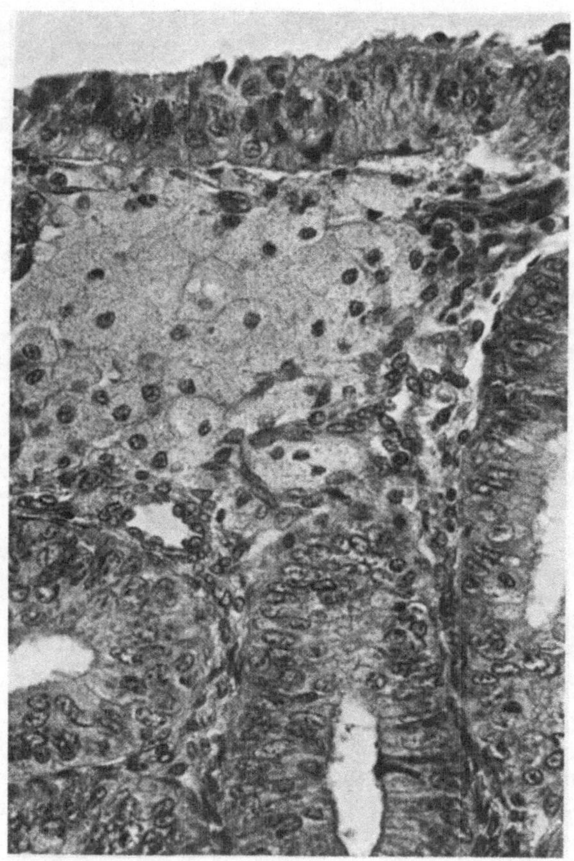

Abb. 91c. Schaumzellen unter dem Oberflächenepithel eines Adeno-Carcinoms

Liu, 1972). In der Gruppe der gut differenzierten Tumoren erweisen sich die schleimbildenden Endometrium-Carcinome als prognostisch günstiger als die nichtschleimbildenden Formen (Levine, 1969), die klarzelligen hatten eine noch schlechtere Prognose (Photopulos *et al.*, 1979). Die absolute Heilungsziffer aller diagnostizierten Fälle der Serie von Stoll (1957) betrug 61%, der Serien von Climie und Rachmaninoff (1965) und Ng und Reagan (1970) 63% und 69,7%. Die Prognose des Adeno-Cancroid ist den Statistiken einiger Autoren zufolge wegen früher und ausgedehnter Metastasierung ungünstiger als die des Adeno-Carcinoms (Charles, 1965, u.a.), andere fanden keine Unterschiede (Haines und Taylor, 1962; Tweeddale *et al.*, 1964; Williams, 1965; Badib *et al.*, 1970). Die Prognose des mucoepidermoiden Adeno-Carcinoms ist nach Ng *et al.* (1973) mit 19,2% 5-Jahres-Heilung gegenüber 72% bei den Adeno-Carcinomen ausgesprochen ungünstig. — Unabhängig vom histologischen Typ wurde im Stadium 0 eine 5-Jahres-Heilung bei 80–98% der Fälle beobachtet, im Stadium 1 bei 66–78%, im Stadium 2 bei 6–56% und im Stadium 3 und 4 bei keinem Fall (Bailar, 1961; Thiede und Lund, 1962; Javert und Renning, 1963; Dobbie *et al.*, 1965; Franz, 1965). Neben der histologischen Differenzierung und dem

Tumorstadium beeinflussen das Alter der Patientin und die Art der Therapie die Prognose. So war die 5-Jahres-Überlebensrate bei 355 Endometrium-Carcinomen nach Exstirpation des Uterus und beider Adnexe günstiger: Sie betrug für das Stadium I 83%, II 79%, III 43% und IV 13% (MILTON und METTERS, 1972). Im Vergleich dazu ist die Prognose nach Strahlentherapie sehr viel ungünstiger (SALL *et al.*, 1970, u.a.). Gleichzeitige Radikaloperation und Strahlentherapie vermag die Prognose im Vergleich zur alleinigen Operation nicht zu verbessern (FRICK *et al.*, 1973). Die Wiedergabe der in den letzten Jahren zahlreich erschienenen Berichte über Therapiestudien der Stadien I–IV ist im Rahmen dieser Monographie nicht möglich. Der Pathologe sollte aber wissen, daß der Kliniker zur individuell richtigen Therapiewahl neben der exakten histologischen Tumordifferenzierung auch die genaue Angabe der Infiltrationstiefe im Myometrium als prognostisch wichtiges Kriterium benötigt (vgl. SÖDERLIN, 1975; SALAZAR *et al.*, 1978). Die bei Patientinnen unter 40 Jahren besonders günstige Prognose des Endometrium-Carcinoms mag z.T. auf Verwechslungen mit der adenomatösen Hyperplasie zurückzuführen sein (vgl. S. 168). – Rezidive der Endometrium-Carcinome kamen in 14% der Fälle vor (DEDE *et al.*, 1968).

**Vorstufen des Endometrium-Carcinoms.** Wie uns von anderen Örtlichkeiten her bekannt ist, geht den meisten Carcinomen ein präcanceröses Stadium voraus. Ein solches war daher auch beim Endometrium-Carcinom zu erwarten. Zur Klärung der Frage, welche Veränderungen als Vorstufen in Betracht kommen, stehen 3 Wege offen (HERTIG *et al.*, 1949):

1. die retrospektive Untersuchung dem Carcinom vorausgegangener Abrasionen.

2. Die prospektive Weiterverfolgung der Fälle, bei denen die Abrasio eine der Hyperplasieformen des Endometrium ergab.

3. Die gleichzeitige Untersuchung des nicht carcinomatösen Restendometrium bei schon bestehendem Carcinom.

Die Zusammenstellung der in der Weltliteratur beschriebenen Untersuchungen dieser Art führte zu interessanten Ergebnissen (DALLENBACH-HELLWEG, 1964; Literaturübersicht s. dort; SHERMAN und BROWN, 1979). Am aufschlußreichsten ist die *retrospektive Untersuchung*. Die meisten Autoren fanden, daß

**Tabelle 11**

I. Krebsvorstadien im Endometrium:
- a) *fakultative:*
  unregelmäßige Proliferation
  umschriebene und diffuse glandulär-cystische Hyperplasien
- b) *bedingt obligate:*
  adenomatöse Polypen
  umschriebene adenomatöse Hyperplasien
  jugendliche adenomatöse Hyperplasien
  diffuse adenomatöse Hyperplasien
  echte Stromahyperplasie (selten)

II. Krebsfrühstadien im Endometrium:
Früh-Carcinom (bisheriges Adeno-Carcinoma in situ)

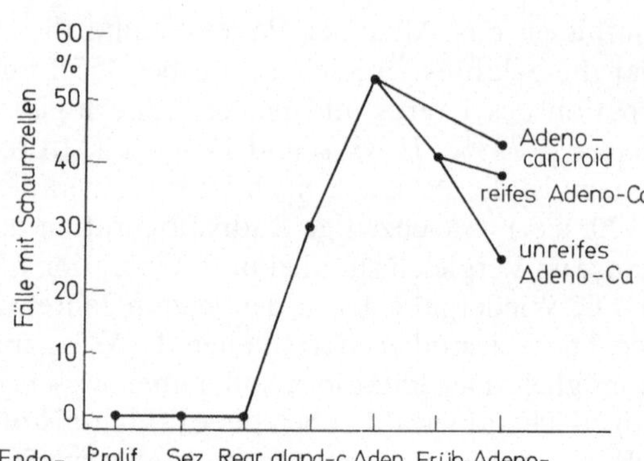


Abb. 92. Zahlenmäßiges Vorkommen von Schaumzellen im hyperplastischen und carcinomatösen Endometrium

ihren Carcinomfällen ein hoher Prozentsatz von adenomatöser Hyperplasie vorausgegangen war. Etwas kleiner war der Prozentsatz der Carcinome mit vorausgegangener glandulär-cystischer Hyperplasie, Frühcarcinom oder Polypen des Endometrium. — Die *prospektiven Untersuchungen* ergaben für die glandulär-cystische Hyperplasie die niedrigsten Prozentsätze, für die adenomatösen Hyperplasie bedeutend höhere und für das Frühcarcinom die höchsten. Daß die Werte im allgemeinen bei dieser Form der Untersuchung niedrig liegen, ist die notwendige Folge der Tatsache, daß ja bei Feststellung einer Hyperplasie nicht abgewartet, sondern gehandelt wird. — Das *gleichzeitige Vorkommen* verschiedener Hyperplasieformen beim Carcinom im nicht carcinomatösen Restendometrium kommt dem Ergebnis der retrospektiven Untersuchungen sehr nahe: Der größte Teil der gleichzeitigen Veränderungen fällt wieder auf die adenomatöse Hyperplasie (s. Abb. 93). Allgemein hat das noch nicht carcinomatöse Restendometrium bei Carcinom eine größere mitotische Aktivität und Proliferationstendenz als ein normales Vergleichskollektiv (Kaiser und Schneider, 1968).

Wie lassen sich diese Befunde deuten: Daß die *glandulär-cystische Hyperplasie* prospektiv in einem ganz geringen Prozentsatz später in ein Carcinom übergeht, retrospektiv und gleichzeitig aber in einer etwas höheren Zahl in Carcinomfällen gefunden wird, ist leicht erklärlich: Die meist vor der Menopause vorkommende glandulär-cystische Hyperplasie ist praktisch gutartig. Sie ist als Übergangsstörung zu Beginn und am Ende der Geschlechtsreife ein nur kurze Zeit anhaltendes passageres Ereignis. Sie kann aber gelegentlich, vor allem nach der Menopause, bei anhaltendem hormonellem Stimulus in eine adenomatöse Hyperplasie übergehen, die ihrerseits zum Carcinom führt. Bei gleichzeitiger Betrachtung eines Carcinoms und seines nicht carcinomatösen Restendometrium wäre demnach eine glandulär-cystische Hyperplasie gar nicht so selten zu erwarten, nämlich dann, wenn das Zwischenstadium der adenomatösen Hyperplasie bereits ganz carcinomatös entartete, ein Rest der oft viele Jahre bis Jahrzehnte zurückliegenden glandulär-cystischen Hyperplasie aber noch aufzufinden ist. Unter der gleichen Annahme ließe sich auch der höhere Prozentsatz der glandulär-cystischen Hyperplasie bei der retrospektiven Betrachtung erklären. Novak (1956) trennte

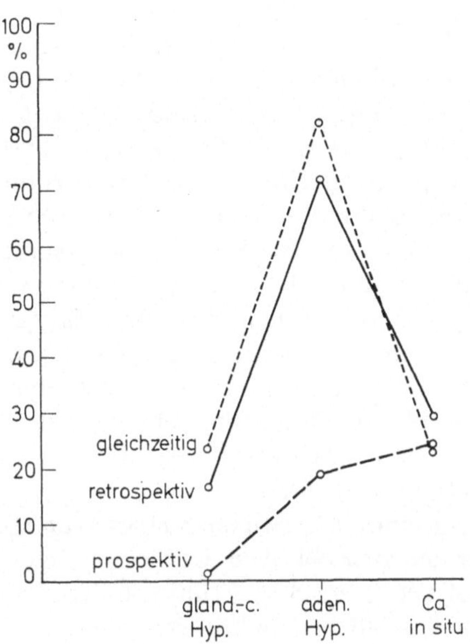


Abb. 93. Prospektive, retrospektive und gleichzeitige Häufigkeit der Hyperplasien bei Corpus-Carcinom

in Anlehnung an NOVAK und YUI (1936) aus rein prognostischen Gründen die glandulär-cystische Hyperplasie *nach* der Menopause, die er für präcancerös hält (36 seiner 815 Fälle), scharf von derjenigen *vor* der Menopause. Er beobachtete bei den 36 Fällen ähnliche endokrine Störungen wie beim Corpus-Carcinom. Nach HERTIG und GORE (1963) haben aber auch Frauen mit glandulär-cystischer Hyperplasie vor der Menopause eine zehnmal größere Chance, oft viele Jahre später ein Carcinom zu entwickeln als die übrige weibliche Bevölkerung. In einer Serie von jungen Patientinnen zwischen 15 und 35 Jahren entwickelten 14% 1 bis 14 Jahre nach der Erstdiagnose einer Hyperplasie ein Adenocarcinom (CHAMLIAN und TAYLOR, 1970). Ganz gewiß ist das – wenn auch seltene – Zusammentreffen von Hyperplasie und Carcinom kein Zufall. Die hier aufgeführten Untersuchungen sprechen dafür, daß bereits die glandulär-cystische Hyperplasie aus der Sicht des Carcinoms zu den Vorstufen gerechnet werden kann, wenn sie auch aus eigener Sicht als gutartige Veränderung zu betrachten ist (s. Tabelle 11). Diese beiden, in der Literatur nicht immer scharf getrennten Blickwinkel der glandulär-cystischen Hyperplasie führten zu Mißverständnissen hinsichtlich ihrer prognostischen Bedeutung (WINTER, 1950; BEHRENS, 1954; KOFLER, 1954; RÜTTNER und LEU, 1954; SCHRÖDER, 1954; RITZMANN und HILLEMANNS, 1977).

Anders steht es mit der *adenomatösen Hyperplasie,* die unter diesem Namen erstmalig von GUSBERG (1947) näher beschrieben wurde. Ihr Prozentsatz ist in allen 3 Untersuchungsrichtungen sehr hoch. Die Wahrscheinlichkeit, daß es sich bei ihr um ein Vorstadium des Carcinoms handelt, ist daher von vornherein groß. Dafür sprechen auch die z.T. schon ganz atypischen Proliferationserscheinungen der Drüsen und des Drüsenepithels, die eine Unterscheidung vom Carcinom zuweilen außerordentlich schwer oder sogar unmöglich machen (vgl. Abb. 60). Das klinische Verhalten der Patientinnen entspricht vor allem in seinen endokrinologischen Abweichungen weitgehend dem des Endometrium-Carcinoms (GUSBERG *et al.*, 1954; GARNET, 1958; GUSBERG und KAPLAN, 1963; vgl. Tabelle 14). Wie die prospektiven Untersuchungen vermuten lassen, heilt aber ein kleiner Prozentsatz adenomatöser Hyperplasien auch ohne Therapie später aus. Sie ist also noch keine irreversible Präcancerose, sondern in ihrer Progression vom hormonellen Stimulus abhängig. – BEHRENS (1956) fiel auf, daß seine adenomatösen Hyperplasien mit reinen Epithelatypien ohne gleichzeitige Drüsenatypien sehr viel seltener später in ein Carcinom übergingen als die Fälle mit gleichzeitigen Drüsenatypien. Adenomatöse Hyperplasie und späteres Carcinom sehen sich jeweils im Drüsentyp sehr ähnlich. Zahlreiche Fallserien und Einzelbeobachtungen von derartigen Übergängen wurden beschrieben (Literatur bei DALLENBACH-HELLWEG, 1964).

Das *Frühcarcinom* (Carcinoma in situ nach HERTIG *et al.*, 1949) erreicht seinen größen Prozentsatz bei den prospektiven Untersuchungen. Schon daraus wird die Irreversibilität dieser neoplastischen Frühveränderungen deutlich. Aufgrund inzwischen gesammelter Verlaufsbeobachtungen (DALLENBACH-HELLWEG, 1979; vgl. S. 120) einerseits und in Analogie zu vergleichbaren neoplastischen Frühveränderungen in anderen Organen (z.B. Magen) andererseits halten wir es für angebracht, diese Veränderung als endometriales Frühcarcinom einzustufen und den Begriff des Carcinoma in situ dieser Lokalisation fallen zu lassen. Logisch und folgerichtig begründet erscheint diese Benennung aufgrund der Aneuploidie der Kerne und des invasiven Verhaltens zum eigenen Stroma, welches durch den damit ermöglichten Anschluß an Lymphspalten auch das seltene Vorkommen von Metastasen bereits in diesem Stadium erklärt.

Die meisten Autoren kamen auf Grund solcher Befunde (s. auch Zusammenstellungen bei SPEERT, 1948; BEHRENS, 1958; ANDREWS, 1961; GRAY und BARNES, 1964; FOSTER und MONTGOMERY, 1965; SHERMAN und BROWN, 1979) zu dem Schluß, daß zumindest die adenomatöse Hyperplasie als potentielle Vorstufe des Corpus-Carcinoms anzusehen ist. Übrigens sprachen schon R. MEYER (1923) und SCHRÖDER (1928) von fließenden Übergängen von Hyperplasie in Carcinom. Dieser Übergang erfolgt ganz allmählich und kann viele Jahre bis Jahrzehnte in Anspruch nehmen.

HERTIG und SOMMERS (1949) fanden die glandulär-cystische Hyperplasie am häufigsten in 6–13 Jahre vor dem Carcinom gewonnenen Abrasionen, die adenomatöse Hyperplasie am häufigsten 1–5 Jahre, das Carcinoma in situ 3–5 Jahre vor dem Carcinom. Ähnliche Intervalle beobachtete HALL (1957) und schloß daraus, daß der Grad der Atypie einen Hinweis auf die Dauer der Latenzzeit bis zum Carcinom gebe. BEUTLER *et al.* (1963) sahen bei Hyperplasie vor der Menopause ein durchschnittliches Intervall von 12 Jahren bis zum manifesten Carcinom, bei Hyperplasie nach der Menopause vergingen nur 6 Jahre bis zur Carcinomdiagnose. MÜLLER und KELLER (1957) fanden auch atypische Hyperplasien bereits 4–14 Jahre vor dem Manifestwerden des Carcinoms und möchten sie als Stadium 0 des Corpus-Carcinoms ansehen. Einige Autoren (GUSBERG und KAPLAN, 1963; CAMPBELL und BARTER, 1961) verzichteten auf die Bezeichnung Carcinoma in situ und teilten stattdessen ihre adenomatösen Hyperplasien in verschiedene Schweregrade ein, von denen der letzte prognostisch dem Frühcarcinom entspricht.

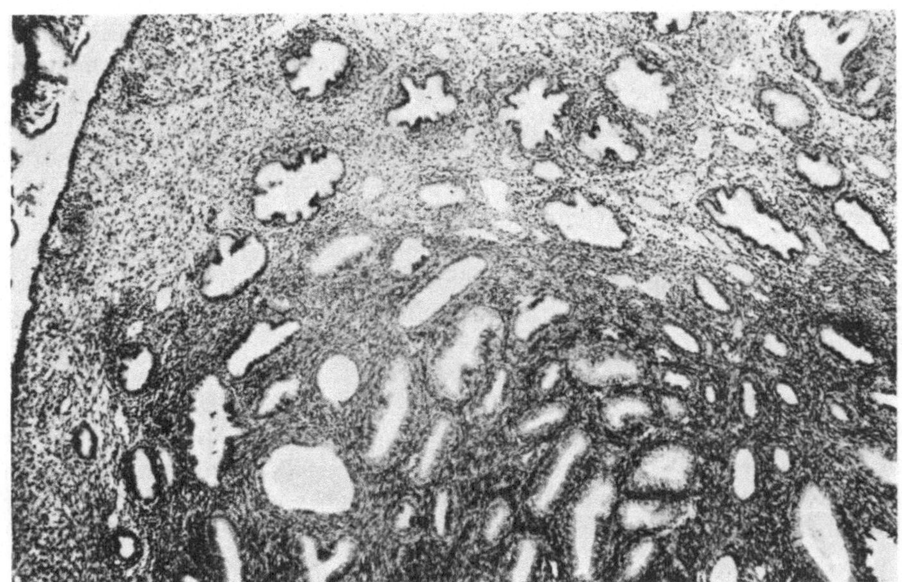

Abb. 94. Umschriebene adenomatöse Hyperplasie mit beginnendem Carcinom in sezernierendem Restendometrium

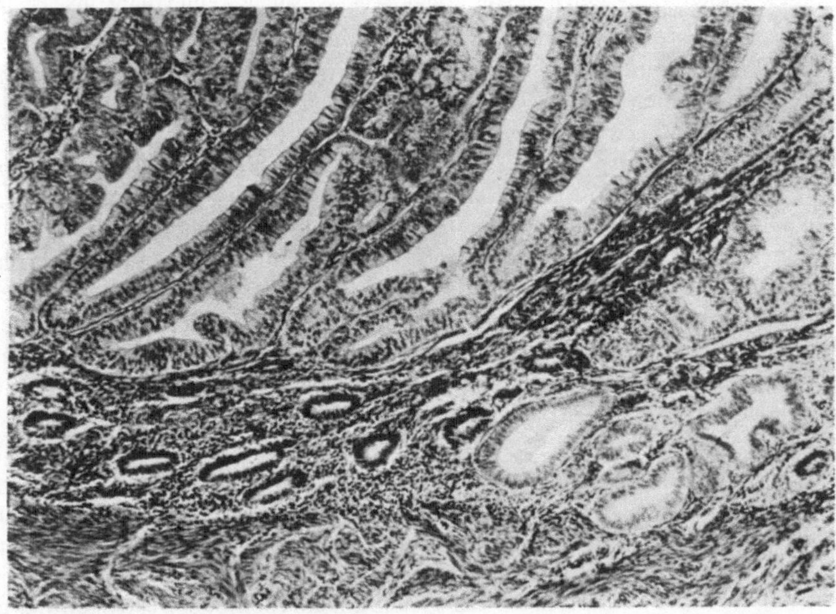

Abb. 95. Gegen die Basalis vorwachsendes Adeno-Carcinom

Besonders auffallend ist im präcancerösen Endometrium das Nebeneinanderliegen verschiedenartiger Drüsen; selbst in der gleichen Drüse findet man zuweilen mehrere gegeneinander scharf abgesetzte Epithelatypien (Abb. 62).

Nur wenige Autoren (JONES und BREWER, 1941) haben die präcanceröse Bedeutung dieser Hyperplasien angezweifelt, da sie auch Carcinomfälle mit sezernierendem Restendometrium sahen. Das kommt sicher in Ausnahmefällen vor und läßt sich dann so gut wie immer darauf zurückführen, daß das Carcinom in einem Corpuspolypen entstand, also einem umschriebenen hyperplastischen Bezirk, der sich ebenso verhielt wie eine diffuse Hyperplasie (Abb. 94). Auch zur normalen Basalis hin ist die Abgrenzung des Carcinoms zuweilen scharf (Abb. 95). — *Polypen* werden übrigens gar nicht so selten früher oder gleichzeitig mit dem Carcinom gefunden (SCHEFFEY *et al.*, 1943: in 7,8%; KOTTMEIER, 1947: in 20,7%; HERTIG und SOMMERS, 1949: in 12%; HENRIKSEN und MURBIETA, 1950: in 26%; KINDLER, 1956: in 19,3%; WEBER, 1961: in 14,6%; BOUTSELIS *et al.*, 1963: in 11,7% der Gesamtfälle). Ein beginnendes Carcinom kann noch auf einen Polypen beschränkt sein; gewöhnlich aber ist der Polyp nur einer von zahlreichen Herden eines multizentrisch entstehenden Tumors (SALM, 1972).

PETERSON und NOVAK (1956) fanden nach der Menopause 15,5% aller Corpuspolypen carcinomatös entartet, HUBER (1951) sogar 58%, KREMER und NARIK (1953) 16,3%. ISEKI (1924), STOKES (1948), HUBER (1951), SCHRÖDER (1954) und PETERSON und NOVAK (1956) gelang der Nachweis der primären Carcinomentstehung in einigen Polypen. HERTIG *et al.* (1949) fanden 14 von ihren 64 Carcinoma in situ in einem Polypen. Nach ARMENIA (1967) haben Frauen mit Corpuspolypen eine 9mal größere Chance, innerhalb der nächsten 12 Jahre an einem Carcinom zu erkranken als der Durchschnitt.

HERTIG und GORE (1963; GORE und HERTIG, 1962, 1966) sahen niemals ein Carcinom in einem vollkommen normalen Endometrium entstehen.

**Ätiologische Gesichtspunkte.** Unter der Annahme, daß das Corpus-Carcinom sich aus einer adenomatösen und vorher glandulär-cystischen Hyperplasie entwickeln kann, würde man eine gemeinsame Ätiologie oder zumindest eine gemeinsame Disposition zu diesen Erkrankungen erwarten. Für die Hyperplasie steht es heute fest, daß sie die Antwort des Endometrium auf ein Überangebot oder eine anhaltende Alleinwirkung von Oestrogen bei Fehlen von Progesteron ist (SCHRÖDER, 1915; TAYLOR, 1938; LETTERER, 1948). Man kann die glandulär-cystische Hyperplasie und bei entsprechend langer kontinuierlicher Anwendung auch die adenomatöse Hyperplasie (GUSBERG, 1947, 1967) nicht nur im Tierexperiment, sondern auch bei der Kastratin oder nach der Menopause durch Oestrogen künstlich erzeugen (ZONDEK, 1940; HENRY, 1945; SCHRÖDER, 1954; BLOOMFIELD, 1957). Andererseits ist bei Patientinnen mit adenomatöser Hyperplasie eine vermehrte Oestrogenproduktion am operativ entfernten Ovar biochemisch nachweisbar (PLOTZ *et al.*, 1967). Für das Endometrium-Carcinom wird seit langem auf Grund umfangreicher Untersuchungen ebenfalls Oestrogen als auslösender oder mitauslösender Faktor diskutiert. Eine ganze Reihe von Befunden spricht für einen derartigen Zusammenhang:

**Ovarveränderungen.** Ein über dem zu erwartenden Durchschnitt liegender Prozentsatz von Carcinomen ist mit einem *Granulosa-* oder *Thecazell-Tumor* des Ovars kombiniert (SMITH *et al.*, 1942; SPEERT, 1948; WOLL *et al.*, 1948; NOVAK und MOHLER, 1953; KOFLER, 1954; WAY, 1954; PEEL, 1956; RANDALL und GODDARD, 1956; DAVIS, 1964; GUSBERG und KARDON, 1971). Der Prozentsatz wird noch höher, wenn man das umgekehrte Verhältnis betrachtet, nämlich die Prozentzahl der Ovartumoren, die mit Endometrium-Carcinom vergesellschaftet sind. Diese Zahl ist nach der Menopause, also bei ungehemmtem Oestrogeneinfluß, mit 23,3% wesentlich höher als vor der Menopause (2,8%; errechnet aus einer Zusammenstellung zahlreicher Fallserien; Literatur bei DALLENBACH-HELLWEG, 1964), wenn ein möglicherweise im anderen Ovar vorhandenes Corpus luteum den Oestrogeneffekt noch ausgleichen könnte. Trotz ihres selteneren Vorkommens sind mehr Thecazelltumoren mit Corpus-Carcinom kombiniert als Granulosazelltumoren. Dabei können die Thekome zuweilen so klein sein, daß sie nicht zur tastbaren Vergrößerung des Ovars führen, sondern als Zufallsbefund bei der Uterusexstirpation wegen Corpus-Carcinom entdeckt werden (SCHRÖDER, 1954; FATHALLA, 1967). Die Thekome produzieren größere Mengen von Oestrogen als die Granulosazelltumoren (BISKIND und BISKIND, 1949; INGRAM und NOVAK, 1951; JAKOBOVITS, 1963). – Daß umgekehrt nicht mehr Corpus-Carcinome mit feminisierenden Ovartumoren kombiniert sind, läßt sich bei Betrachtung der weiteren Befunde erklären: Diese Tumoren sind nicht die einzige Ovarveränderung bei Corpus-Carcinom:

SMITH hat 1941 auf eine *Stromahyperplasie* des Ovars hingewiesen, die er in 87% seiner Fälle von Endometrium-Carcinom fand. Inzwischen haben zahlreiche Nachuntersucher diesen Befund bestätigt und mit Kontrollserien verglichen (s. Tabelle 12).

Der Einwand von RODDICK und GREENE (1957), daß es sich bei den Kontrollen um Sektionsfälle mit ohnehin niedrigerem Prozentsatz an Stromahyperplasien gehandelt haben könnte, wurde von SOMMERS und MEISSNER (1957) widerlegt, die gleich hohe Differenzen zwischen Carcinom- und Kontrollgruppe auch im Sektionsgut fanden. NOVAK und MOHLER (1953) fiel auf, daß die Stromahyperplasie um so ausgeprägter ist, je reifer das Corpus-Carcinom.

**Tabelle 12.** Corpus-Carcinom und Stromahyperplasie des Ovars

| Autor | Jahr | Zahl der Carcinome | Stromahyperplasie | |
|---|---|---|---|---|
| | | | bei Carcinom (%) | bei Kontrollen (%) |
| SMITH | 1941 | 180 | 87,0 | |
| WOLL *et al.* | 1948 | 331 | 84,0 | 44,0 |
| MCGARVEY, GIBSON | 1952 | 85 | 55,0 | |
| NOVAK, MOHLER | 1953 | 64 | 54,0 | 21,0 |
| BAMFORTH | 1956 | 81 | 50,0 | |
| SCHNEIDER, BECHTAL | 1956 | 44 | 52,3 | 35,0 |
| HERTIG | 1957 | 389 | 90,0 | |
| SOMMERS, MEISSNER | 1957 | 38 | 73,0 | 36,0 |
| MARCUS | 1963 | 100 | doppelt so häufig wie bei Kontrollen | |
| Gesamtzahl | | 1312 | 72,2 | 39,2 |

WOLL *et al.* (1948) beschrieben Häufchen aus gewucherten Thecazellen und kleine sog. Granulome (HERTIG, 1944) in der hyperplastischen Rindensubstanz. MCKAY (1962) wies darauf hin, daß die Stromazellen des Ovars die Potenz haben, Oestrogen zu bilden und durch Gaben von LH dazu angeregt werden können. Sie sind sehr wahrscheinlich als Ursprungszellen der Thekome anzusehen (MCKAY *et al.*, 1953), deren reaktive Entstehung auf LH-Reiz nach Oestrogenverlust auch tierexperimentell gezeigt werden konnte (BISKIND und BISKIND, 1944 und 1949; KULLANDER, 1956). LEMON (1956) sowie LAJOS *et al.* (1963) fanden biochemisch eine Oestrogenproduktion in der Stromahyperplasie, PROCOPÉ (1968) eine erhöhte Oestrogenausscheidung im Urin. ZANDER *et al.* (1962) konnten in polycystischen Ovarien mit starker Stromahyperplasie quantitative Abweichungen in der Steroidbiosynthese nachweisen mit einer vermehrten Bildung von Androgenen. Der histochemische Nachweis von Steroiden ist bisher nur in den Thecazellen, noch nicht in den inaktiven Stromazellen des Ovars gelungen; wohl aber fanden MERKER und DIAZ-ENCINAS (1969) bei Ratten und Kaninchen nach Stimulation mit PMS und HCG in den Stromazellen des Ovars elektronenoptisch alle Zeichen der Steroidsynthese. FIENBERG (1963) konnte in seinen diffusen Thekosen Übergänge von Stromazellen zu Thecazellen beobachten und 1969 bei allen Fällen seiner Endometrium-Carcinome Lipoide und oxydative Enzyme in proliferierenden Thecazellen des Ovarialstromas nachweisen. Auch MESTWERDT *et al.* (1972) fanden in den ovariellen Stromahyperplasien aller Endometriumcarcinomfälle Gruppen cytoplasmareicher polygonaler Stromazellen mit den ultrastrukturellen Merkmalen der Steroidsynthese: glattes endoplasmatisches Reticulum, tubulärvesiculäre Mitochondrien und heterogene Lipofuscin-Granula, sowie die für die Steroidbiosynthese charakteristischen Enzymaktivitäten. NOVAK *et al.* (1965) fanden bei 66% der Frauen mit enzymatisch aktiver Stromahyperplasie nach der Menopause im Endometrium eine Hyperplasie oder ein Carcinom. Die gleichen Endometriumveränderungen waren bei inaktiven Ovarien nur bei 33% der Frauen nachweisbar. Möglicherweise sind also Stromahyperplasie, Thecazellherdchen und Thekome nur verschiedene Stadien in der Antwort auf den gleichen hormonellen Reiz.

Einer Reihe von anderen Autoren fiel eine *Hiluszellhyperplasie* im Ovar bei Endometrium-Carcinom auf (SHAW und DASTUR, 1949; SHERMAN und WOOLF, 1959; AMES und JANOVSKI, 1963). Dies wurde jedoch von Nachuntersuchern z.T. nicht bestätigt (GREENE und PECKHAM, 1951; NOVAK und MOHLER, 1953; ANTHONY und RODDICK, 1962; MARCUS, 1963) und erscheint im ganzen sehr fragwürdig. — Auch *Hiluszelltumoren* (MOHAMED *et al.*, 1978) und *Brenner-Tumoren* (JOPP, 1965) werden mit der Entstehung des Corpus-Carcinoms in Zusammenhang gebracht.

Die sehr viel selteneren Fälle von Endometrium-Carcinom bei Patientinnen im reproduktionsfähigen Alter weisen großenteils auch Ovarveränderungen auf: Sie sind häufig mit einem *Stein-Leventhal-Syndrom* kombiniert (s. Tabelle 13; s. auch JAFARI *et al.*, 1978). Bemerkt werden muß allerdings, daß die Beschreiber dieses Syndroms bei ihren Fällen kein gleichzeitiges Corpus-Carcinom fanden und Zweifel darüber äußern, ob das Syndrom immer zu Recht diagnostiziert wird (LEVENTHAL, 1958). Sicher aber hatten alle in der Literatur beschriebenen Kombinationsfälle polycystische Ovarien ohne Corpora lutea, was funktionell einem ungehemmten Oestrogeneinfluß gleichkommt. Klinisch zeigt die Gesamt-

**Tabelle 13.** Corpus-Carcinom und Stein-Leventhal-Syndrom

| Autor | Jahr | Zahl der Carcinome unter 40 Jahren | Mit Stein-Leventhal-Syndrom kombiniert | |
|---|---|---|---|---|
| | | | Zahl | % |
| SPEERT | 1949 | 14 | 3 | 21 |
| SOMMERS *et al.* | 1949 | 16 | 4 | 25 |
| DOCKERTY *et al.* | 1951 | 36 | 7 | 19 |
| | | 66 | 14 | 21,2 |
| Autor | Jahr | Zahl der Fälle mit Stein-Leventhal-Syndrom | Mit Carcinom kombiniert | |
| | | | Zahl | % |
| JACKSON, DOCKERTY | 1957 | 43 | 16 | 37,2 |

gruppe dieser jungen Patientinnen mit Corpus-Carcinom in hohem Prozentsatz hochgradige endokrine Abweichungen wie Fettsucht, Diabetes, Sterilität und Hirsutismus. Ein Corpus luteum ist nur in seltenen Ausnahmefällen nachweisbar. DOCKERTY *et al.* (1951) fanden die Ovarien in 50% der Fälle groß und cystisch. Die jugendlichen Corpus-Carcinomträgerinnen verhalten sich also insgesamt bezüglich ihrer Ovarfunktion sehr ähnlich wie die Frauen nach der Menopause. Bei gleichzeitiger Gravidität ist das Endometrium-Carcinom extrem selten (SANDSTROM *et al.*, 1979).

Erwähnenswert ist ferner das gehäufte Auftreten von Endometrium-Carcinomen bei Patientinnen mit **Lebercirrhose** (SPEERT, 1949), das BREWER und FOLEY (1953) bei ihrer Nachuntersuchung nicht stichhaltig widerlegen konnten. Das von einer geschädigten Leber nicht abgebaute Oestrogen kann ungehemmt weiterwirken. GREENE (1941) sah Endometrium-Carcinome bei Kaninchen nach Leberschaden auftreten und führte sie auf den verhinderten Oestrogenabbau zurück.

Die bisher beschriebenen Veränderungen können zu einer überwiegenden oder ungehemmten Wirkung von endogen produziertem Oestrogen führen. Wir wollen damit den Einfluß **exogener Oestrogene** vergleichen. Eine ganze Reihe von Autoren hat die Entwicklung eines Endometrium-Carcinoms nach langjähriger Oestrogenmedikation beschrieben, z.T. unter Beobachtung aller dem Carcinom vorausgegangener Stadien der Hyperplasie (CORSCADEN und GUSBERG, 1947; NOVAK und RUTLEDGE, 1948; SPEERT, 1948 (in 12,5% seiner Fälle); RIEHM und STOLL, 1952; JENSEN und ØSTERGAARD, 1954; KOFLER, 1954; GUSBERG und HALL, 1961; BOUTSELIS *et al.*, 1963; LAUFER, 1968; CUTLER *et al.*, 1972, und zahlreiche Einzelfälle). RIEHM und STOLL (1952) fiel die histologische Besonderheit dieser Carcinome mit Bildung zahlreicher Epithelpapillen in den stark verzweigten Drüsenlumina, ihre multizentrische Entstehung und ihr relativ hoher Ausreifungsgrad auf. GUSBERG und HALL (1961) hielten die nach Oestrogentherapie auftretenden adenomatösen Hyperplasien und Carcinome für so charakteristisch in ihrem Drüsenbild, daß sie geradezu von einem „Oestrogen-Carcinom“

sprachen. Wir können an Hand unseres eigenen, immer umfangreicher werdenden Materials diese Besonderheiten voll und ganz bestätigen. Dem gehäuften Auftreten von Plattenepithelknötchen in der durch Oestrogenzufuhr ausgelösten präcancerösen adenomatösen Hyperplasie entspricht der hohe Prozentsatz von Adeno-Cancroiden unter den „Oestrogen-Carcinomen" (vgl. auch Robboy und Bradley, 1979). Elektronenoptisch bestehen übereinstimmende Zellstrukturen im Oestrogen-behandelten Postmenopausenendometrium und im Adeno-Carcinom: die Ansammlung von Lipidgranula, Kernpolymorphien und perinucleäre Mikrofibrillenbündel (Aycock und Jollie, 1979).

Große Fallkontrollserien aus den USA ergaben bei Postmenopausenpatientinnen unter Oestrogentherapie insgesamt ein sechsfach größeres, nach mehr als fünfjähriger Oestrogenzufuhr ein fünfzehnfach größeres Risiko zur Entstehung eines Endometrium-Carcinoms (Antunes *et al.*, 1979). Zu ähnlichen Resultaten gelangten Smith *et al.* (1975), Ziel und Finkle (1975), Bjersing (1977), Greenwald *et al.* (1977), Hoogerland *et al.* (1978). Bei gleichzeitiger Verabreichung von Gestagen ist das Risiko nicht vergrößert (Gambrell, 1977; Greenblatt und Bryner, 1977). Neben der Einnahmedauer spielt auch die Höhe der Dosierung eine entscheidende Rolle bei der Carcinomentstehung (Gray *et al.*, 1977). Eine andere Studie ergab, daß von 94 Postmenopausenpatientinnen mit Endometrium-Carcinom 70% Oestrogene eingenommen hatten gegenüber nur 23% in einer Kontrollgruppe gleichaltriger Frauen ohne Carcinom (Ziel und Finkle, 1976). Andererseits fiel nach drastischer Reduktion der Oestrogenmedikation das Erkrankungsrisiko deutlich ab (Jick *et al.*, 1979).

Eine Häufung von adenomatösen Hyperplasien und Endometrium-Carcinomen bei jungen Frauen wird neuerdings nach oestrogenbetonten Ovulationshemmern beobachtet (Lyon, 1975; Silverberg und Marowski, 1975; Kelley *et al.*, 1976; Cohen und Deppe, 1977; Reeves und Kaufmann, 1977; Silverberg *et al.*, 1977) und erklärt sich durch das relative Oestrogenübergewicht unter anhaltenden künstlichen Anovulationen.

Twombly *et al.* (1961) beobachteten, daß von ihren mit Oestradiol behandelten Patientinnen die Dünnen dieses sehr bald ausschieden, während die Fettleibigen es speicherten; sie führten die höhere Carcinomrate bei den Fettleibigen auf diese Tatsache zurück. – Weiterhin wurde über eine ganze Reihe carcinomverdächtiger adenomatöser Hyperplasien nach Oestrogentherapie berichtet (Geist *et al.*, 1941; Kistner *et al.*, 1956; Bloomfield, 1957; Douglas und Weed, 1959; Gusberg und Kaplan, 1963). – Während die meisten Autoren einen Zusammenhang zwischen Oestrogentherapie und Corpus-Carcinom bejahen, waren nur wenige nicht davon überzeugt (Larson, 1954; Dibbelt *et al.*, 1962). Diese Unterschiede sind wohl teilweise geographisch bedingt. In den USA z.B. wurden Oestrogene im Klimakterium und auch schon bei jüngeren Frauen seit längerem viel freigiebiger verordnet als bei uns, so daß in den diesbezüglich größeren Fallserien oestrogenbehandelter Patientinnen ein Zusammenhang mit dem Corpus-Carcinom eher offenbar wird. Weiterhin spielt die kontinuierliche Dosierung des Oestrogens eine viel wesentlichere Rolle als die Höhe der Einzeldosis (Corscaden und Gusberg, 1947; Mühlbock, 1959, 1963; Jensen, 1963); gerade nach kleinen kontinuierlichen Dosen über einen langen Zeitraum traten die meisten Carcinome auf.

Nach Absetzen der Oestrogentherapie kann eine auch hochgradige adenomatöse Hyperplasie sich spontan vollkommen zurückbilden (Novak und Rutledge, 1948; Ostergaard, 1974), während die endogen bedingte Form der adenomatösen Hyperplasie zur Rückbildung einer hochdosierten Gestagenlangzeittherapie bedarf. KISTNER (1959) sah 2 Carcinoma in situ (Frühcarcinome), die nach Progesterontherapie ausheilten.

Bei einem gewissen Prozentsatz von Carcinomfällen läßt sich eine oft viele Jahre vorausgegangene **Strahlenbehandlung**, meist wegen gutartiger Myome oder Hyperplasien, nachweisen (NORRIS und BEHNEY, 1936; COSTOLOW, 1941; SCHEFFEY, 1942; CORSCADEN *et al.*, 1946; SMITH und BOWDEN, 1948; HERTIG und SOMMERS, 1949; SPEERT und PEIGHTAL, 1949; MONTGOMERY *et al.*, 1952; BARR und CHARTERIS, 1955; TURNBULL, 1956; PENTECOSTE und BRACK, 1959; REICHER und PHILLIPS, 1961; DIBBELT *et al.*, 1962; BOUTSELIS *et al.*, 1963; WALL *et al.*, 1967). Der bei Zusammenstellung dieser Serien errechnete Prozentsatz von 7,2% erscheint aber statistisch gegenüber Kontrollen nicht einwandfrei erhöht.

DIBBELT *et al.* fanden unter ihren Carcinomfällen 7,9% mit vorausgegangener Strahlentherapie des kleinen Beckens, während in ihrer Kontrollserie 5,8% früher eine derartige Bestrahlung hatten. Auch eine Reihe weiterer Autoren waren in der Beurteilung eines Zusammenhangs der Strahlentherapie mit der späteren Carcinom-Entwicklung zurückhaltend (KOCH, 1949; COPELAND *et al.*, 1957; HOFMANN, 1960; HUBER, 1960; NIELSEN, 1960; KEPP, 1961; BRINKLEY *et al.*, 1963; SHUTE, 1963). – HUSSY und WALLART (1915) erzeugten im Tierexperiment durch Bestrahlung im Ovar eine Follikeldegeneration und Thecazellwucherung mit eindeutiger Oestrogenaktivität. FURTH und BUTTERWORTH (1936) beschrieben nach Ovarbestrahlung erstmals die Entstehung von Granulosazelltumoren bei Mäusen.

Bei **Kastratinnen** ist das Endometrium-Carcinom selten. Dennoch wurden in der Literatur insgesamt 28 derartige Fälle beschrieben (MEYER, 1923: 1; SMITH, 1941: 3; RANDALL *et al.*, 1951: 4; CIANFRANI, 1955: 8; BROMBERG *et al.*, 1959: 1; HENRIKSEN, 1960: 2; HOFMEISTER und VONDRAK, 1970: 9), denen ich eine eigene Beobachtung hinzufügen kann. Den klinischen Anamnesen zufolge traten die Carcinome bei mindestens 4 Patientinnen nach langjähriger Oestrogentherapie auf. Für die übrigen Fälle kommt in erster Linie eine möglicherweise kompensatorische Oestrogenproduktion in der Nebenniere in Frage, wie sie bei Frauen nach der Menopause schon mehrfach vermutet (NOVAK und RICHARDSON, 1941; RANDALL *et al.*, 1957; SCULLY, 1953; SMITH *et al.*, 1959) und von HUSSLEIN (1950) sowie KASE und COHN (1967) biochemisch nachgewiesen wurde. FRANK *et al.* (1934), sowie NISSEN-MEYER und SVERDRUP (1961) fanden bei Kastratinnen z.T. große Mengen von Oestrogen im Urin. Da die Ovariektomie durch Anregung einer LH-Ausschüttung logisch zu kompensatorischer Oestrogenbildung führen wird, spricht das Vorkommen von Endometrium-Carcinom bei der Kastratin eher für als gegen einen Zusammenhang dieses Carcinoms mit einem Hyperoestrogenismus. Auch nach einseitiger Ovariektomie werden zunehmend mehr Endometrium-Carcinome beobachtet, so vor allem bei Frauen unter 40 Jahren (KEMPSON und POKORNY, 1968). WILKINSON *et al.* (1973) berichten über eine Patientin mit Turner-Syndrom, die nach 9jähriger Stilboestroltherapie ein Endometrium-Carcinom entwickelte, und zitieren 4 ähnlich gelagerte Fälle aus der Literatur; MCCARTY *et al.* (1978) fanden 13 einschlägige Fälle zitiert und beschreiben eine eigene Patientin mit Endometrium-Carcinom nach 31jähriger Oestrogenbehandlung; VAN CAMPENHOUT *et al.* (1980) berichten bereits über 18 derartige Fälle.

Für einen **anhaltend erhöhten Oestrogenspiegel** bei Patientinnen mit Corpus-Carcinom sprechen einerseits die biochemischen Bestimmungen im Urin (PINCUS und GRAUBARD, 1940) und Blutplasma (ALEEM *et al.*, 1976). Andererseits zeigt das Vaginalepithel beim Corpus-Carcinom nach der Menopause in einem hohen Prozentsatz einen ausgesprochenen Oestrogeneffekt (HERRELL, 1939; AYRE und BAULD, 1946; LIMBURG, 1951; NOVAK und MOHLER, 1953; WIED, 1953; LIU, 1955; BERG und DURFEE, 1958; STOLL und PECORARI, 1962; CHANG und CRAIG, 1963; CHARLES *et al.*, 1965; RITCHIE, 1965; CREPET und NUOVO, 1967; DE WAARD und OETTLE, 1967). Nach HERTIG (1957) bekommen Patientinnen mit seniler Vaginitis kein Corpus-Carcinom. Einige Autoren (z.B. CRAMER und WILDNER, 1953) fanden keinen erhöhten Oestrogenspiegel bei ihren Patientinnen. Außer dem vermehrten Oestrogen wurde auch eine Erhöhung der Androgene (WITTLINGER *et al.*, 1974) oder der LH-Ausscheidung bei Endometrium-Carcinom nachgewiesen (SHERMAN und WOOLF, 1959; VARGA und HENRIKSEN, 1963). Die Diskrepanzen sind nur scheinbar. Der endogene Metabolismus von androgenen in oestrogene Substanzen ist hinreichend bekannt. HAUSKNECHT und GUSBERG (1973) fanden bei Patientinnen mit Endometrium-Carcinom eine deutlich höhere Umwandlungsrate von $\Delta^4$-Androstenedion in Oestron als bei gesunden Frauen in der Postmenopause. Androstenedion ist demnach wahrscheinlich als Steroidvorstufe von Oestron aufzufassen. Außerdem aktivieren Androgene den Oestrogen-Receptor-Transport zum Zellkern (ROCHEFORT *et al.*, 1972). Bekanntlich ist die Oestrogen-Receptor-Konzentration im reifen Endometrium-Carcinom bedeutend höher als im normalen Endometrium (vgl. S. 195).

Für das Endometrium selbst liegt es nahe, die *Schaumzellen* mit dem anhaltend erhöhten Oestrogenspiegel in Verbindung zu bringen. Die bisherigen Beschreiber waren sich über die Herkunft dieser Zellen nicht klar. Sie konnten keine Hypercholesterinämie nachweisen, und auch entzündliche Veränderungen fehlten. In mehreren dieser Fälle war aber dem Carcinom eine langjährige Oestrogentherapie vorausgegangen, einmal eine einseitige Ovariektomie. Ein eigener Fall, bei dem das ganze Stroma schaumzellig umgewandelt war, betrifft eine 20 Jahre lang mit Stilboestrol behandelte Patientin. BLACK *et al.* (1941) fanden bei einer Kastratin nach 6jähriger Oestrogentherapie Fettkörnchen in fast allen Stromazellen des Endometrium. EPSTEIN (1976) beschrieb den Endometriumzellen identische Schaumzellen in Prostatacarcinomen nach Oestrogenbehandlung. Die Stromazellen der Endometrium-Carcinome zeigen elektronenoptisch ein gut entwickeltes, stark erweitertes Ergastoplasma (WESSEL, 1965) und sind somit funktionell aktiv. Das normale Cyclusendometrium ist praktisch frei von solchen Ansammlungen. Dagegen findet sich die größte Zahl an Schaumzellen (in über 50% der Fälle) in adenomatösen Hyperplasien und weniger (30%) in glandulär-cystischen Hyperplasien. Demnach liegt die Annahme nahe, daß die Schaumzellen eine Reaktion des endometrialen Stromas auf anhaltend hohes, ungehemmtes Oestrogen, sei es endogener oder exogener Natur, darstellen. Den bisherigen Untersuchungen nach könnten sie Cholesterin enthalten, das als Vorstufe oder Zwischenprodukt in der Oestrogensynthese bekannt ist (INHOFFEN, 1940; WERBIN und LEROY, 1954; DORFMAN, 1957). Die endometrialen Stromazellen sind als besonders feiner Indicator auf hormonelle Reize bekannt. Die Umwandlung der Stromazellen zu Schaumzellen erinnert sozusagen an ihre Umwandlung zu Deciduazellen. Es sind auch analoge Bereiche des Stromas, in denen sich diese Vorgänge zuerst abspielen: die oberflächlichen und besonders

**Tabelle 14.** Endokrine Abweichungen und Vorkommen endogener und exogener Oestrogene beim Endometrium-Carcinom und seinen Vorstufen

| | Durchschnittsalter | Nullipara (%) | Fettsucht (%) | Diabetes (%) | Ovarveränderungen | | | Vorausgegangene Therapie | |
|---|---|---|---|---|---|---|---|---|---|
| | | | | | feminis. Tumoren (%) | Stromahyperplasie (%) | Stein-Leventhal (%) | Oestrogen (%) | Strahlen (%) |
| Glandulär-cystische Hyperplasie[a] | nach der Menopause | 36 | 52 | 16 | 10–92 | 60 | | 21,5 | |
| Adenomatöse Hyperplasie[b] | 45–50 | 34,5 | 41,6 | 3,7 | 4 | | | 16 | |
| Früh-carcinom[c] | 49 | 33 | 54 | | 5 | 42,5 | | 6,3 | 15,6 |
| Adeno-Carcinom[d] | 57,5 | 33,9 | 46 | 10,9 | ges.: 1,7<br>n. M.: 2,9 | 72,2 | ges.: 4,1<br>v. M.: 21,2 | 13,2 | 7,2 |
| Kontrollen | entsprechend | 15,4 | 25,9 | 2,6 | 0,6 | 39,2 | 0,07 | | 5,8 |

[a] Nach Kottmeier (1947), Dhom (1952), Novak (1956), Fromm (1959) (286 Fälle).
[b] Nach Garnet (1958), Gusberg und Kaplan (1963) (203 Fälle).
[c] Nach Hertig et al. (1949) (64 Fälle).
[d] Zusammenstellung von ca. 12000 Fällen aus der Literatur (s. bei Dallenbach-Hellweg, 1964; Ergänzungen: Benjamin und Romney, 1964; Courey und Graham, 1964; Tweeddale et al., 1964; Charles, 1965; Lynch et al., 1966; Wynder et al., 1966; Wall et al., 1967; Dunn et al., 1968; Geisler und Gibbs, 1968; Pfleiderer, 1968).

gefäßreichen Bezirke. Das Vorkommen von Schaumzellen einerseits und von Deciduazellen und Körnchenzellen andererseits schließt sich gegenseitig aus. Die Zahl der Schaumzellen vermindert sich mit zunehmender Malignität. Beim Frühcarcinom ist bereits ein Abfall bemerkbar. Das Adeno-Cancroid enthält die meisten Schaumzellen.

Tabelle 14 gibt einen Überblick über die endokrinen Abweichungen bei Hyperplasien und Carcinom und über ihre Kombination mit einem Dauerangebot an endogenem oder exogenem Oestrogen. Bei der glandulär-cystischen Hyperplasie wurden bewußt nur die Fälle nach der Menopause ausgewertet, da nur diese als potentielle Vorstufen des Carcinoms praktische Bedeutung haben (Novak, 1956). Gegenüber den Kontrollen zeigen alle Hyperplasieformen und das Carcinom endokrine Abweichungen und eine Oestrogendauerstimulation in sehr ähnlichem Prozentsatz. Addiert man die Prozentzahlen der verschiedenen Oestrogenquellen beim Carcinom, so kommt man fast genau auf 100%, so daß also ein ungehemmter Oestrogeneinfluß in der großen Mehrzahl der Fälle von Endometrium-Carcinom zu erwarten ist.

Damit wird es noch wahrscheinlicher, daß unter dem gleichen hormonellen Stimulus eine kontinuierliche Linie von der glandulär-cystischen über die adenomatöse Hyperplasie und das Frühcarcinom zum Carcinom führt und diese Erkrankungen als Ausdrucksformen des gleichen hormonellen Geschehens aufzufassen sind (vgl. GORE und HERTIG, 1966; GUSBERG, 1967).

Einige Autoren (HOFFBAUER, 1931; MOSS, 1947; THIESSEN, 1952; WAY, 1954; SOMMERS und MEISSNER, 1957; GARNET, 1958; PRINTER, 1963; WYNDER *et al.*, 1966) haben versucht, den Hyperoestrogenismus beim Endometrium-Carcinom zusammen mit den übrigen endokrinen Abweichungen auf eine **übergeordnete Störung der Hypophyse** zurückzuführen, die alle Symptome unter einen Hut bringen würde. So wäre es z.B. denkbar, daß eine Störung der LH-Sekretion durch Unterdrückung der Ovulationen Ursache der Oestrogenstimulation wird. Häufig ist auch die Nebenniere funktionell gestört im Sinne einer Hyperaktivität der Rinde (KAISER, 1969). Die Entscheidung darüber, was in diesem komplexen endokrinen Geschehen primär und was sekundär ist, erscheint aber so schwer, daß man mit der Konstruktion solcher Relationen vorsichtig sein sollte. Der Hyperoestrogenismus dagegen scheint ein faßbares Substrat beim Endometrium-Carcinom zu sein. Dabei ist die absolute Höhe des Oestrogenspiegels von viel geringerer Bedeutung als die Kontinuität. Die Anlage zur endogen bedingten alleinigen Oestrogenproduktion ist sicherlich konstitutionell beeinflußt und verknüpft mit der Veranlagung zu Diabetes mellitus, Hochdruck und Adipositas. Eine solche anlagemäßig bedingte endokrine Fehlsteuerung erscheint verantwortlich für die Heredität des Endometrium-Carcinoms (LYNCH *et al.*, 1966, 1967). So soll Oestrogen einerseits die Glucosepermeabilität der Zellmembran erhöhen (BULLOUGH, 1955), andererseits wird es bei Adipositas im Fettgewebe gespeichert (TWOMBLY *et al.*, 1967) und insbesondere im Alter und bei Übergewicht vermehrt aus Androgenen gebildet infolge einer Zunahme der Umwandlungsrate von Androstendion in Oestron (SCHINDLER, 1977; SIITERI, 1978). Blutet eine Menopausen-Patientin unter der Einnahme von Oestrogen, so fördert die Abrasio in einem hohen Prozentsatz der Fälle präcanceröses oder carcinomatöses Endometrium zutage (BARTER *et al.*, 1968).

Diese Gedankengänge führen uns zu der schwierigen und viel diskutierten Frage nach der **Bedeutung des Oestrogens für die Carcinomentstehung.** Die Wirkung des Oestrogens auf das Endometrium ist letzten Endes die einer lebhaften Regeneration zum Ausgleich des Gewebsverlustes bei der Menstruation. Dieser Wirkung wird im normalen Cyclus durch Progesteron (zur Differenzierung) und Relaxin (zur Bindegewebsauflösung) Einhalt geboten; sie bleibt in physiologischen Grenzen. Eine über viele Jahre oder gar Jahrzehnte kontinuierlich anhaltende ungehemmte Oestrogenstimulierung kann aber durch hochgradige Zellproliferation bei Hinzukommen einer genetischen Disposition eine spontane oder durch ein Carcinogen ausgelöste Mutation wesentlich erleichtern (BAUER, 1963), da für die Wirkung eines Carcinogens gehäufte Zellteilungen wesentlich sind (HAMPERL, 1956). BÜCHNER (1961) sprach von der Zunahme von Zufallsmutationen bei Häufung von DNS-Verdopplungen. Oestrogen wäre demnach ein bedingt krebsauslösender Stoff mit organspezifischer Wirkung (BUTENANDT, 1949, 1952; DONTENWILL, 1961, 1965, 1966; WAGNER *et al.*, 1967) oder ein Syncarcinogen (BAUER, 1963; KRUSCHWITZ, 1967). Der Ausspruch von IGLESIAS (1965): "either

I do differentiate and I die, or I do not and I kill" scheint somit für die noch unter hormonellem Stimulus stehenden Endometriumzellen zuzutreffen. Offen bleibt die Frage, ob darüber hinaus unter bestimmten Voraussetzungen Oestrogene auch Carcinogene sein können. Für synthetische Oestrogene (Stilboestrol) erscheint dies bei den pränatal induzierten Vaginal-Carcinomen junger Mädchen gesichert. Ebenso gesichert ist tierexperimentell die Auslösung einiger bösartiger Tumoren durch Oestrogene. Erwähnt sei auch die direkte Einwirkung des Oestrogen auf DNS-Synthese und Mitoseablauf. Ich möchte daher die Frage aufwerfen, ob dem Oestrogen vielleicht eine bedingt carcinogene Wirkung zukommen könnte, d.h. unter der Bedingung der fehlenden Gegensteuerung durch Progesteron. Andernfalls müßte man im Endometrium von der Annahme ubiquitär anwesender Carcinogene ausgehen, die zu ihrer Fixierung nur der oestrogenen (cocarcinogenen) Stimulation bedürfen. Damit wäre für die Patientin die cocarcinogene einer möglichen carcinogenen Wirkung praktisch gleichbedeutend. Die Alleinwirkung des Oestrogen auf die Zelle bedarf unter diesen Aspekten noch der näheren Untersuchung.

Die Abhängigkeit der Oestrogenwirkung von der genetischen Disposition kann auch die Beobachtung erklären, daß die individuelle Antwort auf den kontinuierlichen ungehemmten Oestrogenreiz so mannigfaltig ist (BÜNGELER und DONTENWILL, 1959): Beim Menschen löst Oestrogenüberstimulierung im Endometrium individuell in Qualität und Quantität verschiedenartige Proliferationen des Stromas und des Drüsenepithels bis zur papillären Wucherung oder zur Plattenepithelmetaplasie aus (STOHR, 1942) sowie bei einem Teil der Frauen Myome, diffuse Myometriumhyperplasien oder Adenomyose oder mehrere oder alle dieser Veränderungen gleichzeitig. Eine bestimmte Patientin hat immer wieder den gleichen Drüsentyp in ihrer Hyperplasie (GRUNER, 1942; BEHRENS, 1956), der sich auch im Carcinom noch erkennen läßt. Tierexperimentell wurde durch Oestrogene eine ganze Skala je nach Tierart verschiedener gutartiger und bösartiger Gewebswucherungen ausgelöst (s. Zusammenstellungen bei TAYLOR, 1938; GARNDER, 1939; ALLEN, 1942; TAYLOR, 1944; LIPSCHÜTZ, 1950; TAKI und IIJIMA, 1963).

Das histologische Bild des Endometrium ist ein feiner Indicator für die Intensität des Oestrogenreizes. Zusammenfassend ergibt sich folgende Deutung (Abb. 96a):

Die *glandulär-cystische Hyperplasie* ist die erste Antwort des Endometrium auf eine alleinige Produktion von Oestrogen. Da die Oestrogenwirkung vor der Menopause durch gelegentliche Progesteronbildung unterbrochen werden kann, kommt es während dieser Zeit nur sehr selten zur Progression. Das histologische Bild bleibt je nach Hormonspiegel entweder stationär oder weist gelegentlich sekretorische Umwandlungen, Neuproliferation von cystischen Drüsen oder Regressionen auf. Sie ist aufgrund unserer heutigen Erkenntnisse folgerichtig als *fakultatives Krebsvorstadium* einzustufen (Tab. 11). Das gleiche gilt für die umschriebenen Hyperplasien und proliferierenden Polypen, sowie für die unregelmäßige Proliferation, in der sich zuweilen unter Umgehung des glandulär-zystischen Stadiums direkt eine adenomatöse Hyperplasie entwickelt.

Die *adenomatöse Hyperplasie* ist das erste histologische Anzeichen für eine kontinuierliche alleinige Oestrogeneinwirkung. Sie entwickelt sich durchschnitt-

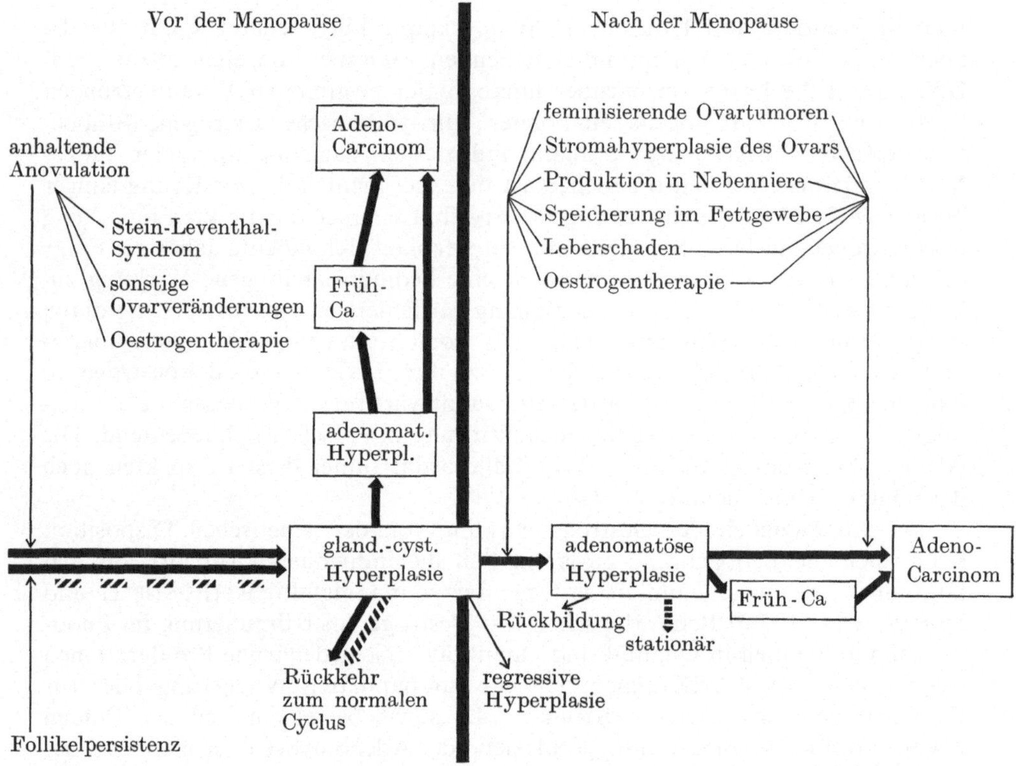


Abb. 96a. Die Entwicklung des Endometrium-Carcinoms aus seinen Vorstufen unter dem Einfluß von Östrogen. Dicke schwarze Pfeile = Östrogen; punktierte Pfeile vor der Menopause = Progesteron

lich einige Jahre nach Bestehen dieses ungehemmten Einflusses allmählich aus der glandulär-cystischen Hyperplasie, wobei der anhaltende Oestrogenreiz durch immer weitere Steigerung der Drüsenwucherung logisch zu dieser Entwicklung führt. Die Progression erfolgt daher gewöhnlich erst nach der Menopause, vor der Menopause nur ausnahmsweise bei anhaltender Anovulation. Das weitere Schicksal der adenomatösen Hyperplasie bestimmt der Oestrogenspiegel: Sinkt dieser ab, so kann sie sich zurückbilden; bleibt er unverändert hoch, so erfolgt in einigen weiteren Jahren, wenn unbehandelt in situ belassen, die Progression zum Carcinom unter zunehmender Drüsenwucherung. Sie ist somit als *bedingt obligates Krebsvorstadium* anzusehen. Bei dem geringen Prozentsatz noch reversibler adenomatöser Hyperplasien handelt es sich fast immer um exogen bedingte Formen, denen der Oestrogenstimulus durch Absetzen des Präparates noch rechtzeitig entzogen werden konnte, während der endogene Hyperoestrogenismus in diesem Stadium meist resistent ist. In diese Gruppe sind auch die umschriebenen Formen und die adenomatösen Polypen mit einzubeziehen, bei denen die Chance ihrer Abstoßung im gesunden noch zu berücksichtigen ist. Das gleiche gilt für die jugendliche adenomatöse Hyperplasie: Unter der Bedingung, daß keine Spontanovulation auftritt, geht sie, unbehandelt in situ belassen, obligat in ein Carcinom über.

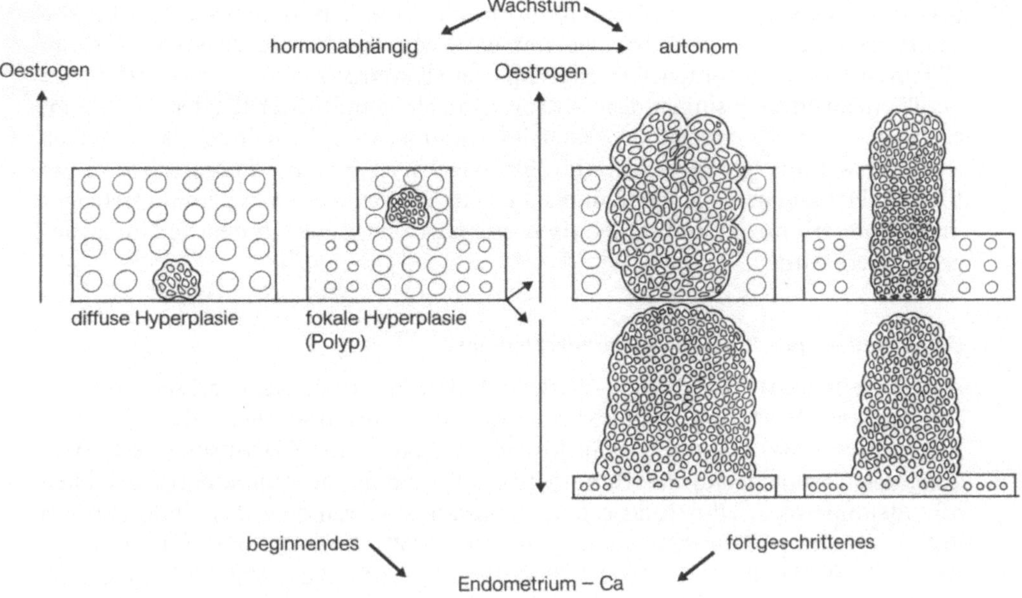


Abb. 96b. Schematische Darstellung des Verhaltens des Endometrium in Umgebung eines beginnenden und fortgeschrittenen Carcinoms in Abhängigkeit vom Oestrogenspiegel; die Größe der Kreise entspricht der Weite und Proliferationsstärke der Drüsen.

Der Schritt zur Irreversibilität ist in dieser Progression wohl nur in einem Teil der Fälle morphologisch faßbar, nämlich dann, wenn dem manifesten Carcinom ein *Frühcarcinom* vorausgeht. Die plötzliche RNS-Verminderung des Cytoplasmas entspricht den uns bekannten ersten Veränderungen in einem beginnenden Carcinom (EMMELOT und BENNEDETTI, 1960; BERNHARD, 1961; BÜCHNER *et al.*, 1963). Andererseits kann die durch den Carcinombeginn bedingte Änderung der Wachstumsschnelligkeit auch ohne Änderung des histologischen Bildes erfolgen, wie z.B. beim Prostata-Carcinom (HAMPERL, 1952, 1957). Das könnte die großen Schwierigkeiten erklären, die die Abgrenzung einer adenomatösen Hyperplasie vom beginnenden Adeno-Carcinom zuweilen bereiten kann.

Für die prognostische Beurteilung dieser histologisch oft so problematischen adenomatösen Hyperplasie wäre daher die Kenntnis der Herkunft und der Höhe des Oestrogenspiegels sowie der klinischen Begleiterscheinungen sehr wesentlich. Für einen Teil der Fälle könnten die Schaumzellen prognostisch von Bedeutung sein, da sie wahrscheinlich die Höhe anzeigen, die der Oestrogenreiz durch Summation der kontinuierlichen Wirkung bereits erreicht hat.

Das manifeste *Endometrium-Carcinom* kann, aber es muß nicht mehr unter weiterem Oestrogeneinfluß stehen. Wenn die in der prä- und frühinvasiven Phase des Endometrium-Carcinoms konstant hohen Oestrogenspiegel (ALEEM *et al.*, 1976) bei Beginn des autonomen Wachstums hoch bleiben, so ist auch das umgebende nichtcarcinomatöse Endometrium weiterhin hyperplastisch. Fällt der Oestrogenspiegel dagegen nach Manifestwerden des Carcinoms ab, so wird das umgebende Endometrium sekundär atrophisch und kann den falschen Eindruck erwecken, als sei das Carcinom primär in einem atrophischen Endometrium entstanden (Abb. 96b). Die immer wieder beobachteten Endometrium-Carcinome ohne erhöhten Oestrogenspiegel (RAURAMO *et al.*, 1964) ließen sich durch ein solches Absinken des Oestrogens nach Manifestwerden des Carcinoms erklären. Außerdem haben die Zellen des Endometrium-Carcinoms als Targetzellen eine weitaus größere Affinität für Oestrogen als die Trägersubstanz im Plasma. Danach liegt die Annahme nahe, daß ein Teil des verfügbaren Oestrogen im Endometrium-Carcinom metabolisiert, inaktiviert oder in den Schaumzellen gespeichert wird.

### Gestagentherapie des Endometriumcarcinoms

Andererseits führte die hormonelle Beeinflußbarkeit des präcancerösen und carcinomatösen Wachstums und der Nachweis der antimitotischen (KAISER, 1959; NORDQVIST, 1964) und atrophieauslösenden (VARGA und HENRIKSEN, 1961) Wirkung der Gestagene auf das Endometrium-Carcinom zu Behandlungsversuchen der adenomatösen Hyperplasie und inoperabler Carcinome des Endometrium mit *Progesteron* (THIESSEN, 1956; KISTNER, 1959; KISTNER und SMITH, 1960; KELLEY und BAKER, 1961, 1965; KISTNER *et al.*, 1965). KOTTMEIER (1962) konnte bei 9 von 11 Patientinnen mit Lungenmetastasen bei Corpus-Carcinom bereits durch tägliche Verabreichung von 0,2 mg Progesteron (später 150 mg pro Woche) eine wesentliche Besserung erzielen; viermal bildeten sich die Lungenmetastasen ganz zurück. BERGSJÖ (1965), FRICK (1965) und MUSSEY und MALKASIAN (1966) behandelten ihre Patientinnen mit metastasierenden Endometrium-Carcinomen mit wesentlich größeren Progesterondosen (200 mg 3mal wöchentlich, bzw. 1,5–2 g pro Woche) und erzielten eine sekretorische Umwandlung des Tumorgewebes; bei 25% der Patientinnen kam es zur Rückbildung der Lungenmetastasen. Auch INGERSOLL (1965) beobachtete eine Rückbildung der Metastasen in Lunge und Leber in 25% der Fälle des Stadium IV. In weiteren Serien von insgesamt rund 400 Patientinnen mit Endometrium-Carcinom, die mit Hydroxyprogesteroncaproat (Delalutin) oder Medroxyprogesteronacetat (Depo-Provera) behandelt wurden, trat nach 1–3 Monaten eine deutliche Besserung mit Rückbildung des Primärtumors und der Metastasen (vor allem in Lungen und Knochen) in rund $^1/_3$ der Fälle ein (WENTZ, 1964; ANDERSON, 1965; KELLEY und BAKER, 1965; VARGA und HENRIKSEN, 1965; BONTE *et al.*, 1966; SHERMAN, 1966; WATERMAN und BENSON, 1967; KENNEDY, 1968; PECK und BOYES, 1969; REIFENSTEIN, 1971; PIVER *et al.*, 1980). Dabei war die Ansprechbarkeit auf die Gestagentherapie umso besser, je länger die Zeitspanne zwischen Primärtherapie und Rezidiv betragen hatte. Die Überlebenszeit war nach erfolgreicher Therapie viermal verlängert. Eine wesentliche Rolle spielt der Differenzierungsgrad: Reife Carcinome sprachen zu 50% auf die Gestagentherapie an (BOQUOI und KREUZER, 1973), undifferenzierte nur zu 15% (KOHORN, 1976). MARTZ (1968) schlägt eine Dosis von 500 mg Proluton 2mal wöchentlich für die Behandlung der Lungenmetastasen vor, während zur Behandlung von Metastasen im kleinen Becken und Knochen 2–5 g pro Woche notwendig seien. Da die Verabreichung auch größerer Dosen frei von Nebenerscheinungen ist, kann diese Therapie unbedenklich durchgeführt werden. Wir empfehlen eine kontinuierliche Gestagentherapie mit einer Dosis von 2 g pro Woche, welche in den Stadien III und IV lebenslänglich fortgesetzt werden sollte, im Stadium I mindestens ein Jahr. Hier kann bei Inoperabilität und hohem Differenzierungsgrad sogar eine Alleintherapie mit Gestagenen in Betracht kommen, wobei der Therapieerfolg anhand von Abrasionen zu kontrollieren ist und die Therapie in jedem Fall bis zum Stadium der fibrösen Atrophie fortgesetzt werden muß. Auch eine präoperative Gestagentherapie kann erwogen werden, z.B. wenn eine längere Operationsvorbereitung erforderlich ist. Grundsätzlich kommen alle Gestagenpräparate in Betracht. Aufgrund ihrer höheren Gestagenpotenz erweisen sich die 19-Nortestosteron-Derivate als wirkungsvoller als die Progesteronabkömmlinge (GAMBRELL, 1977, 1978).

Die seit langem bekannte Erfahrung, daß gut differenzierte Endometrium-Carcinome weitaus besser auf die Gestagentherapie ansprechen als undifferenzierte, hat durch die modernen Nachweismethoden für **Oestrogen- und Progesteronreceptoren** eine Bestätigung und Untermauerung erfahren. Je höher der Differenzierungsgrad des Carcinoms, desto größer ist der Gehalt an Oestrogenreceptoren (EVANS und HÄHNEL, 1971; POLLOW *et al.*, 1975; POLLOW und BOQUOI, 1976) bei gleichzeitig hohem (MCCARTY *et al.*, 1979) oder niedrigem Gehalt an Progesteronreceptoren (TSENG *et al.*, 1977), der jedoch nach Behandlung mit dem Antioestrogen Tamoxifen deutlich anstieg. Nach Progesteronzufuhr werden die Progesteronreceptoren inaktiviert (BJERSING, 1977; RODRIQUEZ *et al.*, 1979). Bei zunehmender Entdifferenzierung nimmt die Konzentration der nuklearen Progesteronreceptoren ab (YOUNG *et al.*, 1976), während die nuklearen Oestradiol-Receptoren unabhängig vom Differenzierungsgrad gleich hohe Konzentrationen in allen Carcinomen zeigen (POLLOW *et al.*, 1977). Carcinome ohne nachweisbare Receptoren sind auch auf Hormontherapie nicht ansprechbar. Da der histologische Reifegrad des Endometrium-Carcinoms direkt proportional ist zur Menge der Oestrogen- und Progesteronreceptoren, ist die Receptoranalyse das beste Kriterion zur Auswahl der gezielten Therapie und kann darüber hinaus den prognostischen Wert der Gradeinteilung erhöhen. Dabei kommt dem Nachweis von Progesteronreceptoren die größere Bedeutung zu, weil diese unter Oestrogenstimulierung entstehen und somit die Höhe des Oestrogenspiegels anzeigen.

Histophotometrische Messungen anhand von Carcinomgewebe und Gewebekulturen ergaben eine deutliche Verminderung der DNS- und RNS-Synthese nach Progesteronzufuhr (NORDQUIST, 1969, 1970; HUSTIN, 1975, 1976; SIMON und HÖLZEL, 1979; FERENCZY, 1980), sowie eine Rückkehr zu diploiden und euploiden Chromosomensätzen. Daraus läßt sich auf eine direkte Einwirkung des Progesteron auf die DNS-Synthese der Carcinomzellkerne schließen. Gleichzeitig könnte der antioestrogene Effekt von Progesteron auf einer Verhinderung der Oestrogenbindung an den Oestrogenreceptor beruhen. Elektronenoptisch sind nach Gestagenzufuhr zahlreiche Kerneinschlüsse, Cytoplasmavacuolen und Lysosomen mit unterbrochenen Membranen als Zeichen einer Zellzerstörung erkennbar (SIRTORI, 1969). Histochemisch läßt sich 3 Wochen nach Behandlungsbeginn ein Aktivitätsabfall der alkalischen Phosphatase darstellen (MOE, 1972), während andererseits, allerdings nur in reifen Carcinomen, die Aktivität der 17$\beta$-Hydroxysteroid-Dehydrogenase kräftig ansteigt (POLLOW *et al.*, 1975), und zwar gleichzeitig mit einer Zunahme des Progesteronreceptorgehalts (Pollow und Boquoi, 1976).

Histologisch kommt es nach Gestagentherapie im reifen Endometrium-Carcinom zu charakteristischen Veränderungen, die an den Ablauf einer normalen Sekretionsphase erinnern: Bereits 3 Tage nach Behandlungsbeginn treten basale Sekretvakuolen im carcinomatösen Drüsenepithel auf (Abb. 97), die Mehrreihigkeit der Kerne nimmt ab, ebenso die Mitosezahl; im Drüsenepithel kommt es im weiteren Verlauf zum kontinuierlichen Anstieg der Glykogen- und Schleimproduktion (vgl. John *et al.*, 1974), und schließlich zu den für die Gestagenzufuhr typischen Veränderungen im nichtcarcinomatösen Endometrium (vgl. S. 218ff). Ähnliche Auswirkungen auf die Carcinomzellen hat die intrauterine Applikation von synthetischem Gestagen, wie anhand anschließender Uterusexstirpationen nachgewiesen werden konnte (Kistner *et al.,* 1965; Hustin, 1970). Sehr wahrscheinlich spielt neben dieser direkten histologisch und biochemisch faßbaren (Hackl, 1968) Einwirkung des Progesteron auf das carcinomatöse Endometrium auch eine Hemmwirkung auf die Hypophyse mit meßbarer Senkung der LH-Sekretion eine Rolle.

Eine Behandlung mit *Clomiphen* (200 mg täglich über 7 Monate) führte zu ähnlich günstigen Resultaten (Wall *et al.*, 1964, 1965).

Die Heilungschancen bei Progesterontherapie sind somit weitgehend abhängig vom Reifegrad des Carcinoms. Die Resistenz undifferenzierter Carcinome beruht sehr wahrscheinlich allein schon darauf, daß ihre Zellen die Oestrogenabhängigkeit im Laufe der Entdifferenzierung mit Receptorverlust eingebüßt haben; da diese Carcinome nach Abfall des Oestrogenspiegels autonom weiterwachsen, erklärt sich auch der zuweilen bei fortgeschrittenen Carcinomen nicht mehr nachweisbare Hyperoestrogenismus. Da Oestrogen vorhanden sein muß, um die Targetzellen zur Produktion von Progesteronreceptoren zu stimulieren, kann Progesteron nur in Gegenwart von Oestrogen wirksam werden. Daher läßt sich bei Patientinnen mit abgesunkenem Oestrogenspiegel zuweilen mit einer Oestrogen-Progesteron-Hormonkombination noch eine Rückbildung erreichen (vgl. auch Collins, 1972).

Unser bisheriger Einblick in die Problematik der Entstehung des Endometrium-Carcinoms läßt die häufige Anwendung einer *prophylaktischen Therapie* mit Gestagenen bei allen Formen der oestrogenbedingten Hyperplasie nach der Menopause sehr ratsam erscheinen (vgl. auch Kaiser, 1969). Dabei sollte konsequent bis zum Stadium der fibrösen Atrophie behandelt werden (s.a. Eichner und Akellera, 1971). Hierfür kommen alle Risikopatientinnen in Betracht, bei denen das Auftreten einer adenomatösen Hyperplasie oft schon anhand einer ambulanten Saugabrasio rechtzeitig erkannt werden kann (Gusberg, 1976). Zahlreiche Autoren empfehlen die kombinierte Verabreichung von Oestrogen und Gestagen zur Behandlung klimakterischer Beschwerden (Whitehead *et al.*, 1977; Gambrell, 1978, weitere Literatur siehe dort; Hammond *et al.*, 1979). Während nach reiner Oestrogentherapie (1,25 mg täglich) 94% aller Patientinnen eine Endometriumhyperplasie entwickelten, waren es nach Zusatz von 10 mg Medroxiprogesteron täglich während der vierten Woche nur 6% (zitiert nach Gambrell, 1977). Nach 4 Jahren hatten die mit beiden Hormonen behandelten Patientinnen weitaus weniger Endometrium-Carcinome als die mit reinen Oestro-

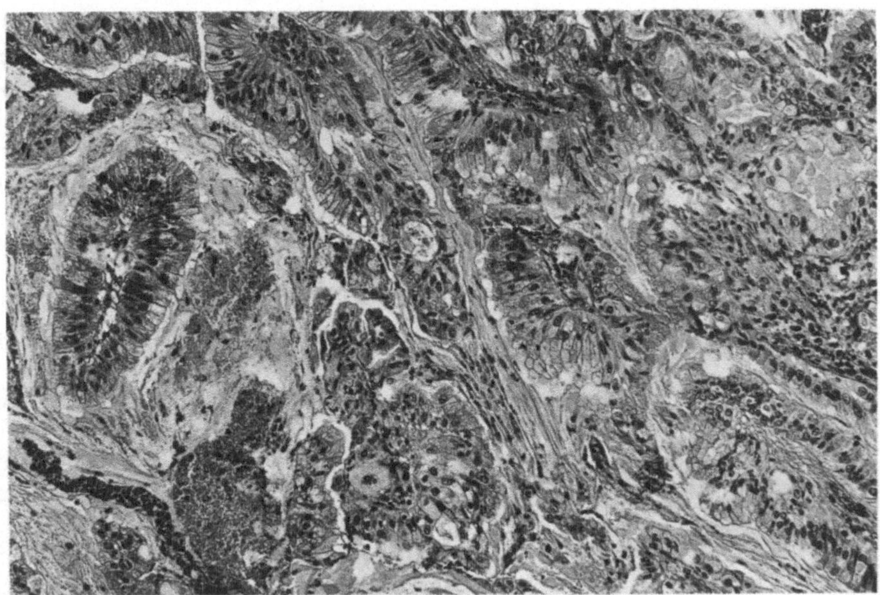

Abb. 97. Adeno-Carcinom nach mehrwöchiger Gestagentherapie. Sekretorisch umgewandeltes Drüsenepithel: Basale Vakuolenbildungen und abgerundete Zellkerne

genen behandelten und sogar weniger als die unbehandelten Kontrollen (GAMBRELL *et al.*, 1980). Dies wird verständlich im Hinblick auf die bei rund 25% aller Frauen in der Postmenopause anhaltend hohe Oestrogenproduktion. Als beste Prophylaxe zur Verhütung des Endometrium-Carcinoms schlägt GAMBRELL (1978) vor, allen Postmenopausefrauen, einerlei ob sie Oestrogene einnehmen oder nicht, eine Gestagentestdosis zu verabreichen. Folgt darauf eine Entzugsblutung, so hat die Patientin ein hyperproliferatives Endometrium und sollte bis zum Sistieren dieser Blutungen zyklisch mit Gestagenen weiterbehandelt werden. Erfolgt keine Entzugsblutung, so ist das Endometrium refraktär, ruhend oder atrophisch, ein Endometrium-Carcinom kann sich nicht entwickeln.

Nach **Strahlentherapie** kann das carcinomatöse entartete Endometrium seine Drüsenform verlieren; es kommt zu Sekreteindickungen und zu Riesenzellbildungen (SHEEHAN und SCHMITZ, 1950). Im Gegensatz zur Ansprechbarkeit auf Gestagene sind die reifen Adenocarcinome meist strahlenresistent, während gerade die undifferenzierten Formen relativ strahlensensibel sind. Daraus wird die Bedeutung der genauen Tumordifferenzierung besonders deutlich.

### c) Sarkome

Die im Uterus vorkommenden und fast immer das Endometrium (primär oder sekundär) befallenden reinen Sarkome gliedern sich nach ihrem Ausgangsort in 3 Gruppen: Das Endometriumsarkom, den mesenchymalen Mischtumor des Endometrium und das Leiomyosarkom. Insgesamt verhalten sich die Sarkome des Uterus zu den Carcinomen wie etwa 1:50; sie nehmen 2,04–6,33% aller malignen Uterustumoren ein (RANDALL, 1943; WEISBROT und JANOVSKI, 1963). Dabei ist das Leiomyosarkom etwa 3mal häufiger als das Endometriumsarkom (BOUTSELIS und ULLERY, 1962; BÖHM und STECH, 1966; BARTSICH *et al.*, 1968). Die meisten Erkrankungsfälle fallen in das 5. Lebensjahrzehnt (RANDALL, 1943; NORRIS und TAYLOR, 1966; WILDNER und KLEIN, 1967); die Patientinnen mit Leiomyosarkomen sind durchschnittlich etwas jünger als die der anderen Sarkomtypen.

Das von den Stromazellen der Corpusschleimhaut ausgehende **Endometriumsarkom** wächst *makroskopisch* meist als weiche, polypöse, lappige oder auch höckrige Geschwulst vom Fundus aus in das Cavum herein und kann den Uterus zuweilen bis auf Mannskopfgröße auftreiben. Andererseits infiltriert das Endometriumsarkom auch frühzeitig (in 75% der Fälle) das Myometrium und dessen Gefäße, kann es bis zur Serosa durchsetzen, diese durchwachsen und kontinuierlich oder über die Beckenvenen auf Nachbarorgane übergreifen. Die Schnittfläche ist gelblich, das Gewebe oft von herdförmigen Blutungen oder cystischen Spalträumen durchsetzt. Nekrotische Anteile können vaginal ausgestoßen werden.

*Histologisch* fällt bei der Lupenvergrößerung zunächst nur das Mißverhältnis von Drüsen zu Stroma auf (Abb. 98a). Die Drüsen sind außerordentlich spärlich und fehlen in großen Stromabezirken ganz, während sie an einzelnen Stellen in kleinen Gruppen regellos zusammenliegen. Bei stärkerer Vergrößerung erkennt man ein sehr zellreiches Stroma mit dichtliegenden, großen und z.T. hypochromatischen, vielfach in Mitose befindlichen Kernen (Abb. 98b). Die Zellen haben Spindelform, erscheinen jedoch bei querer Schnittführung rund. Ultrastrukturell sehen sie den Stromazellen der frühen oder mittleren Proliferationsphase ähnlich (KOMOROWSKI *et al.*, 1970; AKHTAR *et al.*, 1975); ihr meist undifferenziertes Cytoplasma enthält nur wenige Schläuche rauhen endoplasmatischen Reticulums (BÖCKER und STEGNER, 1975). Das Cytoplasma kann in Abhängigkeit vom Differenzierungsgrad sehr spärlich, aber auch reichlich sein. Dabei werden nur ausnahmsweise die beiden Differenzierungsrichtungen der normalen Stromazellen eingeschlagen: So wurden deciduaähnliche Zellen beobachtet (BÖHM und STECH, 1966) und KAZZAZ (1975) beschrieb ein Körnchenzellsarkom bei einer 69jährigen Patientin, dessen polymorphe Tumorzellen rundliche hyperchromatische Kerne und stark lichtbrechende phloxinophile Körnchen im Cytoplasma enthielten. Diese entsprachen ihrem histochemischen Verhalten nach genau denen der endometrialen Körnchenzellen. Unabhängig davon beschrieb BÖCKER (1980) neoplastische endometriale Körnchenzellen als spezifische Differenzierungsformen in Stromasarkomen des Endometrium anhand elektronenmikroskopischer Untersuchungen. Bei Gitterfaserdarstellung wird das jede Zelle einzeln umspinnende Fasernetz sichtbar. Weitere Intercellularsubstanzen fehlen. Kapillaren sind zahlreich. Die Kernpolymorphie kann erheblich sein und bis zur Bildung von vielkernigen und vielgestaltigen Riesenzellen führen (Abb. 99), oft ist sie aber auch so gering, daß sich die sarkomatösen Stromazellen nur sehr schwer von hormonell stimulierten Stromazellen unterscheiden lassen (OBER und JASON, 1953). In solchen Fällen wird zumindest ein beginnendes Endometriumsarkom oft übersehen, oder aber auch zu Unrecht diagnostiziert: Ein noch so zellreiches, „sarkomverdächtiges" Stroma ist kein Sarkom, solange es noch gleichmäßig verteilte Drüsen enthält. Ist dagegen, wie häufig, frühzeitig das Myometrium infiltriert, so ist der Tumor schon auf Grund dieses Verhaltens leichter erkennbar. Die umgebenden Gefäße enthalten des öfteren Geschwulstthromben oder werden von Tumorzellen umwachsen. Infolge des meist schnellen Wachstums kommt es früh zu Kreislaufstörungen innerhalb des Tumors mit anschließenden herdförmigen Nekrosen, Verflüssigung unter Bildung cystischer Hohlräume oder fettiger Degeneration.

Das Endometriumsarkom *entwickelt sich* so gut wie immer aus einer ebenso seltenen Stromahyperplasie (s.S. 127), die sich histologisch nur durch die fehlende Invasion vom Sarkom unterscheidet und als „Sarcoma in situ" bezeichnet werden könnte. Die Abgrenzung beider Formen voneinander kann schwer sein (Symmonds *et al.*, 1957). Nur vereinzelt wurde eine Entstehung des Sarkoms in einer glandulär-cystischen Hyperplasie angenommen (Hughesdon und Cocks, 1955), die sehr wahrscheinlich eine umschriebene Stromawucherung aufwies. Eine Kombination von Uterussarkom und Gravidität wurde mehrmals beschrieben (Stutzer, 1947; Bruce und Dick, 1956; Taylor, 1958). Der Tumor kann dabei eine Placenta praevia vortäuschen.

Eine *Metastasierung* erfolgt oft früh auf dem Blut- und Lymphweg, vor allem auf das Peritoneum sowie in Leber und Lungen (Wheelock und Strand, 1953); selten sind Metastasen in Knochen (Farrow *et al.*, 1978) oder Herz (Steele *et al.*, 1968).

Die *Prognose* ist nach Ansicht der meisten Autoren sehr schlecht (z.B. Koss *et al.*, 1965; White *et al.*, 1965; Günther, 1967); nach McDonald *et al.* (1940) sowie Boutselis und Ullery (1962) überleben nur rund 20% der Patientinnen die Radikal-Operation für länger als 5 bzw. 6 Jahre. Demgegenüber errechneten Norris und Taylor (1966) etwas höhere Überlebensraten.

**Maligne mesenchymale Mischtumoren** (Aaro *et al.*, 1966; Norris *et al.*, 1966; Rachmaninoff und Climie, 1966; „Heterologe Sarkome" nach Ober und Tovell, 1959) enthalten zwei oder mehrere dieser sarkomatösen Komponenten, z.B. Rhabdomyoblasten und Chondroblasten. Sie werden unter der Annahme „maligner Metaplasien" von entarteten endometrialen Stromazellen abgeleitet (Alznauer, 1955). Ebenso naheliegend erscheint jedoch die Annahme, daß es sich bei den Zellen dieser gemischten Sarkome um Abkömmlinge bereits mesenchymal determinierten, d.h. noch partiell pluripotenten Müllerschen Epithels handelt (s. Tabelle 15). Die Metastasen enthalten zuweilen nur eine dieser Komponenten. Ober (1959) hält die heterologen Sarkome für prognostisch noch ungünstiger als die homologen Stromasarkome.

Weitere vereinzelt im Endometrium vorkommende bzw. von diesem ausgehende Sarkomformen sind *Lymphosarkome* (Schlagenhaufer, 1912; Walther, 1934; Blaustein *et al.*, 1962; Burrows *et al.*, 1964; Fox und More, 1965; Wright, 1973; Chorlton *et al.*, 1974), die von den Lymphknötchen des Endometrium ausgehen sollen; *myelogene Sarkome* als lokale Manifestation einer myeloischen Leukämie (Kapadia *et al.*, 1978); *Plasmocytome* (Anderson, 1949); maligne *Hämangioendotheliome* (Ulesko-Stroganowa, 1925; Cohen *et al.*, 1949) bzw. *Angiosarkome; Chondrosarkome* (Gebhard, 1903) und *Rhabdo-Myosarkome* (R. Meyer, 1930; Donkers *et al.*, 1972). Diese Formen sind an ihren jeweils charakteristischen pleomorphen Zellbestandteilen leicht erkennbar, je-

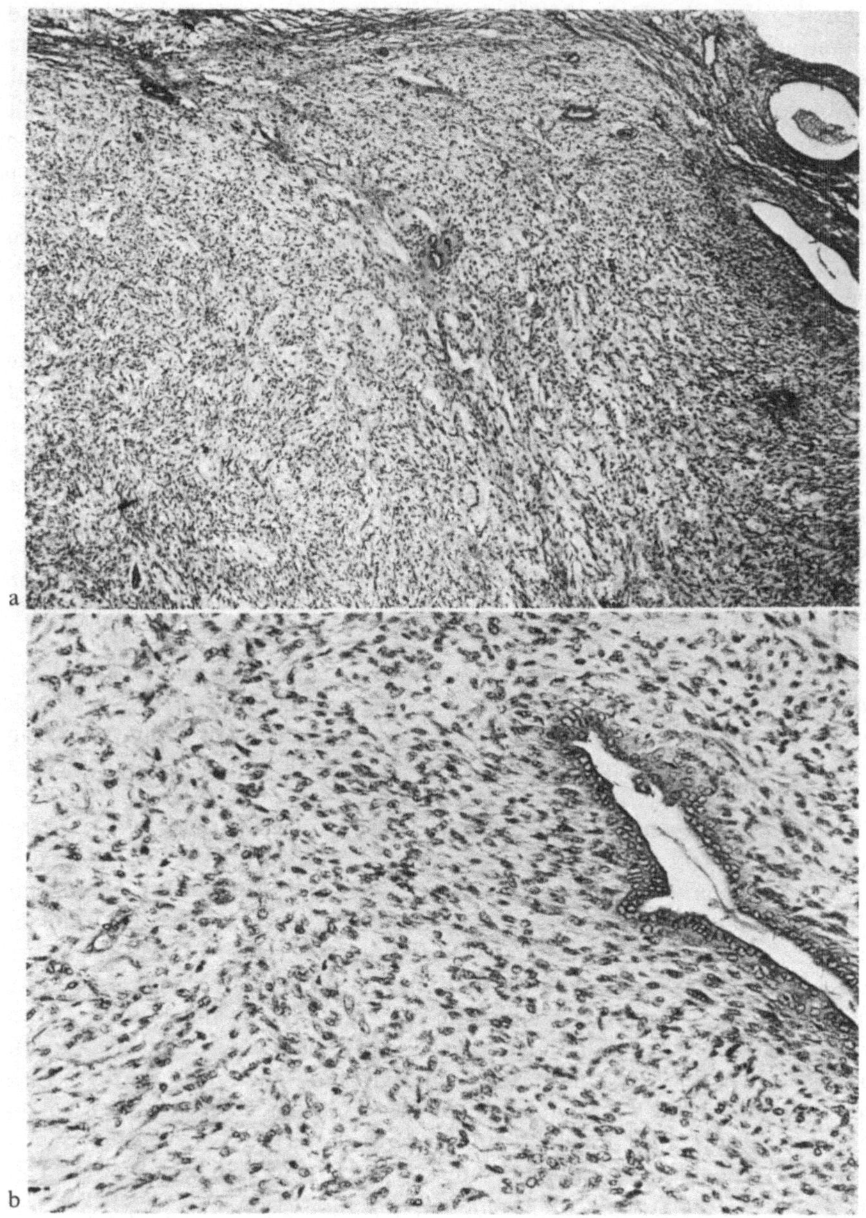

Abb. 98a–d. Homologes Stromasarkom des Endometrium, in das Myometrium infiltrierend. (a) Schwache, (b) stärkere Vergrößerung, (c) und (d) polypöse Oberfläche. Das Abradat enthält gelegentlich nur derartige kleine polypöse Tumoranteile. Bei schwacher Vergrößerung (c) besteht Verwechslungsmöglichkeit mit ödematösen Polypen. Bei starker Vergrößerung (d) ist der sarkomatöse Charakter der abnormalen Stromazellen klar erkennbar

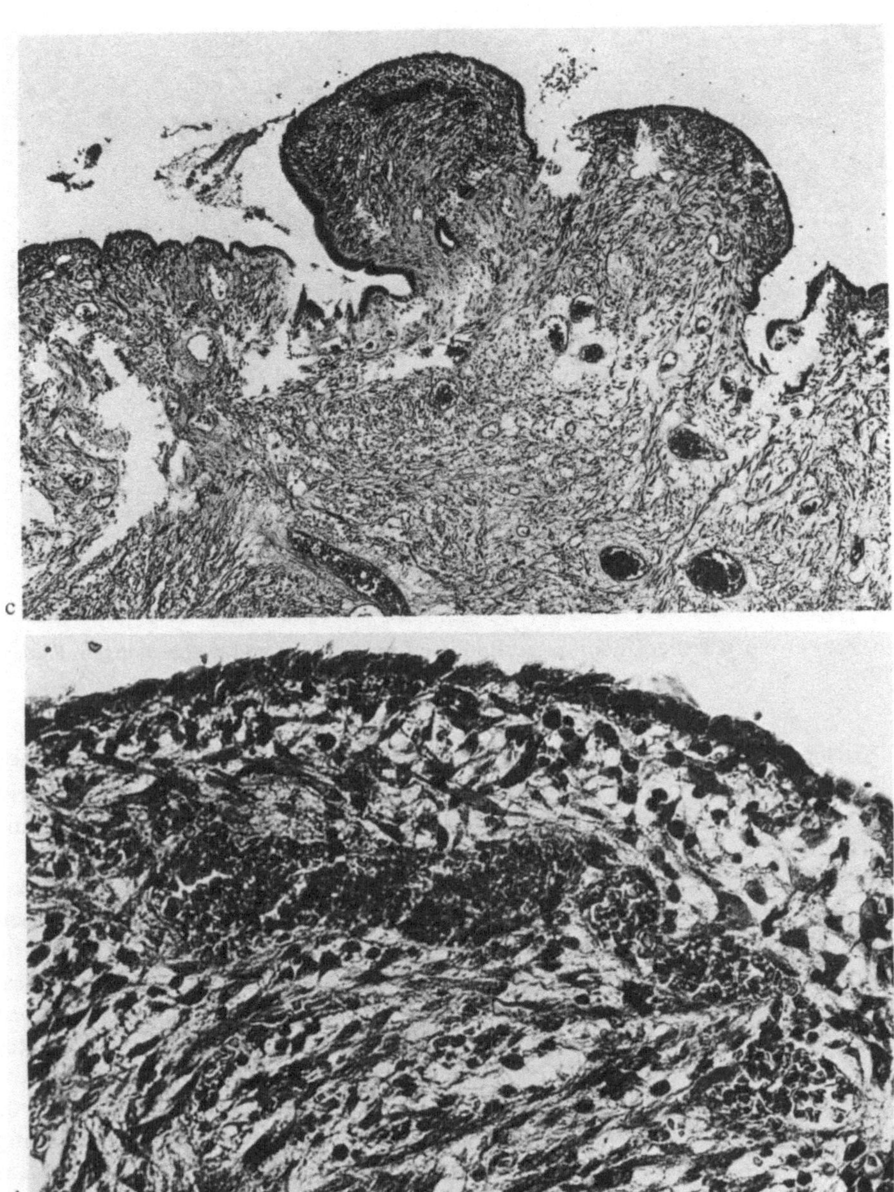

Abb. 98c u. d

doch extrem selten. Da bisher nur wenige Einzelfälle beschrieben wurden, erscheint die Deutung vor allem der in Endotheliome, Peritheliome usw. unterteilten Angiosarkome sehr fragwürdig (R. MEYER, 1930).

Die vom Myometrium ausgehenden **Leiomyosarkome** können das Endometrium sekundär infiltrieren. Charakteristisch für diese Geschwulstform sind atypische Muskelfasern sehr verschiedenen Reifegrades: Neben annähernd ausgereif-

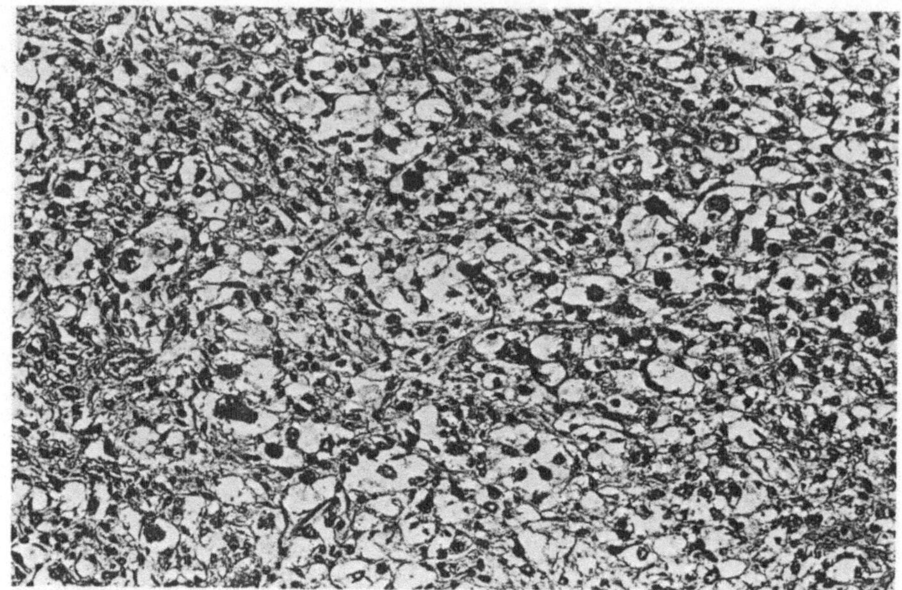

Abb. 99. Polymorphzelliges homologes Endometrium-Sarkom mit vielgestaltigen Riesenzellen

ten glatten Muskelfasern liegen kürzere Spindelzellen mit nur spärlichen Myofibrillen und starker Kernpolymorphie. R. MEYER (1930) bezeichnete diese Form als Sarcoma myocellulare. Ultrastrukturell entsprechen diesen Formen eine undifferenzierte längliche Zelle mit zahlreichen Polyribosomen bei spärlichem Golgi-Apparat und rauhem endoplasmatischem Reticulum, eine myoblastische Zelle mit typischen Myofilamenten und eine fibroblastische Zelle mit reichlich rauhem endoplasmatischem Reticulum (BÖCKER und STEGNER, 1975). Die Kerne sind meist groß und hyperchromatisch, Mitosen zahlreich. Da die Mitosezahl ein wichtiges Kriterium bei der Beurteilung des Malignitätsgrades ist, sollten jeweils mehrere Schnitte aus verschiedenen Regionen untersucht und die Dignität nach der mitosereichsten Stelle beurteilt werden. Neben reinen Leiomyosarkomen kommen auch *Fibroleiomyosarkome* mit Überwiegen der Fibroblasten vor (LAFFARGUE *et al.*, 1966). Nur ausnahmsweise wurde eine primäre Entstehung eines Leiomyosarkoms im Endometrium aus entarteten Stromazellen angenommen (BIRD und WILLIS, 1965). — Umgekehrt können von einer Stromaendometriose primäre *Stromasarkome* des Myometrium ausgehen („Endometrioid sarcoma“: JENSEN *et al.*, 1966), die sich klinisch nicht ganz so bösartig verhalten sollen wie das Endometriumsarkom (DALLENBACH-HELLWEG, 1980). Differentialdiagnostisch kann die Abgrenzung einer Stromaendometriose (endolymphatische Stromatose) von einem Stromasarkom des Endo- oder Myometrium große Schwierigkeiten bereiten (RUPPERT, 1949; HUNTER *et al.*, 1956; LAFFARGUE *et al.*, 1966; GOLDMAN und GANS, 1967); sie ist aber oft aufgrund der niedrigeren Mitosezahl möglich (YOONESSI und HART, 1977). TAVASSOLI und NORRIS (1980) beschreiben das seltene Vorkommen knotenförmig umschriebener Stromatosen

**Tabelle 15.** Maligne Mischtumoren, Sarkome und Carcinome der Uterusschleimhaut

| Ausgangszelle | Bezeichnung | Deutung |
|---|---|---|
| Müllersches Epithel (pluripotent) | 1. maligner Müllerscher Mischtumor<br>2. Sarcoma botryoides<br><br><br><br><br>3. Carcinosarkom | 1. heterologer Kombinationstumor (R. MEYER, 1930)<br>2. juvenile Form des heterologen Kombinationstumors (STERNBERG *et al.*, 1954)<br>3. homologer Kombinationstumor (R. MEYER, 1930) |
| Mesenchymal determiniertes Müllersches Epithel (partiell pluripotent) | maligner mesenchymaler Mischtumor (Chondro-, Osteo-Rhabdomyosarkom usw.) | rein heterologer Tumor (OBER u. TOVELL, 1959) |
| Epithelial determiniertes Müllersches Epithel (partiell pluripotent) | maligner epithelialer Mischtumor (hellzellige und mucoepidermoide Adeno-Carcinome | rein heterologer Tumor |
| Epithelien + Stromazellen des Endometrium (fixierte Potenzen) | Carcinosarkom | Kompositionstumor (R. MEYER, 1930) |
| Epithelien + Stromazellen des Endometrium getrennt (fixierte Potenzen) | Carcinom und Sarkom | Kollisionstumor (R. MEYER, 1930) |
| Stromazellen des Endometrium (fixierte Potenzen) | Endometriumsarkom | rein homologer Tumor (OBER u. TOVEL, 1959) |
| Epithelzellen des Endometrium (fixierte Potenzen) | reifes und unreifes Adeno-Carcinom, Adeno-Cancroid | rein homologer Tumor |

↓ Potenzverlust

des Endomyometrium, die sich nur durch ihre scharfe Begrenzung vom Stromasarkom unterscheiden, aber klinisch gutartig sind.

Unter Progesterontherapie einer glandulär-cystischen Hyperplasie kommt es gelegentlich zu **pseudosarkomatösen Proliferationen** des endometrialen Stromas mit großen, polymorphen, hyperchromatischen Kernen unter weitgehendem Schwund der Drüsen (DOCKERTY *et al.*, 1959; CRUZ-AQUINO *et al.*, 1967). Derartige Fälle dürfen nicht mit einem Endometriumsarkom verwechselt werden; sie unterscheiden sich histologisch vom echten Sarkom vor allem durch die viel geringere Mitosezahl. In seltenen Fällen kann sich aber auch ein Endometriumsarkom nach langjähriger Behandlung mit synthetischen Gestagenen entwickeln (s.S. 233). – Andererseits wurde die Rückbildung einer malignen Stromatose mit Lungenmetastasen nach Progesteronbehandlung beschrieben (PELLILLO, 1968).

### d) Maligne mesodermale Mischgeschwülste

Außer den vom endometrialen Stroma bzw. vom mesenchymal determinierten Müllerschen Epithel abzuleitenden malignen mesenchymalen Mischtumoren gibt es bösartige Mischgeschwülste, die neben der mesenchymalen auch eine epitheliale Komponente aufweisen. Wir bezeichnen sie daher als Carcinosarkome oder maligne mesodermale Mischtumoren. Sie machen etwa 60% aller Uterussarkome aus (SALAZAR *et al.*, 1978). R. MEYER (1930) unterschied zwischen Kombinations-, Kompositions- und Kollisionstumoren. Danach sind die *Kombinationsgeschwülste,* bei denen beide Bestandteile auf eine gemeinsame pluripotente Stammzelle zurückgehen, als eigentliche, unmittelbar vom Müllerschen Gangepithel abzuleitende Carcinosarkome anzusehen (s. Tab. 15). Zu ihnen zu rechnen sind im weiteren Sinne die *Kompositionstumoren,* die sich direkt aus der epithelialen und mesenchymalen Gewebskomponente des Endometrium, d.h. Abkömmlingen des Müllerschen Epithels mit bereits fixierten Potenzen entwickeln. Die sarkomatöse Komponente dieser Kompositionstumoren ist daher einheitlich, die der Kombinationstumoren kann dagegen infolge der Pluripotenz des Müllerschen Epithels sehr bunt sein und z.B. myxomatöse oder chondromatöse Anteile enthalten (SCHRÖDER und HILLEJAHN, 1920; ROEMER, 1941; MOEGEN, 1951; BERGER und DIETRICH, 1957; TAYLOR, 1958; CARTER und MCDONALD, 1960; HOFFMEISTER und HANSCHKE, 1960, u.a.m.). Diese heterologen Kombinationsgeschwülste werden daher neuerdings als maligne Müllersche Mischtumoren („malignant mixed Müllerian tumor“, STERNBERG *et al.*, 1954; „Mülléroblastome“, MARTIN *et al.*, 1956) bezeichnet (JOPP und KRONE, 1962).

Diese echten Mischgeschwülste müssen abgegrenzt werden einerseits von den *Kollisionstumoren,* die nach R. MEYER durch Ineinanderwachsen eines ursprünglich getrennten Carcinoms und Sarkoms entstehen, andererseits von schlecht differenzierten Adeno-Carcinomen, die in ihren peripheren Anteilen sarkomähnlich weiterwachsen (Carcinoma pseudosarcomatodes nach E. KAUFMANN), oder durch lebhafte Stoffwechselprozesse eine sarkomähnliche Umwandlung ihres Stroma auslösen (MARIANI *et al.*, 1957).

Die Entstehung der **Kollisionstumoren** ist auf verschiedene Weise denkbar: 1. Epithel und Stroma können durch den gleichen Reiz gleichzeitig zur malignen Entartung angeregt werden (JOPP, 1965); 2. Das Carcinom kann im Sinne einer über das Maß schießenden Stromareaktion eine Sarkomentstehung induzieren (HARVEY und HAMILTON, 1935; HINZ, 1952); 3. Ein Sarkom kann sekundär die Carcinombildung auslösen (SEHRT, 1905). Zu den Kollisionstumoren sind auch sarkomatöse Polypen zu rechnen, in die von der Oberfläche oder von der Basis her ein Adeno-Carcinom einwächst (ALBRECHT, 1928). Beide Komponenten können aber auch getrennt bleiben (BREITER, 1938).

Bei vorgeschrittenem Tumorwachstum kann die Abgrenzung eines durch Kollision entstandenen von einem echten Kombinations- oder Kompositionstumor sehr erschwert oder unmöglich sein. Sehr wichtig ist bei Verdacht auf einen Mischtumor die Entnahme mehrerer Gewebsschnitte aus verschiedenen Bezirken zur histologischen Abklärung. Bei gründlicher Untersuchung lassen sich zunächst für reine Carcinome oder Sarkome gehaltene Tumoren oft als echte Mischtumoren aufklären, was hinsichtlich der Therapie und Prognose von besonderer Bedeutung ist. Es stellt sich dabei heraus, daß die Mischtumoren nicht so selten sind, wie man früher annahm. Jeder große, oberflächlich glatte Polyp kann verdächtig auf einen Mischtumor sein und sollte histologisch untersucht werden (TAYLOR, 1958).

Die **Carcinosarkome** des Endometrium (homologe Kombinations- und Kompositionstumoren) machen zahlenmäßig etwa 1,2% der Corpus-Carcinome aus (BRÄUNIG und LOHE, 1968). Das Durchschnittsalter der Patientinnen beträgt in größeren Statistiken 62 (NORRIS *et al.*, 1966) bzw. 61,3 Jahre (BARTSICH *et al.*, 1967). Die bisher jüngste Patientin mit einem solchen Tumor war 14 Jahre alt (LANCET und LIBAN, 1970). Rund 50% der Patientinnen sind Nullipara. Ursächlich scheint eine 1–18 Jahre (im Durchschnitt 16,4 Jahre) der Tumorentstehung *vorausgegangene Strahlentherapie* des kleinen Becken (2000–8000 R) von Bedeutung zu sein: BARTSICH *et al.* (1967) erhoben eine derartige Anamnese bei 37% ihrer Patientinnen mit Carcinosarkom, BOUTSELIS und ULLERY (1962) bei 17%, NORRIS und TAYLOR (1965, 1966) bei 12% aller Frauen mit einem Uterussarkom, wobei 13% der Carcinosarkom-Trägerinnen früher strahlenbehandelt worden waren. Einen hohen Prozentsatz vorausgegangener Bestrahlungen fanden bei ihren Patientinnen mit Carcinosarkom auch SPEERT und PEIGHTAL (1949); HILL und MILLER (1951); SYMMONDS und DOCKERTY, 1955; VELLIOS *et al.* (1963); O'CONNOR (1964); PILLERON und DURAND (1968); THOMAS *et al.* (1969) u.a.m. In einzelnen Fällen wird auch eine vorausgegangene Oestrogentherapie ursächlich verantwortlich gemacht (KARPAS und SPEER, 1957).

*Makroskopisch* springen die Carcinosarkome fast immer als weiche, gestielte Polypen von grau-gelber Schnittfläche in das Cavum uteri vor und können aus dem äußeren Muttermund herausragen. Sie infiltrieren frühzeitig das Myometrium und die Lymphspalten und greifen in kurzer Zeit auf das kleine Becken (Adnexe, Blase, Rectum), das Peritoneum, sowie Vagina, Leber, Lungen, paraaortale, paraoesophageale und paratracheale Lymphknoten über.

*Histologisch* besteht bei den *homologen Carcinosarkomen* (homologe Kombinations- und Kompositionstumoren) eine enge Durchmischung von carcinomatösen Drüsenschläuchen sehr verschiedener Ausreifungsgrade und sarkomatös entartetem Stroma. Die carcinomatösen Drüsen können klein-alveolär oder größer sein, ihre Epithelien enthalten des öfteren PAS-positive Substanzen und bilden zuweilen hohe Epithelpapillen. Gelegentlich treten Plattenepithelmetaplasien bis zur Entstehung von Hornperlen auf. Die carcinomatöse Komponente zeigt somit alle Variationen des Adeno-Carcinoms. Die sarkomatösen Anteile sind bei den Kompositionstumoren mit bereits fixierten Potenzen und bei den homologen Kombinationstumoren im allgemeinen einheitlich spindelzellig und entsprechen den Endometriumsarkomen. Sie können aber gelegentlich auch, wie diese, polymorphzellig sein.

Die *Prognose* wird von den meisten Autoren als absolut infaust bezeichnet (OBER, 1959). Die durchschnittliche Überlebenszeit nach Auftreten der ersten

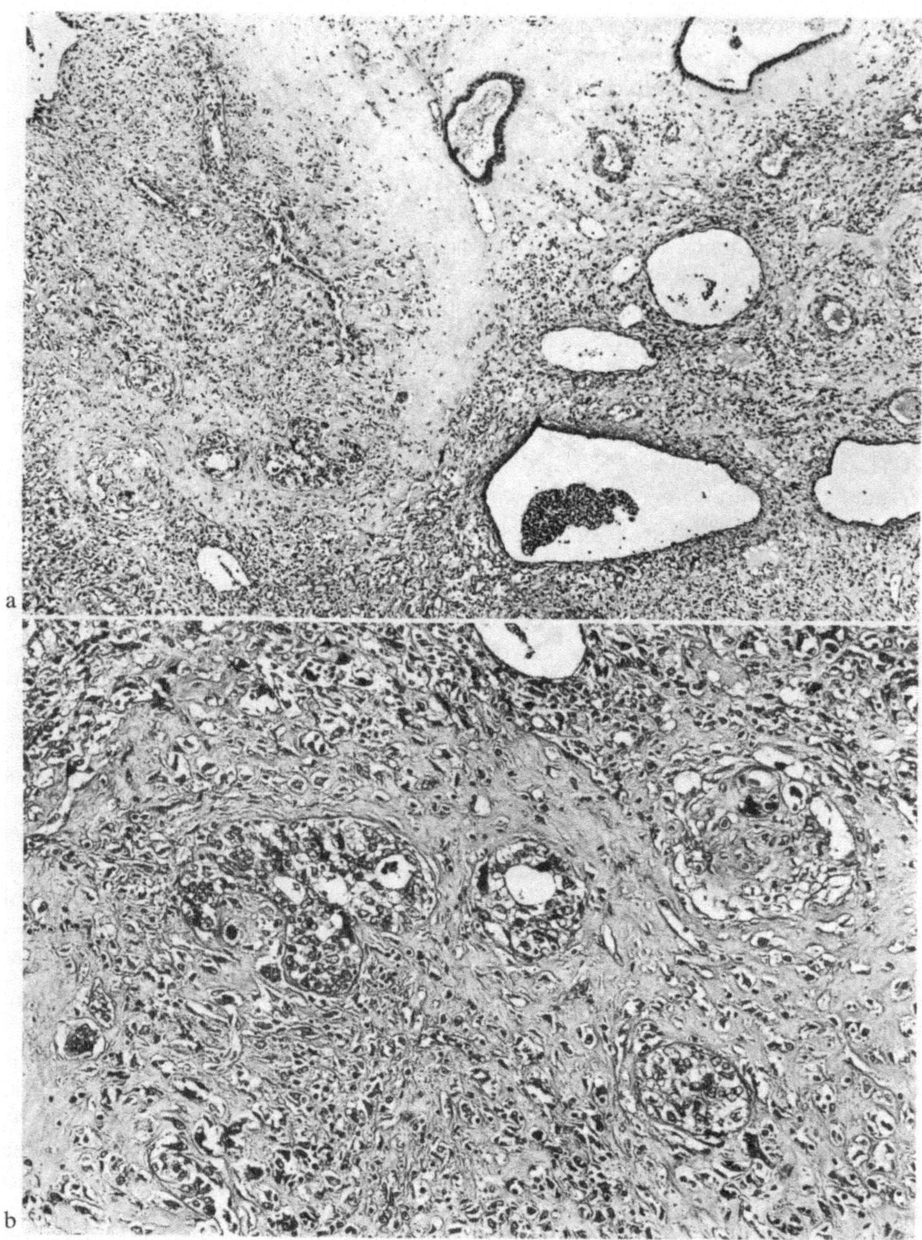


Abb. 100a–c. Maligner Müller'scher Mischtumor mit heterologen sarkomatösen und carcinomatösen Komponenten. (a) Schwache, (b) stärkere Vergrößerung, (c) Carcinosarkom, ebenfalls von pluripotentem Müller'schem Epithel abstammend (vgl. Tab. 13), als homologer Kombinationstumor

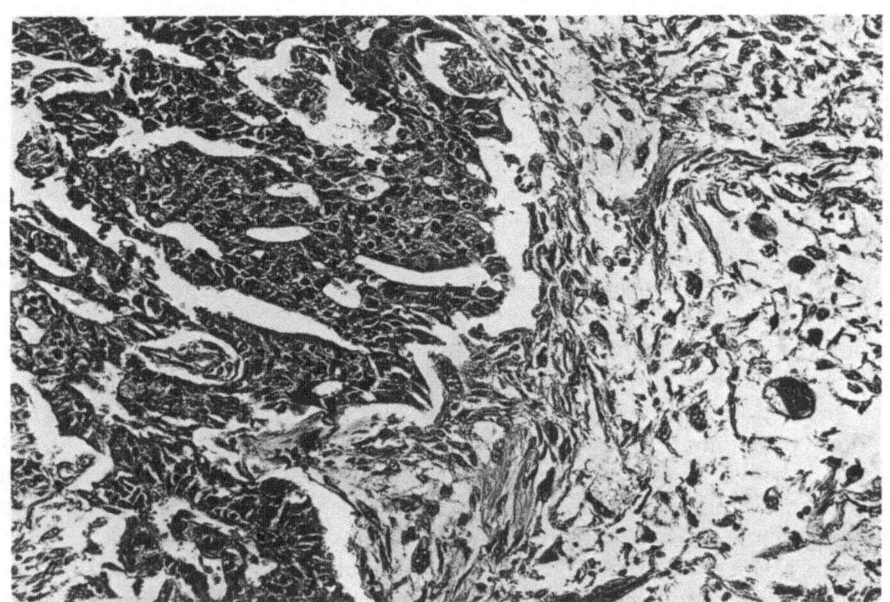

Abb. 100c

klinischen Symptome beträgt 6–12 Monate (HILL und MILLER, 1951; STERNBERG *et al.*, 1954; TAYLOR, 1958, 1972; BRÄUNIG und LOHE, 1968). HALL und NELMS (1953) sowie BARTSICH *et al.* (1967) sahen keinen Fall 5 Jahre überleben, und 77% der Patientinnen keine 2 Jahre. In der Serie von NORRIS und TAYLOR (1966) starben 70%, in der von WILLIAMSON und CHRISTOPHERSON (1972) nahezu 80% der Patientinnen 1 Monat bis 5 Jahre nach Behandlungsbeginn. Die Überlebensrate der Carcinosarkom-Trägerinnen mit homologem Mischtumor ist jedoch besser als die der Frauen mit einem heterologen mesodermalen (Müllerschen) Mischtumor (OBER, 1959; KRUPP *et al.*, 1961), die histologische Differenzierung zwischen diesen beiden Formen daher praktisch wichtig. Unter den heterologen Tumoren haben diejenigen mit chondroblastischer Differenzierung eine etwas bessere Prognose als die mit Rhabdomyoblasten (NORRIS *et al.*, 1966; BÖCKER und STEGNER, 1974). Besondere Bedeutung kommt der Tumorausbreitung z.Zt. der Operation zu (CHUNG *et al.*, 1970): War der Tumor noch auf den Uterus beschränkt, so betrug die 5-Jahres-Überlebensrate 60% gegenüber 32% in der Gesamtserie (MORTEL *et al.*, 1974). Auch das Alter spielt eine Rolle: Patientinnen vor der Menopause überleben etwas länger als solche nach der Menopause.

Bei den **malignen Müllerschen Mischtumoren** als heterologe Kombinationstumoren und häufigste Form der malignen mesodermalen Mischgeschülste (KING und KRAMER, 1980) kann die sarkomatöse Komponente dagegen sehr vielgestaltig sein: Neben schlecht differenzierten mesenchymalen Zellen finden sich verzerrte Differenzierungen zu Knorpelzellen, Osteoblasten, quergestreiften Muskelfasern, Fettzellen (MORTEL *et al.*, 1970), Ganglienzellen (RUFFOLO *et al.*, 1969); weiterhin kommen myxomatöse Entartungen vor (Abb. 100a–c). Elektronenoptisch lassen sich alle Entwicklungsstadien von primitiven mesenchymalen

Zellen zu differenzierten Rhabdomyoblasten und Chondroblasten identifizieren als weiterer Beweis für die Abstammung dieser Tumoren vom pluripotenten Müllerschen Epithel (SILVERBERG, 1971; BORAM *et al.*, 1972; BÖCKER und STEGNER, 1975). Auch die carcinomatösen Anteile dieser heterologen Mischgeschwülste erstrecken sich in ihrer Differenzierung auf alle Abkömmlinge des Müllerschen Epithels und können neben papillär gebauten oder schleimbildenden Endometriumdrüsen Tubenepithel oder Psammonkörper enthalten (KRUPP *et al.*, 1961; LAUCHLAN, 1968). Andererseits ist ihre Differenzierungsfähigkeit auf die Abkömmlinge des Müllerschen Epithels beschränkt; dadurch unterscheiden sich diese Tumoren von den Teratomen (STERNBERG *et al.*, 1954). Diese Tumoren können sich auch isoliert in einem Polypen entwickeln. (KAHNER *et al.*, 1975). Sind sie im Frühstadium noch auf diesen beschränkt, so kann die Prognose sehr günstig sein (BARWICK und LIVOLSI, 1979). Neuerdings beobachten wir des öfteren *maligne* Entartungen eines *papillären Cystadenofibroms* (vgl. S. 158). Die auf diesem Boden entstehenden malignen Mischtumoren sind auch in fortgeschrittenem Stadium noch an ihren charakteristischen fingerförmigen Verzweigungen erkennbar. Sie kommen hauptsächlich im Senium vor.

In den Metastasen können sowohl die carcinomatösen und die sarkomatösen Komponenten enthalten sein, als auch nur eine dieser Komponenten, wobei rein epitheliale Metastasen häufiger vorkommen als rein sarkomatöse (HERTIG und GORE, 1960; BARTSICH *et al.*, 1967).

Die sich nach vorausgegangener Strahlentherapie entwickelnden Tumoren sind meist heterolog und treten bei relativ jungen Patientinnen auf (VARELA-DURAN *et al.*, 1980).

Dem vom Endometrium ausgehenden malignen Müllerschen Mischtumor der Erwachsenen entspricht das von der Cervixschleimhaut ausgehende traubenförmige *Sarcoma botryoides* der Jugendlichen und Kinder. Die Ursache hierzu sehen STERNBERG *et al.* (1954) in der Entwicklung eines dem Endometrium sehr ähnlichen endocervicalen Stromas bei Kindern, das sich später wieder zurückbildet. Diese Cervixtumoren unterscheiden sich nur durch ihren Sitz vom malignen Müllerschen Mischtumor des Endometrium und gehören im übrigen zu dieser Gruppe. Makroskopisch und histologisch zeigen sie den gleichen Aufbau. Das Sarcoma botryoides, welches traubenförmig aus dem Cervicalkanal herauswächst, kann neben sehr verschiedenen sarkomatösen Anteilen ebenfalls epitheliale Verbände und Drüsenschläuche enthalten. Auch in der Prognose unterscheiden sich die beiden Tumoren nicht. Die primären Cervixtumoren greifen oft sekundär auf das Endometrium über. Der Primärtumor kann sich bei Kindern auch in der Vagina entwickeln, deren Stroma in diesem Lebensabschnitt ebenfalls dem des Endometrium gleicht.

CLEMENT und SCULLY (1974) beschrieben anhand von 10 Fällen eine neue Variante des Müllerschen Mischtumors: das *Müllersche Adenosarkom* des Endometrium. Eine weitere Fallbeschreibung stammt von VALDEZ *et al.* (1979). Dem Namen entsprechend hat dieser Tumor eine histologisch und biologisch gutartige adenomatöse und eine bösartige sarcomatöse Komponente, die auch heterolog sein und neben stromatogenen Zellen Rhabdomyoblasten und Chondroblasten enthalten kann (ROTH *et al.*, 1976). Die Prognose ist insgesamt günstiger als die der homologen Carcinosarkome und der heterologen Mischtumoren.

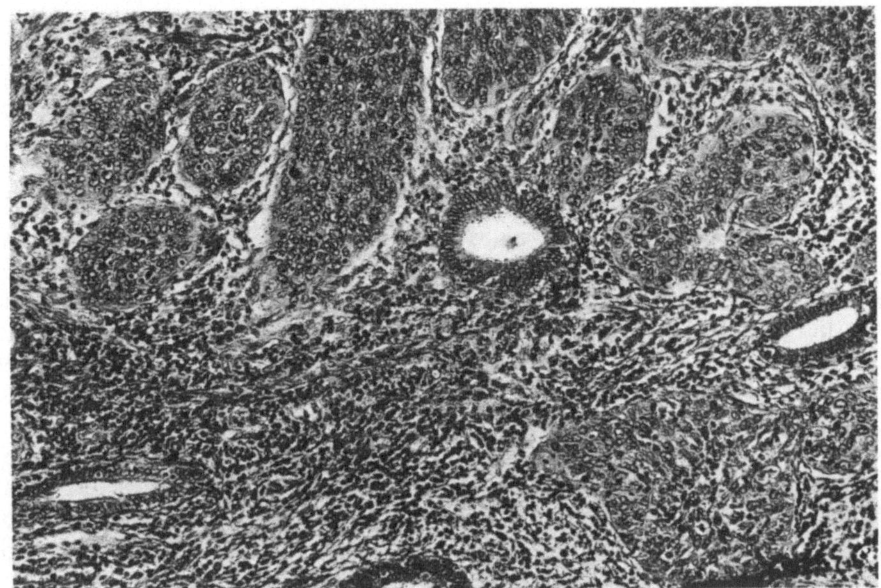

Abb. 101. Ausdehnung eines Plattenepithelcarcinoms der Portio in das Endometrium herein

### e) Metastatische Geschwülste

Die das Endometrium am häufigsten metastatisch befallenden Carcinome haben ihren Ausgangspunkt in der Cervix, in den Ovarien oder Tuben. Sie erreichen das Endometrium meist lymphogen, selten hämatogen oder (bei Ovarial-Carcinom) über die Tube.

Ein Befall des Corpusendometrium fand sich nach MITANI *et al.* (1964) bei 25% der operierten *Portio- und Cervix-Carcinome,* und zwar schon bei 8 von 57 im Stadium I operierten Patientinnen. Auch ein intracervikales Carcinoma in situ kann sich bereits auf das Endometrium und in dessen Drüsen herein ausbreiten (SALM, 1969; KANBOUR und STOCK, 1978; WILKINSON *et al.*, 1980). Da die Überlebensrate hierdurch verringert wird (PEREZ *et al.*, 1975), ist die Erkennung des Endometriumbefalls wichtig. Bei reinem Befall des Endometrium war die Prognose nicht ganz so ungünstig wie bei Fortschreiten auf das Myometrium. Da der Prozeß an der Portio in diesen Fällen fast immer bekannt ist, bestehen diagnostisch bei getrennter Abrasio von Corpus und Cervix keine Schwierigkeiten in der Erkennung des metastatischen Carcinoms (Abb. 101).

Metastasen der am häufigsten vorkommenden papillären *Adeno-Carcinome des Ovars* (NEUMANN, 1927) oder der seltenen Adeno-Carcinome der *Tube* (OLESEN und ALBECK, 1949) lassen den Sitz des Primärtumors nicht immer erkennen, da sie der sehr ähnlichen histologischen Struktur wegen im Abrasionsmaterial meist für ein primäres Endometrium-Carcinom gehalten werden. Die morphologische Abklärung erfolgt in diesen Fällen oft erst am Operationspräparat. Gelegentlich weisen aber spezifische Differenzierungsprodukte bereits am Abrasionsmaterial auf den Ausgangspunkt des Tumors hin, so vor allem Psammonkörper:

In einem papillären Adeno-Carcinom sprechen sie mit großer Wahrscheinlichkeit dafür, daß sich der Primärtumor im Ovar befindet. Kommen sie in einem klein-alveolären Carcinom vor, so käme auch ein primäres Rectum-Carcinom in Betracht. Die sehr seltenen primären Psammo-Carcinome des Uterus (s.S. 174) sind solide und meist frei von drüsigen Strukturen. Differentialdiagnostisch muß man sich immer die Frage vorlegen, ob es sich tatsächlich um eine Metastase des Adnex-Carcinoms handelt, oder ein zweiter Primärtumor vorliegt, oder der Adnextumor gar die Metastase eines primären Endometrium-Carcinoms darstellt. Diese Entscheidung ist in 79% der Fälle möglich (KOTTMEIER, 1953). Hat der Tumor jedoch in beiden Organen das gleiche histologische Bild und etwa die gleiche Ausdehnung erreicht, so kann diese Frage außerordentlich schwer zu beantworten sein (KAYSER, 1959; WOODRUFF und JULIAN, 1969). Am radikal operierten Uteruspräparat besteht in einem Teil der Fälle noch die Möglichkeit, Rückschlüsse aus der topographischen Ausbreitung des Tumors zu ziehen. Ein primärer Befall der Schleimhaut eines Organs (Tube oder Endometrium) oder ein carcinomatös entartetes Ovarial-Cystom geben sichere Hinweise auf den primären Sitz des Carcinoms. Alle feingeweblichen Kriterien des Tumors selbst können einen demgegenüber im Stich lassen: Das endometrioide Carcinom des Ovars z.B. sieht dem Endometrium-Carcinom zum Verwechseln ähnlich, was bei der gemeinsamen Herkunft dieses Epithels vom Müllerschen Gang nicht verwundert. Rund 4% der Ovarial-Carcinome metastasieren in das Endometrium, und rund 4% der Endometrium-Carcinome setzen Metastasen in die Ovarien (HERTIG und GORE, 1960).

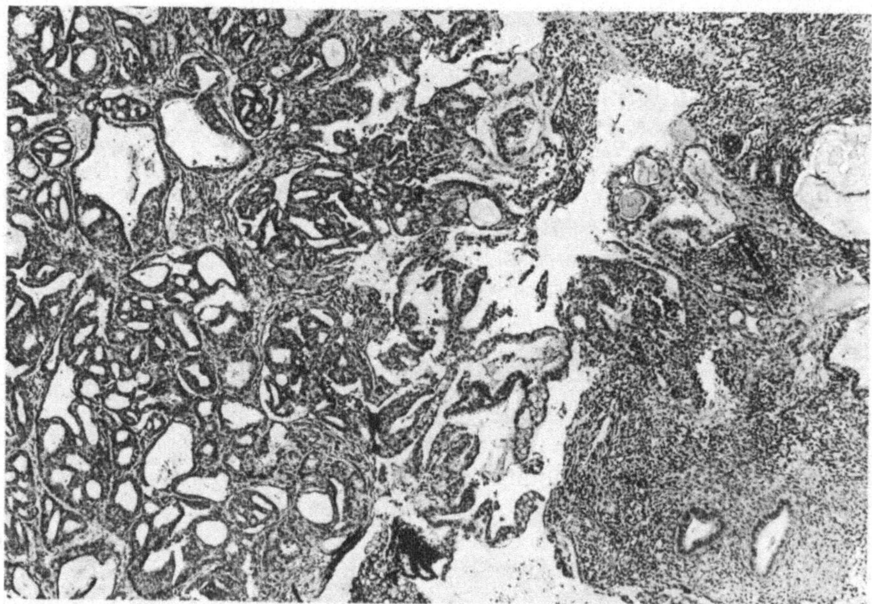

Abb. 102. Metastase eines Adeno-Carcinoms der Mamma (im linken Bildteil) im Endometrium. Die Abgrenzung solcher Metastasen von einem primären Adeno-Carcinom des Endometrium gelingt meist durch die scharfe Begrenzung und den Drüsentyp, welcher für die Mamma, nicht aber für das Endometrium charakteristisch ist

Demgegenüber sind Metastasen fernliegender Primär-Carcinome im Endometrium selten und bisher nur in Form von Einzelbeobachtungen beschrieben worden. Metastatische Carcinome des Endometrium nach Entfernung eines *Mamma-Carcinoms* (ESCH, 1929; SZEGVARY *et al.*, 1963; KLAER und HOLM-JENSEN, 1972) lassen sich einwandfrei erkennen, wenn ihre Struktur dem Primärtumor noch entspricht (s. Abb. 102), d.h. typische kleinalveoläre oder solidscirrhöse Formen zeigt; bei reifen Adenocarcinomen kann die Abgrenzung schwierig sein, da die Annahme eines zweiten Primärtumors in einem zweiten, in situ belassenen Erfolgsorgan der Ovarialhormone nach operativer Entfernung des ersten Erfolgsorgans zumindest sehr naheliegend ist. WEINGOLD und BOLTUCH (1961) fanden eine isolierte Metastase eines Mamma-Carcinoms in einem Myomknoten des Myometrium ohne Befall des Endometrium.

Über die Uterusmetastase eines *Nieren-Carcinoms* berichteten RATNER und SCHNEIDERMAN (1948), über Metastasen bei *Gallenwegs-Carcinomen* OBIDITSCH-MAYER (1951). Das in Japan besonders häufige *Magen-Carcinom* führte zur Beschreibung mehrerer Fälle mit Uterusmetastasen (STEMMERMANN, 1961): 3mal war das Endometrium, 5mal die Endocervix befallen. Über ein *metastasierendes Carcinoid* im Uterus bei primärem Carcinoid des Ileum und der Appendix berichteten POST *et al.* (1966). Ganz vereinzelt wurde auch eine Metastase eines *Adeno-Carcinoms des Bronchus* im Endometrium beobachtet. – Eine *leukämische Infiltration* des Endometrium kommt bei generalisierter chronischer Leukämie gelegentlich vor (MCDONALD und WAUGH, 1939; vgl. KAPADIA *et al.*, 1978).

### f) Primäre Carcinome der Portio und der Cervix als Bestandteile einer Abrasio

Da der Weg der Curette zwangsläufig durch den Cervicalkanal führt, ist bei einer Vollabrasio immer auch mit Anteilen der Cervixschleimhaut und des Portioepithels zu rechnen. Besteht klinisch bereits der Verdacht auf ein Carcinom, so wird eine getrennte Abrasio zunächst des Cervicalkanals und anschließend des Cavum uteri durchgeführt zur Erleichterung der histologischen Lokalisation der neoplastischen Veränderung. Wurde diese Trennung nicht vorgenommen, so ist dennoch in der Mehrzahl der Fälle eine Aussage über den Ausgangsort eines Tumors möglich. Berücksichtigen wir an dieser Stelle nur die *Carcinome* des Uterus, (die sich meist frühzeitig auf den ganzen Uterus ausdehnenden Sarkome und Carcinosarkome sind bereits besprochen), so kommen wir zu folgender Aufteilung:

| Histologische Diagnose | Anatomischer Sitz |
|---|---|
| 1. Verhornendes Plattenepithel-Carcinom | Portio-Cervix (1.–5.) |
| 2. Nicht verhornendes Plattenepithel-Carcinom | |
| 3. Mucoepidermoides Carcinom | |
| a) solid-cystisches | |
| b) drüsenhaltiges | |
| 4. Klarzelliges Carcinom | Corpus uteri (4.–8.) |
| 5. Verschleimendes Adeno-Carcinom | |
| 6. Adeno-Cancroid | |
| 7. Unreifes Adeno-Carcinom | |
| 8. Reifes Adeno-Carcinom | |

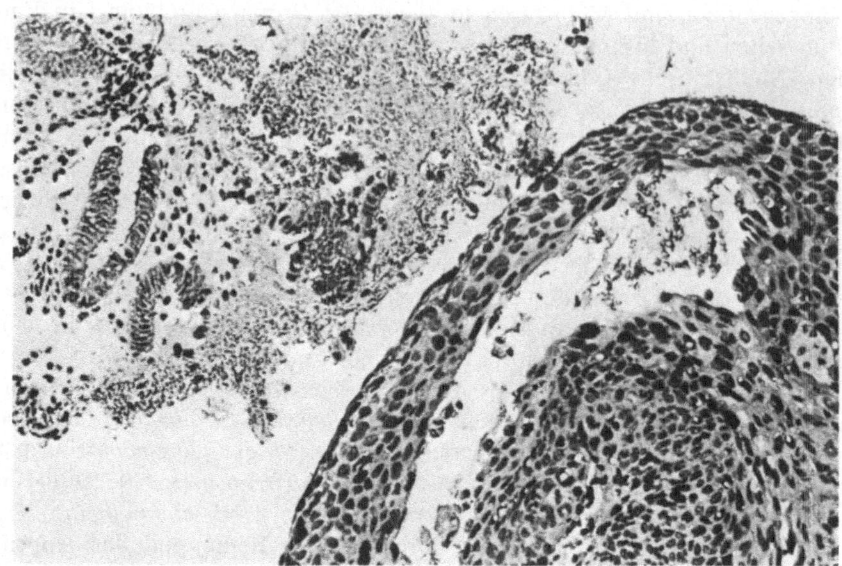

Abb. 103. Lamellen eines Carcinoma in situ oder carcinomatösen Randbelags im Abrasionsmaterial

Die Einstufung eines Tumors und die Aussage über seinen anatomischen Sitz wird um so schwieriger, je weiter er sich in seinem Aufbau von der reifen, geordneten Struktur seines Muttergewebes entfernt und je größer damit entweder seine Variationsbreite oder je geringer seine Differenzierung wird. Die am häufigsten vorkommenden Formen lassen sich aber in der Regel gut einordnen (Dallenbach-Hellweg und Brähler, 1960).

Abgeschilferte Lamellen eines *verhornenden* oder *nicht verhornenden Plattenepithel-Carcinoms* stammen mit großer Wahrscheinlichkeit von der Portio oder, je nach Ausdehnung des Prozesses und Alter der Patientin (Verschiebung der Plattenepithel-Cylinderepithelgrenze), aus dem Cervicalkanal. Enthält das Abradat nur einzelne Lamellen des atypischen Epithels (Abb. 103), aus denen sich das Verhalten zum Stroma nicht beurteilen läßt, so kann auch ein Carcinoma in situ vorliegen; zur Abklärung dieser Frage ist eine Konisation der Portio erforderlich. Sehr selten findet sich ein Carcinoma in situ oder sogar ein invasives Carcinom auf der Oberfläche eines Cervixpolypen (Fettig und Sievers, 1966).

Das reine *Adeno-Carcinom* der Cervixschleimhaut unterscheidet sich vom Adeno-Carcinom des Endometrium vor allem durch seinen größeren Schleimgehalt und die unterschiedliche Zusammensetzung des Schleims (vgl. S. 173), sowie durch sein meist nur einreihiges Epithel und das Fehlen des papillären Wachstums (Abb. 104). — Die von der Cervixschleimhaut bzw. von der Plattenepithel-Cylinderepithelgrenze infolge der in diesem Bereich oft noch erhaltenen partiellen Pluripotenz des Epithels ausgehenden charakteristischen Misch-Carcinome zeigen unterschiedliche Ausreifungsgrade: Im *mucoepidermoiden Carcinom* sind die beiden Differenzierungsrichtungen des Portio- und des Cervixepithels verwirklicht: Es enthält einerseits Plattenepithelstränge mit Bildung zentraler

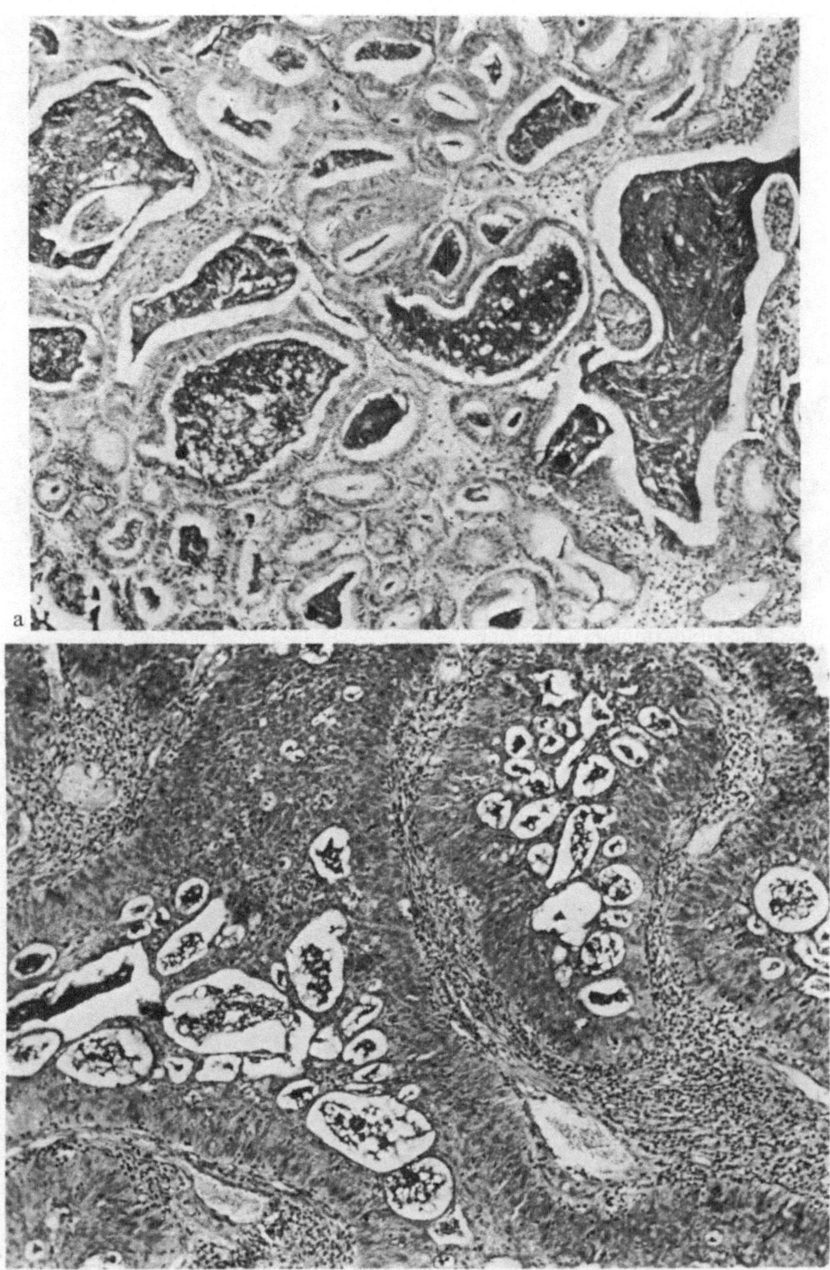


Abb. 104a u. b. Schleimbildendes Adeno-Carcinom der Cervixschleimhaut. (a) Reife, (b) unreife Form

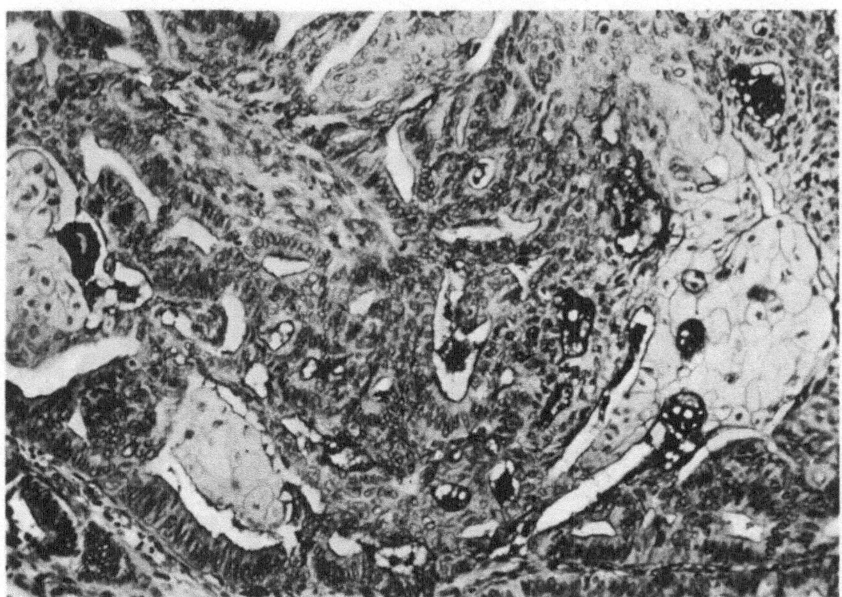

Abb. 105. Mucoepidermoides Carcinom der Cervixschleimhaut, drüsenbildende Form

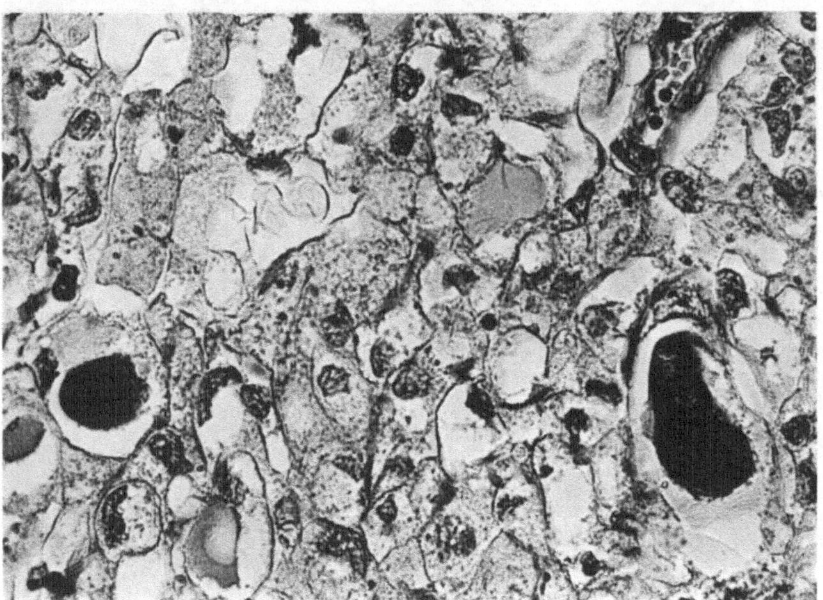

Abb. 106. Klarzelliges Carcinom der Cervixschleimhaut

Hornperlen, andererseits mehr (drüsenhaltige Form) oder weniger (solid-cystische Form) weit vorgeschrittene Ansätze zur Bildung schleimhaltiger Drüsen (Abb. 105). – Die *klarzelligen Carcinome* der Cervixschleimhaut unterscheiden sich von den seltenen hellzelligen Carcinomen des Endometrium durch das Fehlen von drüsigen Strukturen (Abb. 106); ihre Zuordnung ist durch die geringe Differenzierung erschwert. Histochemisch enthalten sie weder Schleim noch Glykogen in nennenswerter Menge. Strukturell entsprechen sie am ehesten entarteten Vorstufen des Cervixepithels.

Naturgemäß gibt es zwischen reinen Plattenepithel-Carcinomen, reinen Adeno-Carcinomen und den Mischformen fließende *Übergänge,* die sich in monocellulärer Verschleimung oder Verhornung in soliden oder drüsenbildenden Krebsen äußern können. Bei der Benennung solcher Übergangsformen wollen wir uns an den Grundsatz halten: a potiori fit denominatio. Unter Berücksichtigung dieser Gesichtspunkte gelingt schon am Abrasionsmaterial in der Mehrzahl der Fälle eine Aussage über den vermutlichen Sitz eines Tumors. Die endgültige Entscheidung darüber bringt der exstirpierte Uterus, sofern die Ausdehnung des Tumors nicht bereits alle anatomischen Grenzen gesprengt hat.

## 5. Das klinisch behandelte Endometrium

### a) Nach künstlicher Hormonzufuhr

Seit Aufdeckung des ovariellen Cyclus und der durch die cyclische Funktion der Ovarialhormone ausgelösten morphologisch faßbaren Veränderungen des Endometrium war man bestrebt, bei Fehlsteuerung oder Versagen der hormonellen Funktion die fehlenden Wirkstoffe durch exogene Zufuhr zu substituieren. Richtiger Zeitpunkt, Dosis und Kombination der Hormone sind dabei weitgehend abhängig von der endokrinen Ausgangslage der Patientin. Bei unphysiologischer Applikation weichen die morphologischen Wirkungen der Ovarialhormone mehr oder weniger weit von dem uns bekannten Effekt am normalen Endometrium ab.

Außerdem unterscheiden sich die Auswirkungen synthetischer Oestrogene und Gestagene je nach ihrer chemischen Struktur und biologischen Potenz unterschiedlich weit von denen der natürlichen Hormone.

**α) Oestrogene:** Die als Oestrogene zusammengefaßten Hormone sind chemisch heterogen. Zu ihnen gehören sowohl verschiedene natürlich vorkommende Hormone als auch steroide und nicht steroide synthetische Verbindungen. Von den beim Menschen natürlich vorkommenden Hormonen besitzt Oestradiol die größte Affinität zu den Oestrogenreceptoren. Aufgrund von therapeutischen Vorteilen werden oral wirksame Derivate des Oestradiol (17α-Äthinyl-Oestradiol oder sein Methylester Mestranol) z.B. zur Ovulationshemmung bevorzugt benutzt. Weitere klinisch bedeutsame Oestrogene sind Quinoestrol sowie die konjugierten Oestrogene (z.B. Presomen, Oestrofeminal). Stilboestrol wird aufgrund seiner inzwischen aufgedeckten cancerogenen Nebenwirkung heute nicht mehr verwendet.

**Tabelle 16.** Potenz verschiedener Oestrogene gemessen am Uterusgewicht. (Nach BRIGGS und BROTHERTON, 1970)

| | |
|---|---|
| Diäthylstilboestrol-dipropionat | 14,37 |
| Oestradiol-17-cypionat | 11,09 |
| Oestradiol-benzoat | 10,75 |
| Oestradiol-dipropionat | 10,00 |
| Äthinyloestradiol | 9,72 |
| Benzoestrol | 9,28 |
| Diäthylstilboestrol | 8,76 |
| Oestron | 8,59 |
| Oestradiol | 8,02 |
| Dienoestrol | 7,73 |
| Promoestrol-dipropionat | 6,83 |
| Diäthylstilboestrol-dipalmitat | 6,60 |
| Natriumoestron-sulfat | 4,00 |
| Monomoestrol | 3,26 |
| Hexoestrol | 2,48 |
| Oestriol | 2,26 |
| Kontrolle | 1,00 |

Die Oestrogenpotenzen der verschiedenen Substanzen schwanken stark auch bei optimaler Applikation (Tab. 16). Diese Potenzen sind jedoch oft umgekehrt proportional zur Receptoraffinität, da die verschiedenen Präparate z.T. nur langsam in Oestradiol umgewandelt werden und ihre Blutspiegel somit lange hoch bleiben. Demzufolge ist z.B. die Oestrogenpotenz von Mestranol größer als die des natürlichen Oestradiol, und Äthinyl-Oestradiol erwies sich eineinhalbmal aktiver als Mestranol bezogen auf seine wachstumsstimulierende Wirkung am endometrialen Stroma, zweimal aktiver bezogen auf das Drüsenwachstum (DELFORGE und FERIN, 1970). Diese Unterschiede ließen sich zwar histometrisch nicht bestätigen (BROSENS und PIJNENBORG, 1976); doch müssen auch mögliche individuelle Schwankungen in der noch bestehenden hormonellen Ansprechbarkeit mit berücksichtigt werden (HEMPEL *et al.*, 1977). Im Gegensatz dazu hat Oestriol nur $^{1}/_{10}$ der Potenz von Äthinyl-Oestradiol (HASKINS *et al.*, 1968).

Die meisten Oestrogene sind bereits in kleinsten Dosen hochaktiv, wenn sie auch feine klinische Unterschiede in ihrer Wirkung zeigen. Andererseits vermögen extrem hohe Dosen die Receptoren der Targetzellen auch zu lähmen bzw. die sie produzierenden cytoplasmatischen Strukturen zu erschöpfen (NORDQVIST, 1970), so daß spezifische Enzymsysteme blockiert werden (VILLEE, 1961) und die Zellen ihre Ansprechbarkeit auf Oestrogene verlieren. Es kommt zur Atrophie. Ein Oestrogeneffekt bleibt auch dann aus, wenn die Receptoren durch Chlomiphen oder Norethisteron blockiert wurden. Diese Auswirkungen sind experimentell seit langem bekannt: Hohe Oestrogendosen führen bei Affen zur Endometriumatrophie (HARTMANN *et al.*, 1941), langdauernde niedrige Dosierung fördert bei Kaninchen und Mäusen die Carcinomentwicklung (ALLEN, 1942; DUNN und GREEN, 1963; GRAHAM *et al.*, 1980).

Die alleinige orale oder parenterale Verabreichung von **Oestradiol** zu Beginn des Cyclus führt zur Verlängerung der Proliferationsphase und zur Blockierung der hypophysären Gonadotropinsekretion, insbesondere des FSH; ein Corpus luteum kann sich erst nach Absetzen des Oestrogens entwickeln, und die Menstruation wird verschoben (ZONDEK, 1940). Eine Oestrogenbehandlung während der Sekretionsphase führt zu ausgeprägtem Stromaödem (EGGER und KINDERMANN, 1974), Verzögerung der sekretorischen Umwandlung von Drüsen und Stroma und Zerstörung des nucleolären Channel-Systems (s.S. 23; GORDON *et al.*, 1973). Wird Oestradiol erst nach längerer Verabreichung abgesetzt oder über längere Zeit in gleichbleibender Dosis zugeführt, so kommt es zur Oestrogenentzugsblutung. Diese kann durch Progesteronzufuhr verhindert werden. Die darauffolgende Abbruchblutung ist nicht so profus wie die Oestrogenentzugsblutung, bei der es ohne vorherige Faserauflösung zu Gewebsnekrosen kommt. Bei nur einmaliger Injektion eines Depotoestrogens erreicht die Proliferation nach 3 Wochen ihr Maximum, danach setzen regressive Veränderungen an Drüsen- und Stromazellen ein (HEMPEL und BÖHM, 1976). – Die kontinuierliche Zufuhr von Oestradiol löst je nach Dosis und Applikationszeit quantitativ und qualitativ unterschiedliche Hyperplasien des Endometrium aus (SCHRÖDER, 1954; BLOOMFIELD, 1957; GREENBLATT und ZARATE, 1967; OBER und BRONSTEIN, 1967; ROSENWAKS *et al.*, 1979; u.a.m.; vgl. Abb. 53), die von Zeit zu Zeit abbluten, bei anhaltendem ungehemmtem Einfluß aber über die *glandulär-cystische Hyperplasie* in *präcanceröse adenomatöse Proliferationen* übergehen können (vgl. S. 112). Am Oberflächenepithel erkennt man rasterelektronenmikroskopisch zahlreiche lange Mikrovilli, deren Länge direkt proportional zur Potenz des verabreichten Oestrogen gefunden wurde (NATHAN *et al.*, 1978). Im endometrialen Stroma treten gleichzeitig Fetttröpfchen in den Zellen der oberen Schichten (BLACK *et al.*, 1941) und Gruppen steroidhaltiger Schaumzellen auf, welche Oestrogenmetaboliten speichern. Bei dieser Umwandlung ist weniger die Höhe der Einzeldosis als die Kontinuität der Applikation maßgebend. Nur Oestriol zeigt diese Auswirkungen nicht (SJÖSTEDT und STRANDH, 1971). Die im Klimakterium und nach der Menopause meist wegen subjektiver Beschwerden kontinuierlich verabreichten Oestrogene sind daher keineswegs harmlos. Die hyperproliferative Wirkung kann aber durch Zusatz von Gestagenen verhindert werden. Treten unter der Behandlung Blutungen auf, so ist deren histologische Abklärung dringend erforderlich. Im Gegensatz zu den endogen bedingten Hyperplasien des Prä- und Postklimakteriums zeigen die nach langjähriger Oestrogentherapie ausgelösten Formen besondere morphologische Charakteristica: Sie entstehen multizentrisch und können auch im adenomatösen Stadium noch umschrieben oder auf Polypen beschränkt sein. Kerne und Cytoplasma der adenomatösen Wucherungen variieren von Drüse zu Drüse; Plattenepithelmetaplasien sind besonders häufig.

*β*) Die klinisch angewandten synthetischen **Gestagene** unterscheiden sich strukturell und biochemisch von natürlichem Progesteron (SUCHOWSKI und BALDRATTI, 1964; VOKAER, 1964). Die meisten sind Derivate des 17α-Hydroxyprogesteron oder des 19-Nor-Testosteron (Tab. 17). Die Gestagenpotenzen dieser Derivate sind sehr unterschiedlich, aber durchweg größer als die des natürlichen Progesterons. Unter den derzeit verwandten Präparaten hat Norgestrel in seiner D-Form die höchste, nämlich 80fache Potenz. Dies mag dadurch bedingt sein,

**Tabelle 17.** Zur Ovulationshemmung benutzte synthetische Gestagene

| | | Gestagen-potenz | Transformations-Dosis (mg/Cyclus) |
|---|---|---|---|
| Derivate des 17α-Hydroxy-Progesteron | Megestrolacetat | 2,0 | 35–50 |
| | Chlormadinonacetat | 20,0 | 20–30 |
| | Medroxyprogesteron-acetat | 1,0 | 40–70 |
| Derivate des 19- Nor-Testosteron | Norgestrel | 80,0 | 12 |
| | Nor-Ethynodrel | 0,4 | 150–200 |
| | Lynestrenol | 2,7 | 35–70 |
| | Ethynodioldiacetat | 20,0 | 10–15 |
| | Norethindron (Norethisteron) | 1,3 | 100–150 |
| | Norethindronacetat | 2,7 | 50–60 |

daß Norgestrel in höherer Konzentration vom Endometrium aufgenommen wird als Progesteron oder Chlormadinon, wie radioautographische Untersuchungen ergaben (Zaldivar und Gallegos, 1971). Im Gegensatz zum natürlichen Progesteron hängt die Wirkung der synthetischen Präparate somit weitgehend von deren Potenz und Dosierung ab. Zur Bestimmung der Gestagenpotenz ergibt der Nachweis der Glykogeneinlagerung im Drüsenepithel in Form der basalen Vakuolen („Transformationsdosis"!) exaktere Resultate als der „Menses-delay-Test" (Dickey und Stone, 1976).

Die alleinige Verabreichung von **Progesteron** führt in der Proliferationsphase zunächst zur Unterdrückung der Follikelreifung mit Hemmung der Endometrium-Proliferation und Verschiebung oder Verhinderung der Ovulation, bei kurzfristiger Applikation somit zur Cyclusverzögerung. Das Absetzen des Progesteron führt in wenigen Tagen zur Entzugsblutung, die Zufuhr zu geringer Mengen zu Durchbruchblutungen bereits während der Medikation. Wird die Zufuhr von z.B. 5–6 mg Chlormadinon täglich 4 Wochen und länger kontinuierlich fortgesetzt, so wird die sekretorische Umwandlung ganz unterdrückt, das Endometrium verharrt in einer *„starren Proliferation"* (Bayer, 1965). Reicht die Behandlungsdauer über 6 Wochen hinaus, so geht die starre Proliferation in eine zunehmende Drüsenatrophie bei gleichzeitiger Decidualisierung des Stromas über. Nach 3 Monaten kontinuierlicher Therapie mit einer verabreichten Gesamtdosis von rund 500 mg hat sich eine typische Decidua mit weitgehender bis vollständiger Drüsenatrophie (*„starre Sekretion"*; Winter und Pots, 1956) entwickelt (Abb. 107). Dieses Bild ist experimentell am Affenendometrium nach Kastration und Primärbehandlung mit Oestrogen reproduzierbar (Hisaw und Hisaw, 1961). Dabei kommt es sehr wahrscheinlich durch einen hemmenden Impuls auf die Hypophyse zur anhaltenden Unterdrückung der Follikelreifung. Diese starre Sekretion kann bei fortgesetzter Applikation schließlich in eine irreversible echte *Atrophie* mit derbfaseriger Verödung des Stromas übergehen (Charles, 1964; Bayer, 1965; Abb. 108). Größere tägliche Dosen führen zu sehr ähnlichen Ergebnissen; auch hier ist die Behandlungsdauer entscheidend.

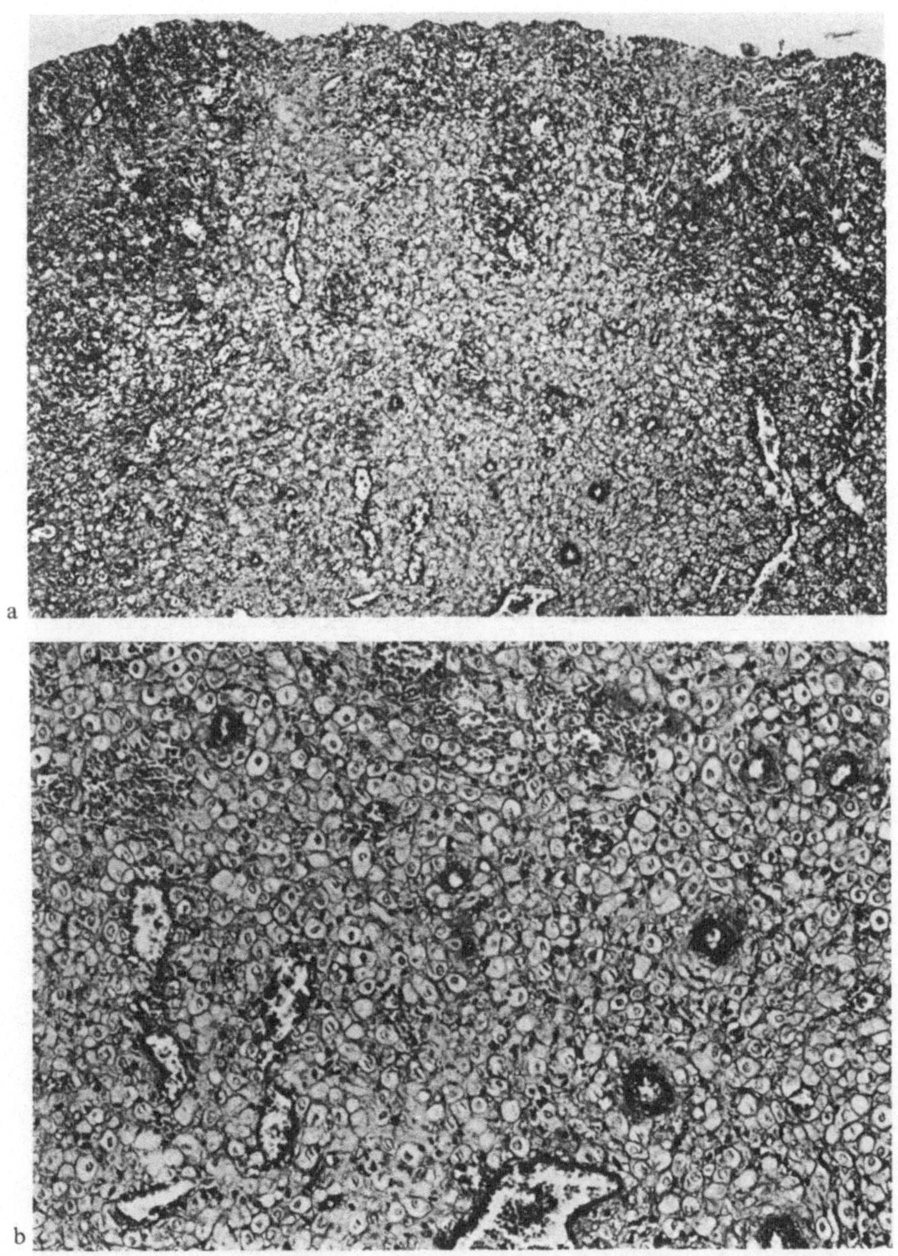

Abb. 107a u. b. Decidual umgewandeltes Stroma mit weitgehender Drüsenatrophie („Starre Sekretion“) nach mehrwöchiger Gestagentherapie. (a) Schwache, (b) stärkere Vergrößerung

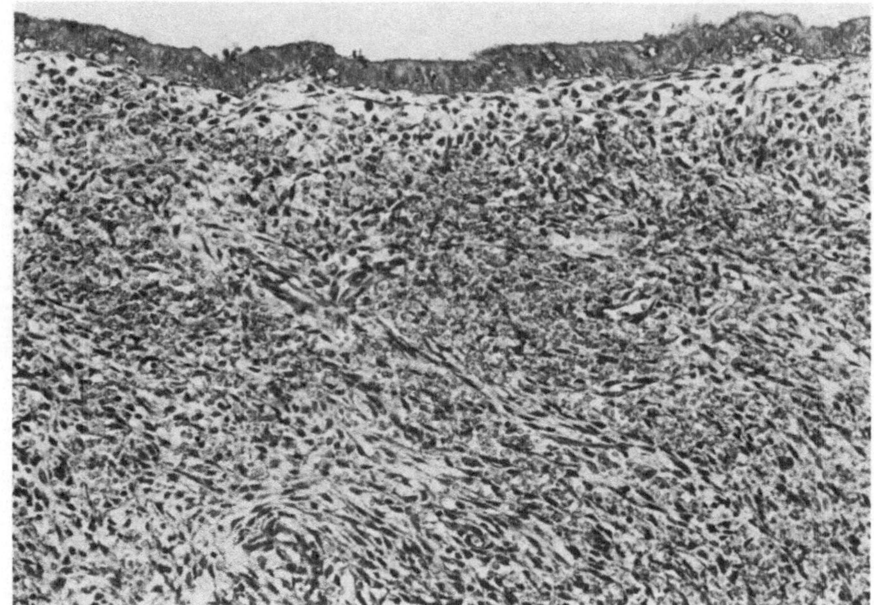

Abb. 108. Fibröse Atrophie des Endometrium mit vollkommenem Drüsenschwund nach mehrmonatiger Zufuhr von Gestagen

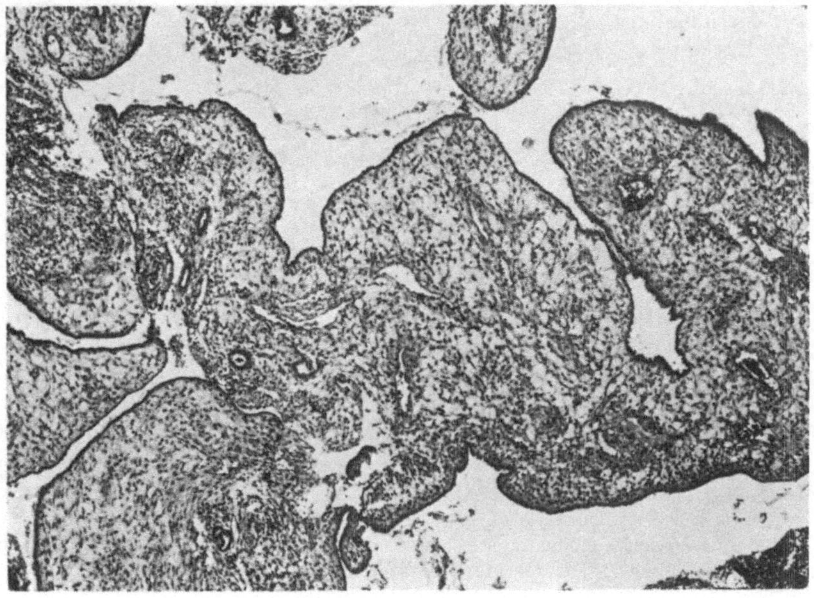

Abb. 109. „Starre Sekretion" nach 9monatiger Zufuhr von Orgametril

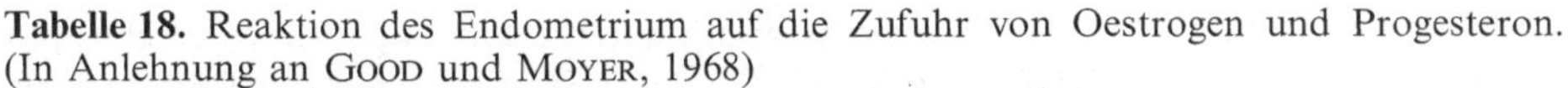

**Tabelle 18.** Reaktion des Endometrium auf die Zufuhr von Oestrogen und Progesteron. (In Anlehnung an GOOD und MOYER, 1968)

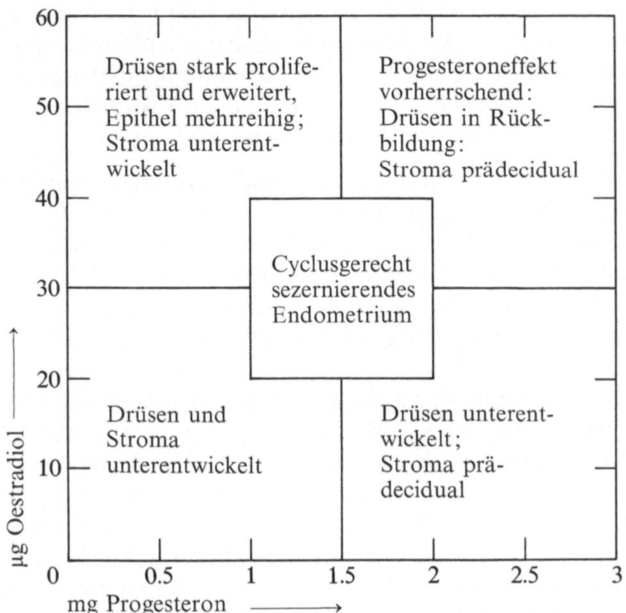


Die verschiedenen synthetischen Gestagene unterscheiden sich in ihrer Wirksamkeit sowohl quantitativ als auch qualitativ voneinander: Die Transformationsdosis schwankt von Präparat zu Präparat, sie beträgt für Progesteron 200 mg, für die meisten synthetischen Präparate viel weniger (s. Tabelle 17). Die Wirkung kann sich vorwiegend am Stroma oder an den Drüsen entfalten. Nach Derivaten des 19-Nor-Testosteron sind die Dezidualisierung und die anschließende Atrophie ausgeprägter als nach Progesteronderivaten (FRIEDRICH, 1967). Da die Drüsenepithelien sensibler und früher auf Progesteron reagieren als die Stromazellen, wird das Epithel im allgemeinen auf abnorme Stimulation durch Gestagene schneller refraktär als das Stroma, welches erst nach längerer Dezidualisierung allmählich atrophiert (DALLENBACH-HELLWEG, 1972).

Die antiproliferative Wirkung der Gestagene macht man sich vor allem bei der Behandlung der Endometriose zunutze (vgl. GUNNING und MOYER, 1967) sowie auch zur Erzielung einer langfristigen Menstruationsverschiebung (CARTER *et al.*, 1964). Nach längerer Gestagenzufuhr kann sich auch nach der Menopause noch eine typische Decidua entwickeln, die sich von der Schwangerschaftsdecidua nur durch die Atrophie der Drüsen unterscheidet (Abb. 109; Tab. 19). Darüber hinaus kommt es unter Gestagentherapie zuweilen zur Proliferationshemmung inoperabler Endometrium-Carcinome und ihrer Metastasen (vgl. S. 194f.). Gestagene werden weiterhin zur Substitution z.B. bei der unterwertigen Sekretionsphase während der letzten Cycluswoche mit Erfolg angewandt (GILLAM, 1955; GLASS *et al.*, 1955; MOSZKOWSKI *et al.*, 1962). Da bei einigen dieser Fälle jedoch auch ein Oestrogendefizit besteht, erfordern diese die Zufuhr beider Hormone (ROLAND, 1967). – Bei primärer Amenorrhoe läßt sich durch

Zufuhr von Gestagen ermitteln, ob eine endogene Oestrogenproduktion erfolgt; in diesem Fall tritt 2–8 Tage nach Verabreichung des Gestagen die Entzugsblutung ein *(Progesterontest)*. Kommt es nicht zur Blutung, so gibt der *Oestrogentest* (Abbruchblutung 2–4 Wochen nach Oestrogenzufuhr) Auskunft darüber, ob die Amenorrhoe durch Fehlen beider Hormone bedingt ist oder (bei negativem Test) durch anatomische oder funktionelle Ausschaltung (fehlende Ansprechbarkeit) des Endometrium (uterine Amenorrhoe).

**γ)** Durch cyclusgerechte Verabreichung **beider Hormone** gelingt es beim Affen (Hisaw, 1935) und bei der Kastratin (Kaufmann, 1933, 1939), einen regelrechten Menstruationscyclus aufzubauen, wobei das Mengenverhältnis beider Hormone zueinander besonders wichtig ist (Ferin, 1954, 1955, 1963; Nevinny-Stickel, 1964; Good und Moyer, 1968; s. Tabelle 18). Die erforderliche Gestagenmenge kann in Abhängigkeit vom endogenen Oestrogenspiegel erheblich schwanken (Rudel *et al.*, 1964). Während zur Transformierung des künstlich proliferierten Endometrium der Kastratin 30 mg Progesteron genügen, erfordert z.B. die glandulär-cystische Hyperplasie etwa 400 mg (Gruner, 1942). War bei der Kastratin die Oestrogengabe zu hoch oder die Progesterondosis zu niedrig, so kann sich die sekretorische Umwandlung bis zu 10 Tage verzögern bzw. unterwertig bleiben (Ferin, 1963). Der regelrechte Aufbau des Endometrium muß wegen dieser individuellen Schwankungen durch wiederholte Strichabrasionen histologisch kontrolliert werden. Bei Anwendung langwirkender Gestagene (z.B. 17-Äthinyl-19-Nortestosteron-Önanthat) und Depot-Oestrogene genügt eine einmalige Applikation während eines Cyclus zur Auslösung einer menstruationsähnlichen Abbruchblutung (Davis und Wied, 1957; Boschann und Kur, 1957). Diese und andere synthetische Präparate eignen sich auch sehr gut zur Behandlung funktioneller Blutungsstörungen und sekundärer Amenorrhoen (Borglin, 1962; Dominguez *et al.*, 1962; Charles *et al.*, 1964). Primäre durch Ovarialinsuffizienz bedingte Amenorrhoen erfordern zuweilen eine reine Oestrogenvorbehandlung (Gold *et al.*, 1965; Ober und Bronstein, 1967).

**δ)** Im Vordergrund aller hormonellen Therapie in der Gynäkologie steht auch heute noch die Verabreichung von **Ovulationshemmern,** und zwar sowohl zur Regulierung hormoneller Fehlsteuerungen (funktionelle Blutungsstörungen, Dysmenorrhoe, Endometriose) als vor allem auch zur Geburtenkontrolle. Ausgehend von Beobachtungen am Tierexperiment (Haberlandt, 1921) gelang Bickenbach und Paulikovics (1944) die Unterdrückung der Ovulation bei der Frau durch tägliche Verabreichung von 20 mg Progesteron, ebenso später Mishell *et al.* (1968). Das gleiche Ziel läßt sich auch durch alleinige Gabe von Oestrogen (Board und Borland, 1964; u.a.m.) erreichen. Da jedoch Progesteron allein bei längerer Anwendung zu vermehrten Durchbruchblutungen und schließlich zur Endometriumatrophie führt und ungehemmtes Oestrogen Hyperplasien auslöst, wurde die Kombination beider Hormone in geeigneter Dosierung versucht. Als Gestagen wurden und werden vor allem Derivate des 19-Nortestosteron oder des 17α-Hydroxyprogesteronacetats verwandt (Tab. 17), als Oestrogen 17α-Äthinyloestradiol oder dessen Methyläther Mestranol. Die zunächst relativ hohen Dosen wurden auf die zur noch erfolgreichen Kontrazeption erforderliche Minimalkonzentration beider Hormone reduziert, um auf diese Weise inzwischen beobachtete Nebenwirkungen zu verringern. Hier sei daran erinnert, daß nicht die Dosis, sondern die Potenz des Hormonpräparates für die Wirkung entscheidend ist (HEINEN, 1971). Dabei bestehen keine direkten Beziehungen zwischen der gestagenen Aktivität bzw. der Transformationsdosis des Gestagenanteils und dem Grad der Ovulationshemmung (Prozentsatz der unterdrückten Ovulationen) (TAUSK, 1969). Wichtig ist außerdem, daß einige Frauen die Gestagenkomponente des Ovulationshemmers zu Produkten mit oestrogener oder androgener Wirkung metabolisieren. Grundlegende klinische Untersuchungen über die Anwendbarkeit der verschiedenen Präparate wurden seit 1953 von PINCUS u.Mitarb. durchgeführt (vgl. PINCUS, 1965). Inzwischen sind überaus zahlreiche Kombinationspräparate unterschiedlicher chemischer Zusammensetzung und Dosierung eingeführt, erprobt und den gesammelten Erfahrungen entsprechend variiert bzw. neu entwickelt worden. Ihre komplette Aufzählung, in der letzten Auflage noch versucht, würde jetzt den Rahmen sprengen und dazu in Anbetracht ständiger Weiterentwicklungen nicht lange aktuell sein. Zur histologischen Beurteilung wichtiger als die zahlreichen Präparatenamen ist ohnehin deren chemische Zusammensetzung (s. Tab. 16 und 17). — Die Anwendung der hormonellen Kontraceptiva erfolgt entweder in Form der Kombinationsmethode, bei der beide Hormone vom 5.–24. Cyclustag oder als einmalige Injektion verabreicht werden, oder als Sequentialtherapie (KAISER, 1963; GOLDZIEHER *et al.*, 1964), die vom 5.–19. (oder 5.–14.) Tag die Einnahme reinen Oestrogens zur Unterdrükkung der Ovulation und vom 20.–24. (oder 15.–24.) Tag die Einnahme eines Oestrogen-Gestagen-Gemisches zur Erzielung einer sekretorischen Umwandlung und einer menstruationsähnlichen Abbruchblutung vorsieht. Eine weitere Methode stellt die alleinige Zufuhr von Progesteron dar, entweder oral als „Minipille“ in Form kleiner täglicher Dosen, oder parenteral als Depot. Neu entwickelt wurden Dreistufenpräparate, bei denen die Dosis beider Hormone auf ein mit den bisherigen Methoden nicht erreichbares Minimum reduziert werden konnte. Besonderer Vorteil dieser Methode ist neben der insgesamt kleineren hormonellen Belastung die viel geringere Hemmung der FSH- und LH-Sekretion. Zur Beurteilung ausreichende histologische Untersuchungen mit diesen neuen Präparaten liegen z.Zt. noch nicht vor.

Die inzwischen weit verbreitete Anwendung aller dieser Präparate bei gesunden Frauen führte zu umfangreichen Beschreibungen klinischer Nebenerscheinungen, die eine ganze Skala von Organveränderungen sowie endokrinologischen, hämatologischen und neurologischen Funktionsstörungen umfassen. Die zahllosen Einzelveröffentlichungen wurden z.T. in größeren Referaten zusammengestellt (z.B. KIRCHHOFF und HALLER, 1964; BORELL, 1966) und sollen hier nicht näher berücksichtigt werden. Von großem Interesse für Gynäkologen und Pathologen erscheinen die morphologischen Auswirkungen der Therapie mit Ovulationshemmern auf die weiblichen Genitalorgane, wobei uns im Rahmen dieser Monographie vor allem die Auswirkungen auf das Endometrium interessieren sollen.

Da das Endometrium, wie wir bereits sahen (vgl. S. 44ff.), ein feiner Indicator für die Höhe und Zusammensetzung des Hormonspiegels ist, reagiert es auch auf exogen zugeführte Hormone bei gesunden Frauen mit genau bestimmbaren feingeweblichen Veränderungen. Das z.Z. infolge der Therapie mit Ovulationshemmern zwangsläufig durchgeführte Massenexperiment hat uns gelehrt, daß diese Veränderungen mit einer für biologische Verhältnisse erstaunlichen Präzision ablaufen. Somit läßt sich die Dosis und Kombination der verabreichten Präparate bei einiger Übung und bei Kenntnis der hormonellen Ausgangslage am Endometrium exakt ablesen. Da die meisten z.Z. benutzten Ovulationshemmer eine sehr ähnliche Zusammensetzung aufweisen, reagiert das Endometrium auch in jeweils fast gleicher Weise auf ihre Einnahme. Dennoch lassen sich dosis- und molekülabhängige Schwankungen zwischen einigen Präparaten, insbesondere zwischen denen der Kombinations- und denen der Sequentialmethode feststellen (vgl. JACKSON, 1963; ROLAND *et al.*, 1964, 1966; MEARS, 1965; YANEVA *et al.*, 1965; MORF und MÜLLER, 1966; OBER, 1966; RUDEL *et al.*, 1966). Weitere Schwankungen können gelegentlich auch bei Anwendung des gleichen Präparats zur Behandlung von Funktionsstörungen in Abhängigkeit von der hormonellen Ausgangslage auftreten. Auch bei gesunden Frauen kann das gleiche Präparat bei vorwiegend oestrogener oder vorwiegend gestagener Ausgangslage unterschiedliche Wirkungen zeigen (TENHAEFF, 1971).

Charakteristisch für so gut wie alle **Kombinationspräparate** ist in den ersten Cyclen der Einnahme einerseits eine Verkürzung der Proliferationsphase mit unvollständiger Entwicklung von Drüsen und Stroma, andererseits das vorzeitige Auftreten abortiv bleibender Sekretionserscheinungen an Drüsen und Stroma bei fehlender Drüsenschlängelung. Diese Befunde sind leicht erklärlich: Das normale Endometrium benötigt zur Erreichung seiner regelrechten Proliferationshöhe eine 14 Tage anhaltende ungestörte Oestrogenstimulation. Diese wird nach Einnahme von Ovulationshemmern vom 5. Cyclustag an durch vorzeitige Gestagengaben unterbrochen: Das Gestagen bewirkt einerseits ein frühzeitiges Sistieren des Wachstums und führt andererseits zur Differenzierung des noch nicht voll entwickelten Drüsenepithels, die daher notgedrungen abortiv bleiben muß. Ein weiteres Charakteristicum des artefiziellen Hemmcyclus ist das bunte Nebeneinander von Drüsen- und Stromabezirken verschiedener Ausreifungsgrade, von denen keiner dem eigentlichen Cyclustag entspricht, und die dadurch bedingten Unebenheiten der Endometriumoberfläche, die zur Bildung bürzel- oder polypenähnlicher Vorbuchtungen führen (Abb. 110). Dieses bunte Bild erinnert z.T. an das der unterwertigen Sekretionsphase, die ja auch hinsichtlich des Hormonspiegels gewisse Parallelen zum artefiziellen Hemmcyclus aufzuweisen hat (Abb. 111).

Im einzelnen lassen sich *in den ersten Behandlungscyclen* folgende Befunde erheben: Die *Drüsen* des Corpusendometrium können in Abhängigkeit von der Dauer der Medikation während des ganzen Cyclus prozentuell sehr unterschiedlich entwickelt sein: Einige sind ausgesprochen atrophisch und eng, andere weiter, zuweilen sogar cystisch ausgeweitet und großenteils von niedrig-atrophischem, selten von höher proliferiertem Epithel ausgekleidet (Abb. 111b, 112). In direkter Nachbarschaft solcher Drüsen trifft man weiterhin auf andere mäßig weite mit niedrigem Epithel, spärlichem Cytoplasma und kleinen, runden Kernen, in deren Umgebung sich zuweilen kleine und größere Glykogenvacuolen erkennen lassen; die Anordnung der Kerne erscheint dann wahllos. Das Ausmaß der Glykogenbildung schwankt in Abhängigkeit von Höhe und Zusammensetzung des Gestagenanteils und ist nach Anwendung von Progesteronabkömm-

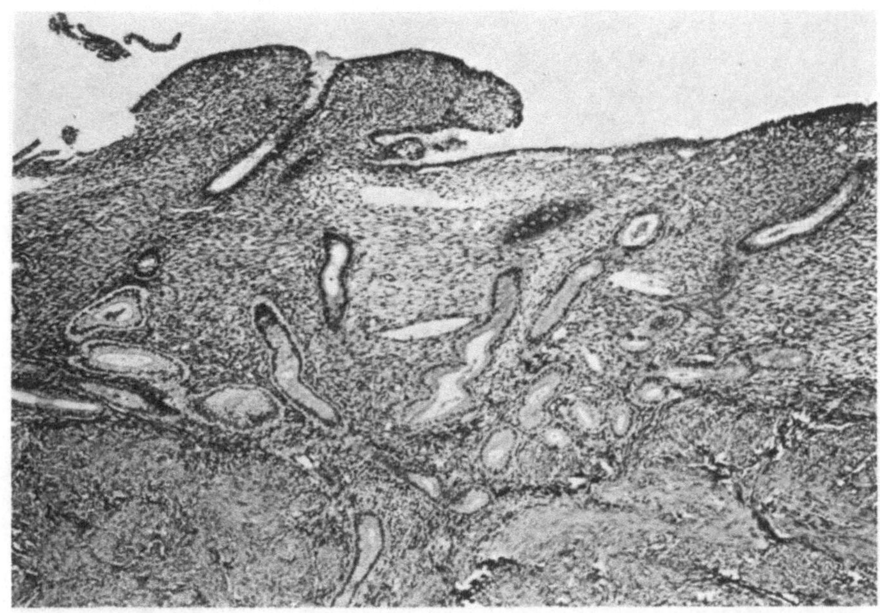

Abb. 110. Unregelmäßig höckrige Oberfläche des Endometrium, fleckiges Stromaödem und unterschiedlich entwickelte Drüsen nach 6monatiger Einnahme von Anovlar

lingen größer als nach Verwendung von Nortestosteron (SIEGEL und HEINEN, 1965). Ein Sekret im Lumen fehlt dagegen infolge einer Sekretionshemmung so gut wie immer; der apikale Zellsaum ist scharf und glatt. Saure Mucopolysaccharide werden nur nach Einnahme von Progesteronabkömmlingen in kleiner Menge gebildet. Mitosen sind bereits in der ersten Cyclushälfte sehr selten. Die Drüsenkerne enthalten kleine, elektronenoptisch wenig dichte Nucleoli, in denen auch in der zweiten Cyclushälfte kein Nucleolar-Channel-System erkennbar ist (CLYMAN, 1963). Die intracytoplasmatischen Strukturen sind während des ganzen Cyclus wenig entwickelt (ANCLA *et al.*, 1965; FRIEDRICH, 1967). Die Mitochondrien sind zahlenmäßig vermindert, klein und elektronendicht durch Veränderung ihrer lipoidhaltigen Membranen; sie haben nur wenige Cristae (CLYMAN, 1963). Das Ergastoplasma ist sehr spärlich und die Proteinsynthese dementsprechend vermindert (VERHAGEN und THEMANN, 1965, 1970; TOTH *et al.*, 1972). Dagegen enthalten die Zellen reichlich Lipidgranula.

Das *Stroma* ist ausgesprochen fleckig ödematös, die nichtödematösen Anteile sind kleinzellig bis spindelzellig und dicht (Abb. 113). Das Verhältnis Drüsen zu Stroma ist immer zugunsten des Stromas verschoben. Je nach der Höhe des Gestagenanteils im verabreichten Präparat (vgl. TAYMOR, 1961) trifft man zuweilen vorzeitig (d.h. vom 15.–20. Cyclustag) auf ausgesprochen prädecidual bis decidual umgewandelte Bezirke mit reichlichen Körnchenzellen (Abb. 114). Nach Primosiston ist die DNS-Synthese in den Stromazellen meßbar vermehrt (FETTIG, 1965). Ultrastrukturell findet sich eine Hyperplasie des rauhen und glatten endoplasmatischen Reticulum und des Golgi-Apparats mit allmählicher Ansammlung von Glykogen (WIENKE *et al.*, 1969). Bei der darauffolgenden Ab-

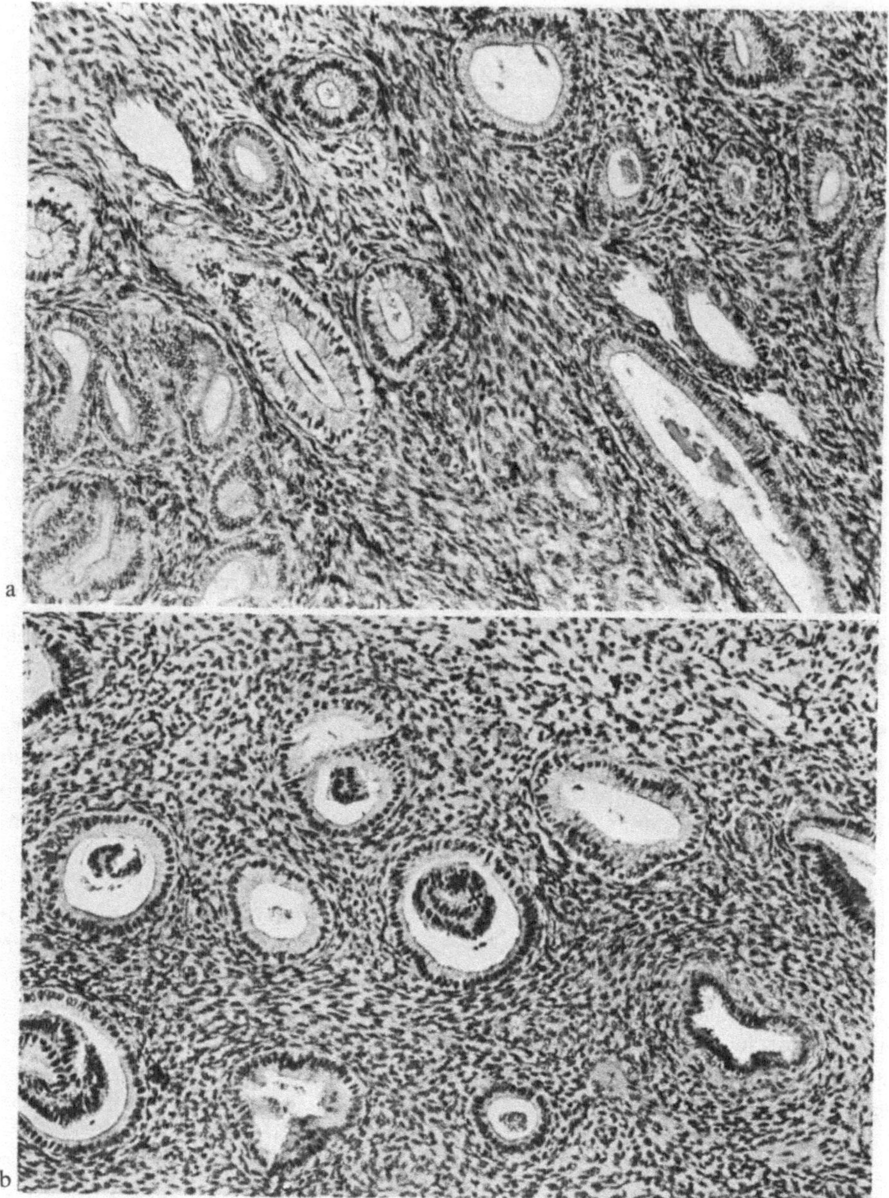


Abb. 111a u. b. Vorzeitige unterwertige Sekretionsphase. Drüsen in verschiedenen Stadien der abortiven Sekretion, Stroma spindelzellig. (a) Nach 6monatiger Einnahme von Anovlar, (b) nach gleich langer Einnahme von Ovulen

bruchblutung werden zuweilen ganze Deciduasäcke unter dem Bild der Dysmenorrhoea membranacea ausgestoßen. Die Differenzierung der Stromazellen zu prädecidualen und zu Körnchenzellen ist nicht immer koordiniert: Kleinzellige Stromabezirke können dennoch reichliche Körnchenzellen enthalten. In wieder

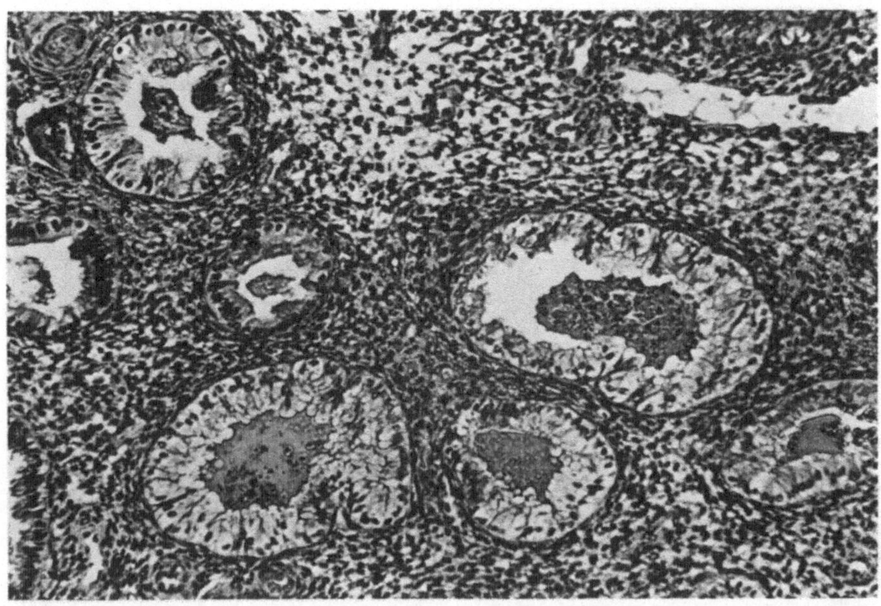

Abb. 112. Aufhellung des Drüsenepithels nach Primosistonbehandlung

anderen Abschnitten fehlt jede Differenzierung der Stromazellen. Das *Gitterfasernetz* ist herdförmig sehr unterschiedlich entwickelt; Bezirke mit sehr kräftigen, dichten Fasern liegen direkt neben anderen, in denen nur spärliche Reste oder gar keine Fasern nachweisbar sind. WAIDL *et al.* (1968) wiesen auf das Fehlen eines regelrechten Gitterfasernetzes vor allem in der zweiten Cyclushälfte hin.

Besondere Abnormitäten zeigt das *Gefäßsystem:* Die Spiralarterien sind großenteils gar nicht entwickelt; an ihrer Stelle finden sich kleine, gerade verlaufende oder dilatierte Capillaren; vereinzelt sind sie vorzeitig, aber nur geringfügig proliferiert. Die Entwicklung der oberflächlichen Gefäßverzweigungen und insbesondere der subepithelialen Sinusoide geht der prädecidualen Umwandlung des Stromas parallel und ist daher zuweilen fokal stärker ausgeprägt. ANCLA *et al.* (1965) fiel eine Endothelproliferation in diesen Gefäßen auf, wie man sie während der Gravidität beobachten und experimentell mit Relaxin im Affenendometrium erzeugen kann (DALLENBACH-HELLWEG *et al.*, 1966). BLAUSTEIN *et al.* (1968) fanden nach Kombinationstherapie bei 48% der Fälle, nach Sequentialtherapie sogar bei 73% der Fälle derartige proliferative Gefäßveränderungen. Die in den fokal zuweilen prädecidual umgewandelten Stromabezirken überreichlichen Körnchenzellen könnten durch vorzeitiges Freisetzen des Relaxin infolge der hormonellen Schwankungen diese Endothelproliferationen auslösen. Gelegentlich wurden auch starke Erweiterungen sowie Thrombosierungen der Stromagefäße beobachtet (OBER *et al.*, 1964; CROWSON *et al.*, 1965; OBER, 1966). Kennzeichnend sind weiterhin herdförmige kleinere oder größere hämorrhagische Nekrosen im Stroma, die auf protrahierte Abbruchblutungen hindeuten und oft den Anlaß zur Curettage abgeben. Diese Durchbruchblutungen sind Ausdruck des gestörten hormonellen Gleichgewichts und erklären sich durch den

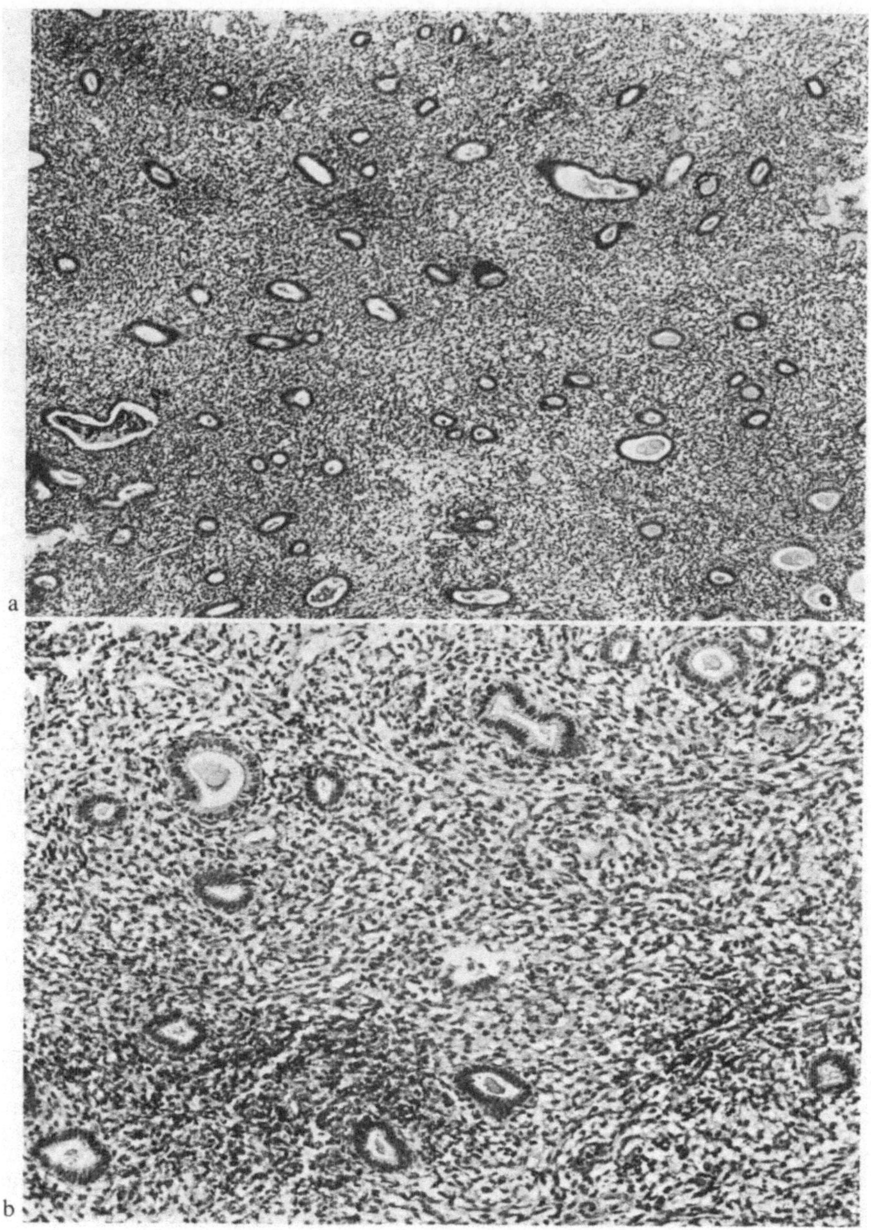


Abb. 113a u. b. Beginnende Atrophie des Endometrium nach 6monatiger Einnahme von Anovlar. (a) Schwache, (b) stärkere Vergrößerung

dosisabhängigen, temporären, relativen oder absoluten Mangel eines der beiden zugeführten Hormone. Am Cyclusende kommt es teils zu Oestrogenentzugsblutungen in Analogie zum anovulatorischen Cyclus, teils zu Progesteronentzugsblutungen durch Freisetzung von Relaxin in Analogie zur menstruellen Blutung,

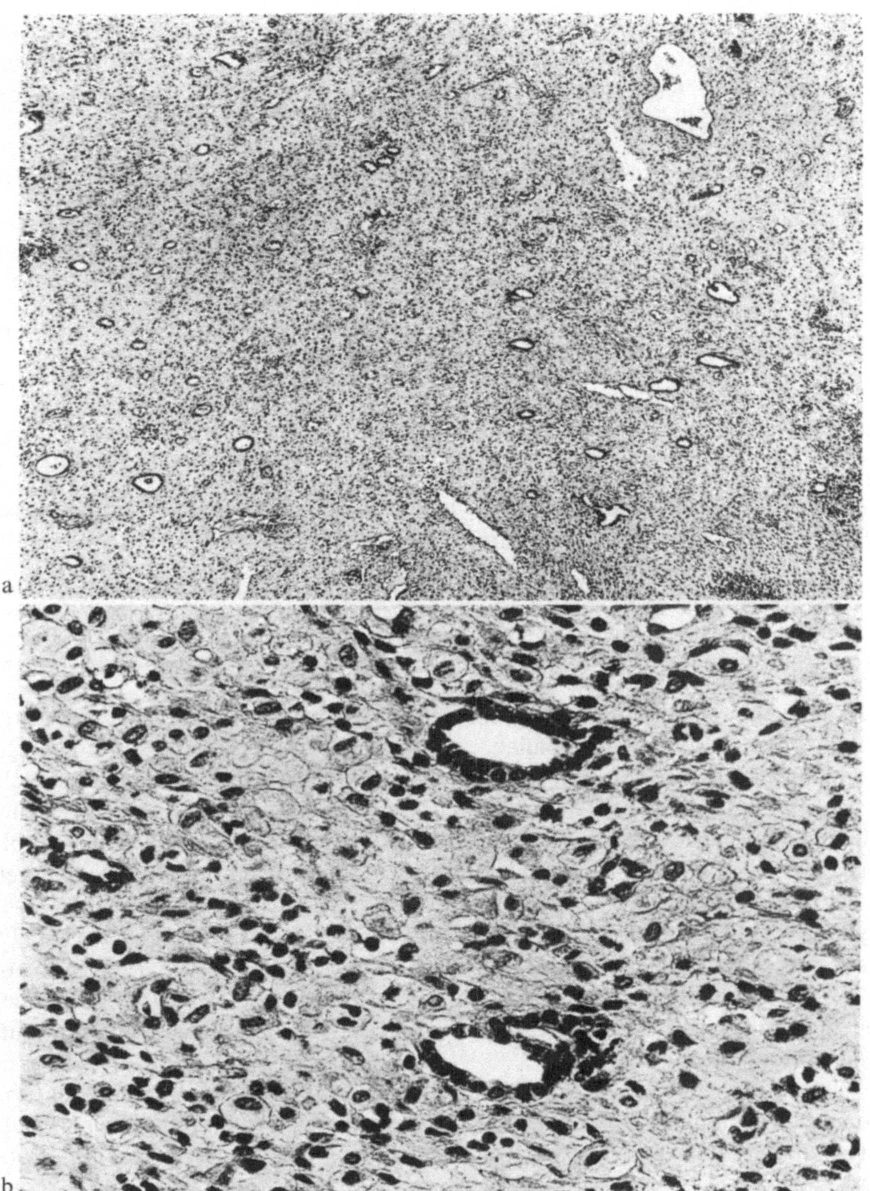

Abb. 114a u. b. Starre Sekretion nach kombinierter Hormontherapie mit Überwiegen der Gestagenkomponente. Die Drüsen auffallend eng und atrophisch, das Stroma decidual umgewandelt. (a) Schwache, (b) stärkere Vergrößerung

die hier jedoch protrahiert und nur fokal auftritt. Infolge dieser nur abortiven *Abbruchblutungen* kommt es sehr wahrscheinlich nicht zur regelrechten Abstoßung der Schleimhaut, sondern in den erhaltenbleibenden Bezirken nur zur Schrumpfung. Auch hierdurch ließe sich die unregelmäßig höckerige Oberfläche erklären. Die nicht abgestoßenen Anteile lassen sich gelegentlich daran erkennen, daß die Drüsen altes eingedicktes Blut enthalten, welches vom Uteruscavum aus hereingepreßt wurde (s.S. 92, Abb. 39) und gelegentlich sogar Psammom-Körper bildet (VALICENTI und PRIESTER, 1977).

Die bereits angedeuteten dosis- und präparatabhängigen *Schwankungen* des morphologischen Bildes sind elektronenoptisch besonders gut wahrnehmbar (FRIEDRICH, 1967). Sie betreffen nach der Kombinationstherapie vor allem die prädeciduale Reaktion und die mit ihr parallel laufenden sinusoiden Gefäßerweiterungen, Thrombosen und Abbruchblutungen: Nach Anwendung höherer Gestagendosen (5–10 mg) und nach 19-Nortestosteron sind diese Veränderungen z.B. ausgeprägter als nach Verabreichung niedrigerer Gestagendosen (0,5 bis 2 mg) und nach 17α-Hydroxyprogesteronacetat. Wie bereits erwähnt, sind einige synthetische Gestagene bis zu 80mal wirksamer als das natürliche Progesteron (vgl. Tabelle 17). Die gehäuften Abbruchblutungen nach höheren Gestagendosen erklären sich wahrscheinlich durch die Entstehung zahlreicher Körnchenzellen im prädecidualen Stroma, die bei Abfall des Gestagens ihr faserauflösendes Relaxin freigeben. Analoge Abbruchblutungen lassen sich am Affenendometrium experimentell auslösen (DALLENBACH-HELLWEG *et al.*, 1966).

Werden 17α-dehydro-Progesteron und Oestradiol kombiniert in Form der **Ein-Monats-Spritze** parenteral verabreicht, so kommt es in den ersten 9 Tagen des Cyclus zu proliferativen Veränderungen an den Drüsen, anschließend zu unterwertigen und unregelmäßigen Drüsensekretionen und prädezidualen Stromaumwandlungen (CZERNOBILSKY *et al.*, 1969). Die Unterdrückung der Sekretion ist weniger ausgeprägt als bei der oralen Kontrazeption; es bestehen aber große individuelle Schwankungen. Diese erklären sich durch individuell unterschiedliche und von Cyclus zu Cyclus variierende Absorptionsraten beider Hormone.

Es ist leicht verständlich, daß eine *Bestimmung des Cyclustages* bei einem derartig bunten Bild nicht möglich ist, und daß die täglichen Veränderungen auch nicht sehr ausgeprägt sein können. So finden sich im Laufe des Hemmcyclus nur geringe Schwankungen, die sich im wesentlichen auf quantitative Unterschiede der Drüsendifferenzierung und des Ausmaßes der fokalen Abbruchblutungen beschränken. Basale Sekretvacuolen erscheinen durchschnittlich bereits am 7. oder 8. Cyclustag; die Sekretion erreicht ihr „Maximum" am 13.–15. Tag, danach erfolgt die Rückbildung zu ruhenden, funktionslosen Drüsen. Die fokale prädeciduale Reaktion beginnt am 20. Tag (RYAN *et al.*, 1964; STARUP, 1967) oder bleibt ganz aus (KRAUSE *et al.*, 1968). Fast immer besteht eine erhebliche Dissoziation der Entwicklung von Drüsen und Stroma zueinander und auch untereinander.

Demgegenüber wechselt das Bild nach *längerer Einnahme* von Ovulationshemmern. Die abortiven Sekretionserscheinungen werden allmählich von Cyclus zu Cyclus geringer und fehlen schließlich ganz (vgl. GOLDZIEHER *et al.*, 1964; RYAN *et al.*, 1964; CROWSON *et al.*, 1965; AZZOPARDI und ZAYID, 1967; ROBEY *et al.*, 1968). Es resultiert bei einem Teil der Frauen ein *atrophisches Endometrium,* das sich zunächst mit den sehr spärlichen, winzigen Drüsen von dem der nichtsubstituierten Kastratin nicht mehr unterscheiden läßt (vgl. CHARLES, 1964; SHEFFIELD *et al.*, 1969; Abb. 115 und 116). Noch später können die Drüsen ganz schwinden, oder ihre kaum erkennbaren Reste werden von ganz flachem, endothelähnlichem Epithel ausgekleidet und leicht mit Capillaren verwechselt; das Stroma ist sehr zellarm und besteht fast nur noch aus Bindegewebsfasern. Aus diesen atrophischen Endometrien kann noch lange eine protrahierte Abbruchblutung erfolgen, teils durch gleichzeitige Atrophie und Brüchigkeit der

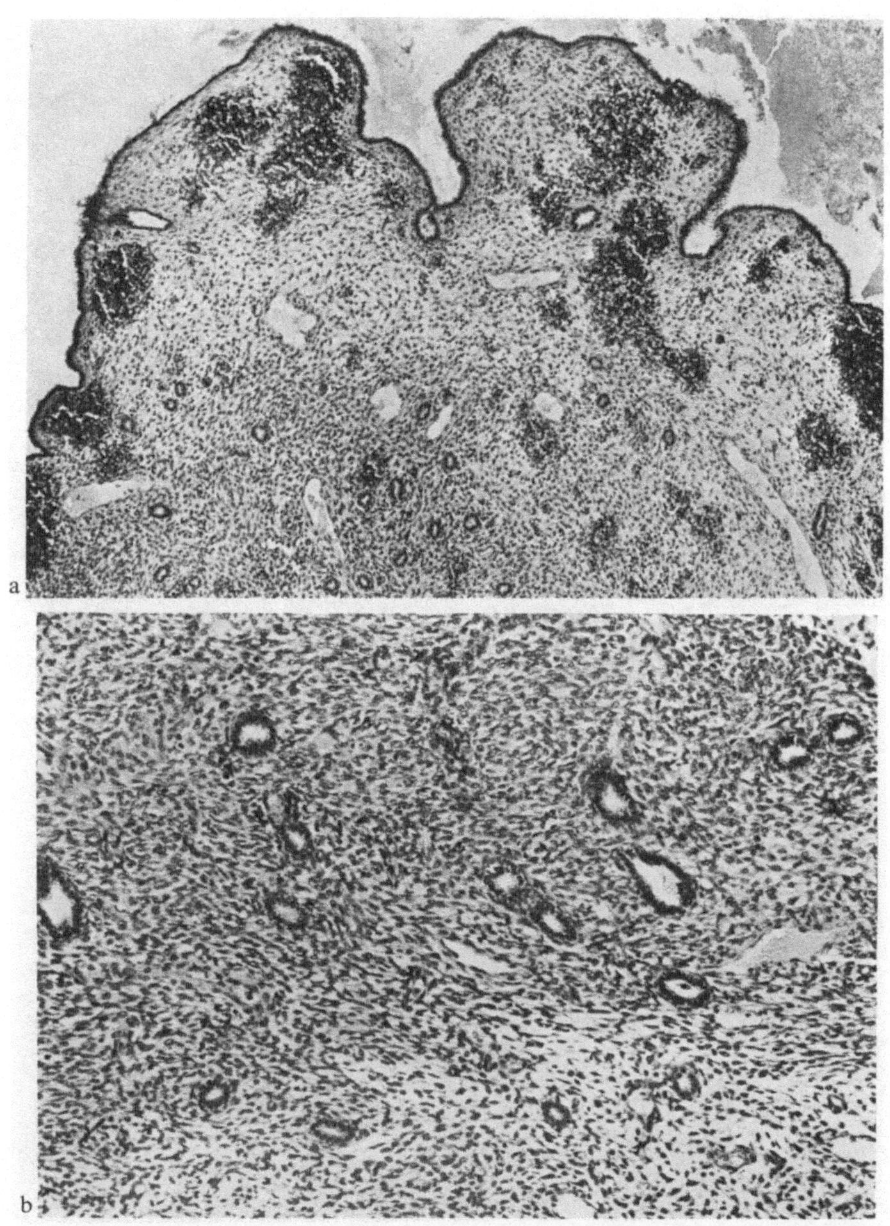


Abb. 115a u. b. Vorgeschrittene Atrophie des Endometrium nach 9monatiger Einnahme von Anovlar. (a) Übersicht mit unregelmäßiger Oberfläche und herdförmigen Abbruchblutungen, (b) stärkere Vergrößerung

Gefäßwände, teils durch fokale Unterschiede im Receptorenverlust und damit in der hormonellen Ansprechbarkeit. Die bei diesen Patientinnen zuweilen auftretende sekundäre Amenorrhoe erklärt sich leicht aus der fehlenden Ansprechbarkeit des Endometrium (Abb. 117). Wir haben selbst einzelne Fälle beobachtet,

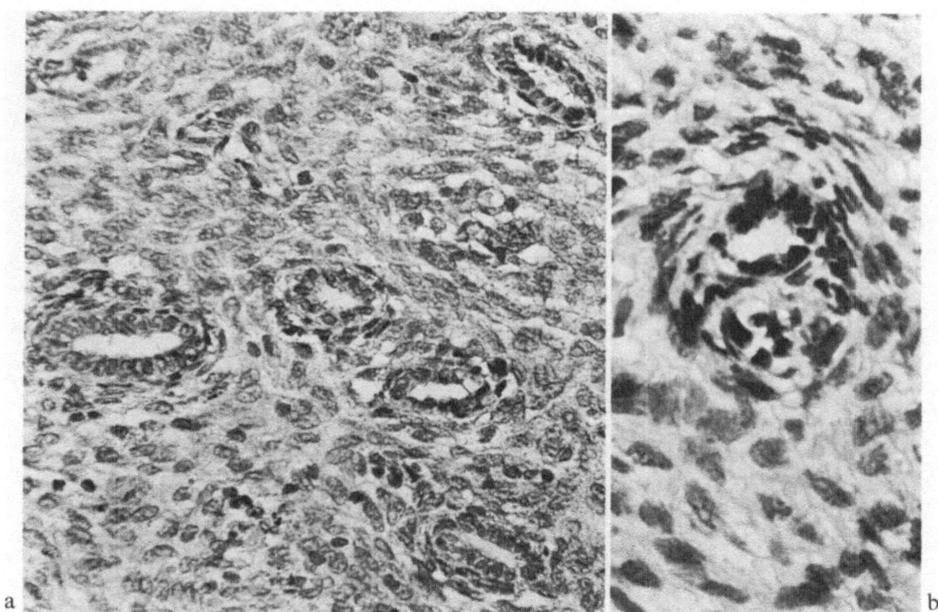


Abb. 116a u. b. Gleicher Fall wie Abb. 100. Atrophische (a) und schwindende (b) Drüsen

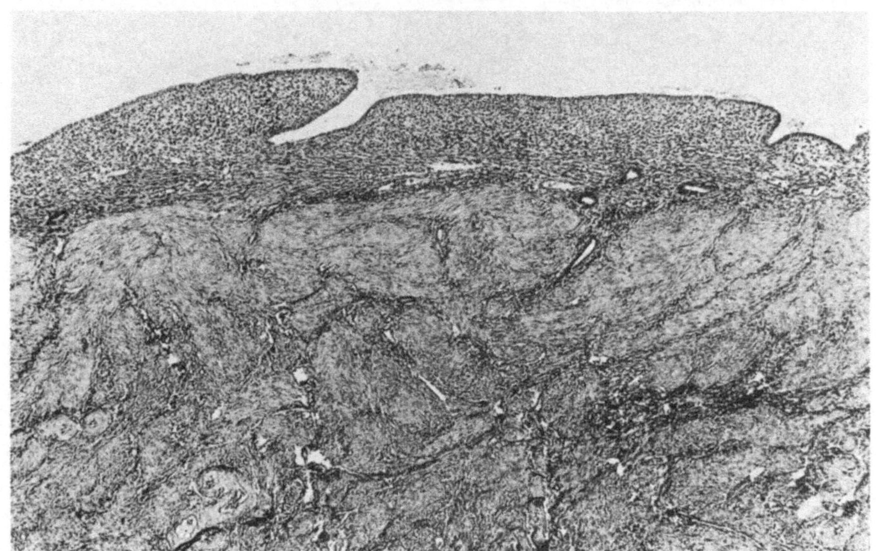

Abb. 117. Nahezu vollständige Endometriumatrophie bei einer 41jährigen Patientin nach 3jähriger kontinuierlicher Einnahme eines oralen Kombinationspräparates

bei denen, analog zum Tierexperiment (vgl. HISAW und HISAW, 1961) auch massive Hormondosen keine Reaktion an einem solchen refraktär gewordenen Endometrium mehr auszulösen vermochten (vgl. SHEARMAN, 1968, 1975). Diese durch Hormongaben künstlich erzeugte Atrophie unterscheidet sich daher nicht nur morphologisch, sondern auch in ihrer Reaktion von der physiologischen Altersatrophie: Diese ist durch Hormontherapie jederzeit wieder stimulierbar, jene nicht immer, da sehr wahrscheinlich die in den Genomen verankerten spezifischen Oestrogenreceptoren durch die langfristige unphysiologische Zufuhr synthetischer Hormone zerstört wurden. DODEK und KOTZ (1967) beschreiben ein Anovulationssyndrom nach der Einnahme von Ovulationshemmern. Diese extremen Auswirkungen bleiben jedoch auf Einzelfälle beschränkt. Meist kommen im atrophischen Endometrium zwischen vollständig drüsenfreien Arealen andere mit reaktiven Basalishyperplasien vor, von denen aus eine Regeneration noch möglich scheint. – Ein kleiner Teil der Patientinnen reagiert auf die Langzeitbehandlung mit hyperplastischen Veränderungen an den Endometriumdrüsen, die bis zu *adenomatösen Wucherungen* führen können und dafür sprechen, daß allein die Ansprechbarkeit des Endometrium auf Oestrogene erhalten blieb (Abb. 118). Derartige Drüsenwucherungen kommen vor allem nach Langzeiteinnahme von Präparaten mit hoher Oestrogenkomponente wie z.B. den Sequentialpräparaten vor, oder nach Umwandlung von Gestagenen in Verbindungen mit oestrogener Wirkung (CHARLES, 1964; GOLDFARB, 1964; HENZL *et al.*, 1964). Vereinzelt wurden nach längerer Einnahme von z.B. Norethisteron selbst 4 Monate nach Absetzen der Therapie noch Plattenepithelmetaplasien in den Corpusdrüsen beobachtet. SCHMID (1968) sah präcanceröse atypische Epithelproliferationen mit Bildung von Epithelpapillen und den Zeichen der Zellsekretion nach Dauertherapie mit Lyndiol. Neuerdings mehren sich auch Beobachtungen invasiver Endometriumcarcinome nach Einnahme oestrogenbetonter Ovulationshemmer (s.S. 186). DOCKERTY *et al.* (1959) weisen andererseits darauf hin, daß bei Überwiegen des Gestagenanteils die dadurch ausgelöste prädeciduale Reaktion nach Langzeitbehandlung pseudosarkomatösen Charakter annehmen kann. Selbst die Entstehung echter Endometriumsarkome mit ausgeprägter Kernpolymorphie und zahlreichen atypischen Mitosen bei positivem cytologischem Befund wurde nach langjähriger Einnahme gestagenbetonter Präparate beschrieben (SONG *et al.*, 1970). Häufiger entwickelt sich jedoch eine *noduläre Stromahyperplasie* mit vergrößerten Kernen, vermehrter Bildung von Reticulumfasern und Capillarwucherungen (s. Abb. 119). Diese umschriebenen Hyperplasien sollten nicht mit der seltenen präsarkomatösen Stromahyperplasie verwechselt werden (s.S. 127). Andererseits liegen Langzeitbeobachtungen dieser Hyperplasieform noch nicht vor, so daß eine endgültige Aussage über ihre Dignität noch nicht möglich scheint.

Unter **Sequentialtherapie** beobachtet man etwas andere Bilder, da der erste Progesteronreiz das Endometrium in einer späteren Phase des Cyclus trifft: Im Vordergrund steht hier nach einer durch Oestrogen verlängerten Proliferationsphase die Verzögerung der Sekretionserscheinungen, die im übrigen gleichmäßig entwickelt sein können, jedoch unterwertig bleiben. Dazu besteht häufig ein ausgesprochenes Stromaödem, obwohl die Gesamthöhe des Endometrium niedrig bleibt. GOLDZIEHER *et al.* (1964) und MAQUEO *et al.* (1964) fanden in

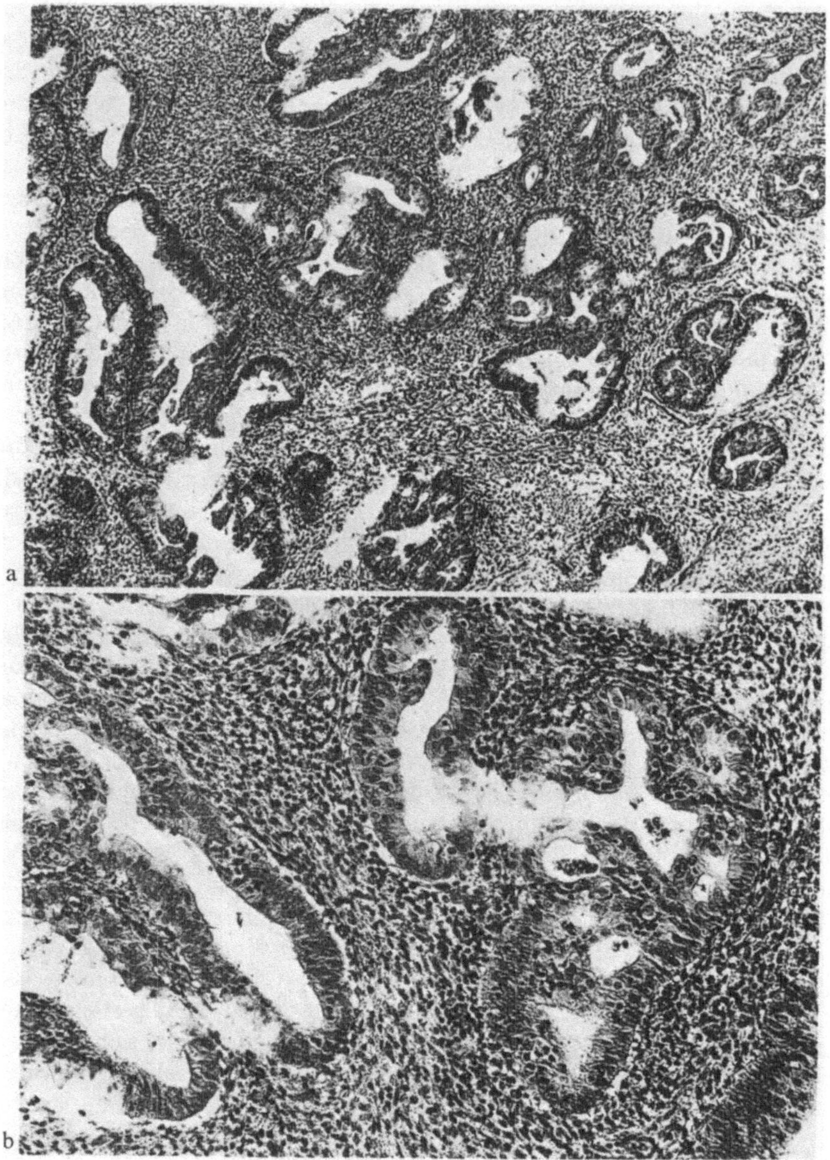


Abb. 118a u. b. Beginnende adenomatöse Hyperplasie nach 4jähriger Einnahme eines oralen Kontrazeptivums vom Kombinationstyp. (a) Schwache, (b) stärkere Vergrößerung

ihrer ziemlich großen Serie sequentialtherapeutisch behandelter Frauen bis zum 22. Tag des Hemmcyclus (2 Tage nach Beginn des Gestagenzusatzes) keine Sekretionserscheinungen am Drüsenepithel; am 26. Tag, d.h. kurz vor Einsetzen der Abbruchblutung, entsprachen die Endometriumdrüsen noch dem 2. Tag nach der Ovulation und zeigten somit keinerlei Rückbildungserscheinungen. Eine prädeciduale Reaktion tritt nicht ein; endometriale Körnchenzellen sind

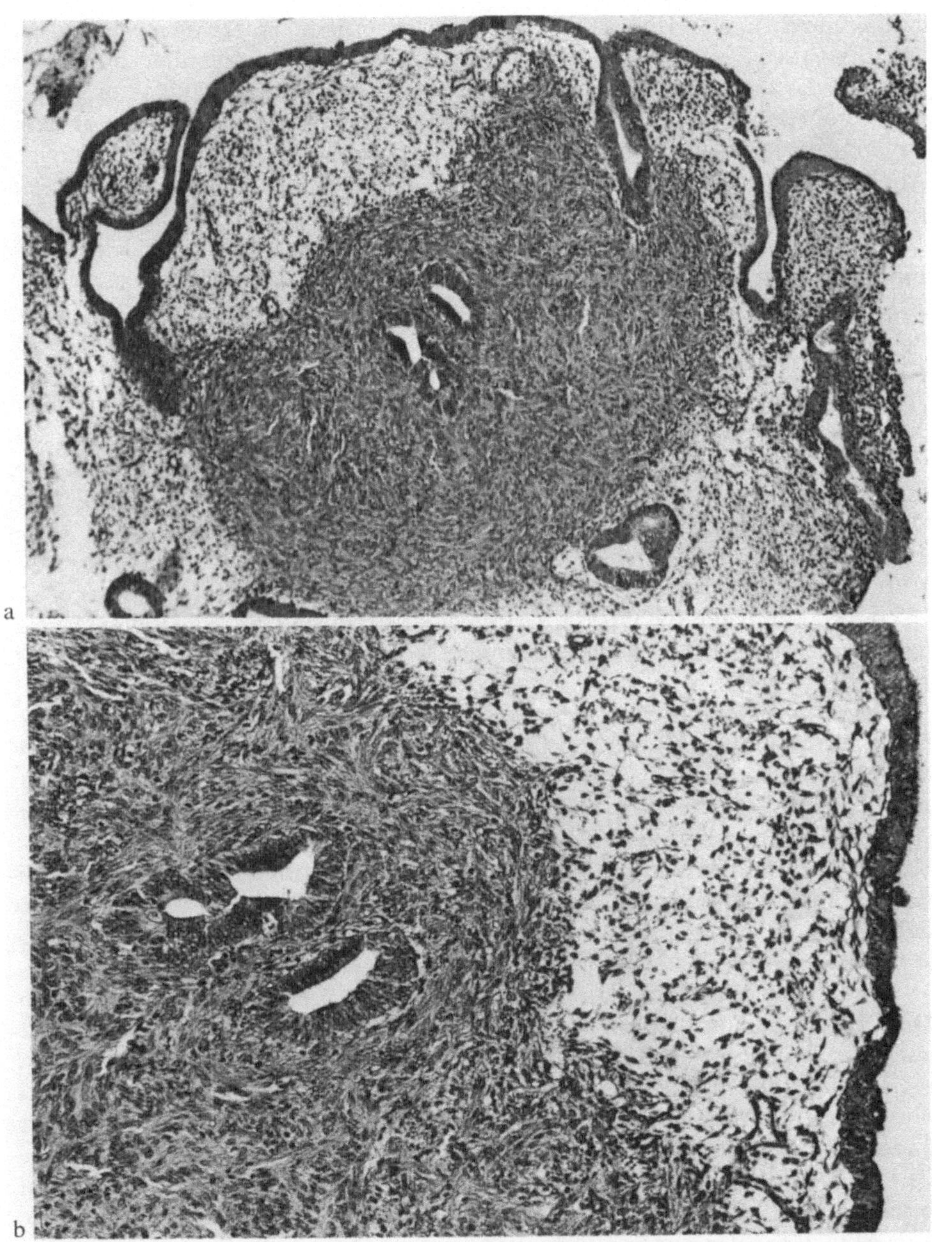

Abb. 119a u. b. Umschriebene Stromahyperplasie („Stromalom“) nach Einnahme von Ovulationshemmern in einem unterwertig proliferierten Endometrium. (a) Schwache, (b) stärkere Vergrößerung

nur vereinzelt nachweisbar. Die Spiralarterien bleiben unterentwickelt (Board und Borland, 1964). Ober *et al.* (1966) konnten diese Ergebnisse bestätigen, wenn sie das Gestagen im Rahmen der Sequentialtherapie ebenfalls nur 5 Tage lang verabreichten. Nach 10tägiger Einnahme von Gestagen (2 mg Chlormadinon täglich) fanden sie am Ende des Sequentialcyclus bei 10%, nach 20tägiger Applikation bei der überwiegenden Mehrzahl der Frauen eine deciduale Reaktion bei gleichbleibender Unterentwicklung der Spiralarterien.

Nach *längerer Anwendungsdauer* ergibt sich noch annähernd das gleiche Bild. Eine Endometriumatrophie wie bei der Kombinationstherapie tritt selten auf. Jedoch läßt sich von Cyclus zu Cyclus eine nachlassende Ansprechbarkeit insbesondere der Drüsen auf die zugeführten Hormone feststellen. Die Bilder sind am ehesten vergleichbar mit einer unregelmäßigen Proliferation oder auch einer unterwertigen Sekretionsphase bei mittelschwerer Ovarialinsuffizienz (Fettig und Kopecky, 1968). Häufiger als bei der Kombinationstherapie entwickeln sich glandulär-cystische (bis zu 50%) und adenomatöse Hyperplasien (bis 13%), sowie neuerdings auch Endometriumcarcinome aufgrund des sich einstellenden Oestrogenübergewichts (Lyon, 1975; Silverberg und Marowski, 1975; Vanderick *et al.*, 1975; Kelley *et al.*, 1976; Kreutner *et al.*, 1976; Lyon und Frisch, 1976; Cohen und Deppe, 1977; Reeves und Kaufman, 1977; Silverberg *et al.*, 1977). Die kontrazeptive Wirkung ist nicht so sicher wie bei der Kombinationsmethode; Durchbruchovulationen kommen bei rund 8% der Frauen vor (Mears, 1965).

Die **alleinige Zufuhr von Progesteron** zur Kontrazeption oral in kleinen täglichen Dosen (z.B. 0,5 mg Chlormadinonacetat: Martinez-Manautou, 1967) oder parenteral als Depot ist in ihrer morphologischen Auswirkung vergleichbar mit der reinen Gestagentherapie z.B. bei Endometriose (s.S. 221). Demzufolge sind auch die Endometriumveränderungen ausgeprägter als nach Einnahme von Kombinationspräparaten. Schon nach wenigen Behandlungscyclen ist die Proliferation des Endometrium nachhaltig reduziert. Es entwickelt sich eine starre Sekretion, wobei Art und Ausmaß der Dissoziation von Drüsen und Stroma je nach der chemischen Struktur des verwandten Gestagens variieren.

Schon vom 7. Cyclustag an befinden sich die Drüsen in abortiver Sekretion. Die Glykoproteinproduktion ist vermindert; die Spiralarterien sind unterentwikkelt; das retikuläre Netzwerk ist lückenhaft oder gar nicht erkennbar (Kühne *et al.*, 1972). Nach Verabreichung von Quingestanol-Acetat, einem potenten Gestagen, treten während des ganzen Cyclus tiefgreifende histochemische Veränderungen auf (Flowers *et al.*, 1974): Am apikalen Zellsaum der Drüsenepithelien reichern sich diastaseresistente Mucopolysacharide an, während an der Zellbasis bis zum Ende der Sekretionsphase Glykogenpartikel nachweisbar bleiben. Die Aktivitäten der Succino-Dehydrogenase sowie der alkalischen und sauren Phosphatase sind nicht verändert; dies läßt darauf schließen, daß die zelluläre Transportfunktion nicht schwerwiegend geschädigt ist. Unverändert sind auch die cyclischen Schwankungen der sauren Mucopolysaccharide. Sulfomucine überwiegen in der Proliferationsphase, Carboxylmucine in der Sekretionsphase. Die Blutgefäße enthalten PAS-positive diastaseresistente Thrombocytenaggregate. Ultrastrukturell lassen sich an den Drüsenzellen Zeichen einer vorzeitigen gestörten Differenzierung und Degeneration erkennen, wie verlängerte Mitochondrien, unregelmäßige Entwicklung des endoplasmatischen Reticulum und teilweiser Verlust des nucleolären Channel-Systems während der Sekretionsphase (FERIA-VELASCO *et al.*, 1972; FLOWERS *et al.*, 1974; MARUFFO *et al.*, 1974). Viele Zellen enthalten reichlich Tonofilamente und Mikrotubuli auf Grund einer Vermehrung der Ribosomen und des granulären endoplasmatischen Reticulum. Daraus läßt sich ableiten, daß der Mechanismus für Synthese und Transport des Glykogen vorhanden ist, die Menge des Glykoprotein und der Transportsysteme jedoch verändert sind.

Nach einmaliger Injektion sind diese Veränderungen innerhalb von 90 Tagen rückbildungsfähig (ROBERTS *et al.*, 1975); bei Langzeitanwendung kommt es aber bei reiner Gestagenzufuhr früher zu hartnäckigen Endometriumatrophien als nach Anwendung von Kombinationspräparaten (LEE, 1969; KHOO *et al.*, 1971). Dadurch erklärt es sich auch, daß in solchen Fällen bei der Abrasio oft kaum oder gar kein Gewebe zu gewinnen ist.

Entgegen früherer Annahmen beeinflußt die alleinige Zufuhr von Progesteron zur Kontrazeption somit doch das Endometrium und die übergeordneten ovariellen oder hypophysären Funktionen (MOGHISSI *et al.*, 1973).

Gelegentlich können unter niedrig dosierter Gestagenzufuhr Ovulation und Konzeption erfolgen; die aufgrund der veränderten Endometriumstruktur unterentwickelte Dezidua verhindert aber die Implantation, und es kommt zum Spontanabort. Zuweilen läßt sich auch eine Fehlentwicklung der Blastocyste durch direkten Einfluß des Gestagen auf die befruchtete Eizelle erklären (s.S. 258). Außerdem besteht aufgrund der unter Gestagenzufuhr verminderten Tubenperistaltik und -Sekretion (MALL-HÄFELI *et al.*, 1976) ein 2–5fach höheres Risiko zur Entwicklung einer Extrauteringravidität (LIUKKO *et al.*, 1977). Auch in dieser Hinsicht schwanken jedoch die Auswirkungen auf Ovulation und Implantation von Präparat zu Präparat. Chlormadinon verhindert oft, Norgestrel so gut wie regelmäßig die Ovulation und verändert zusätzlich Endometriumstruktur, Cervixschleim und die Funktion der hypothalamischen und hypophysären Zentren (MOGHISSI und MARKS, 1971); einen ähnlichen Effekt hat auch Norethindron-Acetat (MOGHISSI und SYNER, 1975). Die auch nach Absetzen des Gestagen zuweilen anhaltende Endometriumatrophie und Amenorrhoe erklärt sich am ehesten als Folge der Unterdrückung der Gonadotropinsekretion (COUTINHO *et al.*, 1966; HASPELS, 1970).

Das kontraceptive **Steroid R 2323**, welches die Progesteronreceptoren blockiert, hat eine gestagenähnliche Wirkung am Endometrium (AZADIAN-BOULANGER *et al.*, 1976). Das Nucleolar-Channel-System der Drüsenepithelien bleibt rudimentär, Riesenmitochondrien fehlen, die Glykogen-abbauenden Enzymreaktionen sind verlangsamt, infolgedessen bleibt die Drüsensekretion insuffizient.

Die Oestrogenzufuhr nach der Kohabitation („**Pille danach**") führt beim Affen nur zu einer geringen Verzögerung der Sekretionserscheinungen am Endometrium (MORRIS und VAN WAGENEN, 1966); ihr Wirkungsmechanismus ist wahrscheinlich nicht nur im Endometrium zu suchen. Bei der Frau ist die Wirksamkeit abhängig von strikter Einhaltung der korrekten Zeit und Dosis (BLYE, 1973; HASPELS und ANDRIESSE, 1973; SHEARMAN, 1973), die dem 100fachen einer gewöhnlichen Pille entsprechen muß. Am Endometrium finden sich dementsprechend ausgeprägte Epithelproliferationen (HASPELS *et al.*, 1977). Gleichzeitig ist die Differenzierung von Drüsen und Stroma um 5 Tage verzögert (VAN SANTEN und HASPELS, 1980). Die dadurch bedingte Störung der Synchronie zwischen Blastocyste und Endometrium ist sehr wahrscheinlich Hauptursache der kontraceptiven Wirkung bei der Frau (BEIER 1981). – Die „Gestagen-Pille danach“ hat schwere Nebenwirkungen und eine hohe Versagerquote (LARRANAGA *et al.*, 1975).

**Enzymhistochemische Untersuchungen** (CONNELL *et al.*, 1967; HESTER *et al.*, 1968) ergaben z.T. erhebliche Abweichungen vom normalen Cyclus. Die Aktivität der alkalischen Phosphatase ist nach Kombinationstherapie mit Ovulationshemmern nur geringfügig vermindert, nach Sequentialtherapie analog zu den übrigen morphologischen Veränderungen zeitlich verschoben: Der Anstieg erfolgt erst in der zweiten Cyclushälfte und erreicht sein Maximum kurz vor der Abbruchblutung. Die Konzentration der sauren Phosphatase ist in beiden Hemmcyclen vermindert. Die Succino- und Lactodehydrogenasen zeigen verminderte Aktivitäten mit nur geringen cyclischen Schwankungen. Die Aktivität der $\beta$-Glucuronidase fehlt nach Kombinationstherapie ganz, nach Sequentialtherapie ist sie sehr niedrig.

In vitro lösen dem Kulturmedium zugesetzte Ovulationshemmer ähnliche Veränderungen am Endometrium aus wie die natürlichen Hormone (CSERMERLY *et al.*, 1971).

Die **diagnostische Einordnung** dieser Endometrien bereitet insbesondere nach Kombinationstheraypie Schwierigkeiten: Einerseits ist das Bild so charakteristisch, daß man ein Endometrium aus einem Hemmcyclus auch ohne Kenntnis der vorausgegangenen Ovulationshemmertherapie bei einiger Übung sofort erkennt. Es ist uns keine endogen bedingte hormonelle Fehlsteuerung bekannt, die ein identisches Bild auszulösen vermag. Andererseits ist der gewissenhafte Morphologe bemüht, die histologische Veränderung möglichst präzise zu definieren, da sich aus dem Grad der noch nachweisbaren Proliferation oder Sekretion wertvolle Schlüsse auf das bereits erreichte Ausmaß der funktionellen Alteration ziehen lassen, aus denen sich Hinweise auf Prognose und klinische Konsequenzen ergeben. Wir klassifizieren die Endometrien aus einem Hemmcyclus daher unter mehreren Ziffern unseres diagnostischen Dezimalsystems ein (vgl. Tabelle 3), ein „ov“ hinter der zweistelligen Ziffer weist auf die vorausgegangene Hemmtherapie hin, so daß diese Fälle auf gesonderten ov-Karten trotz der verschiedenen Ziffern jederzeit leicht erfaßbar sind. Die am häufigsten benutzten Ziffern sind die Verschlüsselungen für die unterwertige, verkürzte oder unregelmäßige Proliferations- oder Sekretionsphase sowie das atrophische Endometrium oder die anovulatorische Abbruchblutung. Zuweilen ergibt sich auch das Bild der verzögerten Abstoßung, das sich jedoch von demjenigen anderer Genese vor allem durch das Fehlen von endometrialen Körnchenzellen unterscheidet (DALLENBACH-HELLWEG und BORNEBUSCH, 1969), oder bei Überwiegen des Oestrogenanteils bzw. Umwandlung des Gestagens in Oestrogen eine glandulär-cystische Hyperplasie zuweilen mit adenomatösen Wucherungen.

Wird die Therapie mit Ovulationshemmern dagegen rechtzeitig abgebrochen oder zumindest zeitweilig unterbrochen, so ist eine **Rückkehr zu normalen Cyclen** auch histologisch noch möglich (MAQUEO *et al.*, 1963; RICE-WRAY *et al.*, 1963; MEARS, 1965; BREINL und WARNECKE, 1967). Nach vollständigem *Absetzen* der Therapie erfolgt diese Rückkehr bei 57,5% der Frauen im ersten behandlungsfreien Cyclus, bei insgesamt 91% nach z.T. mehrmonatiger Amenorrhoe bis zum 4. behandlungsfreien Monat, während bei den restlichen Patientinnen eine länger dauernde Amenorrhoe auftritt (Rice-Wray *et al.*, 1967; Plate, 1971; Ingerslev *et. al.*, 1976), oder das Bild der unterwertigten Sekretionsphase unverändert bestehen bleibt. Die Dauer der postkontrazeptiven Amenorrhoe ist deutlich abhängig von der chemischen Zusammensetzung des Ovulationshemmers (Ferin, 1964): Die injizierbaren Hormonpräparate (Scommegna *et al.*, 1970) und die Depot-Gestagene (Gardner und Mishell, 1970; Maqueo *et al.*, 1970) verursachen die längsten Intervalle. Weiterhin neigen Frauen, die vor der Einnahme von Ovulationshemmern bereits Cyclusanomalien hatten, eher zu langanhaltenden Amenorrhoen als Frauen mit vorher normalen Cyclen (Golditch, 1972; Rifkin *et al.*, 1972; Buttram *et al.*, 1974). Ursächlich liegen diesen Amenorrhoen entweder zentral oder ovariell bedingte Anovulationen oder ein nicht hormonell ansprechbares atrophisches Endometrium zugrunde. Die gelegentlich gleichzeitig auftretende Galaktorrhoe deutet auf eine hypothalamische Unterfunktion mit Unterdrückung der Gonadotropinbildung hin (Friedman und Goldfien, 1969; Halbert und Christian, 1969; Starup, 1972).

Die Frage nach dem **Wirkungsmechanismus** der Ovulationshemmer hat zur Entwicklung zahlreicher Hypothesen geführt. Sehr wahrscheinlich spielen mehrere Faktoren eine Rolle, die je nach Lage des Falles in Abhängigkeit von der angewandten Methode, der Zusammensetzung und Dosierung der Präparate gemeinsam oder einzeln für die Wirkung verantwortlich sind. Eine Hemmung der Ovulation wurde zwar in einigen Fällen morphologisch nachgewiesen (Rauscher und Leeb, 1965), erscheint aber für die antikonzeptionelle Wirkung nicht obligatorisch.

In den meisten Fällen würden schon die *morphologischen Veränderungen der Endometriumstruktur* zur Erklärung der antikonzeptionellen Wirkung ausreichen. Wie wir bereits bei der Besprechung der funktionellen Störungen sahen, ist ein durch hormonelle Fehlsteuerung morphologisch verändertes und damit auch funktionell gestörtes Endometrium nicht fähig, ein befruchtetes Ei aufzunehmen. Von verschiedenen Autoren wurden der Reihe nach die Abwegigkeiten der einzelnen Strukturelemente für die Verhinderung der Implantation verantwortlich gemacht: Die z.Z. der Implantation bereits in Rückbildung begriffenen Drüsen (Haller, 1966), die weitgehende Atrophie des Endometrium (Goldzieher *et al.*, 1962; Goldzieher und Rice-Wray, 1966; Hester *et al.*, 1968), die fehlende Ausbildung von Spiralarterien (Ober, 1966), die Entwicklungshemmung der intercellulären Faserstrukturen zur geweblichen Fixierung des Eies (Waidl *et al.*, 1968) und der stark herabgesetzte in vitro-Glucosestoffwechsel des Endometrium (Hackl, 1968). Morris (1973) mißt der Aktivitätsminderung der endometrialen Carbonanhydrase grundlegende Bedeutung bei. Auch die Entwicklungsverzögerung und mangelhafte Ausreifung des Endometrium bei der Sequentialtherapie, die einer unterwertigen Sekretionsphase gleicht, reicht sehr wahrscheinlich zur Nidationshemmung aus (Fettig und Kopecky, 1968; Kaltenbach *et al.*, 1973). — Klinisch wurde unter der Einnahme von Ovulationshemmern wiederholt eine *Abnahme der Ausscheidung von Gonadotropinen* im Urin beobachtet (Epstein *et al.*, 1958; Buchholz *et al.*, 1962; Demol und Ferin, 1964; Walser *et al.*, 1964; Kaiser *et al.*, 1966), und zwar nach der Kombinationsmethode vor allem des die Ovulation auslösenden intermenstruellen Produktionsgipfels des LH (Buchholz und Nocke, 1965), nach Sequentialtherapie vor allem des FSH bei oft gleichbleibendem LH-Gipfel (SWERDLOFF und ODELL, 1968). Offensichtlich bewirkt die Oestrogenkomponente der Kontrazeptiva eine Reduktion des FSH (VORYS *et al.*, 1965), während die Progesteronkomponente für das Absinken des LH verantwortlich ist (DICZFALUSY, 1968; *et al.*, 1969); das Ovar reagiert mit morphologisch faßbaren regressiven Veränderungen; das Follikelwachstum ist gehemmt, das Stroma fibrös umgewandelt. Demnach erfolgt die Unterdrückung der Ovulation sehr wahrscheinlich über die Hypophyse durch einen vorzeitigen Rückkopplungsmechanismus (vgl. auch ARTNER und KRATOCHWIL, 1965). Tierexperimentell kommt es zur Vergrößerung der Hypophyse mit Degranulierung der acidophilen und basophilen bei Vermehrung der chromophoben Zellen (BORELL, 1966). – Nach Untersuchungen von LUNENFELD (1964) scheint außerdem eine *direkte Wirkung der Ovulationshemmer auf das Fermentsystem des Ovars* in Betracht zu kommen. – Einige Untersuchungen haben jedoch gezeigt, daß verschiedene der zur Ovulationshemmung verwandten Präparate auch dann antikonzeptionell wirken, wenn die Hemmung der Ovulation ausbleibt (GOLDZIEHER *et al.*, 1962; ERB und LUDWIG, 1965). In diesen Fällen und insbesondere nach der kontinuierlichen Verabreichung kleinster Gestagendosen wird einerseits die gestörte Endometriumfunktion (KÜHNE *et al.*, 1972), andererseits eine *veränderte Zusammensetzung und der Verlust der Spinnbarkeit des Cervixschleimes* mit Erschwerung der Spermienpassage für die antikonzeptionelle Wirkung verantwortlich gemacht (HALLER, 1966; GARCIA, 1967). Auch eine Nichterlangung der Befruchtungsfähigkeit der *Spermien* wird in Betracht gezogen (TAUSK, 1969); eine solche soll erst nach 6stündiger Verweildauer im weiblichen Genitaltrakt und nach Verdauung einer die Spermien bedeckenden Polysaccharidschicht durch Enzyme der Uterusmucosa erzielt werden. Zu berücksichtigen ist weiterhin die Frage der Wirkung der Antikonzeptiva auf Zellcyclus, Motilität und Lumenweite der *Tube* (MALL-HÄFELI *et al.*, 1976).

Die morphologischen Befunde am Endometrium nach der Einnahme von Ovulationshemmern sind in vieler Hinsicht aufschlußreich. Sie vermitteln uns einerseits einen detaillierten Einblick in die Reaktionsfähigkeit des gesunden und kranken Endometrium, andererseits aber auch in deren Grenzen. Wie jedes andere Organ oder Gewebe des Körpers, so verändert auch das Endometrium seinen Reaktionsmodus in Anpassung an die Dauer, Art und Stärke der Einwirkung. Wie bereits über viele Jahre kontinuierlich fortgeführte Experimente an Affen zeigten, hat das Endometrium einem Ausspruch Professor HISAWS zufolge „Das Gedächtnis eines Elefanten"; es vergißt keine Hormontherapie. Bisherige Langzeitbeobachtungen am menschlichen Endometrium nach Einnahme von Ovulationshemmern haben eine kontinuierliche Abnahme der hormonellen Ansprechbarkeit bis zur Atrophie ergeben oder aber eine nur noch isolierte Ansprechbarkeit auf Oestrogen. Wenn auch bei dem größeren Teil der Patientinnen diese Veränderungen nach Absetzen der Therapie noch reversibel sind, so sollte allein die Tatsache der Irreversibilität auch bei einem noch so kleinen Prozentsatz der Frauen zu denken geben. Von den verschiedenen klinisch beobachteten schädigenden Folgen der Hormontherapie soll hier nicht die Rede sein.

Über die möglichen *Spätfolgen* einer echten kontinuierlichen Langzeitbehandlung läßt sich auf Grund unserer derzeitigen Kenntnisse über die Hormonwirkung auf das Endometrium folgende Hypothese aufstellen:

1. *Oestrogene* führen in ihren Erfolgsorganen durch Bindung an spezifische Receptoren über eine Genaktivierung zur Gewebsproliferation. Aus dieser wird:

a) im normalen Cyclus durch Progesteron: eine Wachstumshemmung mit Differenzierung,

b) bei kontinuierlicher ungehemmter Einwirkung kleiner bis mittlerer Dosen: ein *ungehemmtes Wachstum* (glandulär-cystische Hyperplasie → adenomatöse Hyperplasie → gegebenenfalls Carcinom; vgl. HERTZ, 1968),

c) bei Einwirkung toxisch hoher Dosen: eine Zerstörung bzw. funktionelle Auslöschung der Receptoren mit *Atrophie* des Endometrium (vgl. Tierexperimente).

2. *Progesteron* führt ebenfalls durch Bindung an spezifische Receptoren:

a) bei physiologischer Dosierung zur Wachstumshemmung mit anschließender Differenzierung,

b) bei kontinuierlicher ungehemmter Einwirkung (wobei die Dosierung nur von sekundärer Bedeutung ist) zunächst zu anhaltender Blockierung und schließlich zur irreversiblen Schädigung der Receptoren mit *Atrophie* des Endometrium.

Erfreulicherweise kommen die geschilderten negativen Auswirkungen nach den modernen Kombinationspräparaten mit ihren weitaus niedrigeren Hormonkonzentrationen sehr viel seltener und weniger ausgeprägt vor. Wichtig ist auch, daß diese Nebenwirkungen, mit denen in erster Linie der Pathologe konfrontiert wird, immer nur bei erheblicher Störung des hormonellen Gleichgewichts der Patientin auftreten. Die präzise histologische Erfassung der Veränderungen und ihrer Ursache (Oestrogen- oder Gestagen-bedingt?) ist daher von besonderer Bedeutung, da sie dem Gynäkologen Anhaltspunkte zur gezielten Umstellung der Patientin auf ein anderes Hormonpräparat zu geben vermag. Die histologische Begutachtung des entnommenen Gewebes sollte derartige abschließende Empfehlungen an den Kliniker in diesen Fällen regelmäßig enthalten.

Die **Cervixschleimhaut** oft ebenfalls Bestandteil einer Abrasio, reagiert auf zugeführte Hormone anders, häufig entgegengesetzt zum Endometrium. Auf die alleinige Zufuhr von Oestrogenen reagiert die Cervixschleimhaut sehr wenig oder gar nicht, es kommt nur zu Plattenepithelmetaplasien. Im Gegensatz hierzu lösen reine Gestagene oder gestagenbetonte Kombinationspräparate adenomatöse Hyperplasien der Cervixschleimhaut mit kleinalveolären Aufgliederungen und erheblichen Drüsenproliferationen aus (Abb. 120a). Dabei kommt es auch zu ausgeprägten Reservezellhyperplasien (Abb. 120b). Die exogen ausgelöste adenomatöse Hyperplasie übersteigt bei weitem das Ausmaß einer physiologischen Schwangerschaftshyperplasie der Cervixschleimhaut, von der sie sich auch strukturell deutlich unterscheidet. Abrasionen nach Einnahme gestagenbetonter Hormonpräparate enthalten demzufolge charakteristischerweise oft überwiegend Anteile der stark hyperplastischen Cervixschleimhaut bei kaum nachweisbarem, weil atrophischem Endometrium.

**ε)** *Die Behandlung mit* **Gonadotropinen:** Mit Choriongonadotropin (HCG) läßt sich beim Menschen und Affen (HISAW, 1944) eine Cyclusverschiebung durch Verlängerung der Sekretionsphase erreichen. Das Corpus luteum persistiert; die Relaxinbildung ist gesteigert, was sich im Auftreten von Endothelproliferationen in den Stromagefäßen und von Deciduomen äußert. — Bei hypogona-

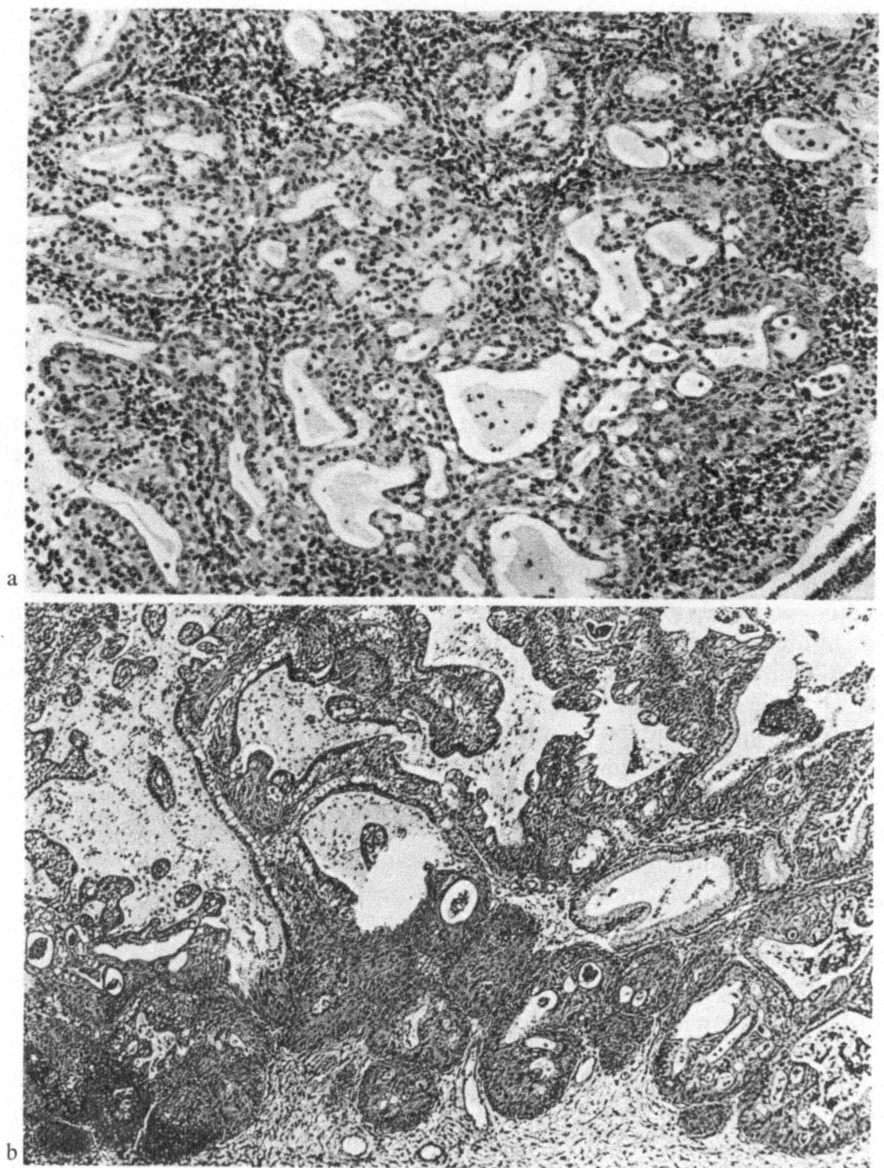


Abb. 120 a u. b. Adenomatöse Hyperplasie der Cervixschleimhaut. (a) Kleinalveoläre Drüsenaufgliederung bei wenig differenziertem Drüsenepithel, (b) ausgeprägte Reservezellhyperplasien

dotroper Ovarialinsuffizienz hat sich demgegenüber die Behandlung mit hypophysärem Gonadotropin (HHG) bewährt. Mit täglich 400 Einheiten über 10–14 Tage konnten Bettendorf und Breckwoldt (1964) eine Follikelreifung mit nachfolgender Ovulation erzielen. Andere Autoren (van de Wiele und Turksoy, 1965; Schmidt-Elmendorff und Kaiser, 1967) lassen einer Vorbehandlung mit

Menopausengonadotropin (HMG) zur Follikelreifung die Verabreichung von HCG (4000–5000 i.E.) zur Ovulationsauslösung folgen. In einer größeren Patientinnenserie kam es zu Ovulationen bei 91% der Frauen; 51% wurden schwanger (LUNENFELD, 1965). Zuweilen treten multiple Ovulationen und Mehrlingsschwangerschaften auf (GEMZELL, 1966). Gleichzeitig erfolgt eine teilweise sekretorische Umwandlung des Endometrium (vgl. BUXTON und HERRMANN, 1961), in dem gelegentlich hyperstimulierte Drüsen mit großen, polygonalen Kernen und klarem, unregelmäßig begrenztem Cytoplasma entsprechend dem Arias-Stella-Phänomen auftreten (Abb. 127). Die Umwandlung ist um so ausgeprägter, je länger HHG kontinuierlich verabreicht wird.

Auch **Clomiphen** (50 mg täglich bis zum Anstieg der Basaltemperaturkurve, oder 100–150 mg täglich für 5 Tage; KISTNER, 1965) vermag die Cycluslänge zu regulieren und eine Ovulation auszulösen (GREENBLATT *et al.*, 1961), und zwar selbst oder gerade dann, wenn vorausgegangene Behandlungsversuche mit Gonadotropin erfolglos blieben (DÖRING, 1965). Demgegenüber ist es bei primärer hypogonadotroper Ovarialinsuffizienz wirkungslos (BETTENDORF *et al.*, 1965). Die Unterscheidung kann vor der Behandlung durch den Progesterontest oder durch Messung der Oestrogenausscheidung getroffen werden: Ist der Test negativ, oder liegt der 24-Stunden-Wert unter 10 µg, so sollte Gonadotropin verabreicht werden; bei positivem Test oder bei einem Stundenwert über 10 µg ist Clomiphen das Mittel der Wahl. Daraus folgert, daß Clomiphen sehr wahrscheinlich seine Wirkung direkt im Ovar entfaltet und eine Ovulation dann auszulösen vermag, wenn die übergeordneten hypophysären Zentren intakt sind, d.h. bei normogonadotroper Ovarialinsuffizienz, die ihre Ursache z.B. in einem Stein-Leventhal-Syndrom hat. Zur Ovulation kommt es bei rund 70–80% der behandelten amenorrhoeischen Frauen, am häufigsten beim Stein-Leventhal-Syndrom, und zwar 2–41 Tage, in über der Hälfte der Fälle 2 Wochen nach Behandlungsbeginn. Konzeptionen wurden in einem sehr unterschiedlichen Prozentsatz beobachtet (WHITELAW *et al.*, 1964; DÖRING, 1964; CHARLES *et al.*, 1967; TAUBERT, 1969). Der grobe Durchschnitt liegt bei etwa 20%. Bei gleichzeitiger Verabreichung von HCG und Clomiphen (COX *et al.*, 1968) oder Erhöhung der Clomiphendosis (GORLITSKY *et al.*, 1978) gelang eine Steigerung der Konzeptionszahl auf 50%. Ein vorher anovulatorisches Endometrium zeigt histologisch nach Clomiphenbehandlung eine cyclusgerechte sekretorische Umwandlung (CHARLES *et al.*, 1963), die sich jedoch nur bei etwa 20% der behandelten Frauen vollständig entwickelt, bei den übrigen unvollständig bleibt (vgl. VAN HALL und MASTBOOM, 1969). Die Diskrepanz zwischen Ovulation und Konzeption erklären diese Autoren durch vermutliche Pseudoovulationen infolge von Thecaluteinisierungen nicht rupturierter Follikel. Karyotypische Untersuchungen bei Frauen nach erfolgloser Clomiphentherapie ergaben Chromosomenanomalien und Heteroploidien im Endometrium als Erklärung für die unbeeinflußbare Sterilität (CHARLES *et al.*, 1973). Zu berücksichtigen sind aber auch gelegentliche refraktäre Endometrien mit anhaltender Atrophie trotz biphasischer Basaltemperatur und erfolgter Ovulation (WHITELAW *et al.*, 1970; vgl. Tab. 6, S. 95).

Clomiphen stimuliert die Oestrogensynthese in Ovar und Nebenniere (PILDES, 1965), indem es die zur Transformation der Steroide erforderlichen Enzyme (insbesondere $3\beta$-ol-Dehydrogenase) direkt beeinflußt (CARLSTRÖM und FURUH-

JELM, 1969). Weiterhin soll es wegen seiner chemischen Ähnlichkeit mit dem synthetischen Oestrogen TACE (Chlorotrianisen) durch Bindung an die oestrogenspezifischen Receptoren die körpereigenen Oestrogene verdrängen und eine Enthemmung des Hypophysenvorderlappens mit einer vermehrten Sekretion von Gonadotropin (vor allem FSH) hervorrufen (BUHL SØRGENSEN *et al.*, 1976). Auf diesem Wege kommt ihm sehr wahrscheinlich in Abhängigkeit von der Dosis und Behandlungsdauer sowohl eine oestrogene als auch eine antioestrogene Wirkung zu. Clomiphen findet daher Anwendung nicht nur zur Auslösung der Ovulation, sondern auch, in höherer Dosierung (200–400 mg täglich 1 Monat bis 2 Jahre lang; WALL *et al.*, 1964, 1965), zur Behandlung der glandulär-cystischen Hyperplasie und des Endometrium-Carcinoms nach der Menopause. Dabei kommt es, ähnlich wie unter Progesterontherapie, durch Blockierung der Oestrogenreceptoren zur sekretorischen Umwandlung der adenomatös bzw. carcinomatös gewucherten Drüsen und zur Regression bei einem Teil der Fälle (KISTNER, 1965). Ist die Potenz des Ovars zur Follikelreifung und Ovulation noch erhalten, so wird durch kontinuierliche Zufuhr von Clomiphen (100–200 mg täglich) zunächst eine Sekretionsphase ausgelöst, die 6–8 Wochen anhält. Dabei wird vor allem das Stroma prädecidual umgewandelt. Bei ununterbrochener weiterer Zufuhr entwickelt sich daraus allmählich eine Endometriumatrophie (KISTNER *et al.*, 1966). Der genaue Wirkungsmechanismus des Clomiphen bedarf in verschiedenen Punkten noch der weiteren Aufklärung (vgl. LORAINE und BELL, 1968).

HERZER *et al.* (1969) erzielten mit einem neuen, dem Dydrogesteron verwandten **Retrosteroid** mit ovulationsauslösenden Eigenschaften eine herdförmige sekretorische Umwandlung der Endometriumdrüsen bei fehlender Transformation des Stromas. Diese Wirkungen waren sowohl bei Anovulation als auch nach der Menopause zu beobachten. Demgegenüber kam es bei geschlechtsreifen Frauen zur herdförmigen Anregung der Proliferation und zur Hemmung der sekretorischen Umwandlung.

Das in erster Linie zur Behandlung der Endometriose verwandte **Antigonadotropin** Danazol, ein Derivat des 17α-äthinyl-Testosteron, führt über eine zentrale Hemmung der FSH- und LH-Sekretion zur hormonellen Ausschaltung der Ovarien mit resultierender Atrophie des Endometrium (DMOWSKI und COHEN, 1975).

Die Wirkung der in den letzten Jahren häufig untersuchten und therapeutisch angewandten **Prostaglandine** ist in erster Linie mit biochemischen Parametern zu erfassen. Das Referieren der inzwischen sehr umfangreichen einschlägigen Literatur würde den Rahmen dieser Monographie sprengen; hier sei auf spezielle Abhandlungen verwiesen.

### b) Nach Einlage eines Intrauterinpessars

Die Anwendung von Intrauterin-Pessaren zur Kontrazeption ist historisch älter als die hormonelle Antikonzeption. So wandte bereits RICHTER (1909) eine aus Seidenfäden gedrehte Schlinge und GRÄFENBERG (1931) einen Ring aus kupferhaltigem Silber zur Schwangerschaftsverhütung an. In den 60er Jahren wurde die zweite Generation von Intrauterin-Pessaren aus Plastikmaterial in Form von Schleifen, Schlingen oder Spiralen eingeführt (Margulies-Spirale, Lippes-Schleife, Dalcon-Shield, s. Abb. 121). Bei diesen **rein mechanisch wirkenden Pessar-Formen** entstehen je nach der Auflagefläche deutliche oder nur leichte Drucknekrosen mit entsprechend unterschiedlicher Verletzung des endometrialen Oberflächenepithels und reaktiver entzündlicher Infiltration des perifokalen Stromas. Diese aus Leukocyten, Lymphocyten und Plasmazellen bestehenden Infiltrate

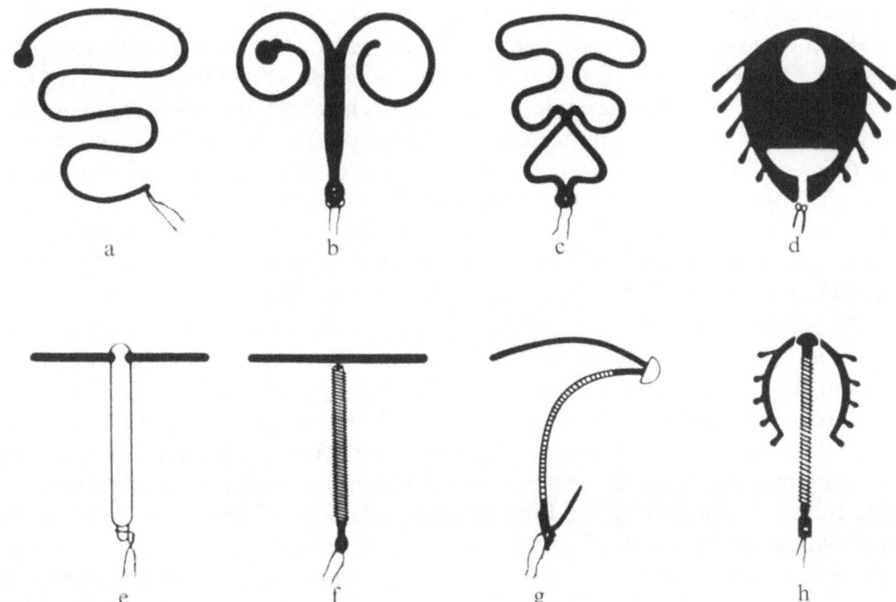


Abb. 121a–h. Die verschiedenen Generationen der Intrauterin-Pessare. Obere Reihe: Rein mechanisch wirkende: (a) Lippes-Schleife, (b) Saf-T-Coil, (c) Dana-Super, (d) Dalcon-Shield; untere Reihe: Medikamentbeladene Formen: (e) gestagenhaltiges Biograviplan, (f) Kupfer-T (Gyne-T), (g) Kupfer-7 (Gravigard), (h) Multiload

sind anfangs oft bakteriell überlagert (Potts und Pearson, 1967), können sich aber monatelang auch ohne noch nachweisbare bakterielle Infektion halten (Moyer und Mishell, 1971). Leukocyten füllen häufig auch die oberflächennahen Drüsenlumina aus. Vereinzelt wurden Fremdkörperreaktionen mit Riesenzellen beobachtet (Borell, 1966). Im Bereich dieser Entzündungsherde kann die Entwicklung des Endometrium verzögert sein und der falsche Eindruck einer allgemein unterwertigen Sekretionsphase entstehen (Lee *et al.*, 1967).

Von diesen Herden abgesehen, kommt es gleichzeitig schon in der Proliferationsphase zu vorzeitigen Sekretionserscheinungen mit elektronenoptisch faßbaren Entwicklungen von Riesenmitochondrien in den Drüsenepithelien, sowie kurz nach der Ovulation bereits zur mechanisch induzierten Decidualisierung des Stromas (Wynn, 1967, 1968), welche sich von einer Schwangerschaftsdecidua nur durch den fokalen Charakter unterscheidet (Hall *et al.*, 1965; Wilson *et al.*, 1965; Tamada *et al.*, 1967) und mit den mechanisch induzierten Deciduomen z.B. bei der Ratte vergleichbar ist (Abb. 122a). Demzufolge sind in dieser Decidua die Entwicklung von Drüsen und Stroma koordiniert, und auch die Enzymreaktionen, der DNS-, RNS- und Glykogengehalt der Drüsenepithelien entsprechen der Norm (Kwak, 1965; Shanani *et al.*, 1967). Lediglich die sauren Mucine sind während des ganzen Cyclus erhöht (Hester *et al.*, 1970). Oberflächennah sind die charakteristischen Sinusoide erkennbar; gelegentlich findet sich auch ein Arias-Stella-Phänomen (Hall *et al.*, 1965). Nur selten kommt es bei dieser mechanisch induzierten Decidua zu einer dissoziierten Reifungsverzögerung der Drüsen gegenüber dem Stroma (Nicolaisen *et al.*, 1973). Direkt unterhalb des Pessars entsteht unter dem atrophischen Oberflächenepithel oft eine Druckatrophie mit umschriebener Fibrose (Bonney *et al.*, 1966). In Umgebung dieser Deciduaherde, d.h. weiter entfernt von den Auflagestellen, kann sich das Endometrium normal und cyclusgerecht entwickeln (Kwak 1965; Rozin *et al.*, 1967). Nur bei einem kleinen Prozentsatz der Frauen kommt es nach längerer Liegezeit des Pessars zu umschriebenen glandulär-cystischen oder adenomatösen Hyperplasien, zuweilen mit ausgeprägten Plattenepithelmetaplasien des Drüsen- und Oberflächenepithels. Ober *et al.* (1968) beschrieben ein Adenocarcinom 57 Monate nach Einlage einer Polyäthylen-Spirale.

Die kontrazeptive Wirkung dieser Pessare erklärt sich schon aus der vorzeitigen decidualen Umwandlung des Endometrium: Auch die Schwangerschaftsdecidua entsteht ja erst *nach* erfolgter Implantation, um das weitere Eindringen der Blastocyste in die Uteruswand zu verhindern; die einmal entstandene Decidua stellt somit ein Implantationshindernis dar. Als weitere Faktoren wurden die umschriebene Entzündung mit reaktiver hormoneller Unterfunktion, die mechanische Behinderung der Implantation, lokale chemotaktische Effekte oder die Bildung cytotoxischer Substanzen als Reaktion des Endometrium auf die Fremdkörper, sowie eine veränderte Tubenmotilität diskutiert (Davis und Lesinski, 1970), weiterhin eine Phagocytose von Spermatocyten oder Ova durch Makrophagen aus dem Bereich der Fremdkörperreaktion (Davis, 1972).

Da sich die mechanisch induzierte Decidua nur fokal entwickelt, erklärt sich bei Fehlen der entzündlichen Reaktionen die relativ hohe Schwangerschaftsrate: Diese wird für die Lippes-Schleife mit 1,5% (Lippes und Zielezny, 1975) bis 10% (Last, 1974) angegeben, beim Dalcon-Shield schwanken die Angaben von 1,3% (Ostergard, 1974) über 5% (Haspels, 1973) bis 10% (Perlmutter, 1974). Dabei finden sich erhebliche Unterschiede zwischen verschiedenen Ländern (Costa Rica: 8,4%, Guatemala: 2%, nach Sanhueza, 1975) und Untersuchungszentren (Snowden und Williams, 1975). Weitere Komplikationen bei den mechanischen Pessaren sind Entzündungen im kleinen Becken (Taylor *et al.*, 1975; Dawood und Birnbaum, 1975; Mead *et al.*, 1976; Böhm *et al.*, 1977) mit oder ohne Uterusperforation, zu der es am häufigsten kam, wenn das Pessar weniger als 8 Wochen post partum eingelegt worden war (Davis, 1972). Das Risiko wird mit zunehmender Liegedauer größer (Kaufman *et al.*, 1980). Wegen ihrer Dauerschäden ernst zu nehmen ist vor allem die insbesondere bei liegendem Dalcon-Shield zu beobachtende Beckenaktinomykose (Lomax *et al.*, 1976). Weil das Dalcon-Shield strukturbedingt auf seiner Oberfläche gehäuft Bakterien ansiedelt (Wagner *et al.*, 1976) und sein gefiederter Schwanz bakteriellen Infektionen Vorschub leistet, wurde es 1974 nach Auftreten überdurchschnittlich zahlreicher septischer Aborte aus dem Handel gezogen (Tatum, 1977).

Eine weitere Verbesserung der intrauterinen Kontrazeption zeichnete sich ab mit der Entwicklung **medikamentbeladener schmaler T-Pessare.** Bei dieser dritten Generation wird die mechanische Wirkung zugunsten einer hormonellen (Doyle und Clewe, 1968; Scommegna *et al.*, 1970, 1974) oder chemischen (Zipper *et al.*, 1968) Lokalwirkung reduziert.

*Die Progesteron-beladenen T-Pessare* führen in ihrem senkrechten Schenkel ein Depot, welches täglich 65 μg Progesteron in das Uteruscavum abgibt. Dieses

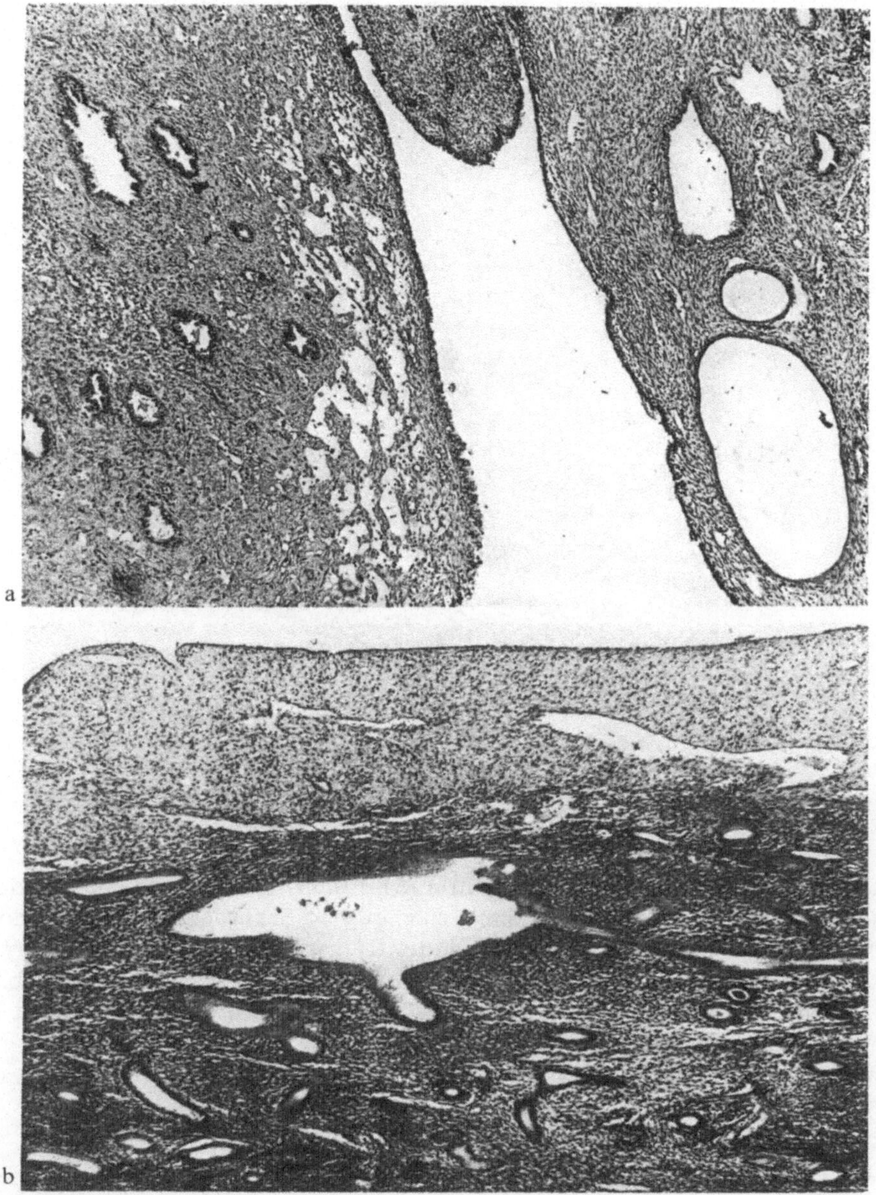


Abb. 122a–c. Endometrium nach Einlage eines Intrauterinpessars. (a) Mechanisch induzierte umschriebene deciduale Umwandlung (links) mit sezernierenden Drüsen (vgl. Tab. 19) nach rein mechanischem Pessar. Das gegenüberliegende Endometrium rechts enthält cystisch ausgeweitete Drüsen in fibrösem Stroma. (b) Perifokale starre Sekretion nach gestagenhaltigem Pessar mit decidualer Umwandlung des Stromas und Drüsenatrophie. Das darunter liegende Endometrium mit scharfer horizontaler Grenze abgesetzt normal proliferierend. (c) Starke Vergrößerung von b

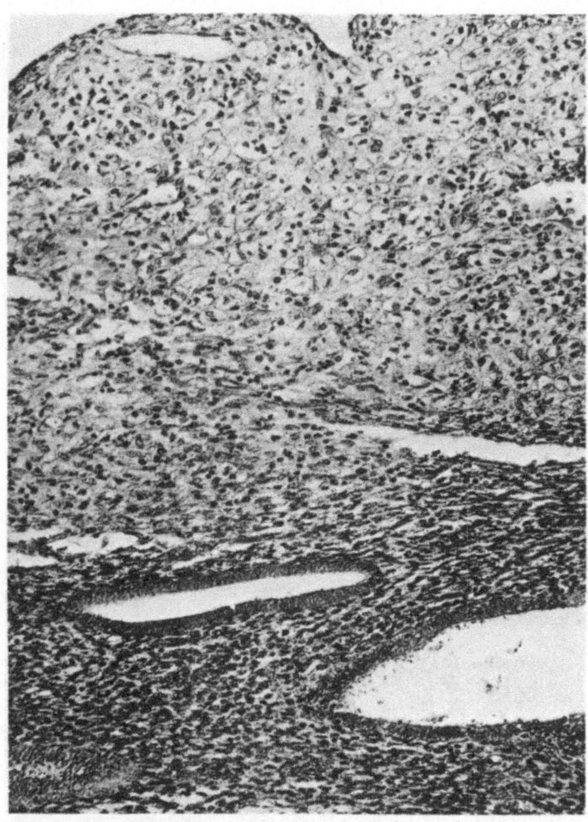

Abb. 122c. Legende s.S. 247

bewirkt, analog zu den bekannten parakrinen Effekten, eine perifokale Decidualisierung mit Drüsenatrophie im Sinne einer starren Sekretion, welche sich horizontal mit scharfer Grenze von der darunter liegenden cyclusgerecht normal proliferierenden oder sezernierenden unteren Funktionalis absetzt (Abb. 122b, c; Dallenbach-Hellweg, 1975). Die DNS-Messungen der Drüsenepithelkerne ergaben trotz unveränderter Hormonspiegel im Blut deutlich erniedrigte Werte im Bereich dieser starren Sekretion analog zu dem bekannten Effekt nach systemischer Gestagenzufuhr (Johannisson *et al.*, 1977). Haben die Patientinnen vor der Einlage dieses Pessars Ovulationshemmer eingenommen, so zeigen die unteren Endometriumschichten noch dementsprechend unterwertige Entwicklungen. Da die durch applizierte Gestagene ausgelöste Decidualisierung sich von der mechanisch induzierten strukturell unterscheidet (s. Tab. 19, S. 282), läßt sich anhand der histologischen Veränderungen der Typ des benutzten Pessars in den meisten Fällen erkennen. Bei der intrauterinen Applikation gelingt es somit, die Gestagenwirkung auf die direkte Umgebung des Applikationsortes zu beschränken. Biochemische und radioimmunologische Messungen ergaben keine Abweichungen im Hormonspiegel gegenüber Kontrollpatientinnen ohne Pessar und keine Beeinflussung der hypothalamisch-hypophysären Zentren oder der Ovarialfunktion (Tillson *et al.*, 1975; Wan *et al.*, 1977).

Die perifokale starre Sekretion unterscheidet sich einerseits durch diese Begrenzung von der vollständigen starren Sekretion des Endometrium nach peroraler oder parenteraler Gestagenzufuhr, andererseits durch ihre Drüsenatrophie von der mechanischen Decidualisierung nach Einlage rein mechanisch wirkender Pessare. Die erwünschte Kontrazeption ist ebenso sicher wie bei generalisierter Gestagenzufuhr, mit einem Pearl-Index bei unter einem Prozent, da die Implantation der Blastocyste vom Verhalten der oberen Endometriumschichten abhängt. Hinsichtlich des Endometrium ergibt sich der erfreuliche Unterschied, daß die zur Regeneration bedeutungsvollen Basalschichten unversehrt bleiben. Die Sicherheit der Antikonzeption wird gegenüber den einfachen Pessaren durch die Drüsenatrophie erhöht, die Gefahren der generalisierten Gestagenwirkung werden vermieden.

Gegenüber den rein mechanischen Pessaren ist die Zahl der Komplikationen verschwindend gering; die Schwangerschaftsrate liegt bei oder unter 1% (Phariss *et al.*, 1974; Wan *et al.*, 1977). Entzündliche Veränderungen im Endometrium fehlen so gut wie ganz, da die Decidua davor schützt. Gelegentliche und zuweilen klinisch lästige Zwischenblutungen (Zador *et al.*, 1976) erklären sich durch fokal unterschiedliche Freilassung von Relaxin aus Körnchenzellenansammlungen analog zu den Abbruchblutungen bei der diffusen starren Sekretion (s. S. 227). Die in den gleichen Arealen gehäuft anzutreffenden Sinusoide erleichtern und verstärken derartige kleine Abbruchblutungen (s. auch Shaw *et al.*, 1979). Zusätzlich wurden in den oberflächennahen Gefäßen des Endometrium Mikrothromben (Ancla *et al.*, 1967) und Gefäßwanddefekte mit degenerierten Endothelzellen beschrieben (Hohmann *et al.*, 1977).

*Die mit 0,2 bis 0,25 mm dickem Kupferdraht umwickelten Pessare* (T-, 7- und Multiload) geben bei einer Kupferoberfläche von rund 200 $mm^2$ an Stelle von Progesteron Kupferionen an das intrauterine Milieu ab. Diese werden ebenfalls von den oberen Endometriumschichten absorbiert und konnten in den Sekretvacuolen der Drüsenepithelien nachgewiesen werden (Salaverry *et al.*, 1973). Demgegenüber mißlang ultrastrukturell der Nachweis einer Kupferbindung an Zellorganellen, was auf eine sehr schnelle Ausscheidung zurückgeführt werden könnte (Gonzalez-Angulo und Aznar-Ramos, 1976). Biochemische Messungen ergaben gleichzeitig eine Zunahme der Kupfer- und Proteinkonzentrationen und eine Abnahme der Zink- und Mangankonzentrationen im Endometrium (Hagenfeldt, 1972; Hernandez *et al.*, 1975); daraus läßt sich ein metabolischer Effekt des Kupfers auf die Zellen ableiten. Die fibrinolytische Aktivität war erhöht (Larsson *et al.*, 1974), die Konzentrationen von DNS und RNS unverändert, die Laktatdehydrogenase-Aktivität im oberflächennahen Endometrium gehemmt (Wilson, 1977). Ein Ansteigen der sauren Phosphatase-Aktivität in der Proliferationsphase und ein Absinken der alkalischen Phosphatase- und der $\beta$-Glukuronidase-Aktivität in der Sekretionsphase lassen außerdem auf eine Beeinflussung des Glykogenstoffwechsels schließen, welche biochemisch bestätigt (Rosado *et al.*, 1976) und ultrastrukturell in Form eines gestörten Glykogen-Abbaues wahrscheinlich gemacht werden konnte (Nilsson *et al.*, 1974). Die Werte der biochemischen Messungen stimmen allerdings bei verschiedenen Autoren nicht exakt überein (vgl. z.B. Mercado *et al.*, 1972).

Demgegenüber fehlen lichtoptisch sowohl bei den gewöhnlichen als auch

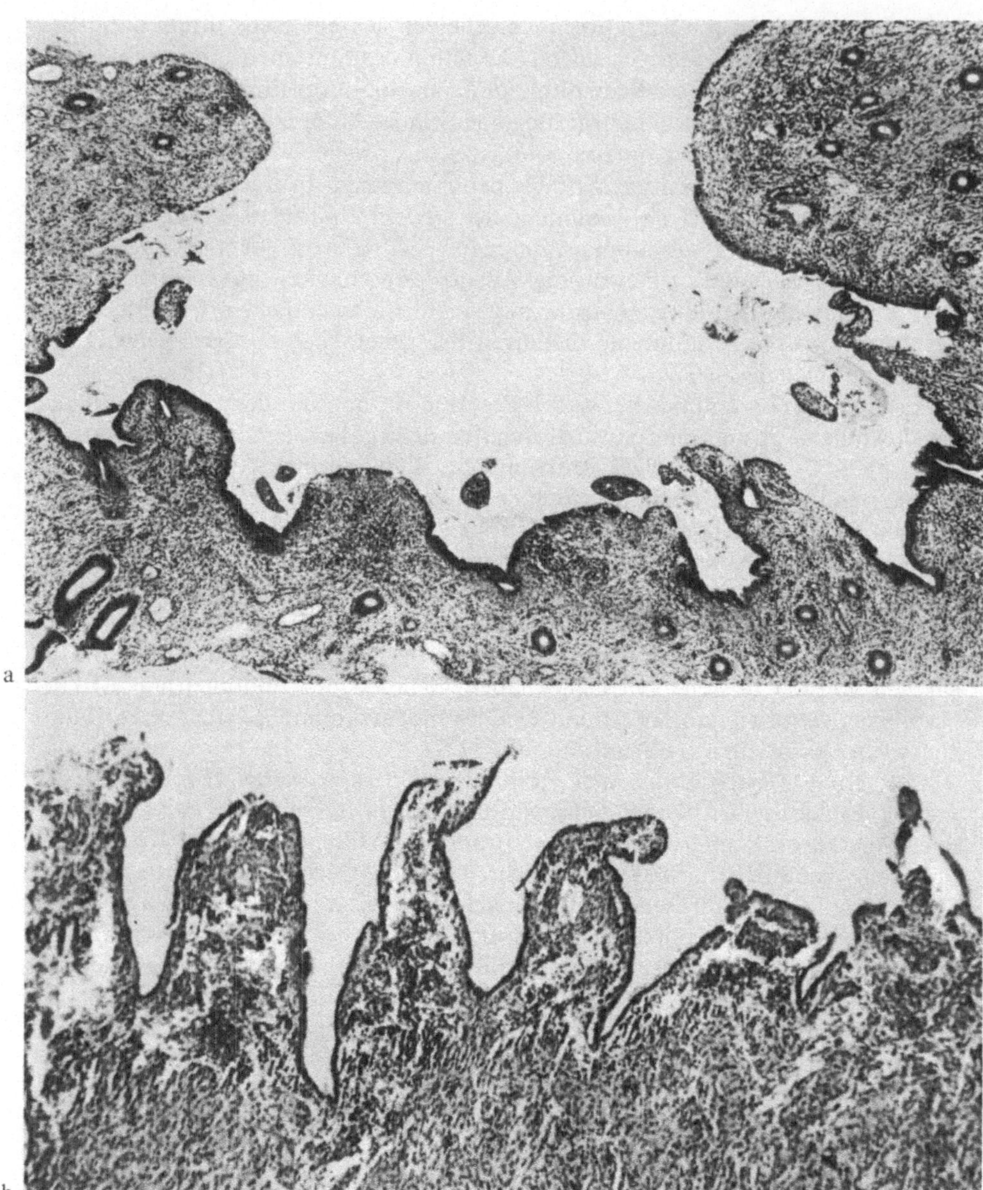


Abb. 123a u. b. „Kupferrillen“ auf der Endometriumoberfläche entsprechend den Auflagestellen des Kupferdrahtes: (a) T-Form mit 0,25 mm dickem Draht, (b) 7-Form mit 0,20 mm dickem Draht

bei Spezialfärbungen jegliche Anhaltspunkte für eine morphologisch faßbare Wirkung des Kupfers (DALLENBACH, 1977; DALLENBACH-HELLWEG *et al.*, 1979): Die Endometrien sind, wenn keine Hormonzufuhr oder Funktionsstörung vorausging, cyclusgerecht entwickelt, das Oberflächenepithel ist fast immer intakt, auch im Bereich der charakteristischen feinrilligen Eindellungen, die den Auflagestellen des Kupferdrahtes entsprechen (s. Abb. 123). Gelegentliche Leukocytenansammlungen in den Drüsenlumina oder unter dem Oberflächenepithel stammen wahrscheinlich aus dem Uteruscavum, sie sind nicht als Entzündungen zu deuten, da das Drüsenepithel unversehrt ist. Echte entzündliche Infiltrate treten nur bei unterwertiger Funktion des Endometrium auf und erklären sich durch die verminderte Resistenz des atrophischen oder funktionsschwachen Endometrium (DALLENBACH-HELLWEG, 1980). In diesen Fällen ging der Pessareinlage meist eine Ovulationshemmereinnahme voraus.

Die kontrazeptive Wirkung der kupferhaltigen Pessare erklärt sich somit im wesentlichen durch biochemisch meßbare Veränderungen des intrauterinen Milieus (OSTER und SALGO, 1975), wobei u.a. auch eine direkte Beeinflussung der Spermien in Betracht gezogen wird (HICKS und ROSADO, 1976).

Die Schwangerschaftsrate wird in großen Serien zwischen ein und zwei Prozent (ORLANS, 1974; AKINLA *et al.*, 1975; JAIN, 1975; PIZARRO *et al.*, 1977), in einigen sogar unter ein Prozent angegeben (TATUM, 1973; LIEDHOLM und SJÖBERG, 1974). Die Komplikationsrate ist vergleichsweise niedrig; die insgesamt seltenen Perforationen erfolgen mit dem Kupfer-T- oder 7-Pessar typischerweise transcervical (CEDERQVIST und FUCHS, 1974; NYGREN und JOHANNSEN, 1974).

Die Zahl der Extrauterin-Graviditäten ist bei allen Intrauterin-Pessaren prozentuell deutlich erhöht (LEHFELDT *et al.*, 1970; TATUM, 1976; ERKKOLA und LIUKKO, 1977; TATUM, 1977; ZIELSKE *et al.*, 1977); dies wird einerseits auf die rein lokale intrauterine Wirkung der Pessare, andererseits auch auf Infektionen der Tuben zurückgeführt. Auch die sonst extrem seltenen Ovargraviditäten wurden wiederholt beschrieben (PANE *et al.*, 1970; PUGH *et al.*, 1973).

Nach Entfernung der Intrauterin-Pessare ist die Fertilität nicht beeinträchtigt, wie große Serien zeigten (HATA *et al.*, 1969; WAJNTRAUB, 1970), wobei die Dauer der Einlage keine Rolle spielte. Innerhalb von 18 Monaten waren 93,6% aller Frauen schwanger geworden.

### c) Nach intrauteriner Instillation

Eine intrauterine Instillation erfolgt einerseits zum Zwecke der Hysterosalpingographie; hier wird als Kontrastmedium ein radioopakes Öl (z.B. Lipiodol) in das Uteruscavum eingebracht. Andererseits wird gelegentlich ein flüssiges Gewebsadhäsiv (z.B. Formaldehyd, heißes Wachs oder Cyanacrylat) auch zur Blutstillung bei therapieresistenter Menorrhagie oder zur Sterilisation intrauterin instilliert. Die Flüssigkeit polymerisiert auf dem Endometrium innerhalb von 15 bis 20 sec nach der intracervicalen Injektion. Die Untersuchung der Uteri von Patientinnen, denen 1 Tag bis 16 Wochen vor der Uterusexstirpation Methyl-2-Cyanacrylat intrauterin instilliert worden war, ergab Entzündungen und Nekrosen mit anschließender vollständiger Ablösung der oberflächlichen Endometriumschichten (STEVENSON und TAYLOR, 1972). Nur bei vorher hochsezernierendem Endometrium bleiben die basalen Schichten für eine spätere Regeneration erhalten, bei unterwertig proliferierter Schleimhaut reicht die Nekrose bis zum Myometrium. Dabei kann sich fokal ein Granulationsgewebe mit mehrkernigen

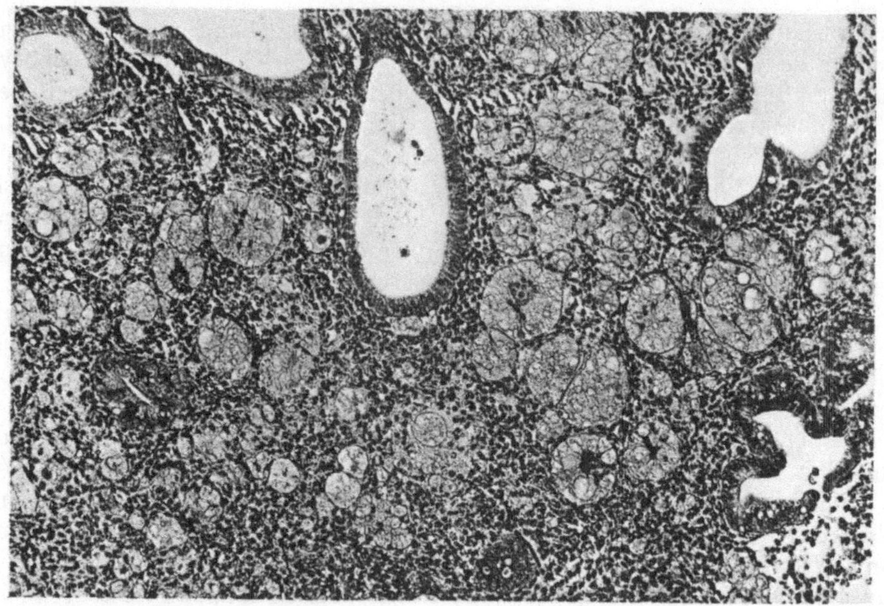

Abb. 124. Histiozytäre Speicherkrankheit. Im Funktionalisstroma zwischen normalen Drüsen Ansammlungen von Histiozyten mit schaumigem Zytoplasma unter Verdrängung der Kerne

Riesenzellen entwickeln, in anderen Arealen entstehen fibröse Vernarbungen. Die histologischen Befunde schwanken erheblich je nach der zur Instillation verwandten Substanz, der Zeit zwischen Instillation und Untersuchung, der Höhe des Endometrium und der individuellen Reaktion der Patientin.

Zuweilen kommen eigentümliche histiocytäre oder granulomatöse Reaktionen mit oder ohne erkennbare Reste eines Fremdmaterials auch bei intaktem Endometrium in den Drüsenlumina oder im endometrialen Stroma vor, deren Ursache schwer herauszufinden ist (Abb. 124). In derartigen Fällen kann man eine vielleicht Jahre früher vorausgegangenen intrauterine Instillation nur noch vermuten aufgrund der Ähnlichkeit des histologischen Befundes mit derartigen Veränderungen. Differentialdiagnostisch sollte allerdings in allen diesen Fällen eine spezifische granulomatöse Entzündung (Tuberkulose, Sarkoidose usw.) ausgeschlossen werden.

**d) Die Regeneration nach Abrasio**

Wird das Endometrium während des Cyclus im blutungsfreien Intervall durch Vollabrasio entfernt, so steht die sich regenerierende Schleimhaut nicht unter dem für die normale postmenstruelle Regeneration charakteristischen hormonellen Stimulus. Die vielfach aufgeworfene Frage, ob nach einer Abrasio ein neuer Cyclus beginnt, oder der alte cyclusgerecht fortgesetzt wird, läßt sich daher nur teilweise beantworten. In größeren Untersuchungsserien trat bei 82,6% der Patientinnen mit primär regelrechten Cyclen die Menstruation nach der Abrasio zur erwarteten Zeit ein, bei 7,2% war der Cyclus verkürzt, bei 10,2% verlängert (JÖRGENSEN und ENEVOLDSEN, 1963). Eine Verzögerung der Regeneration fand MCLENNAN (1969) vorwiegend nach Abrasio während der Sekretionsphase; während der Proliferationsphase und insbesondere bei Vorliegen einer Hyperplasie regenerierte sich das Endometrium prompt. Zu einer erheblichen Cyclusverschiebung von mehr als einigen Tagen kam es in keinem Fall. Der hormonelle Cyclus des Ovars wird somit durch das Abrasionstrauma nicht eingreifend gestört. Bestand dagegen bereits eine hormonelle Fehlregulation, so kann es nach einer Abrasio zu einer erheblichen Cyclusverlängerung kommen.

Histologisch erfolgt die Regeneration der Wundfläche bis zur Menstruation sehr langsam und bleibt oft unvollständig, da die hormonelle Situation meist nicht der der physiologischen Regenerationsphase entspricht. Stehengebliebene Anteile des Endometrium, wie sie sich z.B. in kurz nach der Abrasio exstirpierten Uteri in den Tubenwinkeln gelegentlich nachweisen lassen, setzen die begonnenen cyclischen Veränderungen fort, die infolge des Traumas oft beschleunigt ablaufen: Man findet z.B. am 20. Cyclustag bereits ein prädecidual bis decidual umgewandeltes Stroma, ähnlich wie nach Einlage eines Intrauterinpessars. Eine ähnliche Beschleunigung der Sekretionsphase wird bereits nach Strichabrasio beobachtet: In der Serie von NOYES *et al.* (1950) trat bei zwei Drittel der Patientinnen die dem Eingriff folgende Menstruation um einige Tage verfrüht ein. Auch durch das Abrasionstrauma mechanisch ausgelöste Spontanovulationen in einem bis dahin anovulatorischen Cyclus kommen relativ häufig vor. Die auf die erste Menstruation nach einer Abrasio oder Strichabrasio folgenden Cyclen sind wieder ganz normal.

Als *Spätfolgen* einer zu energischen Abrasio, insbesondere nach einem Abort oder post partum sowie nach wiederholten Abrasionen unter Mitnahme der Basalis können mehr oder weniger ausgedehnte intrauterine Adhäsionen entstehen. Diese sind bei totalem Endometriumverlust nicht selten Ursache einer sekundären Obstruktionsamenorrhoe mit Sterilität (ASHERMAN, 1948; FOIX *et al.*, 1966, weitere Literatur s. dort; TURUNEN, 1966). Sie werden meist durch Hysterographie diagnostiziert (SIEGLER, 1962; TOPKINS, 1962; HALBRECHT, 1965; DMOWKSI und GREENBLATT, 1969), seltener am exstirpierten Uterus. Die Abrasio fördert in derartigen Fällen, wenn überhaupt Material, oft nur Narbengewebe und Myometriumanteile zutage. Ist es nicht zur Verödung des Uteruscavum, sondern nur zur Bildung strangförmiger Synechien gekommen, so können diese histologisch aus Endometrium, aus narbigem Bindegewebe oder aus Muskelfasern bestehen. Endometriumstränge zeigen oft die gleichen cyclischen Veränderungen wie das restliche Endometrium oder entsprechen Anteilen der Basalis. Entzündliche Veränderungen fehlen in der Regel, wenn bereits Synechien entstanden sind (FOIX *et al.*, 1966). Sitzen Synechien oder Stenosen nur im Isthmusbereich oder im Cervicalkanal, so kann sich eine Scheinamenorrhoe mit Hämatometra einstellen. Besteht keine Sterilität, so kommt es bei Eintreten der Gravidität in hohem Prozentsatz zu Aborten, Frühgeburten, Placenta accreta oder pathologischen Kindslagen (JEWELEWICZ *et al.*, 1976).

Ursächlich kommen bei derartigen Adhäsionen außer vorausgegangenen Abrasionen seltener nekrotisierende (nach Seifenspülung) oder verkäsende (tuberkulöse) Endometritiden in Betracht.

Bei vollständiger Zerstörung des Endometrium einschließlich der Basalis können Endometrium-Transplantationen vorgenommen werden; über nachfolgende ausgetragene Schwangerschaften wurde einige Male berichtet (REIFFENSTUHL und KROEMER, 1965; TURUNEN, 1966, weitere Literatur s. dort).

Zum Zwecke der Hämostase oder der Sterilisation vorgenommene **cryochirurgische Eingriffe** am Endometrium führen zu ausgedehnten Gewebsnekrosen, die bis in das Myometrium reichen und Abszedierungen auslösen können (BURKE *et al.*, 1973). Diese Methode wird daher nur selten angewandt. Bleiben Teile der Basalis stehen, so können diese später regenerieren.

# D. Die Schwangerschaftsdiagnose am Abrasionsmaterial

## 1. Die junge Intrauteringravidität und ihre Störungen

### a) Therapeutischer Abort (Interruptio)

Wird eine junge Schwangerschaft aus klinischer oder sozialer Indikation unterbrochen, so fördert die Abrasio oft den intakten Fruchtsack, die junge Placenta und reichlich Deciduagewebe zutage. Diese Fälle bieten naturgemäß keine diagnostischen Schwierigkeiten, können uns aber als physiologische Kontrollen bei der Beurteilung von Schwangerschaftsstörungen dienen, die zum Abort führen. Die feingewebliche und insbesondere cytogenetische Untersuchung des Embryo bleibt im allgemeinen speziellen Fragestellungen in wissenschaftlichen Instituten vorbehalten; sie würde den Rahmen der gynäkologischen Eingangsdiagnostik sprengen, zumal sich eine primäre Fruchtschädigung als Abortursache wegen des Fehlens einer Gefäßversorgung fast immer frühzeitig auch an den Placentarzotten abzeichnet.

Das *Placentargewebe* eines therapeutischen Aborts ermöglicht eine ziemlich genaue Bestimmung des Alters der Gravidität auf Grund der bekannten Entwicklungsstadien der Placentarzotten: Am 13. Tag der Gravidität beginnt die Bildung der Primärzotten aus dem Syncytium, das seinerseits vom 9. Tag an durch Kontakt mit dem mütterlichen Blut aus dem Cytotrophoblasten entstanden ist. Diese zunächst soliden Primärzotten wandeln sich vom 15. Tag an durch Einwachsen von fetalem Mesoderm in Sekundärzotten um. Aus ihnen werden vom 20. Tag an durch Einsprossen von Blutgefäßen in das mesodermale Bindegewebe die Tertiärzotten (Abb. 125). Die zunächst kernhaltigen Erythrocyten in diesen Gefäßen verlieren ihre Kerne mit Beginn des 2. Schwangerschaftsmonats. Der zu Beginn kontinuierlich zweireihige Trophoblastzellüberzug nimmt durch fortschreitende Ausdifferenzierung der inneren Cytotrophoblastzellage zur äußeren Syncytiotrophoblastzellschicht allmählich an Breite ab; gegen Ende der Gra-

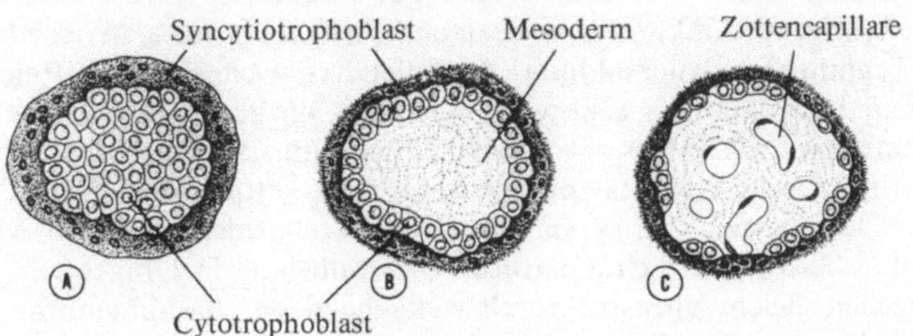


Abb. 125. Normale Entwicklungsstadien der Placentarzotten: (A) Primär-, (B) Sekundär-, (C) Tertiärzotte

vidität sind nur noch vereinzelte Cytotrophoblastzellen erkennbar. Auch das Syncytium flacht sich mehr und mehr ab; das Bindegewebe des Zottenstromas tritt zugunsten der sich stark erweiternden Gefäße kontinuierlich zurück. Der auf diese Weise immer geringer werdende Abstand zwischen fetalem und maternem Blut paßt sich den wachsenden Ernährungsbedürfnissen des Embryo an. Hinzu kommt die Vergrößerung der Gesamtoberfläche der Zotten durch feinere Verästelungen mit Abnahme des individuellen Zottenquerschnitts. Die zu Beginn der Gravidität im Zottenstroma in mäßiger Zahl auftretenden Hofbauerzellen verschwinden ebenfalls im Laufe der Gravidität. Auch in einer normalen jungen Placenta können einzelne hydropisch veränderte gefäßlose Zotten vorkommen; man findet sie bei rund 20% der therapeutischen Aborte (JURKOVIC und MUZELAK, 1970), meist im Bereich des Chorion laeve (FUJIKURA *et al.*, 1971). Andererseits kommt die Interruptio zuweilen dem Spontanabort zuvor, so daß ein kleiner Prozentsatz (3–6%) auch der therapeutischen Aborte echte Fehlentwicklungen der Eianlage zeigt.

Die Entwicklung der *Decidua* beginnt erst einige Tage nach der Implantation. Vom 9. Tag nach der zur Befruchtung führenden Ovulation an sind die ersten feingeweblichen Veränderungen erkennbar, die die Deciduazellen von den prädecidualen Zellen unterscheiden: Sie nehmen weiter an Größe zu; der blasse Kern enthält prominente Nucleolen und vergrößert seine Oberfläche, was in einem Teil der Deciduazellen durch Doppelkernigkeit geschieht. Das reichliche Cytoplasma weist einen vermehrten Gehalt an RNS, Glykogen und verschiedenen Enzymen auf, insbesondere eine hohe Aktivität an Carboanhydrase und an $3\beta$-Steroiddehydrogenase, welche auf eine aktive Beteiligung der Deziduazellen am Steroidstoffwechsel hindeutet; damit steht die Vermehrung der glatten Form des endoplasmatischen Reticulum in Einklang, welche bis zum 40. Tag der Gravidität ihren Höhepunkt erreicht. Die Zellmembranen sind scharf und deutlich. Es bestehen Verbindungen zwischen Cytoplasmafortsätzen der gleichen Zelle (LAWN *et al.*, 1971); diese ermöglichen flächenhafte interzelluläre Membranen-Kontakte, welche die epitheloide Anordnung begünstigen (LIEBIG und STEGNER, 1977). Dabei läuft die intrazelluläre Fibrillogenese weiter. Ultrastrukturell erreicht die metabolische Aktivität der Deciduazellen um den 70. Tag der Gravidität ihren Höhepunkt und fällt nach dem 100. Tag deutlich ab (WYNN, 1974). Die Zahl der endometrialen Körnchenzellen hat noch erheblich zugenommen; ihre Kernoberfläche ist durch Lappung vergrößert, die intracytoplasmatischen Körnchen sind zahlreicher und größer geworden. Die Drüsen haben erneut mit der Glykogenproduktion begonnen und bleiben bis zur 8. Woche hochaktiv; danach beginnt ihre Rückbildung. Auffallend ist weiterhin der Reichtum des Stromas an dünnwandigen, sehr weiten Gefäßen, die zuweilen Endothelproliferationen aufweisen als Folge der Relaxineinwirkung. Die z.Z. der Implantation hohe fibrinolytische Aktivität nimmt wieder ab; stattdessen ist die Grundsubstanz der Decidua reich an sauren Mucopolysacchariden (SCHMIDT-MATTIESEN, 1968; vgl. S. 33ff). Die dichte extracelluläre Substanz in Umgebung der reifen Deciduazellen gleicht ultrastrukturell weitgehend der Basalmembran von Epithelzellen (WYNN, 1974).

Am 17. Tag der Gravidität hat die Decidua eine Dicke von 1 cm erreicht. Im weiteren Verlauf beginnen infolge des schnellen Wachstums der Blastocyste und der Placenta sehr bald Abbau- und Umbauvorgänge im Bereich der Decidua, die mit umschriebenen Nekrosen und herdförmigen leukocytären Infiltraten einhergehen können; diese dürfen jedoch nicht mit fokal dichteren Ansammlungen von Körnchenzellen verwechselt werden. Die Unterscheidung gelingt nicht nur mit Spezialfärbungen, sondern auch durch den Nachweis echter Gewebseinschmelzungen mit Zellzerstörung, die bei noch so dichter Körnchenzellenlagerung nie eintritt. Das Vorkommen solch kleiner resorptiver Nekroseherde bei einer intakten Gravidität ist im Hinblick auf die Diagnostik eines entzündlichen Aborts von Bedeutung: Ein solcher kann nur bei ausgedehnteren Nekrosen sicher angenommen werden.

### b) Spontanabort und arteficieller Abort

Über die Häufigkeit des Spontanaborts gegenüber dem arteficiellen Abort lassen sich keine sicheren Zahlenangaben machen, da einerseits nicht alle arteficiellen (kriminellen) Aborte einer Untersuchung zugeführt werden, andererseits beim Spontanabort nicht immer strukturelle Fehlbildungen morphologisch noch faßbar sind. Liegen dagegen derartige Veränderungen vor, so können sie gegebenenfalls für die Prognose weiterer Graviditäten von Bedeutung sein. Entgegen früherer Ansicht finden sich auch im Abrasionsmaterial nach Spontanaborten bei 75% der Fälle noch beurteilbare Zottenreste (THOMSEN, 1955). Alle Abortiveier haben neben Störungen der Embryoblastenanlage auch solche der Zottenentwicklung aufzuweisen, insbesondere in der zeitlichen Differenzierung zum tertiären Zottenstadium. Das Vorliegen solcher Veränderungen konnte THOMSEN (1955) bei 61% aller Fälle von Spontanabort noch nachweisen, jedoch nur bei 3% der sicher kriminellen Aborte. Der Histologe sollte daher bei der Durchsicht jedes Abortmaterials auf Abwegigkeiten insbesondere der Zottenstruktur achten.

Für das Abortivei als Anlagestörung während des 1. Schwangerschaftsdrittels kommen **ursächlich** sowohl endogene (genetische) als exogene (materne) Faktoren in Betracht. Die in erster Linie Aborten im 2. Drittel der Gravidität oder Totgeburten vorbehaltenen Placentationsstörungen sollen im Rahmen dieser Monographie nicht näher besprochen werden.

HERTIG und SHELDON (1943) und HERTIG und LIVINGSTONE (1944) errechneten an einem größeren Patientinnengut die Häufigkeit des Spontanaborts mit rund 10% aller Schwangerschaften bei einer Gesamtaborthäufigkeit von 25%. 61,7% (30–70% nach Angaben anderer Autoren) der Spontanaborte waren durch eine fehlerhafte Eianlage (Molenschwangerschaft durch Fehlen oder Defekt des Embryo; hydropische oder fibröse Degeneration der Zotten) bedingt, 38,3% durch materne Faktoren (Anomalien oder bakterielle Infektionen des Uterus). 4% aller Spontanaborte waren habituelle Aborte. Auch hier fanden sich in der überwiegenden Mehrzahl der Fälle Anomalien des Fetus, und zwar bei wiederholtem Abort einer Patientin jeweils die gleiche Anomalie (WALL und HERTIG, 1948).

Die Prozentzahl der mit fehlerhafter Eianlage einhergehenden Spontanaborte steigt mit zunehmendem Alter der Frauen steil an (MACMAHON *et al.*, 1954), insbesondere die Zahl der Aborte mit nachweisbaren **Chromosomenanomalien** (KERR und RASHAD, 1966, frühere Literatur s. dort; GROPP, 1967; JACOBSON und BARTER, 1967). Diese werden, ausgelöst durch einen fehlerhaften Ablauf der Gametogenese oder auf dem Boden von *Genmutationen,* in 27–50% aller Spontanaborte gefunden (BOWEN und LEE, 1969; KNÖRR und KNÖRR-GÄRTNER, 1977), insbesondere bei wiederholten Aborten (LUCAS *et al.*, 1972; ROTT *et al.*, 1972) und bei nahezu 50% der anatomisch abnormalen Keime (SINGH und CARR, 1967); sie kommen dagegen nur bei 3,3% der therapeutischen Aborte und bei 0,5% der Lebendgeborenen (LARSON und TITUS, 1970), in neueren Statistiken bei 6,8% der induzierten Aborte vor (YAMAMOTO *et al.*, 1975; TSUJI und NAKANO, 1978). Dabei waren die Trisomien mit zunehmendem Alter der Mutter deutlich häufiger, die Monosomien nicht altersabhängig. Bei Aborten mit Chromosomenanomalien ist die Gestationsperiode stark verkürzt und die Embryonalentwicklung verlangsamt (PHILIPPE und BOUE, 1969; MIKAMO, 1970). Bei den bisher beschriebenen Anomalien handelt es sich vorwiegend um polyploide Chromosomensätze. Sie finden sich gehäuft in Kombination mit einer hydropischen Quellung der Zotten: CARR (1969) konnte unter zehn Fällen von Abort mit hydropischer Zottendegeneration neun Triploidien und eine Tetraploidie nachweisen. Mit Hilfe der von BARR u.Mitarb. entwickelten Methode der zellkernmorphologischen Geschlechtsbestimmung gelang BOHLE *et al.* (1957) und HIENZ und STOLL (1962) der Nachweis, daß während des 3. und 4. Schwangerschaftsmonats die Sterblichkeit männlicher Feten größer ist als die weiblicher Feten. — Einer aufschlußreichen Untersuchungsreihe von HERTIG (1967) ist zu entnehmen, daß befruchtete Eier nach verspäteter Ovulation (am 15. Cyclustag oder später) zu 50% abortieren, während bei Ovulation vor dem 14. Tag bei 92,3% der befruchteten Eier mit einer regelrechten Entwicklung gerechnet werden kann. Verspätete Ovulationen führen zu intrafollikulärer Überreife des Ovum, welche durch Polarisationsverlust der Chromosomen und Degeneration der Spindelfasern Störungen der meiotischen Metaphasen zur Folge haben kann (MIKAMO, 1970). — Neueren Berechnungen zufolge gehen etwa die Hälfte aller befruchteten Eier aufgrund von Chromosomenanomalien bereits vor der Implantation zugrunde (KNÖRR und KNÖRR-GÄRTNER, 1977).

Zu sekundärer, meist exogen bedingter Chromosomenschädigung mit Molenbildung können führen: *Vitaminmangelzustände, Strahlenschädigung, Hypoxydosen* sowie Mangel an oder Überdosierung von *Sexualhormonen* (GROSSER, 1948; MEY, 1961). CARR (1970) fand Chromosomenanomalien bei 48% der Aborte von Frauen, die innerhalb von sechs Monaten nach Absetzen von Ovulationshemmern konzipiert hatten und im Vergleich dazu bei nur 22% der Aborte von Frauen ohne vorherige Ovulationshemmereinnahme. Bei 30% der Aborte der postkontrazeptiven Gruppe fanden sich Polyploidien gegenüber nur 5% in der Kontrollgruppe. 95% aller Blastocysten, die sich während der Einnahme von Chlormadinon implantierten, waren mißbildet und zeigten hydropische gefäßlose Zotten mit atrophischem Trophoblastepithel (KÜHNE *et al.*, 1972). Auch histologische und embryologische Untersuchungen ergaben eine doppelte Häufigkeit von embryonalen Entwicklungsstörungen nach Absetzen von Ovulationshemmern (POLAND, 1970). Wir konnten anhand eigener Untersuchungen diese Befunde bestätigen (Abb. 126). Dabei war für die Schwere der Schäden weniger das Intervall seit Absetzen der Ovulationshemmer als die Zusammensetzung der eingenommenen Präparate maßgebend (DALLENBACH-HELLWEG, 1978). Die z.T. unterschiedlichen Ergebnisse einiger Autoren (Boue *et al.*, 1975; Lauritsen, 1975; Klinger *et al.*, 1976) erklären sich sehr wahrscheinlich in Abhängigkeit von der Zusammensetzung des jeweils angewandten Ovulationshemmers oder auch altersbedingt: Bei jüngeren Frauen waren z.B. im Kollektiv von Lauritsen (1975) Chromosomenanomalien nach Absetzen von Ovulationshemmern fast doppelt so häufig wie bei älteren, bei denen diese Anomalien bekanntermaßen spontan häufiger auftreten. Vermehrte Chromosomenanomalien wurden auch nach ovulationsauslösenden Präparaten beobachtet (Boue und Boue, 1973).

Auch **Eibettstörungen** wie z.B. unregelmäßig proliferierendes oder mangelhaft sezernierendes Endometrium können über eine fehlerhafte Implantation sekundär die Entstehung von Abortiveiern auslösen (Krone, 1961). Da in diesen Fällen eine Implantation oft gar nicht erst zustande kommt, gehen die Abortiveier kurz nach der Befruchtung unbemerkt ab und werden daher meist nicht als Spontanaborte registriert. Aus diesem Grunde spielen funktionell bedingte Eibettstörungen in diesem Kapitel eine untergeordnete Rolle und werden aufgrund ihrer Symptomatik unter den Infertilitätsursachen eingeordnet und besprochen. Dagegen können sekundäre Eibettstörungen z.B. durch bakterielle Infektionen Ursachen eines klinisch manifesten Aborts sein. Die einen frühen Abort auslösenden Entzündungen sind mit einigen Ausnahmen wie z.B. der Listeriose und einiger Virusinfektionen (s. S. 155) meist unspezifisch, während die spezifischen Infektionen eher zu Totgeburten im letzten Trimenon führen. Rappaport *et al.* (1960) konnten bei 34 Fällen von habituellem Abort 25mal Listerien aus dem Cervicalsekret züchten. Einzelbeschreibungen berichten über das Vorkommen von Leptospiren (Cramer und Wadulla, 1950). Auch die Toxoplasmose scheint als seltene Abortursache in Betracht zu kommen (Sharf *et al.*, 1973; s. S. 154). – Gruenwald (1965) diskutiert als Abortursache eine vorzeitige Deciduaablösung bei besonders hoch entwickelter Decidua. Eine solche wäre denkbar bei zu reichlicher bzw. ungehemmter Freilassung von Relaxin aus den endometrialen Körnchenzellen. Auch die vorzeitige Decidualisierung bei asynchronem Cyclus ist als Implantationshindernis hierzu zu rechnen.

Mit der **mikroskopischen Diagnose** des Aborts hat sich nach Langhans (1901) auch Hitschmann (1904) bereits vor seiner Beschreibung des menstruellen Cyclus befaßt. Die Abstoßung erfolgt nicht wie bei einer physiologischen Menstruation oder Geburt, sondern durch Nekrose meist in der oberen Deciduaschicht. Fast immer sind Placenta und Decidua mehr oder weniger weitgehend rückgebildet. Grad und Ausdehnung der Rückbildung sind einerseits abhängig von der vorausgegangenen Blutungsdauer, andererseits von der Ursache des Aborts: Bei primärem Fruchttod erfolgt die Rückbildung protrahiert und kann daher sehr ausgeprägte Formen annehmen; bei bakterieller Infektion unterliegt insbesondere die Decidua und dann auch die Placenta einem schnellen nekrotischen Zerfall. Eine sorgfältige Betrachtung aller Gewebsstrukturen ermöglicht in vielen Fällen Rückschlüsse auf die Genese des Aborts.

Die *decidualen Drüsen* verhalten sich unterschiedlich je nachdem, ob der Fruchttod primär oder sekundär eintrat: Bei primärem Fruchttod kann die Placenta noch längere Zeit überleben und bis zu ihrer Ausstoßung weiter Hormone, insbesondere Gonadotropin produzieren (Cassmer, 1959). Da dieses nicht

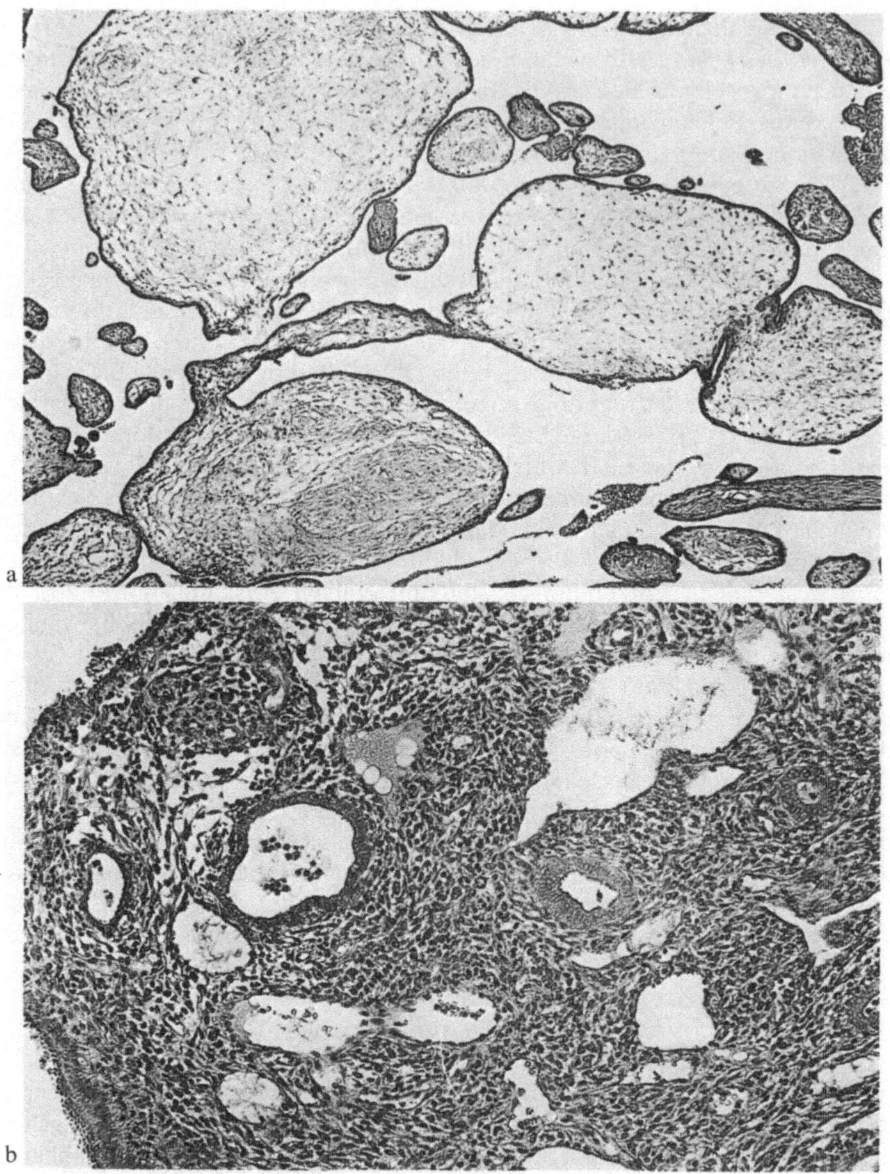


Abb. 126a u. b. Spontanabort im 4. Monat nach Absetzen eines über 6 Jahre kontinuierlich genommenen oralen Kontrazeptivums. (a) Fehlentwickelte gefäßlose hydropisch gequollene Zotten. (b) Das Endometrium unterentwickelt

mehr vom Fetus aufgenommen und teilweise metabolisiert wird, gelangt es in voller Konzentration in den mütterlichen Kreislauf und die Decidua (ZONDEK, 1947) und löst dort vor allem eine Hyperstimulation des Drüsenepithels aus, die zur unförmigen Vergrößerung der Kerne mit starker Chromatinanreicherung und zur Aufhellung des Cytoplasmas führt (Abb. 127). Dieses zuerst von DEEL-

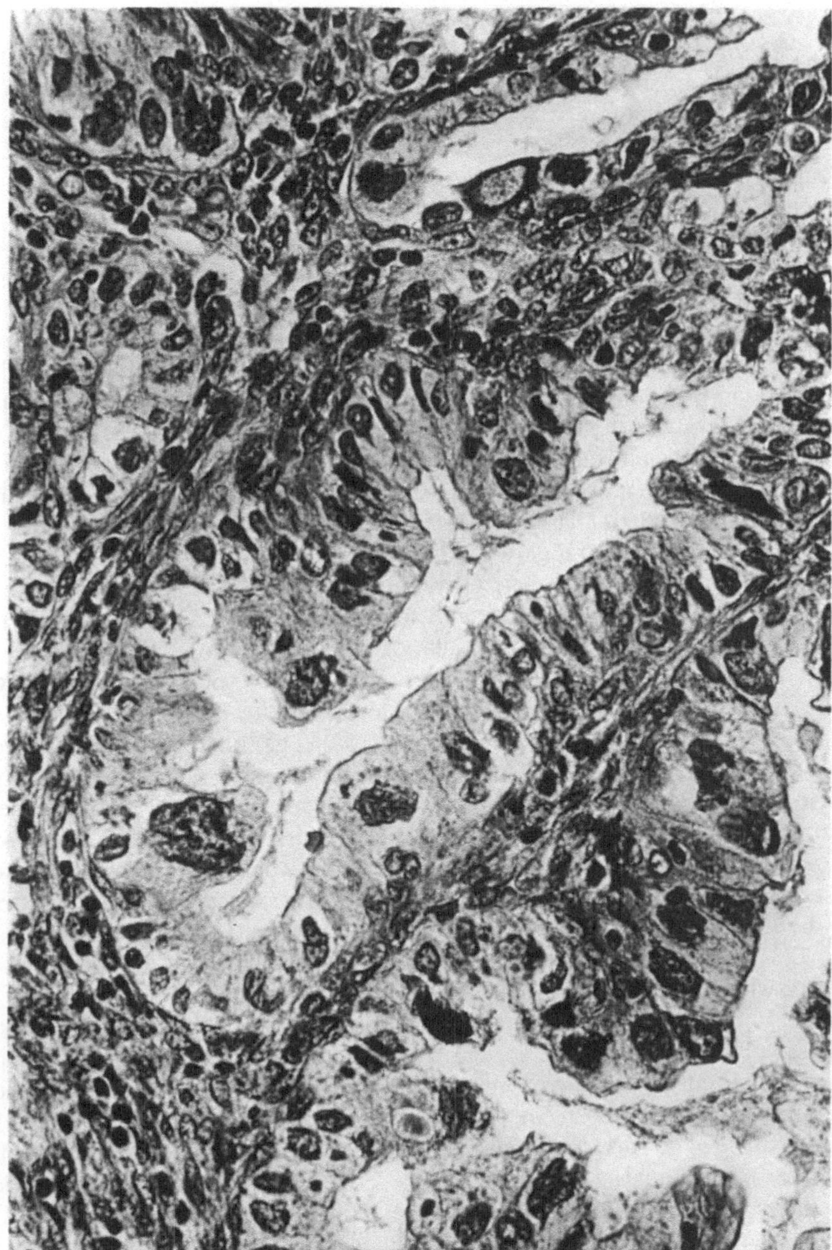

Abb. 127. Arias Stella-Phänomen nach intrauterinem Abort

MAN (1933), danach von OVERBECK (1953) gesehene und von ARIAS-STELLA (1954) näher beschriebene Phänomen läßt sich durch Gonadotropinzufuhr bei der Ratte (ARIAS-STELLA, 1955; DALLENBACH, 1966, dort Literaturübersicht) sowie auch nach Clomiphen bei der Frau (BERNHARDT *et al.*, 1966) künstlich erzeugen und ist ein Zeichen der hormonellen Überstimulation, nicht der Rückbildung, wie frühere Autoren vermuteten: Wenige Tage nach Absetzen der Hormonzufuhr im Tierexperiment sind die Veränderungen verschwunden. Die bisherigen histochemischen Untersuchungen des hellen Cytoplasmas führten nur zum Nachweis von Glykogen-Körnchen (Overbeck, 1959; Beswick und Gregory, 1971). Elektronenmikroskopische Beobachtungen (de Brux und Ancla, 1964; Thrasher und Richart, 1972) deuten auf einen sehr aktiven Proteinstoffwechsel und auf eine sekretorische Hyperaktivität der Drüsenepithelien hin. Mikrospektrocytophotometrische DNS-Messungen der Kerne ergaben nie aneuploide, sondern stets polyploide Werte (Sachs, 1968; Wagner und Richart, 1968). Gelegentlich kommen auch in der Endphase des Phänomens Zeichen von Zellhyperaktivität und -involution nebeneinander vor; dies könnte die z.T. unterschiedlichen Meinungen erklären (Fienberg und Lloyd, 1974). Bei aufmerksamer Durchmusterung der Präparate läßt sich bei etwa der Hälfte der Fälle von Abort ein Arias-Stella-Phänomen nachweisen und damit die Zahl der möglichen Ursachen des Aborts weiter einengen. – Fehlt ein Arias-Stella-Phänomen, so sind die decidualen und endometrialen Drüsen oft ausgesprochen sternförmig kollabiert und entsprechen denen der verzögerten Abstoßung (vgl. Abb. 71), die ihre Ursache ja häufig in einer abgestorbenen Gravidität hat. In diesen Fällen ist eher ein gleichzeitiges Absterben von Placenta und Foet mit schnellem Abfall aller Schwangerschaftshormone anzunehmen.

Die *Deciduazellen* bilden sich immer dann, wenn nicht gleich zu Beginn eine heftige entzündliche Infiltration durch bakterielle Infektion vorliegt, sehr langsam zurück; sie schrumpfen und nehmen dabei ganz allmählich Spindelform an, ihre Zellgrenzen lösen sich voneinander und lassen weite Zwischenräume frei, die ein kräftig entwickeltes bindegewebiges Netzwerk oder „Kollagenseen" enthalten. Das Cytoplasma wird homogen und stark färbbar, der Kern pyknotisch und dicht. Charakteristisch für die langsame Rückbildung der Deciduazellen ist das Auftreten von *„Kollageneinschlüssen"* (Hamperl, 1958) im Cytoplasma, die sich nur bei Bindegewebsfärbung kontrastreich darstellen lassen (Abb. 128; Farbtafel IIc). Dabei handelt es sich nicht um echte Zelleinschlüsse, sondern, wie elektronenmikroskopische Untersuchungen ergaben, um tiefe, mit pericellulären Fasern ausgefüllte Einbuchtungen der Zellmembran (Wessel, 1959). Sie sind Zeichen einer desorientierten Kollagenbildung an der Zellperipherie bei gleichzeitig nachlassendem Zellturgor infolge langsamer abakterieller Schrumpfung (Dallenbach-Hellweg, 1961); ihre Zahl ist daher bei defekter Eianlage sowie in der intrauterinen Decidua bei Extrauteringravidität am größten (vgl. S. 281). Bei länger zurückliegendem Abort können derartige Kollageneinschlüsse zuweilen der einzige diagnostische Hinweis sein.

Demgegenüber gehen bei stärkerer begleitender Entzündung die noch unverändert großen Deciduazellen vorwiegend durch Nekrose und Zellauflösung zugrunde unter gleichzeitigem Zerfall des bindegewebigen Netzwerks mit Auflösung der Gitterfasern (Abb. 129). Zuweilen finden sich auch nekrotische und langsam schrumpfende Deciduaabschnitte nebeneinander, vor allem dann, wenn nach länger vorausgegangenem Absterben der Frucht die Deciduareste sekundär infiziert werden (*Endometritis post abortum*). Die weiten, dünnwandigen *Gefäße* der Decidua sind sowohl bei schneller als auch bei langsamer Rückbildung

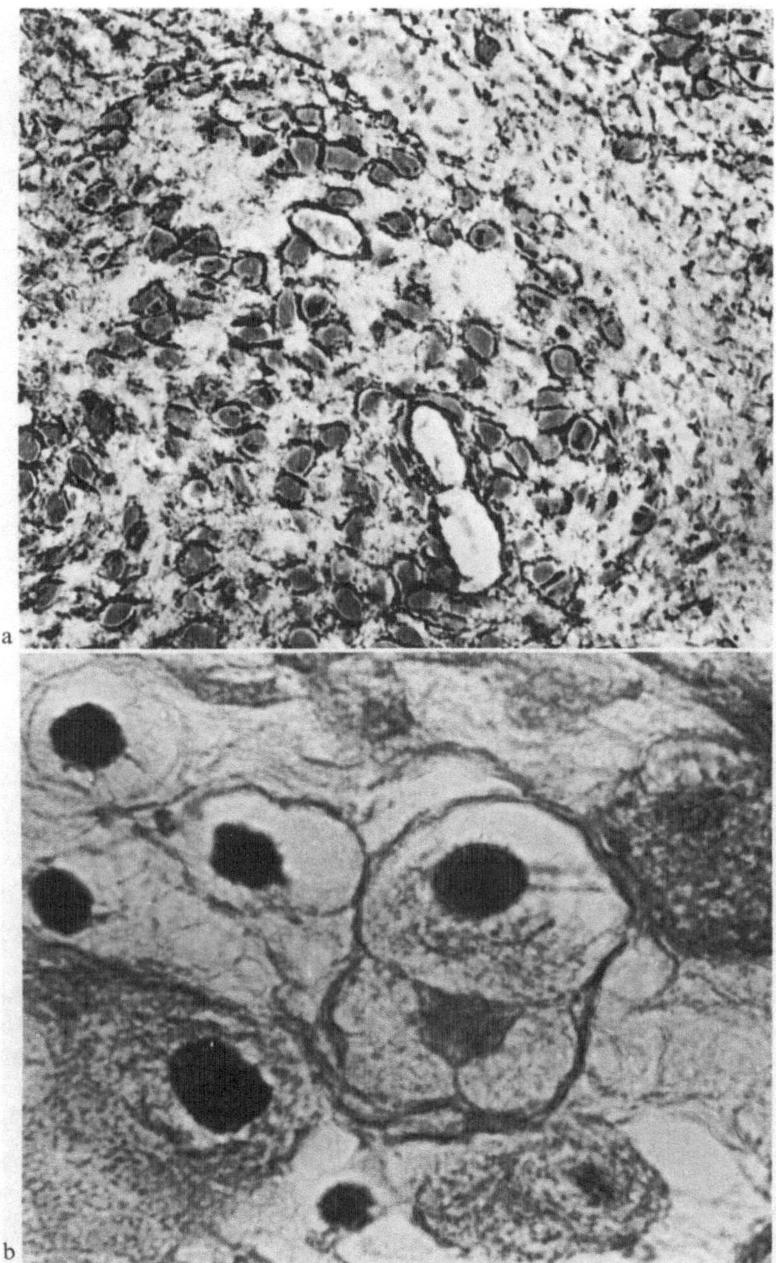


Abb. 128a u. b. Kollageneinschlüsse in sich langsam rückbildenden Deciduazellen. (a) Silberimprägnation nach GOMORI: Stark verdickte Gitterfasern in Umgebung der Deciduazellen, schwarz imprägnierte Einschlüsse in den Zellen. (b) Masson-Trichrom-Färbung: Zipfelförmiger Einschluß im unteren Teil der mittleren Zelle

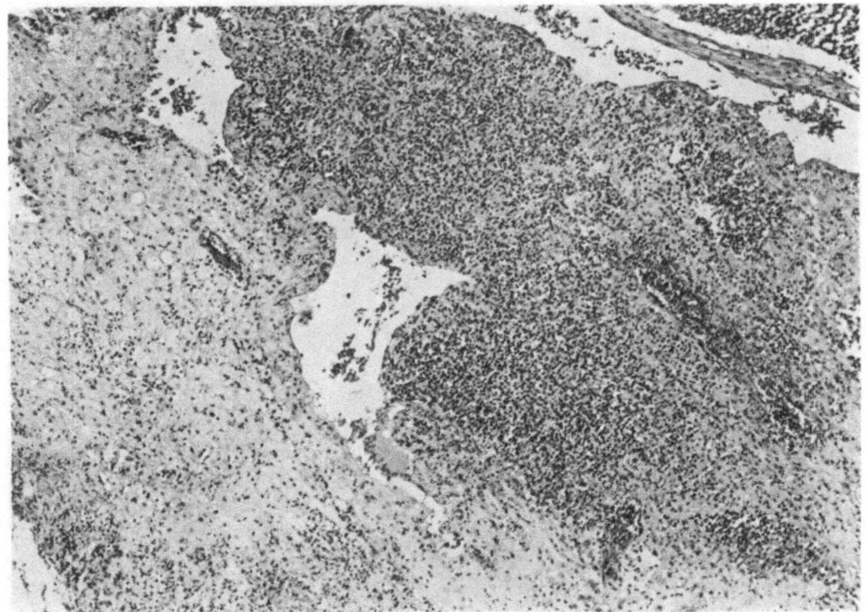

Abb. 129. Herdförmige Nekrose der Decidua (rechts) mit dichter leukocytärer Durchsetzung

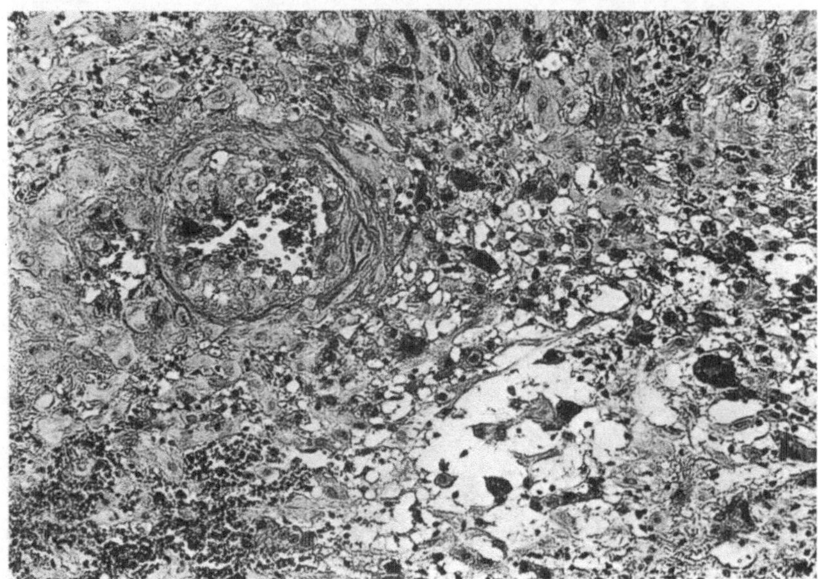

Abb. 130. Choriale Invasion der Decidua. Endothelproliferationen in mütterlichen Gefäßen. Diese beiden Zellarten sind klar voneinander zu unterscheiden

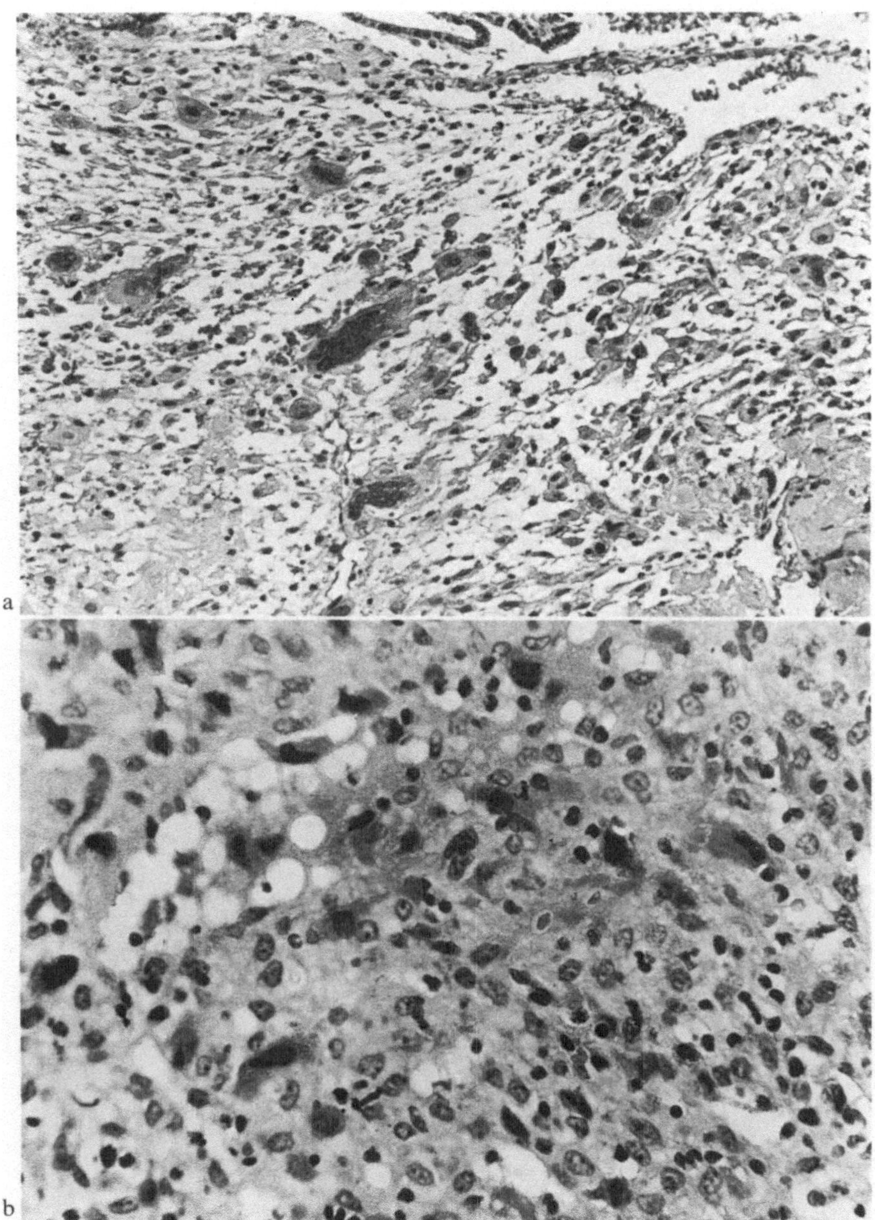

Abb. 131 a u. b. Choriale Invasion der Decidua. (a) Vielkernige, (b) einkernige Trophoblastzellen

meist prall mit Blut gefüllt. Zuweilen enthalten sie deutliche Endothelproliferationen (Abb. 130).

Stammen die Deciduaanteile aus dem Bereich der chorialen Invasion, so enthalten sie ein- oder mehrkernige *Trophoblastzellen,* die bei Rückbildung eben-

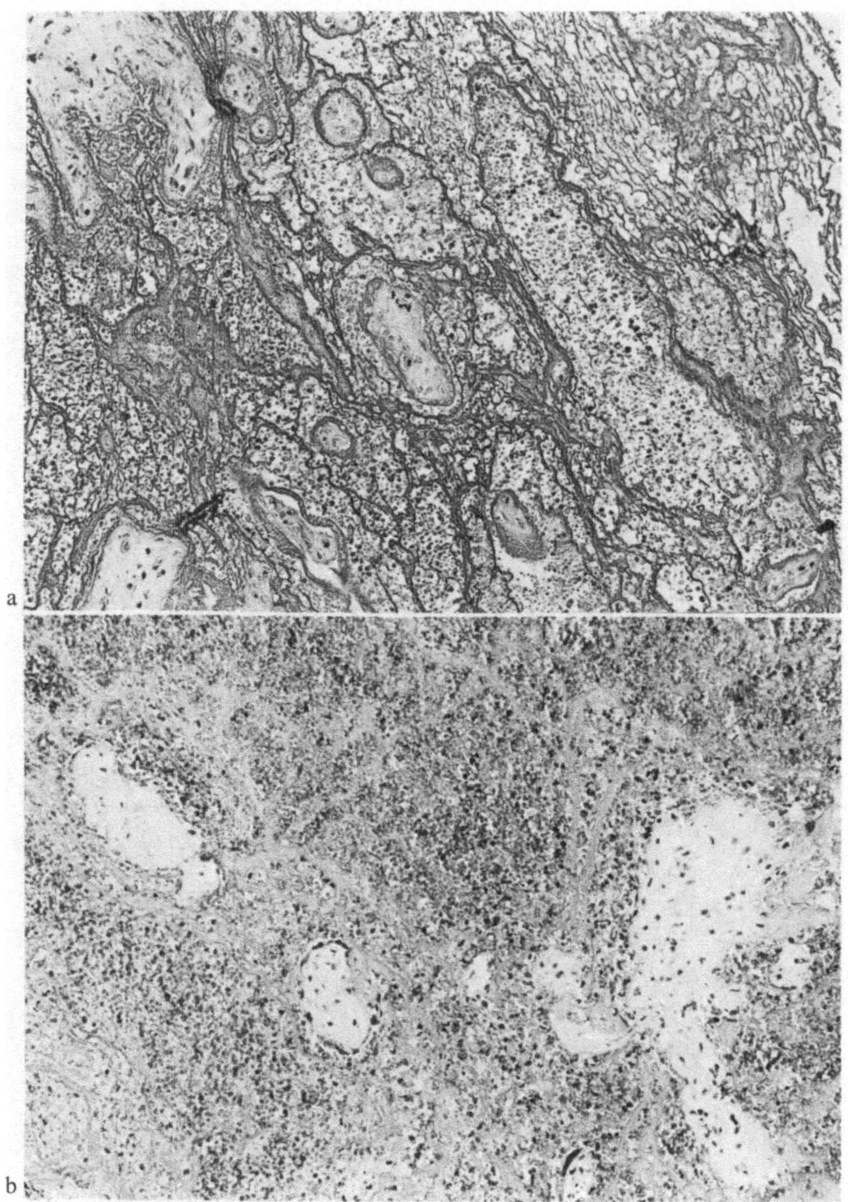

Abb. 132a u. b. In Fibrin (a) und Blut (b) eingebackene nekrotische Placentarzotten

falls schrumpfen, sich aber im allgemeinen länger halten als die umgebenden Deciduazellen. Bei Fehlen von Placentargewebe kann das Auffinden von Trophoblastzellen in den Deciduaresten bei der Differenzierung zwischen intra- und extrauterinem Abort von Bedeutung sein (Abb. 131).

Die im Abradat oft einzeln oder in Gruppen vorkommenden *Placentarzotten* sind beim arteficiellen und beim Spontanabort aus materner Ursache meist

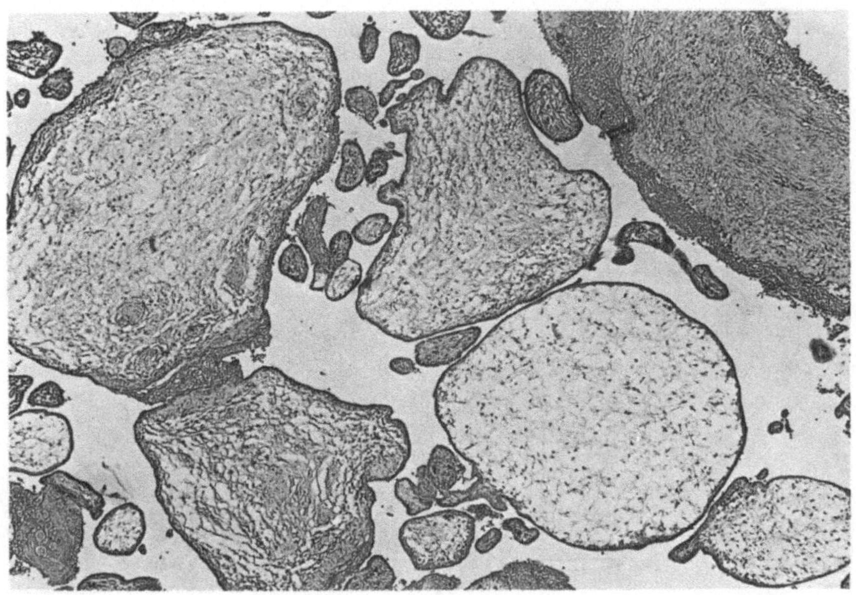

Abb. 133. Hydropische Quellung der Zotten bei Spontanabort mens II. Stark ausgedünntes Trophoblastepithel

regelrecht strukturiert und nicht selten auch bei vorzeitiger Nekrose oder Schrumpfung der Decidua noch gut erhalten, in anderen Fällen jedoch ebenfalls nekrotisch oder bindegewebig verödet: Sie haben dann ihren Trophoblastzellüberzug verloren, sind in coaguliertes Blut oder Fibrin eingebacken und zuweilen nur noch bei Bindegewebsfärbung (z.B. van Gieson; Abb. 132) von dem sie einschließenden Fibrin abzugrenzen („ghost villi"). Zwischen diesen beiden Extremen findet man nicht selten alle Übergänge der allmählichen oder raschen Zottendegeneration. Dabei müssen die *regressiven Veränderungen ursprünglich normal strukturierter Zotten* von denen primär fehlentwickelter Zotten unterschieden werden. Diese Abgrenzung gelingt naturgemäß nur bei noch nicht vorgeschrittener Nekrose und auch nur an größeren Zottenkomplexen, da einzelne Zotten auch bei im übrigen normaler Entwicklung zuweilen abwegig strukturiert sein können. Ist nach regelrechter Entwicklung zuerst die materne Zirkulation gestört, so kommt es primär zum Abbau des Syncytium; bei Unterbrechung der fetalen Zirkulation beginnt die Regression mit der Umwandlung des Zottenstromas und der Gefäße, wobei diese aber bis zur vollständigen Nekrose immer noch erkennbar bleiben.

Die *primäre Fehlentwicklung* der Zotten äußert sich demgegenüber in charakteristischen Veränderungen, die je nach dem Alter der Gravidität bzw. der Dauer der Retention verschieden hochgradig sind. Bleibt bei Fehlen oder Defekt der Embryonalanlage die Gefäßeinsprossung in die Zotten aus, so sterben diese nicht ab, entgleisen aber in ihrer Weiterentwicklung. Früher oder später kommt es zur hydropischen Quellung der Zotten mit Überschreiten des normalen Zottendurchmessers und zentraler Colliquationsnekrose (sog. molenartige Degene-

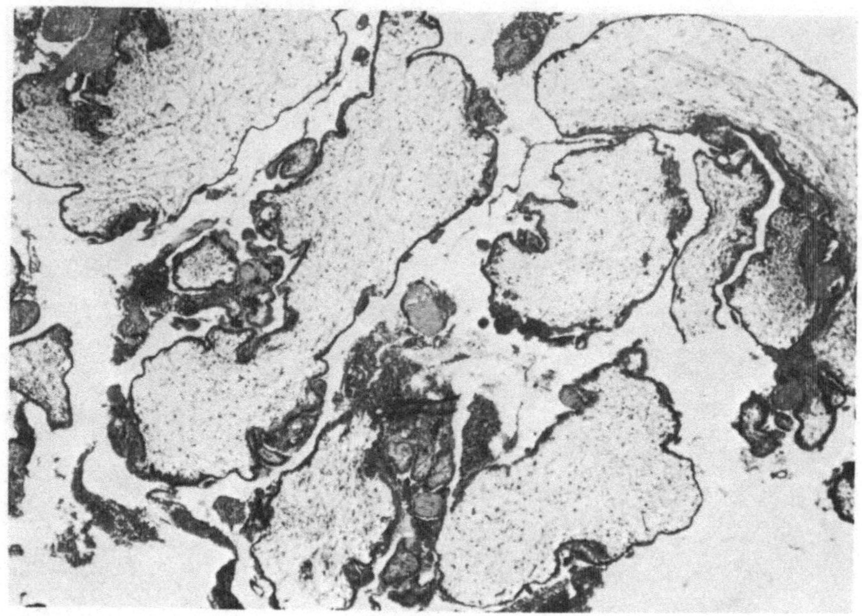

Abb. 134. Große, nicht vascularisierte Zotten bei Spontanabort mens III

ration, VOGEL, 1969). Der Trophoblastzellüberzug ist dabei hochgradig atrophisch, die Syncytialkerne sind pyknotisch, Langhanszellen fehlen so gut wie ganz (Abb. 133). Diese Veränderung befällt nur ausnahmsweise normal strukturierte Zotten (ABACI und ATERMAN, 1968; NAYAK, 1968). Die hydropische Quellung unterscheidet sich von der Auftreibung der Zotten bei Blasenmole deutlich einerseits dadurch, daß die für die Blasenmole charakteristische zentrale Hohlraumbildung im Zottenmesenchym fehlt: Die Fasern sind bei der hydropischen Quellung zwar weit auseinandergedrängt, aber immer noch erhalten; andererseits durch das Fehlen der Epithelproliferation. Ob die hydropische Quellung bei Retention der Placenta im Uterus sich zu einer echten Blasenmole weiter entwikkeln kann, wie früher wiederholt angenommen (HERTIG und EDMONDS, 1940; HUBER *et al.*, 1957), erscheint noch fraglich. Überwiegend große, hydropisch degenerierte Chorionzotten stehen sehr wahrscheinlich in direkter ursächlicher Beziehung zu einer Fehlentwicklung des Embryo; die Ausstoßung eines solchen Abortiveies erfolgt nach HÖRMANN und LEMTIS (1965) meist in der 11.–13. Woche, die der Blasenmole erst nach der 16. Woche. Neueren Ansichten zufolge sollen immunologische Unterschiede bei der Entscheidung eine Rolle spielen, ob es bei Fehlentwicklung der Eianlage zur Abstoßung mit Spontanabort oder zur Retention mit Weiterentwicklung zur Blasenmole kommt (vgl. S. 274).

Weitere morphologisch erkennbare Fehlentwicklungen der Zotten deuten so gut wie sicher auf einen Spontanabort mit primärer Keimschädigung, so vor allem die bei Fehlen (Windei) oder hochgradigem Defekt des Embryo nicht erfolgende Vascularisierung des Stromas (Abb. 134) sowie die Einlagerung größerer Mengen saurer Mucopolysaccharide (EMMRICH, 1967). Hinzu kommt

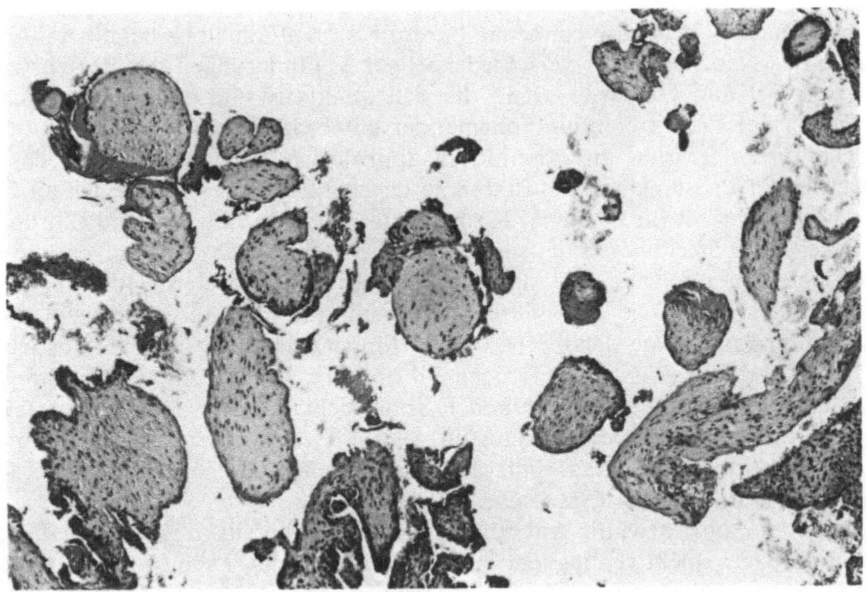

Abb. 135. Fibrose der Zotten bei Spontanabort mens III

häufig entweder ein lückenhaftes Chorionepithel mit pyknotischen Kernen oder eine Proliferation *beider* Schichten des Trophoblastepithels. Besonders aufschlußreich und dazu weniger aufwendig im Vergleich zu cytogenetischen Methoden ist die histologische Untersuchung der Placentarzotten bei der Beurteilung von Chromosomenanomalien (PHILIPPE, 1973; BREUKER *et al.*, 1978). So führen Tri- und Tetraploidien häufig zu hydropischen Zottendegenerationen; dabei lassen sich entsprechend polyploide Chromosomensätze durch cytophotometrische Messungen des DNS-Gehalts der Bindegewebskerne im Zottenstroma nachweisen. Auch bei anderen Anomalien, z.B. Monosomien und Trisomien, treten gehäuft charakteristische Zottenveränderungen auf, wie z.B. intravilläre Wucherungen von Cytotrophoblasten und Hypotrophien von Syncytiotrophoblasten.

Einige weitere regressive Zottenveränderungen lassen keine sicheren Rückschlüsse auf die Ursache des Aborts zu. Man beobachtet einerseits eine oft herdförmige Verdickung der kollagenen Fasern des Zottenstromas mit anschließender Hyalinisierung unter Schwund der Stromazellen und Gefäße (Abb. 135), andererseits eine teils fibrinoide, teils mucoide Degeneration der Grundsubstanz, die sich durch ihre Metachromasie z.B. bei Toluidinblaufärbung oder durch Schleimfärbungen gut nachweisen läßt. Hinzu kommt eine vermehrte Abscheidung von Fibrin. Die fibrinoide oder hyaline Degeneration des Zottenstromas könnte in einem Teil der Fälle möglicherweise mit einer maternal-fetalen Unverträglichkeit zusammenhängen (GRAY, 1956). Ferner wurden kernhaltige Erythrocyten in den Zottencapillaren noch verspätet nachgewiesen (GERDES und SCHULTE, 1966). Die Zahl der Hofbauerzellen im Zottenstroma kann nicht sicher mit einer Fehlentwicklung in Zusammenhang gebracht werden, da die Funktion der Hofbauerzellen noch nicht genau bekannt ist. Auffallend ist bei allen Abortformen das Nebeneinander verschiedenartiger Veränderungen der Zottenstruktur (ECKMAN und CARBOW, 1962), die sich qualitativ und quantitativ je nach der Dauer der Fruchtretention voneinander unterscheiden.

Die zur Interruptio intraamniotisch applizierten Lösungen (aus Kochsalz, Rivanol oder Prostaglandinen) führen zu degenerativen Veränderungen an Zotten und Decidua, sowie zu intervillöser Blutstauung, Thrombosen und Blutungen im Bereich der Decidua basalis und marginalis. Nach Kochsalzlösungen können zusätzlich Eihautoedeme und subchoriale Nekrosen auftreten (HONORE, 1976; PURI *et al.*, 1976). – Die Blutstillung erfolgt im Anschluß an die instrumentelle Ausräumung als Folge der mechanischen Einwirkung intensiver als postpartal (vgl. S. 285) durch Ausfällung fädigen Fibrins; die Wundfläche ist unmittelbar nach dem Eingriff mit einer breiten Fibrinschicht bedeckt. Die Spiralarterien werden durch Thrombocytenaggregate verstopft; demgegenüber treten Endothelproliferationen, Decidua- und Trophoblastzellen als Bestandteile bei der Gefäßabdichtung zurück (SLUNSKY, 1976).

Liegt der Abort bzw. die Ausstoßung der Frucht bereits *längere Zeit* zurück, so kann die retrospektive diagnostische Aufklärung schwer sein. Placentarzotten sind in diesen Fällen meist nicht mehr nachweisbar. Deciduareste können ebenfalls fehlen, oder sie finden sich als girlanden- oder knötchenförmige vollständig hyalinisierte Reste meist in Umgebung der immer noch prominenten Spiralarterien (Abb. 136). Zuweilen erkennt man in diesen homogenen, sich nur schwach anfärbenden Stromabezirken nur noch einzelne verdämmernde Deciduazellen, die jedoch den Rückschluß auf die Art der Veränderung ermöglichen. Auch Trophoblastzellen können sich in diesen Herden zuweilen mehrere Monate halten. Bei vollständiger hyaliner Umwandlung haben sie zuletzt die Struktur eines kleinen Corpus albicans im Endometrium. Fehlen auch diese Reste, so läßt sich nur noch eine Verdachtsdiagnose auf einen vorausgegangenen Abort stellen, mit der man jedoch im Hinblick auf die meist dem Histologen nicht bekannten familiären Verhältnisse der Patientin sehr vorsichtig sein sollte.

Das die Deciduareste einschließende Endometrium ist so gut wie immer entzündlich infiltriert (Endometritis post abortum) und befindet sich oft noch in verzögerter Abstoßung; in einem noch späteren Stadium kann bereits eine neue Proliferation das Bild beherrschen. Da diese Proliferation infolge des noch vorhandenen mechanischen Hindernisses (Deciduareste) oder des noch nicht wieder eingespielten hormonellen Gleichgewichts zuweilen sehr unregelmäßig erfolgt, können Bilder wie bei einer glandulär-cystischen Hyperplasie entstehen: sog. *Umstellungshyperplasie* nach VELTEN (persönliche Mitteilung). Die bei dieser aus ganz anderer Ursache im Stroma vorkommenden hyalinen Ablagerungen könnten fälschlicherweise für hyalinisierte Deciduareste gehalten werden, so daß die Abgrenzung beider Bilder in Ausnahmefällen erschwert sein könnte. Fast immer aber wird man bei genügend langem Suchen nach vorausgegangenem Abort noch charakteristische unverändert große Spiralarteriengruppen und zuweilen einzelne rückgebildete Drüsen mit Resten von Sekretionserscheinungen finden. Im endometrialen Stroma kommen zuweilen neben der entzündlichen Infiltration noch Gruppen sonst sehr seltener hämosiderinhaltiger Makrophagen vor (HINZ und SOLTH, 1959).

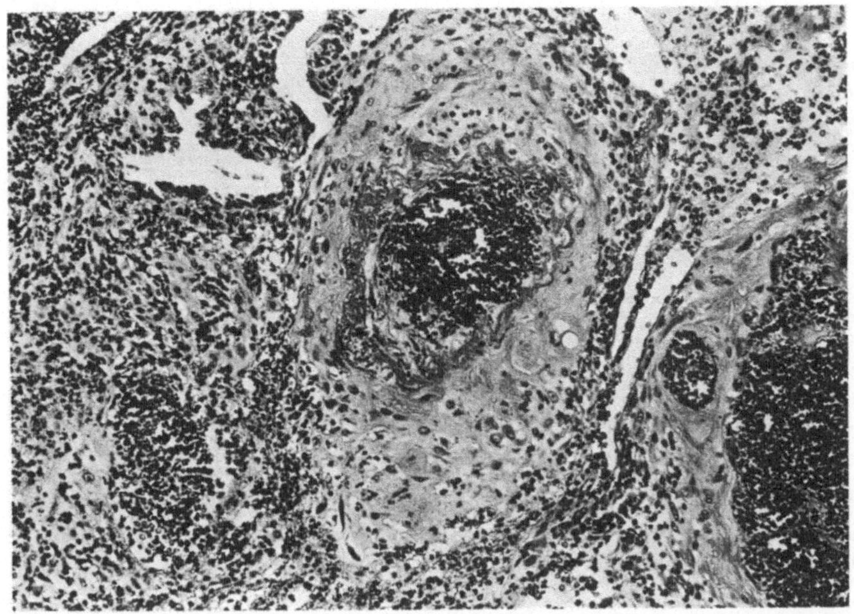

Abb. 136. Girlandenförmige Deciduareste in Umgebung erweiterter Stromagefäße mehrere Wochen nach intrauterinem Abort. Das umgebende rückgebildete Endometrium chronisch entzündlich infiltriert: Endometritis post abortum

Dazu enthält das Abrasionsmaterial nach Abort oft reichliche Anteile stark proliferierter und papillär gewucherter Cervixschleimhaut mit den für die Gravidität charakteristischen Drüsenhyperplasien, Plattenepithelmetaplasien und Vacuolisierungen des Epithels (Meinrenken, 1956; Abb. 137).

Bleiben der Decidua oder dem Myometrium fest anhaftende Placentarreste nach Abort längere Zeit im Uterus zurück, so verhindern sie die Regeneration des Endometrium und verursachen Dauerblutungen. Dies kommt nach vorausgegangenen Terrainschädigungen des Eibetts durch Ovulationshemmer oder Intrauterinpessare häufiger vor als ohne solche Anamnese (Reyniak *et al.*, 1975). Durch Auf- bzw. Anlagerung von coaguliertem Blut und Fibrin entstehen aus den sich allmählich ablösenden Placentarresten sog. *Placentarpolypen,* die über hühnereigroß und sehr derb werden können und sich schließlich spontan abstoßen. In ihrem Zentrum findet man meist nekrotische, zuweilen auch noch erhaltene Zotten und Trophoblastzellen (Abb. 138). Erhaltene und proliferierende Trophoblastzellen sind zuweilen noch mehrere Jahre nach der letzten Gravidität in Placentarpolypen oder im Myometrium nachweisbar. Hyalinisierte Zotten konnten sogar noch in einem 21 Jahre lang in utero verbliebenen Placentarpolypen identifiziert werden (Swan und Woodruff, 1969).

Mehrere Monate bis Jahre nach einem oder mehreren vorausgegangenen Aborten wurden gelegentlich *Knorpel- oder Knochenanteile* im exstirpierten Uterus gefunden und von einigen Autoren als Retention dystrophisch verkalkter fetaler Gewebs- oder Knochenreste (de Brux *et al.*, 1956, dort frühere Literatur; Robinson, 1964; Newton und Abell, 1972) oder als Reaktion auf den begleiten-

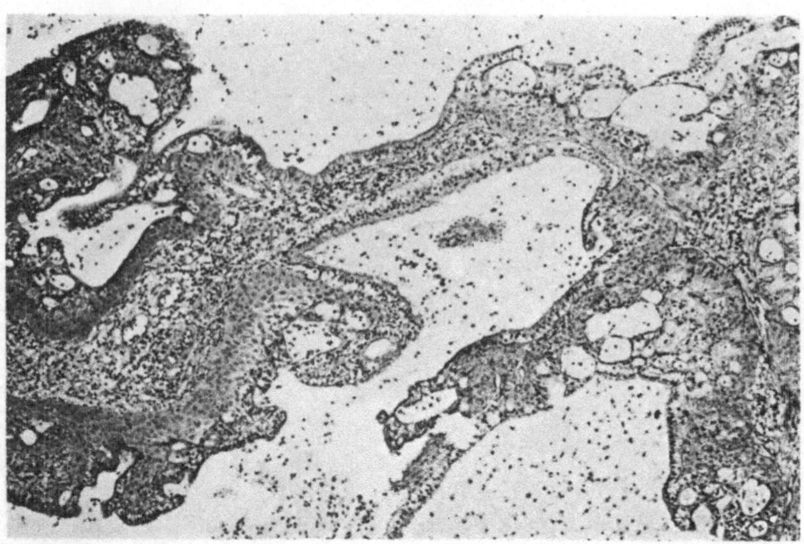

Abb. 137. Endocervicitis post abortum mit ausgedehnten Plattenepithelmetaplasien

den chronischen Entzündungsreiz (GANEM *et al.*, 1962; HSU, 1975) aufgefaßt. Demgegenüber hält MEYER-FÜRST (1961) auf Grund von zwei Beobachtungen eher eine vorausgegangene Hysterographie ursächlich für verantwortlich. BANIECKI (1963) beobachtete allseitig von regelrechter Schleimhaut umgebene Knorpelplatten, die er für umgewandelte, nicht abgestoßene Anteile einer Menstruationsschleimhaut ansieht, während Knorpelreste nach Abort immer von entzündlichen Veränderungen umgeben seien. In Betracht kommt nach ROTH und TAYLOR (1966) außerdem eine Knorpelmetaplasie aus reifen Stromazellen. Diese Autoren konnten bei 9 derartigen Fällen eine Retention von fetalem Knorpel ausschließen und eine perifokale Anreicherung von sauren Mucopolysacchariden nachweisen, die sie als Übergänge deuten. Differentialdiagnostisch muß ein maligner Mischtumor des Uterus mit Knorpel- oder Knochenbildung ausgeschlossen werden. – Das mehrfach beschriebene Vorkommen von *Gliagewebe* im Endometrium gab ebenso Anlaß zu verschiedenen Deutungen: ZETTERGREN (1956, 1973), URBANKE (1962), VANEK und LANE (1963), STOLZ *et al.* (1964); HANSKI (1971) und NIVEN und STANSFELD (1973) deuten ihre Befunde als Reste fetalen Gewebes nach vorausgegangenem Abort. Das bei der Abrasio implantierte Gliagewebe könnte aufgrund seiner geringen Konzentration an Isoantigenen für längere Zeit weiterproliferieren. HAMPERL *et al.* (1959) halten das selbständige Weiterwuchern ursprünglich bei einem Abort in das Endometrium verlagerter fetaler Glia für wahrscheinlich, diskutieren aber auch die Frage einer autonomen geschwulstartigen Wucherung ortsständiger pluripotenter Zellen. Dieser Ansicht schließt sich BAZALA (1966) an.

### c) Blasenmole und Chorionepitheliom

Bis heute erscheint die Frage nicht allgemein geklärt, ob die Blasenmole auf Grund ihrer Wachstumspotenzen und als Vorstufe des Chorionepithelioms be-

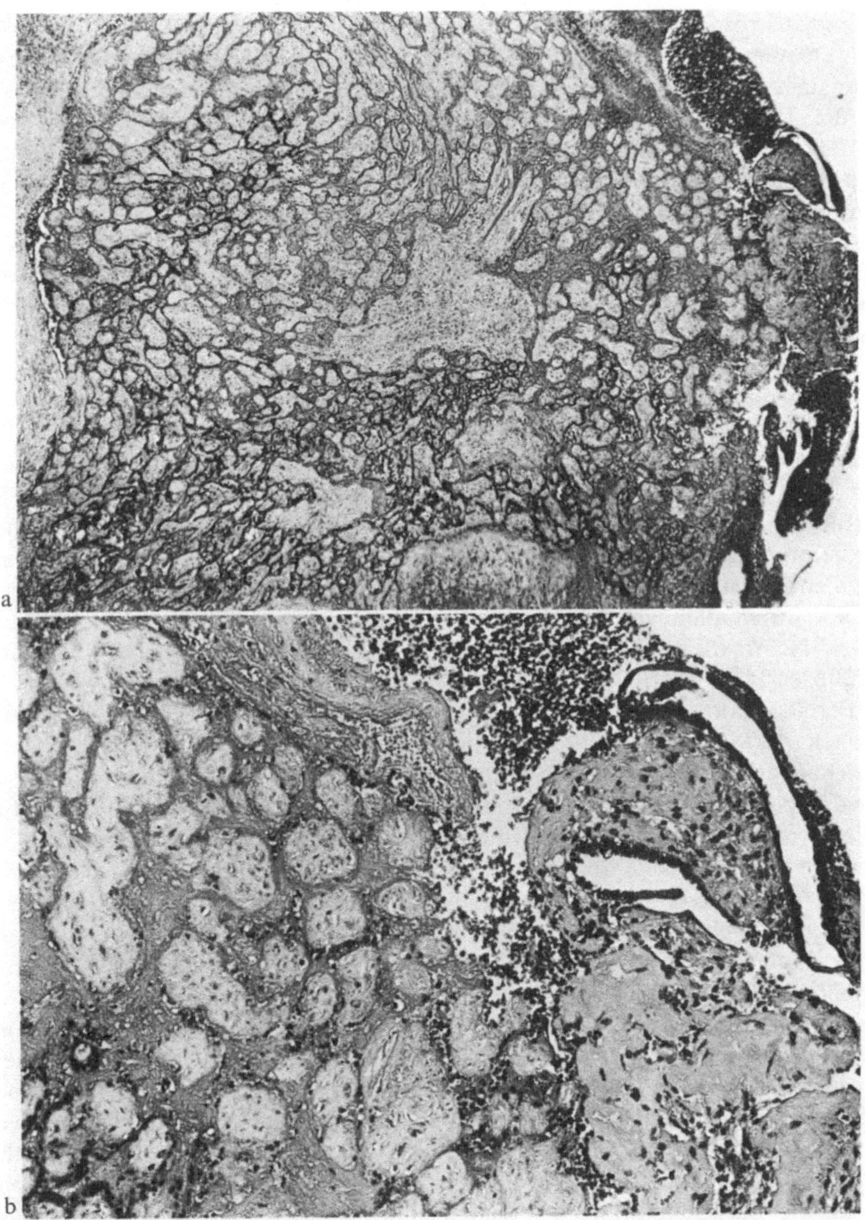

Abb. 138a u. b. Placentarpolyp. (a) Schwache, (b) stärkere Vergrößerung

reits zu den echten Geschwülsten zu rechnen ist, oder ob man sie noch als retiniertes Abortivei mit hochgradiger Weiterentwicklung der hydropischen Quellung (HERTIG und EDMONDS, 1940) auffassen soll. Nach CARR (1969) haben hydropische Quellung, blasenförmige Zottendegeneration und Blasenmole gemeinsame cytogenetische und pathologische Charakteristika; ihnen liegen meist triploide Chromosomenkonstitutionen zugrunde, die für die Blasenmole typisch sind. Der Grad der Zottenauftreibung hängt vom Alter der Placenta ab. Neueren Untersuchungen zufolge sollen immunologische Faktoren ausschlaggebend sein bei der Entscheidung über das Schicksal einer fehlentwickelten Blastocyste: Danach führt die Immunselektion, die von der Menge der produzierten blockierenden Antikörper abhängt, entweder zur Abstoßung durch die Mutter mit resultierendem Spontanabort bei bisher nur molenartiger Zottendegeneration, oder zur Retention und Entwicklung einer Blasenmole (TAKEUCHI, 1981, persönl. Mitteilung). Zwei Formen werden voneinander unterschieden: Bei der **partiellen Blasenmole** entwickelt sich die hydropische Quellung nur in einem Teil der Placenta; neben blasenförmig aufgetriebenen liegen normale Zotten, die Proliferation des Trophoblasten hält sich in Grenzen, ein Embryo ist vorhanden, es bestehen regelmäßig Triploidien. Demgegenüber erfolgt die blasenförmige Zottendegeneration bei der **kompletten Blasenmole** schneller und diffus, die Trophoblastproliferation ist ausgeprägter, ein Embryo fehlt, die Chromosomensätze sind meist diploid (VASSILAKOS *et al.*, 1977; SZULMAN und SURTI, 1978). Die Entstehung der eigentümlich blasigen Auftreibung der Zotten mit begleitender Epithelproliferation erklärt sich zirkulatorisch durch das Fehlen der fetalen Gefäßentwicklung bei Abwesenheit eines Embryo, der begleitenden Epithelproliferation durch alleinige Einwirkung des mütterlichen Blutes auf die Trophoblastzellen, die an die Vorgänge ihrer frühen Invasion und die Struktur der noch gefäßlosen Primärzotten erinnert.

Bereits MARCHAND (1895) und nach ihm LANGHANS (1901) geben eine ausführliche *histologische Schilderung* dieser Veränderung. Die oft enorme Größe erreichenden Zotten enthalten zunächst eine homogen verquollene Grundsubstanz, in der das mesenchymale Bindegewebe vollkommen schwindet und Gefäße nie entwickelt werden. Die von dem kräftig proliferierten Trophoblasten aus dem intervillösen Raum absorbierte Flüssigkeit kann somit nicht abgeleitet werden, sondern bleibt im Stroma liegen. Durch Verflüssigung der homogenen Substanz entstehen cystische Hohlräume, die von den am Rande noch erhaltenen, zusammengeschobenen Mesenchymzellen endothelähnlich ausgekleidet sein können (Abb. 139). Beide Lagen des Trophoblastzellüberzugs, insbesondere das Syncytium enthält vergrößerte polymorphe Kerne und ist stark proliferiert, und zwar meist in Form unregelmäßiger Knoten oder Keulen (Abb. 140). Dementsprechend ist der Gonadotropinspiegel (im Gegensatz zu anderen Molen oder Fehlbildungen, KAESER, 1949) erhöht und ein Arias-Stella-Phänomen nachweisbar (vgl. ROACH *et al.*, 1960; WYNN und HARRIS, 1967). Im syncytialen Epithelverband bilden sich oft kleinere und größere, zuweilen dichtstehende Vacuolen, die an die Lacunenbildung der frühen chorialen Invasion bei Entstehung der Primärzotten erinnern. Die Epithelproliferationen sind zur Placentaransatzstelle hin am ausgeprägtesten. Die umgebende Decidua zeigt oft eine erhebliche choriale Invasion, die bis in das oberflächliche Myometrium hineinreichen kann und früher als syncytiale Endometritis bezeichnet wurde. Diese Invasion unterscheidet sich aber noch nicht von derjenigen, die auch bei normaler Placentation beobachtet werden kann.

Die *prognostische Beurteilung* der Blasenmole kann sehr schwer sein. Es ist wichtig, Gewebe zur histologischen Untersuchung aus verschiedenen Bezirken

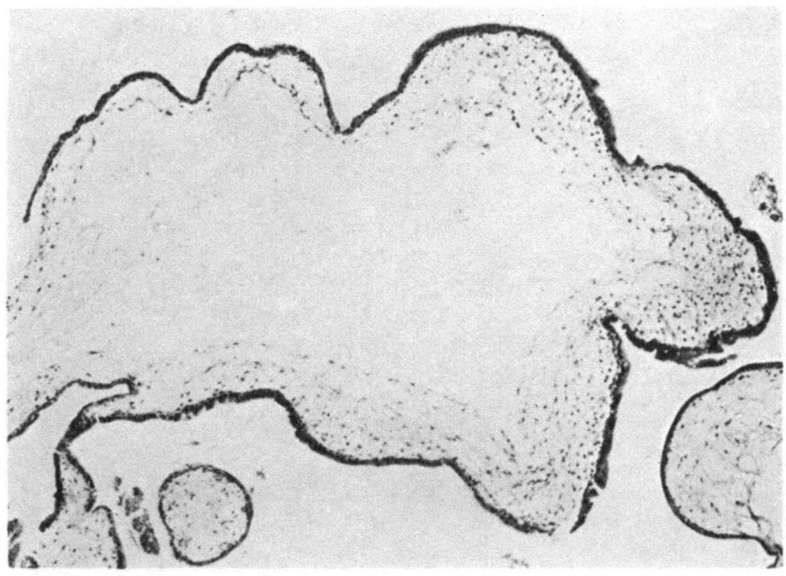

Abb. 139. Blasenmole. Hydropisch aufgetriebene Zotte mit zentralem cystischem Hohlraum von endothelähnlicher Auskleidung

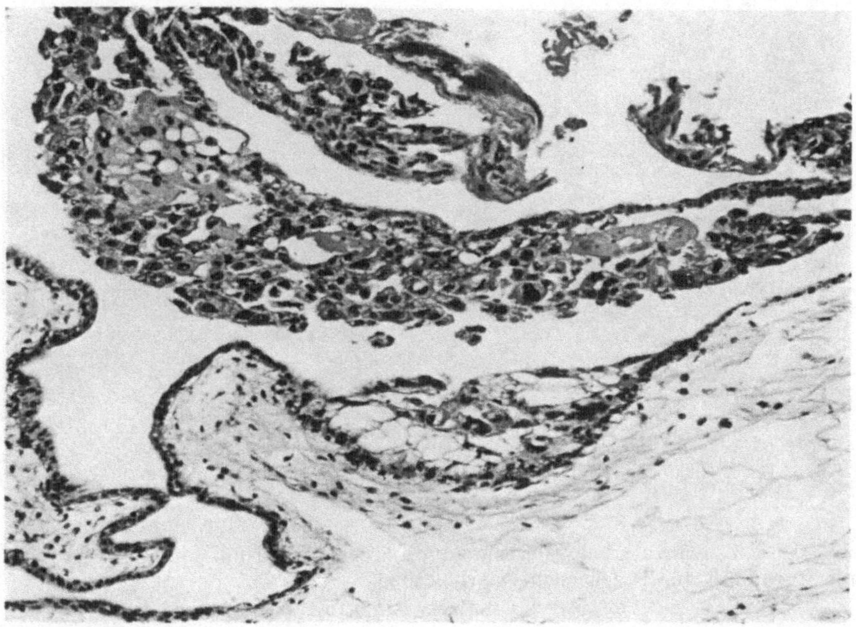

Abb. 140. Blasenmole. Starke Proliferation des Trophoblastepithels in Umgebung der cystisch veränderten Zotten

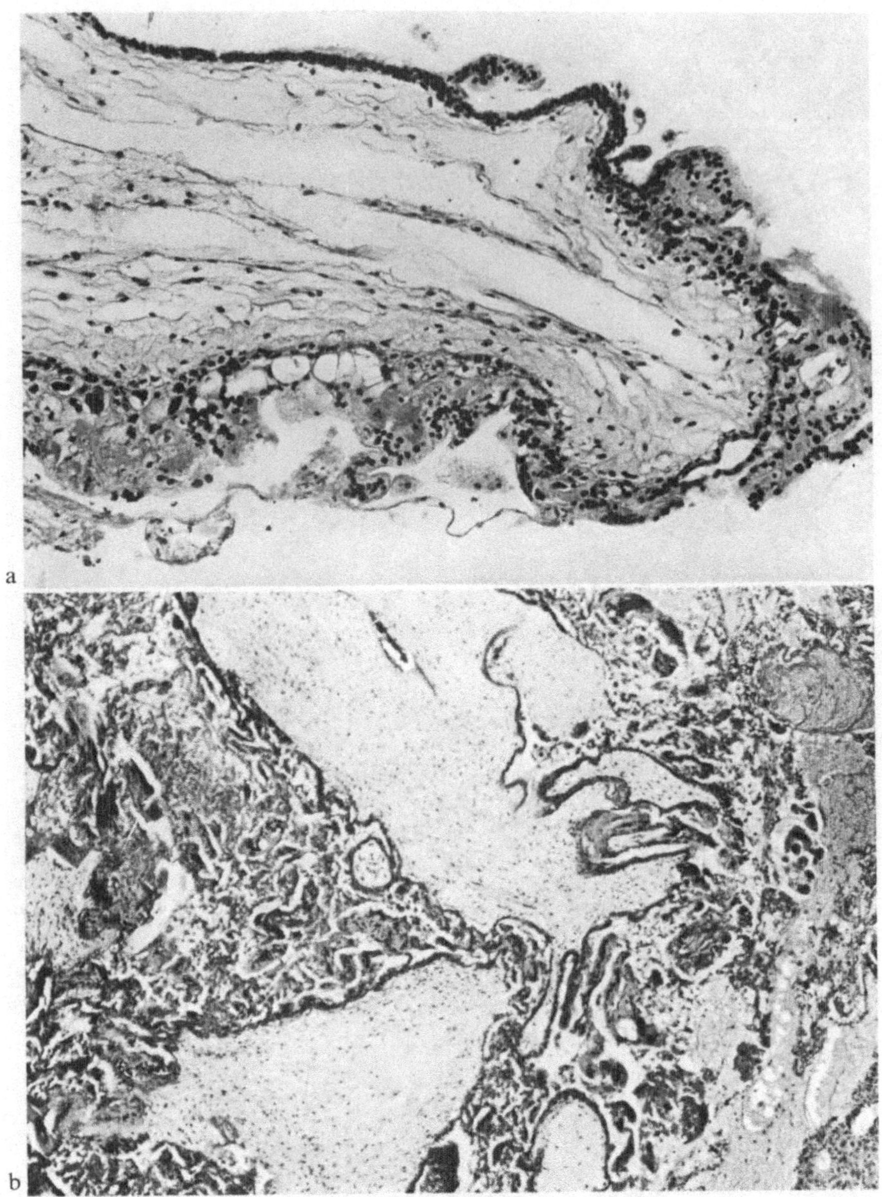

Abb. 141a u. b. Destruierende Blasenmole mit erheblicher Proliferation des Trophoblastepithels. (a) Stärkere, (b) Übersichtsvergrößerung

zu entnehmen, vor allem aus dem Bereich der Decidua sowie aus der direkten Umgebung eines Blutcoagulums (HERTIG und MANSELL, 1956). Die potentielle Malignität der Trophoblastzellen läßt sich besonders schwer beurteilen, da sich diese Zellen schon physiologisch invasiv verhalten. Entgegen der Annahme einiger Autoren (VASSILAKOS *et al.*, 1977) sind maligne Entartungen nicht nur bei

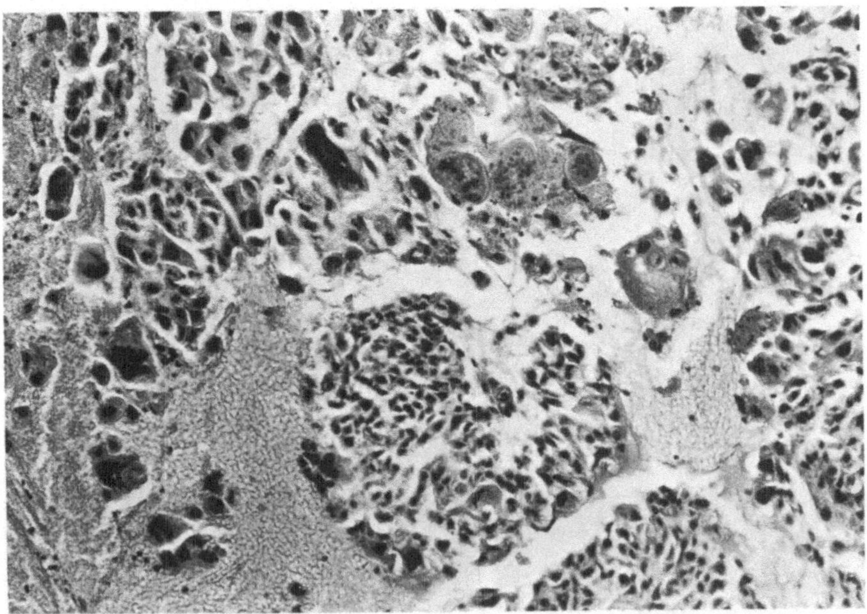

Abb. 142. Chorionepitheliom, das sich 12 Wochen später aus der destruierenden Blasenmole entwickelt hat

der kompletten Blasenmole möglich, sondern müssen auch bei der partiellen Mole in Betracht gezogen werden (SZULMAN und SURTI, 1978). Der häufig zur Stadieneinteilung benutzte Proliferationsgrad des Trophoblasten ist prognostisch nur von geringer Bedeutung. Statistiken zufolge entwickeln mehr Patientinnen mit einer Blasenmole 1. Grades (mit geringer oder fehlender Hyperplasie des Trophoblasten) später ein Choriocarcinom als Patientinnen mit einer Mole 2. (mäßige Hyperplasie) oder 3. Grades (starke Hyperplasie mit Anaplasie) (ELSTON und BAGSHAWE, 1972). Für die Nachuntersuchung von Patientinnen mit Blasenmole ist daher die Bestimmung des Gonadotropinspiegels von großer Bedeutung. Elektronenmikroskopisch gleichen manche Molen aufgrund ihrer schlecht differenzierten Zellen bereits Chorio-Carcinomen. Aus derartigen Veränderungen entwickelt sich nicht selten früher oder später ein Chorionepitheliom (Chorio-Carcinom). 50% aller Chorio-Carcinome geht eine Blasenmole nachweislich voraus. Andererseits entwickelt sich ein Chorio-Carcinom nur bei 2% aller europäischen Blasenmolenträgerinnen (RINGERTZ, 1970).

Infiltrieren derartige Stränge das Myometrium, oder lassen sich abgelöste Zotten in den myometrialen Gefäßlichtungen nachweisen, so erscheint die Annahme einer **destruierenden Blasenmole** gerechtfertigt. Dabei handelt es sich um rein quantitative Unterschiede in der Proliferation: Der Epithelüberzug entspricht dem der gutartigen Blasenmole (Abb. 141). Die Prognose ist auch bei Durchsetzung des ganzen Myometrium im allgemeinen gut. Die Diagnose läßt sich am Abrasionsmaterial daher so gut wie nie stellen, sondern erst am exstirpierten Uterus.

Die im Abradat enthaltenen Anteile eines **Chorionepithelioms** bestehen haupt-

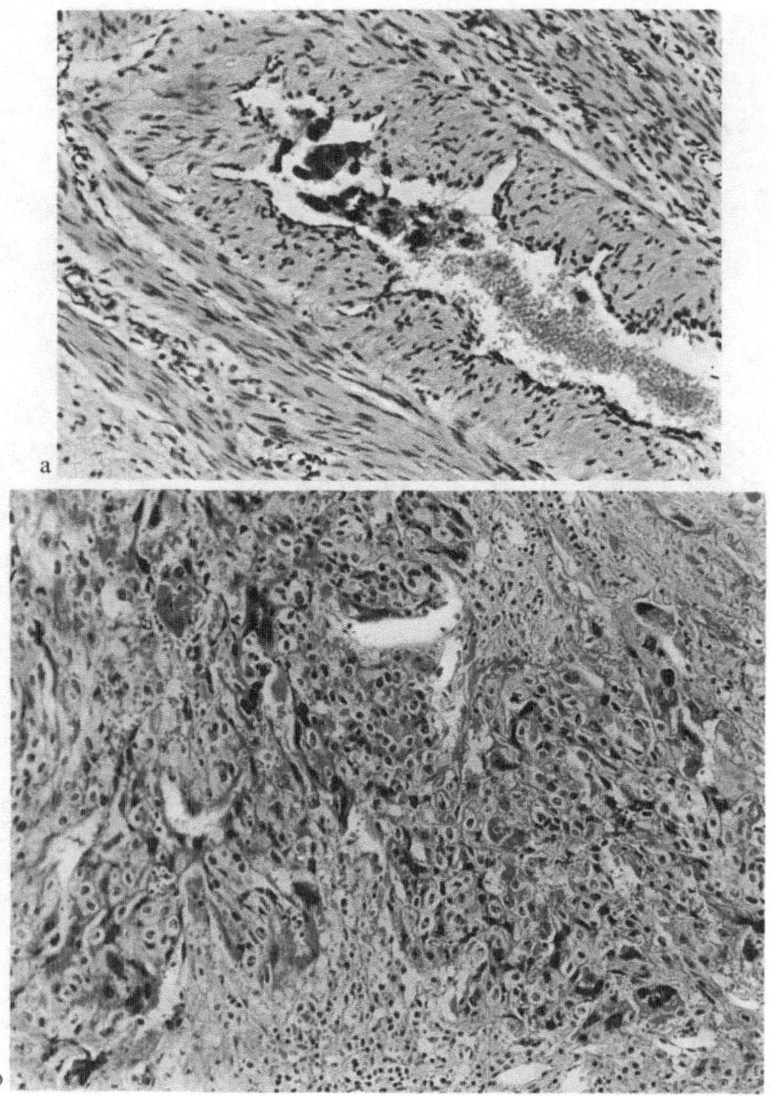

Abb. 143a u. b. Gleicher Fall wie Abb. 119. Infiltrierendes Wachstum mit Einbruch in ein Gefäß (a) und in das Myometrium (b)

sächlich aus soliden oder plexiformen Trophoblastzellsträngen mit großen, unregelmäßigen Kernen, geringer Differenzierung und großer Wachstumspotenz, untermischt mit Anteilen nekrotischer Decidua und coagulierten Blutes. Placentarzotten fehlen fast immer. Die Epithelstränge können nur aus Cytotrophoblasten oder nur aus Syncytium bestehen; zuweilen durchmischen sich beide Anteile auch geflechtartig. Die stets vorhandenen Zellatypien sind am Cytotrophoblasten besser erkennbar als am Syncytium, das bereits physiologisch große Unterschiede der Zell- und Kerngröße aufweist (Abb. 142). Elektronenoptisch unterscheiden sich die Zellen des Chorio-Carcinoms von normalen Trophoblastzellen nur durch tiefe Einkerbungen in der Kernmembran, große Kernporen, unregelmäßige Mitochondrien, spärliches endoplasmatisches Reticulum und freie Ribosomen im Cytoplasma (LARSEN, 1973; frühere Lit. s. dort). Da das Chorio-Carcinom meist längere Zeit nach dem Ausstoßen der Frucht an der Placentarstelle entsteht, von dort aus invasiv in das Myometrium einwächst und in dessen Gefäße einbricht (Abb. 143), enthält das Abrasionsmaterial häufig auch Anteile des Myometrium. Diese werden im Gegensatz zur noch gutartigen chorialen Invasion meist von breiten, soliden Strängen atypisch proliferierter Trophoblastzellen durchsetzt, grob zerstört und von Nekrosen und Blutungen umgeben, infolge einer sehr geringen Abwehrkraft des mütterlichen Gewebes. Die diagnostische Erkennung des manifesten Chorio-Carcinoms bereitet demnach selten Schwierigkeiten. Zuweilen kann jedoch die maligne choriale Invasion sehr schwer von der benignen abgrenzbar sein, so z.B. von der destruierenden Blasenmole. Wichtige Kriterien der gutartigen Invasion sind das Vordringen einzelner Zellen in vorgebildeten Gewebsspalten ohne Beeinträchtigung der anliegenden Muskelfasern. Ein häufiger Fehler ist daher die diagnostische Überbewertung einer gutartigen Blasenmole als Chorio-Carcinom (NOVAK, 1953). Diese Einstufung sollte nur dann erfolgen, wenn eine echte massive Gewebszerstörung bei vollständigem Fehlen von Zottenstrukturen vorliegt, und wenn das Bild auch biologisch (Hormonuntersuchungen, klinischer Verlauf) einer Malignität entspricht. Darauf haben SCHOPPER und PLIESS (1949) besonders hingewiesen und daher die biologisch und klinisch gutartige choriale Invasion des Myometriums als *„Chorionepitheliosis"* vom malignen Chorionepitheliom abgegrenzt. Während der Entbindung können Trophoblastzellen in der Cervix oder Vagina hängen bleiben, dort anwachsen und Knoten bilden, die zuweilen als Choriocarcinommetastasen mißdeutet werden. Es handelt sich dabei um eine gutartige Chorionepitheliosis externa.

Die Prognose eines echten Chorio-Carcinoms ist im allgemeinen sehr schlecht, wenn nicht ganz rechtzeitig und gezielt behandelt wird. Die 5-Jahres-Überlebensrate betrug in der Serie von RINGERTZ (1970) 50%, bei den Fällen ohne vorausgegangene Blasenmole nur 14%. Hier haben die modernen therapeutischen Möglichkeiten, insbesondere die Anwendung von Methotrexat, allerdings einen deutlichen Wandel herbeigeführt.

## 2. Das Endometrium bei Extrauteringravidität

*Bei noch lebender Frucht* unterscheidet sich die intrauterin gebildete Decidua bei Extrauteringravidität von der einer intakten Intrauteringravidität nur durch das Fehlen von Trophoblastzellen, Placentarzotten und der diese unmittelbar umgebenden Reaktion an Stroma (Bildung einer hyalin-fibrinoiden Grenzzone) und Gefäßen (Erweiterung als Vorläufer des intervillösen Raums); eine deciduale Gefäßerweiterung erfolgt bei Extrauteringravidität nur zu Beginn und ist nicht so ausgeprägt (SPEERT, 1958).

*Nach Absterben* der extrauterinen Frucht macht die Decidua regressive Veränderungen durch. Diese verlaufen sehr protrahiert, da einerseits durch die in der Tubenwand meist lange überlebenden Zotten sich das Corpus luteum nur sehr langsam zurückbildet, andererseits infolge des Fehlens fetaler Anteile im Uteruscavum keine nennenswerte Entzündung auftritt. Es kommt daher fast nie zur spontanen Abstoßung der Decidua, sondern nur zu deren Rückbildung, die infolge der oft sehr spät einsetzenden nächsten Ovulation bis zur Atrophie gehen kann (OVERBECK, 1953). Durch allmähliche und zuletzt hochgradige Schrumpfung des Stromas kommt es zum Kollaps der *Drüsen,* die oft ein positives Arias-Stella-Phänomen mit hellem, aufgeblähtem Cytoplasma und grotesken Kernen zeigen. Da dieses Phänomen meist nur fokal auftritt, schwankt der Prozentsatz der Fälle mit positiver Reaktion bei den einzelnen Autoren je nach der Gründlichkeit der Durchmusterung des Endometrium. Die *Deciduazellen* verkleinern sich und sind schließlich größenmäßig von den Körnchenzellen nicht mehr zu unterscheiden; diese erscheinen infolge der Schrumpfung der Deciduazellen relativ vermehrt und enthalten zahlreiche große Granula. Alle Stromazellen werden von einem sehr dichten Gitterfasernetz umsponnen (Silberimprägnation!). Die Grundsubstanz wird unter Verlust der sauren Mucopolysaccharide ausgesprochen fibrös (OVERBECK, 1962). Die sich nicht zurückbildenden Spiralarteriengruppen treten jetzt ebenfalls besonders prominent hervor. Bei Weiterschreiten dieser Veränderung finden sich einzelne Abschnitte der Decidua in beginnender Auflösung und Nekrose, während andere durch hochgradige Schrumpfung ihren decidualen Charakter bereits ganz verloren haben; das Bild entspricht sowohl morphologisch als auch hormonell der verzögerten Abstoßung. Ist das Stroma bereits ganz zurückgebildet und wieder kleinzellig, so sind die hellen Drüsen des Arias-Stella-Phänomens oft der einzige sichere Hinweis auf eine vorausgegangene Gravidität (FREDERIKSEN, 1958). Die Rückbildung des Stromas geht somit der der Drüsen regelmäßig voraus.

Noch mehrere Wochen nach dem Fruchttod können derartige Veränderungen nachweisbar sein, während sich daneben mit dem Heranreifen eines neuen Follikels (etwa 1 Monat nach Blutungsbeginn; nach BANIECKI (1953) frühestens 6–7 Wochen nach dem Eitod) bereits neu proliferiertes Endometrium entwickelt hat. Dabei werden die alten Schleimhautanteile langsam mit in den Regenerationsprozeß einbezogen. Das Arias-Stella-Phänomen bildet sich allmählich zurück unter Abflachen des Epithels, das jetzt ein vacuolisiertes Cytoplasma und geschrumpfte, jedoch noch polymorphe Kerne aufweist. In einigen Drüsen ist trotz weitgehender Rückbildung immer noch vermehrt Glykogen nachweisbar (CRAMER, 1957). Sind diese letzten Drüsenveränderungen geschwunden und beherrscht die neue Proliferation schließlich das Bild, dann besteht keine Möglichkeit mehr, auch nur den Verdacht auf eine vorausgegangene Gravidität zu äußern.

Die klinisch sehr wichtige und daher viel diskutierte Frage nach der *Differenzierungsmöglichkeit zwischen extra- und intrauterinem Abort* am Abrasionsmaterial läßt sich auch bei Einsatz aller verfügbaren feingeweblichen Spezialmethoden nicht immer sicher beantworten. Eine klare Entscheidung ist nur bei Anwesenheit fetalen Gewebes (Zotten oder Trophoblastzellen) möglich. Fehlt dieses, so läßt sich bestenfalls eine Wahrscheinlichkeitsdiagnose erzielen auf Grund der Vorstellung, daß bei Extrauteringravidität die Rückbildung der Decidua sehr protrahiert ist und entzündliche Veränderungen meist fehlen. Eine Endometritis kann aber, fortgeleitet von einer Salpingitis als Ursache der Extrauteringravidität, zuweilen durchaus bestehen. Als Zeichen der sehr langsamen Rückbildung gilt einerseits das gehäufte Auftreten der „Kollageneinschlüsse“ in den Deciduazellen, andererseits die zu extremer Schrumpfung der Deciduazellen führende verzögerte Abstoßung und die erst sehr spät einsetzende Regeneration des Endometrium. Auch das Arias-Stella-Phänomen wird als Zeichen des primären Fruchttodes mit zunächst noch anhaltender Gonadotropinproduktion bei Vorliegen einer Extrauteringravidität mit oft lange überlebenden Placentarzotten etwas häufiger gefunden als bei intrauterinem Fruchttod (67% gegenüber 43,6% nach OVERBECK, 1962; vgl. auch BEATO *et al.*, 1968). Hier handelt es sich jedoch nicht um qualitative, sondern nur um quantitative Unterschiede. Das Auftreten pericapillärer hyaliner Ringe in der sich rückbildenden Compacta wird zwar bei intrauterinem Abort häufiger beobachtet (MEINRENKEN, 1952; HOMMA, 1958), kommt aber ebenso bei Extrauteringravidität vor. Demgegenüber fehlen die bei intrauterinem Abort häufig, aber auch nicht regelmäßig vorkommenden Hämosiderinablagerungen und Fibrinoidabscheidungen im Stroma (HINZ und TERBRÜGGEN, 1952). Histochemisch ließ sich mit keiner Reaktion eine sichere Unterscheidung der Endometrien bei Intra- oder Extrauteringravidität erzielen (LEWIN, 1960). Berücksichtigt man außerdem, daß je nach Art, Ausmaß und Zeitpunkt der Störung im Bereich der extrauterinen Implantation die Reaktion des Endometrium bzw. der intrauterinen Decidua sehr unterschiedlich sein wird (plötzliche Tubarrupturen z.B. können zu schnellem Schleimhautzerfall führen), und daß andererseits auch ein intrauteriner Abort sehr protrahiert verlaufen kann, so erscheint jeder Versuch einer Aussage noch fragwürdiger (vgl. ARRONET und STOLL, 1950). Eine Literaturzusammenstellung von über 1000 Tubargraviditäten (OVERBECK, 1962) ergab, daß die Abrasio nur in 43% der Fälle (nach ROMNEY *et al.*, 1950, nur in 19%) eine Decidua zutage fördert. Da so gut wie jedes Endometriumbild gelegentlich einmal nach Extrauteringravidität auftreten kann, selbst eine glandulär-cystische „Umstellungshyperplasie“ (KIEF und MUTH, 1951), oder eine Endometriumatrophie bei noch bestehender postkontraceptiver Nichtansprechbarkeit, läßt sich das Vorliegen einer solchen an Hand des Abrasionsmaterials auch niemals sicher ausschließen (vgl. BRUNTSCH, 1954), wenn nicht der Nachweis fetalen Gewebes gelingt. Dieser kann bei Verdachtsfällen von entscheidender Bedeutung sein (HOFMANN und LEGERLOTZ, 1968). In Zweifelsfällen ist jedoch dem klinisch tätigen Gynäkologen schon mit der Äußerung eines Verdachtes gedient, oder mit der Aussage, daß das Vorliegen einer Extrauteringravidität sehr unwahrscheinlich sei. Er wird sein weiteres Vorgehen darauf einstellen können. Ein diagnostischer Hinweis auf Extrauteringravidität ist z.B. das Weiterbluten nach der Abrasio infolge meist noch erhaltenen Placentargewebes in der Tube (BRUNTSCH, 1954). Die endgültige Diagnose stellt in diesen Fällen nicht der Histologe, sondern der Kliniker.

**Decidua ohne Gravidität.** Der Nachweis von Decidua im Abrasionsmaterial bei Abwesenheit fetalen Gewebes darf nur unter Vorbehalt zur Verdachtsdiagnose intra- oder extrauterine Gravidität Anlaß geben. In der Serie von BOBEK (1957) hat sich ein auf Grund dieser Merkmale geäußerter Verdacht auf Extrauteringravidität nur in einem Fünftel der Fälle bestätigt. Ebensowenig wie die Abwesenheit von Decidua gegen die Annahme einer Extrauteringravidität

**Tabelle 19.** Die verschiedenen Formen von Decidua in Abhängigkeit von ihrer Entstehung.

| | Intrauterin-gravidität | Extrauterin-gravidität | Starre Sekretion (hormonell induziert) | IUD (mechanisch induziert) |
|---|---|---|---|---|
| LMP vor: | >4 Wochen | >4 Wochen | >4 Wochen | <4 Wochen |
| Drüsen | hoch sezer-nierend | hoch sezer-nierend | atrophisch | hoch sezer-nierend |
| Decidualisierung | komplett | komplett | komplett | fokal |
| Entzündung | + | – | – | + oder – |
| fetale Elemente | oft + | – | – | – |

spricht, kann die Anwesenheit von Decidua zwingend für diese Annahme in Anspruch genommen werden. Eine mit der Decidua einer jungen Intra- oder Extrauteringravidität histologisch identische deciduale Umwandlung erfährt das Endometrium z.B. bei einer großen Corpus luteum-Cyste mit Corpus luteum-Persistenz (TeLinde und Henriksen, 1940; Israel, 1942; Spechter, 1953). Möglicherweise ist in diesen Fällen eine Überproduktion von Gonadotropin Ursache sowohl der Corpus luteum-Cyste als auch der decidualen Umwandlung des Endometrium. Zur Deciduabildung ohne Gravidität kommt es weiterhin bei einigen Granulosazelltumoren oder Carcinomen des Ovars (Spechter, 1953). Die exogene Zufuhr von Gestagenen z.B. zur Behandlung einer Endometriose führt ebenfalls zur Entwicklung einer Decidua, die sich jedoch von der Schwangerschaftsdecidua durch das Fehlen sezernierender Drüsen unterscheidet. Sind in diesen Fällen überhaupt Drüsen vorhanden, so sind sie atrophisch („starre Sekretion"). Derartige Ursachen erklären das immer wieder beobachtete Auftreten einer intrauterinen Decidua z.B. bei alten Frauen (vgl. S. 218ff. und Abb. 109). Eine deciduale Reaktion kann auch durch mechanische Stimulierung ausgelöst werden und gleicht dann weitgehend den traumatisch induzierten Deciduomen bei Ratten und Mäusen. Charakteristisch für die mechanische Decidualisierung ist die fokal begrenzte Entwicklung z.B. in Umgebung eines Intrauterinpessars. Da die Differenzierung der verschiedenen Typen der Decidua im Hinblick auf erforderliche therapeutische Konsequenzen von großer klinischer Bedeutung ist, sollte die Differentialdiagnose sehr sorgfältig vorgenommen und jeweils dem Kliniker mitgeteilt werden. Einige grobe Richtlinien hierzu lassen sich der Tabelle 19 entnehmen.

## 3. Das Endometrium im Wochenbett

Die Innenfläche des frisch entbundenen Uterus wird bereits 10 Tage nach der Geburt wieder von einem zusammenhängenden Epithel bedeckt, das aus dem Drüsenepithel der Basalisstümpfe stammt. 3–5 Wochen post partum ist die Regeneration abgeschlossen. Die Gefäße des Placentarbettes werden teils durch Kontraktion, teils durch Endothelproliferation, Thrombose mit Organisation oder hyaline Umwandlung verschlossen, später mit den Resten der Decidua von proliferierendem Endometrium unterwandert und von der Uteruswand abgehoben (Abb. 144). Nach 6 Wochen findet man nur noch Ablagerungen von Hämosiderin; nach 3 Monaten ist die Placentarstelle gewöhnlich nicht mehr zu erkennen, es hinterbleibt keine Narbe. BÜTTNER (1911) konnte allerdings hyaline Veränderungen im Placentarbett histologisch bis zu 1 Jahr post partum nachweisen. Bei nicht stillenden Müttern befindet sich das Endometrium in

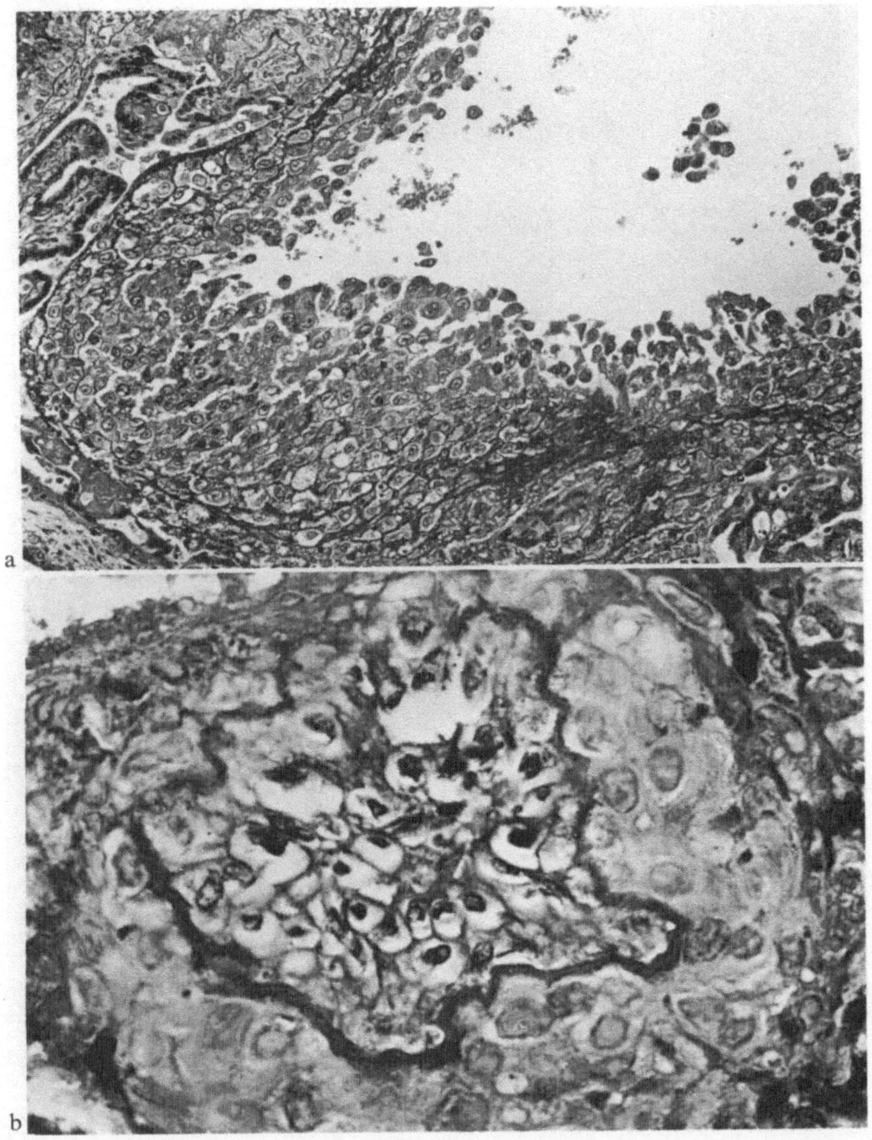


Abb. 144a u. b. Endothelproliferation innerhalb dünnwandiger Gefäße an der Ablösungsstelle der Placenta (a) und im Placentarbett post partum (b)

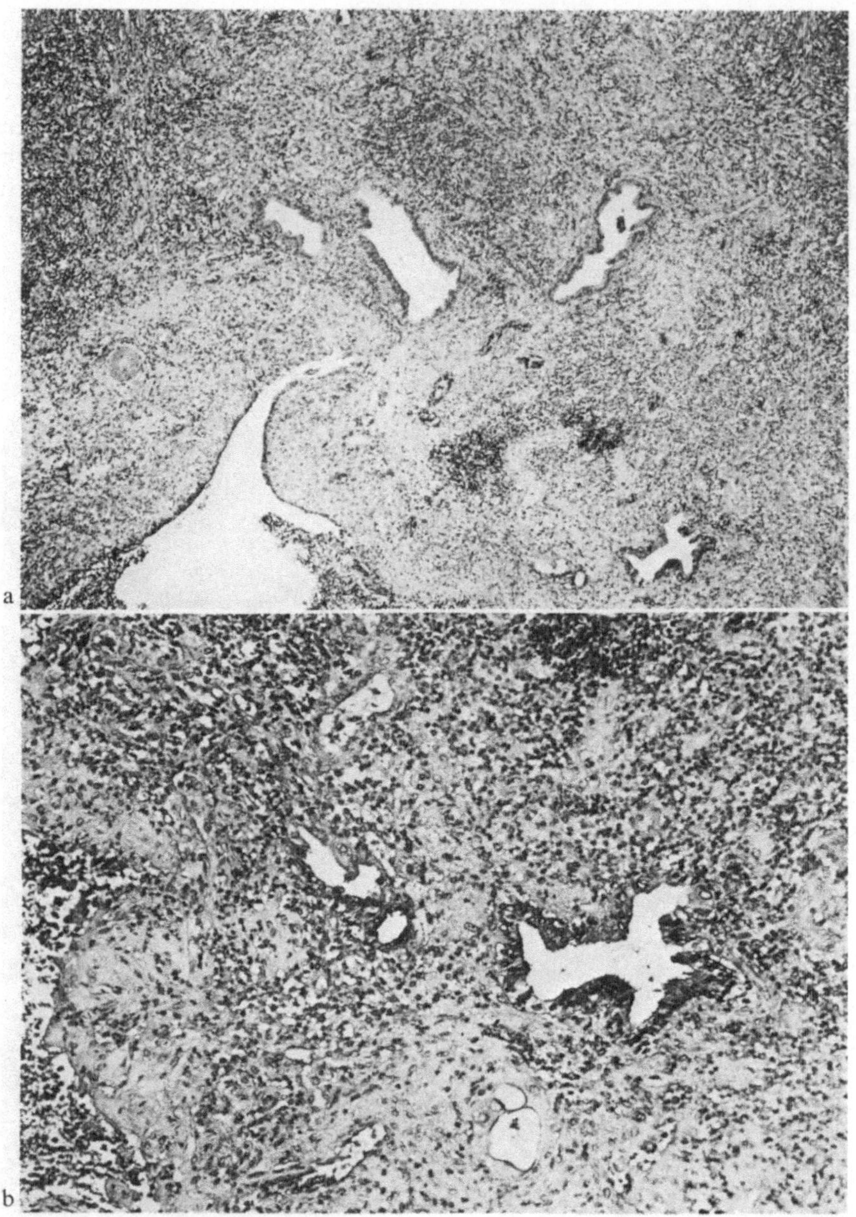

Abb. 145a u. b. Endometritis post partum. Herdförmige leuko-, lympho- und plasmocytäre Infiltrate mit Zerstörung des Drüsenepithels. Drüsen noch in Rückbildung, sternförmig. (a) Übersicht, (b) stärkere Vergrößerung

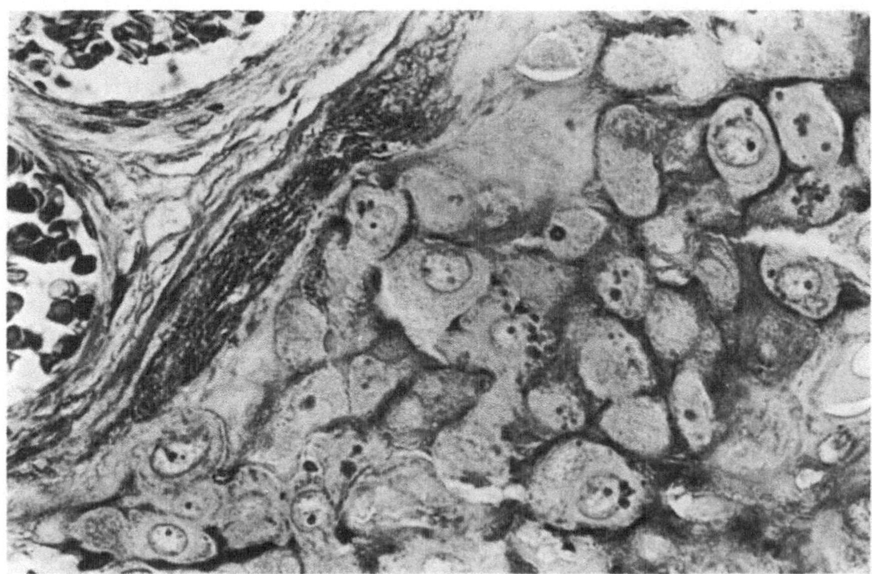

Abb. 146. Relaxinhaltige Trophoblastzellen der Basalplatte einer reifen Placenta: Den Körnchen der endometrialen Körnchenzellen entsprechende paranucleäre Einschlüsse. Färbung: Phloxin-Tartrazin

der 3. Woche post partum bereits in vorgeschrittener Proliferationsphase (Vokaer, 1956), bei stillenden Müttern ist die Proliferation stark verlangsamt, das Drüsenepithel nur mäßig hoch (Gross *et al.*, 1957). Die erste Ovulation erfolgt bei nicht stillenden Frauen im allgemeinen nicht vor der 7. Woche post partum, bei stillenden nicht vor der 13. Woche (Sharman, 1967).

Blutungen im Wochenbett deuten auf eine Störung der Regeneration bzw. der Involution hin und erfordern oft die Abrasio. Die histologische Untersuchung ergibt bei rund zwei Drittel dieser Fälle als Ursache der fehlerhaften Involution eine *Endometritis post partum* mit meist noch nachweisbaren Placenta-, Decidua- oder Eihautresten (Bachmeyer und Stoll, 1960). Diese Reste sind fast immer nekrotisch, oft in Form eines Placentarpolyps in coaguliertes Blut oder Fibrin eingebacken, oder von neuproliferiertem Endometrium umschlossen. Dieses enthält unregelmäßig weite Drüsen mit unterschiedlich hohem Epithel und länglichen Kernen in einem kleinzelligen oder spindelzelligen Stroma, das von herdförmigen entzündlichen Infiltraten durchsetzt wird. Die Infiltrate durchwandern und zerstören auch das Drüsenepithel und sind besonders dicht in Umgebung der eingeschlossenen Nekroseherde (Abb. 145). Des öfteren enthält das Abrasionsmaterial auch oberflächliche Anteile des Myometrium, das infolge der Retention noch weich und aufgelockert ist und ebenfalls interstitielle entzündliche Infiltrate aufweisen kann, zuweilen außerdem noch gut erhaltene choriale Zellen als Reste der chorialen Invasion. Die Retention placentaren oder decidualen Gewebes nach der Geburt führt somit regelmäßig zur Endometritis, die erst nach operativer Entfernung dieser Reste ausheilen kann. — Demgegenüber ist die herdförmige leukocytäre Durchsetzung von Pla-

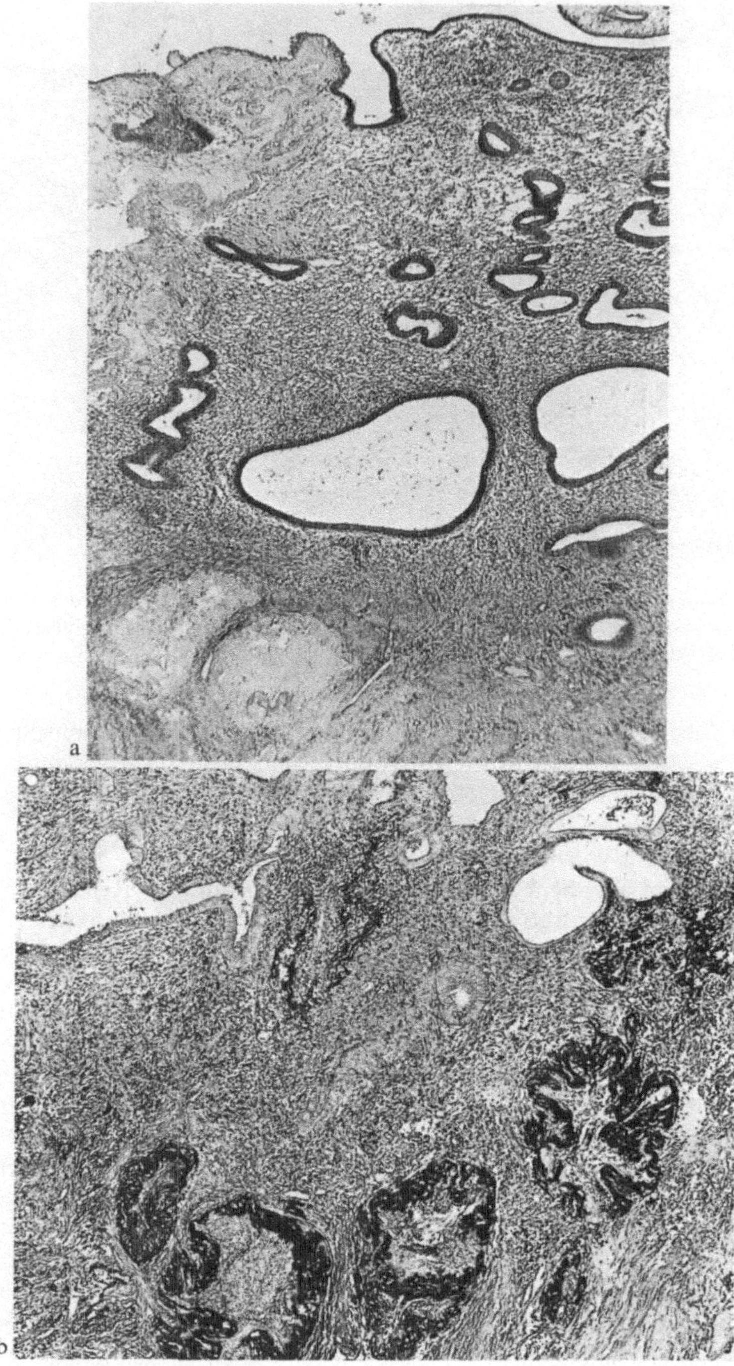

Abb. 147a u. b. Umstellungshyperplasie post partum. (a) HE-Färbung, (b) PAS-Färbung. In dieser sind girlandenförmige Deciduareste in Umgebung der Blutgefäße klar erkennbar

centa- oder Deciduaresten, die unmittelbar nach der Geburt durch Nachtastung gewonnen werden, noch keine Endometritis, sondern Folge der physiologischen Ablösungsvorgänge der Placenta im Bereich der Basalplatte.

Bei etwa einem Drittel der Patientinnen (nach LESTER *et al.*, 1956, sogar zwei Drittel) mit Blutungen im Wochenbett finden sich histologisch keine Schwangerschaftsreste und keine entzündlichen Veränderungen, die die Blutungen erklären könnten. Stattdessen werden in diesen Fällen oft *Gefäßwandveränderungen* beobachtet. Die Gefäße sind oft sehr weit und prall mit Blut gefüllt; ihre nicht kontrahierten Wände und vielfach auch die umgebenden Myometriumfasern sind hyalin degeneriert, die elastischen Fasern zugrunde gegangen. BACHMEYER und STOLL (1960) führen diese Hyalinisierung auf die Einwirkung der vom Trophoblasten ausgehenden proteolytischen Fermentaktivität zurück. Diese sistiert gewöhnlich unter Ausbildung des Nitabuchschen Streifens im Bereich der Basalplatte. Kommt es jedoch zur chorialen Invasion des Myometrium, so könnten die dort hingelangten Trophoblastzellen bei ihrer Affinität zu den mütterlichen Gefäßen die Wände frühzeitig hyalinisieren und für die spätere Kontraktion insuffizient machen. Auch die physiologische, durch lokale Relaxinwirkung bedingte Endothelproliferation zum polsterartigen Verschluß dieser Gefäße kann fehlen. Die in diesem Bereich offenbar nicht erfolgende Ausschüttung von Relaxin aus den basalen, den endometrialen Körnchenzellen funktionell identischen Trophoblastzellen (s. Abb. 146) deutet auf eine hormonelle Fehlregulation bei der Ablösung der Placenta hin, die als gesonderter oder zusätzlicher Faktor bei der Insuffizienz der Blutstillung anzusehen ist. Auf ähnliche Weise läßt sich auch die *partielle Involutio uteri* im Bereich des Placentarbettes erklären (BACHMEYER und STOLL, 1960; OBER und GRADY, 1961). Diese scheint vorwiegend bei Mehrgebärenden vorzukommen und mit der Zahl der Geburten zuzunehmen (RUTHERFORD und HERTIG, 1945), da die Fähigkeit des Uterus zur Involution offenbar nach jeder Geburt geringer wird.

Zuweilen erfolgt die erste Proliferation post partum auch unregelmäßig unter Bildung verschieden weiter, z.T. cystischer Drüsenlumina. Dies geschieht vor allem bei länger anhaltender Oestrogenstimulation infolge der postpartalen Anovulationen (DUBRAUSZKY, 1950). Diese sog. *Umstellungshyperplasie* (VELTEN) kann Ursache einer Blutung im Wochenbett sein (Abb. 147); sie erreicht zuweilen das Ausmaß einer glandulär-cystischen Hyperplasie. Auch ohne Kenntnis der klinischen Anamnese vermögen bei einer jungen Patientin Gruppen noch prominenter oder sich rückbildender Arterien, zuweilen umgeben von Resten hyalinisierter Decidua innerhalb einer glandulär-cystischen Hyperplasie zur richtigen Diagnose zu führen. MEISSNER und SOMMERS (1950) beobachteten dieses Bild vor allem bei Diabetikerinnen, die während der Gravidität mit Oestrogen und Progesteron behandelt wurden.

Gelegentlich kann auch eine *verzögerte Abstoßung* durch einen verlangsamten Abfall des Progesteron Ursache einer post-partum-Blutung sein. Diesem Bild liegt dann häufiger ein postpartal insuffizientes oder persistierendes Corpus luteum zugrunde als eine erneute Gravidität.

# Literatur


AARO, L.A., SYMMONDS, R.E., DOCKERTY, M.B.: Sarcoma of the uterus. A clinical and pathologic study of 177 cases. Amer. J. Obstet. Gynec. **94**, 101 (1966).

ABACI, F., ATERMAN, K.: Changes of the placenta and embryo in early spontaneous abortion. Amer. J. Obstet. Gynec. **102**, 252 (1968).

ADLER, L.: Schleimhautpolypen des Uteruskörper. In: HALBAN-SEITZ, Biologie und Pathologie des Weibes, Bd. IV. Berlin: Urban & Schwarzenberg 1926.

AGRAWAL, K., FOX, H.: Subepithelial endometrial collagen. Amer. J. Obstet. Gynec. **114**, 172 (1972).

AIKAWA, M., NG, A.P.B.: Mixed (adenosquamous) carcinoma of the endometrium. Cancer **31**, 385 (1973).

AKHTAR, M., KIM, P.Y., YOUNG, I.: Ultrastructure of endometrial stromal sarcoma. Cancer **35**, 406 (1975).

AKINLA, O., LUUKKAINEN, T., TIMONEN, H.: Important factors in the use-effectiveness of the copper-T-200 IUD. Contraception **12**, 697 (1975).

ALBRECHT, H.: Pathologische Anatomie und Klinik des Uterussarkoms. In: HALBAN-SEITZ, Biologie und Pathologie des Weibes, Bd. IV. Berlin: Urban & Schwarzenberg 1928.

ALEEM, F.A., MOUKHTAR, M.A., HUNG, H.C., ROMNEY, S.L.: Plasma estrogen in patients with endometrial hyperplasia and carcinoma. Cancer **38**, 2101 (1976).

ALLEN, E.: Estrogenic hormones in the genesis of tumor and cancers. Endocrinology **30**, 942 (1942).

ALZNAUER, R.L.: Mixed mesenchymal sarcoma of the corpus uteri. Arch. Path. **60**, 329 (1955).

AMES, ST., JANOVSKI, N.A.: Ovarian hilus cells and endometrial carcinoma with reference to radiation. Obstet. and Gynec. **22**, 68 (1963).

ANCLA, M., DE BRUX, J.: Etude au microscope électronique des artérioles spiralées de l'endomètre humain. Ann. Anat. path. **9**, 209 (1964).

— — Occurrence of intranuclear tubular structures in the human endometrium during the secretory phase and of annulate lamellae in hyperoestrogenic states. Obstet. and Gynec. **26**, 23 (1965).

— — MUSSET, R., BRET, J.A.: Etude au microscope électronique de l'endomètre humain dans différentes conditions d'équilibre hormonal. Arch. path. **15**, 136 (1967).

— — SIMON, P.: Aneurysmal microthrombosis associated with intrauterine devices in the human endometrium. Lab. Invest. **17**, 61 (1967).

— SIMON, P., DE BRUX, J., ROBEY, M.: Modifications endométriales après administration prolongée de lynestrenol. Etude au microscope optique et électronique. Gynéc. et Obstét. **64**, 231 (1965).

ANDERSON, D.G.: Management of advanced endometrial adenocarcinoma with medroxyprogesterone acetate. Amer. J. Obstet. Gynec. **92**, 87 (1965).

ANDERSON, P.E.: Extramedullary plasmocytomes. Acta radiol. (Stockh.) **32**, 365 (1949).

ANDRES, A.G., FEIGEL, I.I., DJUKOWA, I.I., KOROTKOWA, T.M.: Die Morphologie des Phosphorstoffwechsels in Gesundheit und Krankheit. 4. Mitt. Die Phosphatasen des weiblichen Endometriums in einzelnen Phasen des Cyclus, bei einigen pathologischen Zuständen und maligner Entartung. Arkh. Path. **11**, 58 (1949) [Russian]. Ref. in: Ber. Path. **5**, 32 (1950).

ANDREWS, W.C.: Estrogens and endometrial carcinoma. Obst. gynec. Surv. **16**, 747 (1961).

ANNOS, T., THOMPSON, I.E., TAYMOR, M.L.: Luteal phase deficiency and infertility: Difficulties encountered in diagnosis and treatment. Obstet. Gynec. **55**, 705 (1980).

ANSARI, A.H., COWDREY, C.R.: Gravlee jet washer for endometrial dating. Fertil. Steril. **25**, 127 (1974).

— — Endometrial biopsy using Gravlee jet washer and suction curette. Int. J. Fertil. **19**, 129 (1974).

Anthony, C.L., Roddick, J.W.: Ovarian hilus cells and endometrial carcinoma. Amer. J. Obstet. Gynec. **83**, 1299 (1962).

Antunes, C.M.F., Stolley, P.D., Rosenshein, N.B., Davies, J.L., Tonascia, J.A., Brown, C., Burnett, L., Rutledge, A., Pokempner, M., Garcia, R.: Endometrial cancer and estrogen use. Report of a large case-control study. N. Engl. J. Med. **300**, 9 (1979).

Arias-Stella, J.: Atypical endometrial changes associated with the presence of chorionic tissue. Arch. Path. **58**, 112 (1954).

— Abnormal endometrial changes induced in the rat. The effects of chorionic hormone and estrogen. Arch. Path. **60**, 49 (1955).

Armenia, C.S.: Sequential relationship between endometrial polyps and carcinoma of the endometrium. Obstet. and Gynec. **30**, 524 (1967).

Armstrong, E.M., More, I.A.R., McSeveney, D., Carty, M.: The giant mitochondrion–endoplasmic reticulum unit of human endometrial glandular cell. J. Anat. **116**, 375 (1973).

— — — Chatfield, W.R.: Reappraisal of the ultrastructure of the human endometrial glandular cell. J. Obstet. Gynaec. Brit. Cwlth. **80**, 446 (1973).

Arnold, M.: Histochemie. Berlin-Heidelberg-New York: Springer 1968.

Arrata, W.S., Zarou, G.S.: Postmenopausal hematometra. Amer. J. Obstet. Gynec. **85**, 959 (1963).

Arronet, G.H., Bergquist C.A., Parekh, M.C., Latour, J.P.A., Marshall, K.G.: Evaluation of endometrial biopsy in the cycle of conception. Int. J. Fertil. **18**, 220 (1973).

Arronet, G., Stoll, P.: Eine klinisch-histologische Studie zur Tubengravidität. Zbl. Gynäk. **72**, 795 (1950).

— Latour, J.: Studies on the endometrial glycogen. J. clin. Endocr. **17**, 261 (1957).

Artner, J., Kratochwil, A.: Über den Wirkungsmechanismus der Ovulationsunterdrükkung durch Anovular. Fortschr. Geburtsh. Gynäk. **21**, 171 (1965).

Aschheim, S.: Zur Histologie der Uterusschleimhaut. Über das Vorkommen von Fettsubstanzen. Z. Geburtsh. Gynäk. **77**, 485 (1915).

Asherman, J.G.: Amenorrhoea traumatica (atretica). J. Obstet. Gynaec. Brit. Cwlth. **55**, 23 (1948).

Asplund, J., Holmgren, H.: On the occurrence of metachromatically granulated cells in the mucous membrane of the human uterus. Acta anat. (Basel) **3**, 312 (1947).

Atkin, N.B., Richards, B.M., Ross, A.J.: The deoxyribonucleic acid content of carcinoma of the uterus. An assessment of its possible significance in relation to histopathology and clinical course, based on data from 165 cases. Brit. J. Cancer **8**, 773 (1959).

Atkinson, W.B.: Studies on the effects of steroid sex hormones on alkaline phosphatase in the endometrium. In: Engle, E.T., Menstruation and its disorders, p. 3, Springfield (Ill.): C.C. Thomas 1950.

— The histochemistry of normal and abnormal growth in the human endometrium. Tex. Rep. Biol. Med. **13**, 603 (1955).

— Engle, E.T.: Studies on endometrial alkaline phosphatase during the human menstrual cycle and in the hormone-treated monkey. Endocrinology **40**, 327 (1947).

— — Gusberg, S.B., Buxton, C.L.: Histochemical studies on abnormal growth of human endometrium. II. Cytoplasmic ribonucleic acids in normal and pathological glandular epithelium. Cancer (Philad.) **2**, 132 (1949).

— Gall, E.A., Gusberg, S.B.: Histochemical studies on abnormal growth of human endometrium. III. Deposition of glycogen in hyperplasia and adenocarcinoma. Cancer (Philad.) **5**, 138 (1952).

— Gusberg, S.B.: Histochemical studies on abnormal growth of human endometrium. I. Alkaline phosphatase in hyperplasia and adenocarcinoma. Cancer (Philad.) **1**, 248 (1948).

Attramadal, A.: Cellular localization of $^3$H-oestradiol in the hypothalamus. An autoradiographic study in male and female rats. Z. Zellforsch. **104**, 572 (1970).

Augustin, E.: Die Bedeutung des histologischen Glykogennachweises im Endometrium für die Beurteilung des cyclischen Geschehens im Ovar. Arch. Gynäk. **181**, 341 (1952).

AYCOCK, N.R., JOLLIE, W.P.: Ultrastructural effects of estrogen replacement on postmenopausal endometrium. Amer. J. Obstet. Gynec. **135**, 461 (1979).
— — DUNN, L.J.: An ultrastructural comparison of human endometrial adenocarcinoma with normal postmenopausal endometrium. Obstet. and Gynec. **53**, 565 (1979).
AYRE, J.E., BAULD, W.A.G.: Thiamine deficiency and high estrogen findings in uterine cancer and in menorrhagia. Science **103**, 441 (1946).
AZADIAN-BOULANGER, G., SECCHI, J., LARAQUE, F., RAYNAUD, J.-P., SAKIZ, E.: Action of a midcycle contraceptive (R2323) on the human endometrium. Amer. J. Obstet. Gynec. **125**, 1049 (1976).
AZZOPARDI, J.G., ZAYID, I.: Synthetic progestogen-oestrogen therapy and uterine changes. J. clin. Path. **20**, 731 (1967).
BACHMEYER, H., STOLL, P.: Blutung im Wochenbett. Dtsch. med. Wschr. **85**, 1798 (1960).
BADIB, A.O.: Biologic behavior of adenoacanthoma of endometrium. Amer. J. Obstet. Gynec. **106**, 205 (1970).
BAGSHAWE, K.D.: Choriocarcinoma—the clinical biology of the trophoblast and its tumours. London: Edward Arnold Ltd. 1969.
BAILAR, J.C.: Uterine cancer in Connecticut: Late deaths among 5-year survivors. J. nat. Cancer Inst. **27**, 239 (1961).
BAKER, J.R.: The histochemical recognition of lipine. Quart. J. micr. Sci. **87**, 441 (1946).
— Cytological technique. The principles underlying routine methods. London: Methuen & Co. LTD 1963.
BAKER, M.C.: A chromosome study of seven near-diploid carcinomas of the corpus uteri. Brit. J. Cancer **22**, 683 (1968).
BAMFORTH, J.: Carcinoma of the body of the uterus and its relationship to endometrial hyperplasia. J. Obstet. Gynaec. Brit. Emp. **63**, 415 (1956).
BANIECKI, H.: Menorrhagien als Folge mangelhafter Abstoßung des Endometrium. Zbl. Gynäk. **52**, 955 (1928).
— Das Schleimhautbild des Uterus vor und nach dem Eitod bei Tubargravidität. Verh. dtsch. Ges. Path. **36**, 324 (1953).
— Die Bewertung von Knorpel-Knochenbefunden im Endometrium des Uterus. Verh. dtsch. Ges. Path. **47**, 406 (1963).
BARBER, H.R.K., GRABER, E.A., O'ROURKE, J.J.: Are the pills safe? Springfield: C.C. Thomas 1969.
BARBER, K.W., DOCKERTY, M.B., PRATT, J.H., HUNT, B.A.: Prognosis in endometrial carcinoma by modified Dukes typing. Surg. Gynec. Obstet. **114**, 155 (1962).
BARBOUR, E.M.: Histochemical change in endometrium. Normal endometrium. J. Obstet. Gynaec. Brit. Cwlth. **68**, 662 (1961).
BARNETT, H.: Squamous cell carcinoma of the body of the uterus. J. clin. Path. **18**, 715 (1965).
BARON, D.A., ESTERLY, J.R.: Histochemical demonstration of lysosomal hydrolase activity in endometrial mononuclear cells. I. Normal endometrium. II. Abnormal endometrium. Amer. J. Obstet. Gynec. **123**, 790 (1975).
BARR, W., CHARTERIS, A.A.: The treatment of 850 cases of simple uterine haemorrhage by intrauterine application of radium. J. Obstet. Gynaec. Brit. Emp. **62**, 187 (1955).
BARTELMEZ, G.W.: The human uterine mucous membrane during menstruation. I. Involution and variability. Amer. J. Obstet. Gynec. **21**, 623 (1931).
— Histological studies on the menstruating mucous membrane of the human uterus. Contr. Embryol. Carneg. Instn **24**, 141 (1933).
— Menstruation. J. Amer. med. Ass. **116**, 702 (1941).
— The phases of the menstrual cycle and their interpretation in terms of the pregnancy cycle. Amer. J. Obstet. Gynec. **74**, 931 (1957).
BARTER, R.H., BRENNAN, G., NEWMAN, W., MERRILL, K.W.: The place of curettage in the diagnosis of carcinoma of the endometrium. Amer. J. Obstet. Gynec. **100**, 696 (1968).
BARTSICH, E.G., BOWE, E.T., MOORE, J.G.: Leiomyosarcoma of the Uterus. Obstet. and Gynec. **32**, 101 (1968).
— O'LEARY, J.A., MOORE, J.G.: Carcinosarcoma of the Uterus. Obstet. and Gynec. **30**, 518 (1967).

Barwick, K.W., Livolsi, V.A.: Heterologous mixed Müllerian tumor confined to an endometrial polyp. Obstet. and Gynec. **53**, 512 (1979).

Bauer, K.H.: Das Krebsproblem. Berlin-Heidelberg-New York: Springer 1963.

Baulieu, E.E.: Current approaches to steroid hormone cell interactions. In: Central Regulation of the Endocrine System. Eds.: K. Juxe, T. Hökfelt, R. Luft. Plenum Publishing Corporation 1979, pp 239–260.

— Mortel, R., Robel, P.: Estrogen and progesterone receptors in human endometrium: regulatory and pathophysiological aspects, in press. (1980).

Baxter, J.D. and Funder, J.W.: Hormone Receptors. N. Engl. J. Med. **301,** 1149–1161 (1979).

Bayard, F., Damilano, S., Robel, P., Baulieu, E.E.: Cytoplasmic and nuclear estradiol and progesterone receptors in human endometrium. Journ. Clin. Endocrinol. Metab. **46,** 635–648 (1978).

Bayer, R.: Die Endometriumreaktion auf Chlormadinoazetat bei Frauen mit monophasischer und biphasischer Zyklussteuerung. I. Langzeitbehandlung mit Kleindosen. S. 47. II. Langzeitbehandlung mit ansteigenden Dosen zwischen 10 mg und 30 mg Chlormadinonazetat, S. 62. Z. Geburtsh. Gynäk. **164**, (1965).

Bazala, V.: Glioma uteri. (Gliosis endometrii.) Geburtsh. u. Frauenheilk. **26**, 1511 (1966).

Beato, M., Castano-Almendral, A., Beato, W.: Der histologische Befund des Endometriums zur Differentialdiagnose der Extrauteringravidität. Geburtsh. u. Frauenheilk. **28**, 355 (1968).

Becker, V.: Fremdkörperreaktionen des Endometrium nach intrauteriner Sulfonamid-Applikation. Geburtsh. u. Frauenheilk. **10**, 597 (1950).

Behrens, H.: Die Variationsmöglichkeiten im Aufbau der Uterusschleimhaut in den einzelnen Phasen des mensuellen Zyklus. Leipzig: Georg Thieme 1953.

— Das histologische Bild der glandulären Hyperplasie, unter besonderer Berücksichtigung der atypischen Erscheinungsformen. Arch. Geschwulstforsch. **7**, 101 (1954).

— Histologische Studien am Endometrium als Grundlagen klinischer Diagnostik, S. 61–112. Leipzig: Georg Thieme 1956.

— Endometritis tuberculosa und Endometriumsfunktion. Geburtsh. u. Frauenheilk. **16**, 623 (1956).

— Die Bedeutung der atypischen Hyperplasia endometrii für die Klinik. Geburtsh. u. Frauenheilk. **18**, 645 (1958).

Beier, H.M.: Hormonal control of implantation. Proc. 2nd Innsbruck Winter Conference, 1981, in print

Beilby, J.O.W., Farrer-Brown, G., Tarbit, M.H.: The microvasculature of common uterine abnormalities other than fibroids. J. Obst. Gynaec. Brit. Cwlth. **78**, 361 (1971).

Belt, W.D., Anderson, L.L., Cavazos, L.F., Melampy, R.M.: Cytoplasmic granules and relaxin levels in porcine corpora lutea. Endocrinology **89**, 1 (1971)

Bengtsson, L.P., Ingemansson, C.A.: Amenorrhoea associated with retention of fertility. Acta obstet. gynec. scand. **38**, 62 (1959).

Benjamin, F., Romney, S.L.: Disturbed carbohydrate metabolism in endometrial carcinoma. Cancer (Philad.) **17**, 386 (1964).

Berg, J.W., Durfee, G.R.: The cytological presentation of endometrial carcinoma. Cancer (Philad.) **11**, 158 (1958).

Berger, J., Dietrich, F.M.: Maligner mesenchymaler Mischtumor des Uterus. Geburtsh. u. Frauenheilk. **17**, 1136 (1957).

— Mumprecht, E.: Beurteilung ovarieller Funktionsphasen am Endometrium mit Hilfe histochemischer Reaktionen. Saure und alkalische Phosphatase, Phosphoamidase und Glykogenfärbungen. Schweiz. med. Wschr. **89**, 433 (1959).

Bergsjö, P.: Carcinoma uteri et ovarii. Acta obstet. gynec. scand. **41**, 405 (1962).

— Progesterone and progestational compounds in the treatment of advanced endometrial carcinoma. Acta endocr. (Kbh.) **49**, 412 (1965).

Bernhard, W.: Elektronenmikroskopischer Beitrag zum Studium der Kanzerisierung und der malignen Zustände der Zelle. Verh. dtsch. Ges. Path. **45**, 8 (1961).

Bernhardt, R.N., Bruns, P.D., Drose, V.E.: Atypical endometrium associated with ectopic pregnancy. Obstet. and Gynec. **28**, 849 (1966).

Berry, A.: A cytopathological and histopathological study of bilharziasis of the female genital tract. J. Path. Bact. **91**, 325 (1966).

Beswick, I.P., Gregory, M.M.: The Arias-Stella phenomenon and the diagnosis of pregnancy. J. Obstet. Gynaec. Brit. Cwlth. **78**, 143 (1971).

Bettendorf, G., Breckwoldt, M.: Klinisch-experimentelle Untersuchungen mit hypophysärem Human-Gonadotropin. Arch. Gynäk. **199**, 423 (1964).

— — Czygon, P.J.: Klinisch-experimentelle Untersuchungen mit Clomiphen. Geburtsh. u. Frauenheilk. **25**, 673 (1965).

Beutler, H.K., Dockerty, M.B., Randall, L.M.: Precancerous lesions of the endometrium. Amer. J. Obstet. Gynec. **86**, 433 (1963).

Bezemer, P.D., Baak, J.P.A., de With, C.: Discriminant analysis, exemplified with quantitative features of endòmetrium. Europ. J. Obstet. Gynec. Reprod. Biol. **7/3**, 209 (1977)

Bickenbach, W., Paulikovics, E.: Hemmung der Follikelreifung durch Progesteron bei der Frau. Zbl. Gynäk. **68**, 153 (1944).

Bigazzi, M., Nardi, E., Bruni, P., Petrucci, F.: Relaxin in human decidua. J. Cl. Endocrinol. **51**, 939 (1980)

Bilde, T.: Ovarian stromal hyperplasia associated with hyperoestrogenism in a postmenopausal woman. Acta obstet. gynec. scand. **46**, 429 (1967).

Bird, C.C., Willis, R.A.: The production of smooth muscle by the endometrial stroma of the adult human uterus. J. Path. Bact. **90**, 75 (1965).

Biskind, G.R., Biskind, M.S.: Experimental ovarian tumors in rats. Amer. J. clin. Path. **19**, 501 (1949).

Biskind, M.S., Biskind, G.R.: Development of tumors in the rat ovary after transplantation into the spleen. Proc. Soc. exp. Biol. (N.Y.) **55**, 176 (1944).

Biswas, B., Finbow, J.A.H.: Quantitative study of uterine curettage in the menstrual cycle. J. clin. Path. **28**, 905 (1975).

Bitensky, L., Cohen, S.: The variation of endometrial acid phosphatase activity with the menstrual cycle. J. Obstet. Gynaec. Brit. Cwlth. **72**, 769 (1965).

Bjersing, L.: Endometrial hyperplasia and carcinoma: Histopathology and hormonal factors. Acta Obstet. Gynec. Scand. **65**, 83 (1977).

Black, J., Heyns, O.S., Gillman, J.: The value of basal fat in the human uterus as an indicator of optimum progesterone activity. J. clin. Endocr. **1**, 547 (1941).

Blaustein, A., Bigelow, B., Demopoulos, R.I.: Association of carcinoma of the breast with adenosquamous carcinoma of endometrium. Cancer **42**, 326 (1978).

— Payan, H.M., Kish, M.: Genital stromal changes induced by malignant lymphomata and leukemia. Obstet. and Gynec. **20**, 112 (1962).

— Shenker, L., Post, R.C.: The effects of oral contraceptives on the endometrium. Intern. J. Fertil. **13**, 466 (1968).

Bloch, J.: Über einen Fall von ausgedehnter Aktinomykose des weiblichen Genitale, der Lunge und der Pleura. Arch. Gynäk. **145**, 219 (1931).

Bloomfield, A.: Two cases of excessive uterine hypertrophy following on prolonged oestrogen administration. J. Obstet. Gynaec. Brit. Emp. **64**, 413 (1957).

Blye, R.P.: The use of estrogens as postcoital contraceptive agents. Amer. J. Obstet. Gynec. **116**, 1044 (1973).

Board, J.A., Borland, D.S.: Endometrial effects of mestranol-norethindrone sequential therapy for oral contraception. Obstet. and Gynec. **24**, 655 (1964).

Bobeck, S.: Endometrial reaction in ectopic pregnancy. Acta obstet. gynec. scand. **36**, 499 (1957).

Böcker, W.: The fine structure of uterine sarcomas. Path. Res. Pract. **169**, 140 (1980).

— Stegner, H.-E.: Zur Klinik und Pathologie der Uterussarkome. Arch. Gynäk. **216**, 235 (1974).

— — Mixed müllerian tumors of the uterus. Ultrastructural studies on the differentiation of rhabdomyoblasts. Virch. A. Path. Anat. and Histol. **863**, 337 (1975).

— — A[1] light and electron microscopic study of endometrial sarcomas of the uterus. Virch. Arch. A Path. Anat. and Histol. **368**, 141 (1975).

— Strecker, H.: Electron microscopy of uterine leiomyosarcomas. Virch. Arch. A Path. Anat. and Histol. **367**, 59 (1975).

Böhm, W., Seewald, H.-J., Voigt, R., Süss, C.: Infektionsrisiko und Komplikationen nach IUD-Applikation. Zentralbl. Gynäk. **99**, 1484 (1977).

— Stech, D.: Zur Morphologie und Klinik der Uterusschleimhautsarkome. Geburtsh. u. Frauenheilk. **26**, 1040 (1966).

Böving, B.G.: Das Eindringen des Trophoblasten in das Uterusepithel. Klin. Wschr. **42**, 467 (1964).

Bohle, A., Stoll, P., Vosgerau, H.: Morphologische und statistische Untersuchungen über die intrauterine Absterbeordnung in der ersten Hälfte der Schwangerschaft. Klin. Wschr. **35**, 358 (1957).

Bohnen, P.: Wie weit wird das Endometrium bei der Menstruation abgestoßen? Arch. Gynäk. **129**, 459 (1927).

Bonney, W.A., Glasser, S.R., Noyes, R.W., Cooper, C.L.: Endometrial response to the intrauterine device. Amer. J. Obst. Gynec. **96**, 101 (1966).

Bonte, J.B., Drochmans, A., Ide, P.: 6α-methyl-17α-hydroxy-progesterone acetate as a chemotherapeutic agent in adenocarcinoma of the uterus. Acta obstet. gynec. scand. **45**, 121 (1966).

Bontke, E.: Histochimie de l'endomêtre prémenstruel et gravide. In: Ferin, Gaudefroy, Les fonctions de nidation utérine et leurs troubles, p. 269. Paris: Masson & Cie 1960.

Boquoi, E., Kreuzer, G.: Histomorphologische Untersuchungen an Endometriumkarzinomen unter Gestagen-Therapie (Chlormadinoazetat). Geburtsh. u. Frauenheilk. **33**, 697 (1973).

Boram, L.H., Erlandson, R.A., Hajdu, S.I.: Mesodermal mixed tumor of the uterus. Cancer **30**, 1295 (1972).

Borell, U.: Contraceptive methods, their safety, efficacy and acceptability. Acta obstet. gynec. scand. **45**, Suppl. 1, 9–64 (1966).

— Fernström, I., Westman, A.: Hormonal influence on the uterine arteries. Acta obstet. gynec. scand. **32**, 271 (1953).

— Nilsson, O., Westman, A.: The cyclical changes occurring in the epithelium lining the endometrial glands. An electron-microscopical study in the human being. Acta obstet. gynec. scand. **38**, 364 (1959).

Borglin, N.E.: Progestational activity of ethinyl-oestrenol in amenorrhoea. Acta endocr. (Kbh.) **39**, 415 (1962).

Boschann, H.W., Kur, S.: Über die Wirkung des 17-Äthinyl-19-Nortestosteron-önanthats, eines neuen Gestagens mit Depotcharakter auf das menschliche Endometrium und das atrophische Vaginalepithel. Geburtsh. u. Frauenheilk. **17**, 928 (1957).

Botella-Llusia, J.: Tuberculosis of the endometrium. Proc. 5th World Congr. Fertil. Steril. Stockholm 1966. Excerpta med. Foundation. Int. Congr. Ser. 133 Amsterdam 1967, p. 514.

Boué, J., Boué, A.: Les avortements spontanés humains. Études cytogénétiques et épidémiologiques. Rev. franc. gynéc. **68**, 625 (1973).

— — Lazar, P.: In: Blandau: The epidemiology of human spontaneous abortions with chromosomal anomalies, aging gametes. Karger, Basel (1975).

Boutselis, J.G., deNeef, J.C., Ullery, J.C., George, O.T.: Histochemical and cytologic observations in the normal human endometrium. I. Histochemical observations in the normal human endometrium. Obstet. and Gynec. **21**, 423 (1963).

— Ullery, J.C.: Sarcoma of the uterus. Obstet. and Gynec. **20**, 23 (1962).

Bowen, P., Lee, C.S.N.: Spontaneous abortion. Amer. J. Obstet. Gynec. **104**, 973 (1969).

Bräunig, G., Lohe, K.: Carcinosarkom des Uterus mit besonderer histologischer Differenzierung. Arch. Gynäk. **206**, 51 (1968).

Braitenberg, H. v.: Zur pathologischen Anatomie und Klinik des proliferierenden Adenoms der Matrone. Zbl. Gynäk. **65**, 2050 (1941).

Brandau, H., Brandau, L., Luh, W.: Histochemische Lokalisierung von Hydroxysteroid-Dehydrogenasen im menschlichen Endometrium. Arch. Gynäk. **208**, 138 (1969).

Breinl, H., Warnecke, W.: Langzeitbehandlung mit Ovulationshemmern. Med. Klin. **62**, 1835 (1967).

Breipohl, W.: Schleimhautbilder in der Menopause. Zbl. Gynäk. **59**, 1998 (1935).

Breiter, R.: Über gleichzeitiges getrenntes Vorkommen von Karzinom und Sarkom im Uterus. Zbl. Gynäk. **62**, 2218 (1938).

BREMER, E., OBER, K.G., ZANDER, J.: Histochemische Untersuchungen über das Verhalten der Nucleinsäuren im Endometrium. Arch. Gynäk. **181**, 96 (1951).
BREUKER, K.H., WINKHAUS-SCHINDL, I., CITOLER, P.: Chromosomenanomalien bei Ehepaaren mit wiederholten Aborten. Geburtsh. u. Frauenheilk. **38**, 11 (1978).
BREWER, J.J., FOLEY, T.J.: Endometrial carcinoma and hepatic cirrhosis. Obstet. and Gynec. **1**, 67 (1953).
BRIGGS, M.H., BROTHERTON, J.: Steroid biochemistry and pharmacology. London-New York: Academic Press 1970.
BRINKLEY, D., HAYBITTLE, J.L., MURRELL, D.S.: The X-ray menopause in 267 cases. J. Obstet. Gynec. Brit. Cwlth. **70**, 1010 (1963).
BROMBERG, Y.M., LIBAN, E., LAUFER, H.: Early endometrial carcinoma following prolonged estrogen administration in an ovariectomized woman. Obstet. and Gynec. **14**, 221 (1959).
BROSENS, I.A., PIJNENBORG, R.: Comparative study of the estrogenic effect of Ethinylestradiol and Mestranol on the endometrium. Contraception **14**, 679 (1976).
BRUCE, D.F., DICK, A.: Uterine sarcoma simulating placenta praevia. J. Obstet. Gynaec. Brit. Emp. **63**, 884 (1956).
BRUNTSCH, K.H.: Beitrag zur Erscheinung der sogenannten Plattenepithelknötchen in der hyperplastischen Korpusschleimhaut. Geburtsh. u. Frauenheilk. **10**, 944 (1950).
— Über das Verhalten des Endometriums bei Extrauteringravidität und seine Verwertbarkeit in der klinischen Differentialdiagnostik. Ärztl. Wschr. **9**, 852 (1954).
BRUX, J. DE, ANCLA, M.: Arias-Stella endometrial atypias. Case study with the electron microscope. Amer. J. Obstet. Gynec. **89**, 661 (1964).
— DUPRÉ-FROMENT, J.: Étude anatomo-pathologique de la tuberculose génitale féminine cliniquement «latente». Déductions pathogéniques et therapeutiques. Rev. franç. Gynéc. **60**, 57 (1965).
— PALMER, R., AYOUB-DESPOIS, H.: Les ossifications de l'endomètre. Gynéc. et Obstét. **55**, 494 (1956).
BUCHHOLZ, R., NOCKE, L., NOCKE, W.: Untersuchungen über den Wirkungsmechanismus von Äthinyl-Nortestosteron bei der Unterdrückung der Ovulation. Geburtsh. u. Frauenheilk. **22**, 923 (1962).
— NOCKE, W.: Wirkungsmechanismus der Ovulationshemmung. Fortschr. Geburtsh. Gynäk. **21**, 148 (1965).
BÜCHNER, F.: Die experimentelle Kanzerisierung der Parenchymzellen in der Synopsis klassischer und moderner morphologischer Methoden. Verh. dtsch. Ges. Path. **45**, 37 (1961).
— OEHLERT, W., NOLTENIUS, H.: Desoxyribonukleinsäure, Ribonukleinsäure und Protein bei der Regeneration und Kanzerisierung im Experiment. Dtsch. med. Wschr. **88**, 2277 (1963).
BUEHL, I.A., VELLIOS, F., CARTER, J.E., HUBER, C.P.: Carcinoma in situ of the endometrium. Amer. J. clin. Path. **42**, 594 (1964).
BÜNGELER, W.: Akute Miliartuberkulose nach Ausschabung bei tuberkulöser Endometritis. Frankfurt. Z. Path. **47**, 313 (1935).
— DONTENWILL, W.: Hormonell ausgelöste geschwulstartige Hyperplasien, hyperplasiogene Geschwülste und ihre Verhaltensweisen. Dtsch. med. Wschr. **84**, 1885 (1959).
BÜTTNER, O.: Die Gestationsveränderungen der Uterusgefäße. Arch. Gynäk. **94**, 1 (1911).
BULLOUGH, W.S.: Hormones and mitotic activity. Vitam. and Hormon. **13**, 261 (1955).
BULMER, D.: Esterase and acid phosphatase activities in the placenta. J. Anat. (Lond.) **99**, 513 (1965).
BURGER, H.: Zur Steuerung des Menstruationszyklus. Alte und neue Anschauungen über die Steuerung und Auslösung der Menstruationsblutung. Dtsch. med. Wschr. **83**, 1991 (1958).
BURKE, L., RUBIN, H.W., KIM, I.: Uterine abscess formation secondary to endometrial cryosurgery. Obstet. Gynec. **41**, 224 (1973).
BURKMAN, R.T., TONASCIA, J.A., ATIENZA, M.F., KING, T.M.: Untreated endocervical gonorrhea and endometritis following elective abortion. Amer. J. Obstet. Gynec. **126**, 648 (1976).
BURROWS, S., HOSTEN, E.B., POMERANTZ, J.: Lymphosarcoma of the uterus. Obstet. and Gynec. **24**, 468 (1964).

BUSANNI-CASPARI. W., UNDEUTSCH, D.: Zum Vorkommen von Glykogen bei der glandulär-zystischen Hyperplasie des Endometriums. Arch. Gynäk. **188**, 1 (1956).
BUTENANDT, A.: Biochemische Untersuchungen zum Problem der Krebsentstehung. Verh. Dtsch. Ges. inn. Med. **55**, 342 (1949).
— Karzinogene Stoffe und Tumorgenese. Verh. dtsch. Ges. Path. **35**, 70 (1952).
BUTTRAM, V.C., VANDERHEYDEN, J.D., BESCH, P.K., ACOSTA, A.A.: Post "pill" amenorrhoea. Int. J. Fertil. **19**, 37 (1974).
BUXTON, C.L.: The atypical secretory phase. In ENGLE: Menstruation and its disorders, p. 270. Springfield (Ill.): Ch.C. Thomas 1950.
— HERRMANN, W.: Induction of ovulation in the human with human gonadotropins. Amer. J. Obstet. Gynec. **81**, 584 (1961).
CADENA, D., CAVANZO, F.J., LEONE, C.L., TAYLOR, H.B.: Chronic endometritis. A comparative clinicopathologic study. Obstet. and Gynec. **41**, 733 (1973).
CAMPBELL, P.E., BARTER, R.A.: The significance of atypical endometrial hyperplasia. J. Obstet. Gynaec. Brit. Cwlth. **68**, 668 (1961).
CARDELL, R.R., HISAW, F.L., DAWSON, A.B.: The fine structure of granular cells in the uterine endometrium of the rhesus monkey (macaca mulatta) with a discussion of the possible function of these cells in relaxin secretion. Amer. J. Anat. **124**, 307 (1969).
CARLSTRÖM, K., FURUHJELM, M.: Mechanisms of action of clomiphene. Acta obstet. gynec. scand. **48**, Suppl. 3, 35 (1969).
CARR, D.H.: Cytogenetics and the pathology of hydatidiform degeneration. Obstet. and Gynec. **33**, 333 (1969).
— Chromosome studies in selected spontaneous abortions.: 1. Conception after oral contraceptives. Can. Med. Assoc. J. **103**, 343 (1970).
CARTER, E.R., MCDONALD, J.R.: Uterine mesodermal mixed tumors. Amer. J. Obstet. Gynec. **80**, 368 (1960).
CARTER, W.F., FAUCHER, G.L., GREENBLATT, R.B.: Evaluation of a new progestational agent, 6, 17α-dimethyl-6-dehydro-progesterone. Amer. J. Obstet. Gynec. **89**, 635 (1964).
CARTIER, R., MORICARD, R.: Variations topographiques des ultrastructures de l'épithelium cylindrique du corps utérin humain en fonction du cycle ovarien. Gynéc. et Obstét. **58**, 477 (1959).
CASSMER, O.: Hormone production of the isolated human placenta. Acta endocr. (Kbh.) **32**, Suppl. 45, 1 (1959).
CEDERQVIST, L.L., FUCHS, F.: Cervical perforation by the Copper T intrauterine contraceptive device. Amer. J. Obstet. Gyn. **119**, 854 (1974).
CENTARO, A., SERRA, G.: Le modificazioni del reticolo dell'endometrio nelle varie fasi del ciclo ovarico e nelle vetropatie ghiandolari iperplastische. Arch. de Vecchi Anat. nat. **12**, 1031 (1949).
CHALVARDJIAN, A.: Sarcoidosis of the female genital tract. Amer. J. Obstet. Gynec. **132**, 78 (1978).
CHAMLIAN, D.L., TAYLOR, H.B.: Endometrial hyperplasia in young women. Obstet. Gynec. **36**, 659 (1970).
CHAN, L., O'MALLEY, B.W.: Steroid hormone action: recent advances. Ann. Intern. Med. **89**, 694–701 (1978).
CHANG, Y.C., CRAIG, J.M.: Vaginal-smear assessment of estrogen activity in endometrial carcinoma. Obstet. and Gynec. **21**, 170 (1963).
CHARLES, D.: Iatrogenic endometrial patterns. J. clin. Path. **17**, 205 (1964).
— Endometrial adenoacanthoma. Cancer (Philad.) **18**, 737 (1965).
— BARR, W., BELL, E.J., BROWN, J.B., FOTHERBY, K., LORAINE, J.A.: Clomiphene in the treatment of oligomenorrhea and amenorrhea. Amer. J. Obstet. Gynec. **86**, 913 (1963).
— BELL, E.T., LORAINE, J.A., HARKNESS, R.A.: Endometrial carcinoma-endocrinological and clinical studies. Amer. J. Obstet. Gynec. **91**, 1050 (1965).
— LORAINE, J.A., BELL, E.T., HARKNESS, R.A.: The use of chlormadinone in gynecological practice. Amer. J. Obstet. Gynec. **90**, 364 (1964).
— — — — The mechanism of action of clomiphen. Proc. 5th World Congr. and Fertil. and Steril. Stockholm 1966, Excerpta med. Foundation, Int. Congr. Ser. 133, Amsterdam 1967, p. 92.

— Turner, J.H., Redmond, C.: The endometrial karyotypic profils of women after clomiphene citrate therapy. J. Obstet. Gynaec. Brit. Cwlth. **80**, 264 (1973).

Chiari, H.: Pathologische Anatomie des Gebärmutterkarzinoms. In: Seitz-Amreich, Biologie und Pathologie des Weibes, Bd. IV, S. 534. München: Urban & Schwarzenberg 1955.

Chorlton, I., Karnei, R.F., King, F.M., Norris, H.J.: Primary malignant reticuloendothelial disease involving the vagina, cervix, and corpus uteri. Obstet. and Gynec. **44**, 735 (1974).

Chu, F., Leprow, H., Goolsick, W.: Primary squamous-cell carcinoma of the corpus uteri. Arch. Path. **65**, 13 (1958).

Chuang, J.T., van Velden, D.J.J., Graham, J.B.: Carcinosarcoma and mixed mesodermal tumor of the uterine corpus. Obstet. Gynec. **35**, 769 (1970).

Cianfrani, R.: Endometrial carcinoma after bilateral oophorectomy. Amer. J. Obstet. Gynec. **69**, 64 (1955).

Clement, R.B., Scully, R.E.: Müllerian adenosarcoma of the uterus. Cancer **34**, 1138 (1974).

Climie, A.R.W., Rachmaninoff, N.: A ten year experience with endometrial carcinoma. Surg. Gynec. Obstet. **120**, 73 (1965).

Clyman, M.J.: Electron-microscopic changes produced in the human endometrium by norethindrone acetate with ethinyl estradiol. Fertil. and Steril. **14**, 352 (1963).

— A new structure observed in the nucleolus of the human endometrial epithelial cell. Amer. J. Obstet. Gynec. **86**, 430 (1963).

Cohen, C.J., Deppe, G.: Endometrial carcinoma and oral contraceptive agents. Obstet. Gynec. **49**, 390 (1977).

— Gusberg, S.B., Koffler, D.: Histologic screening for endometrial cancer. Gynec. Oncol. **2**, 279 (1974).

Cohen, J.S., Ingley, H., Gayl, J.: Hemangioendothelioma of the uterus. Amer. J. Obstet. Gynec. **57**, 592 (1949).

Cohen, S., Bitensky, L., Chayen, J., Cunningham, G.J., Rusell, J.K.: Histochemical studies on the human endometrium. Lancet **1964 II**, 56.

Collins, J.: Combined hormone therapy for recurrent adenocarcinoma of the endometrium. Amer. J. Obstet. Gynec. **113**, 842 (1972).

Connell, E.B., Sedlis, A., Stone, M.L.: Endometrial enzyme histochemistry in oral contraceptive therapy. Fertil. and Steril. **18**, 35 (1967).

Cooke, I.D., Morgan, C.A., Parry, T.E.: Correlation of endometrial biopsy and plasma progesterone levels in infertile women. J. Obstet. Gynaec. Brit. Cwlth. **79**, 647 (1972).

Copeland, W.E., Nelson, P.K., Payne, F.L.: Intrauterine radium for dysfunctional bleeding. Amer. J. Obstet. Gynec. **73**, 615 (1957).

Corscaden, J.A.: Gynecologic cancer, 2nd ed. Baltimore: Williams & Wilkins 1956.

— Fertig, J.W., Gusberg, S.B.: Carcinoma subsequent to the radiotherapeutic menopause. Amer. J. Obstet. Gynec. **51**, 1 (1946).

— Gusberg, S.B.: The background of cancer of the corpus. Amer. J. Obstet. Gynec. **53**, 419 (1947).

Cosbie, W.G., Anderson, W., Millor, O.B., Bunker, M.C.: Carcinoma of the body of the uterus. Amer. J. Obstet. Gynec. **67**, 1014 (1954).

Costolow, W.E.: Treatment of uterine fibromyomas. J. Amer. med. Ass. **116**, 464 (1941).

Courey, N.G., Graham, J.B.: Characteristics of women with uterine body cancer. N.Y. St. J. Med. **64**, 1724 (1964).

Coutinho, E.M., de Souza, J.C., Scapo, A.I.: Reversible sterility induced by medroxyprogesterone injections. Fertil. Steril. **17**, 261 (1966).

Cox, L.W., Cox, R.I., Black, T.L.: Induction of ovulation. Amer. J. Obstet. Gynec. **102**, 177 (1968).

Craig, J.M., Danzinger, S.: Histological distribution and nature of stainable lipids of the human endometrium. Amer. J. Obstet. Gynec. **93**, 1018 (1965).

Cramer, H.: Über die Pathogenese des Schleimhautödems im Corpus uteri. Zugleich ein Beitrag zum Entstehungsmechanismus pathologischer Blutungen. Arch. Gynäk. **181**, 549 (1952).

— Die Bedeutung der Perjod-Schiff-Reaktion am Endometrium für die Diagnose des uterinen Frühaborts und der gestörten Extrauteringravidität. Geburtsh. u. Frauenheilk. **17**, 820 (1957).
— Klöss, O.: Verbesserung der Funktionsdiagnostik am Endometrium durch routinemäßige Darstellung der Polysaccharide. Arch. Gynäk. **185**, 739 (1955).
— Wadulla, H.: Abortus bei Leptospirosis canicola. Arch. Gynäk. **177**, 167 (1950).
— Wildner, G.P.: Die Ausscheidung der östrogenen und gonadotropen Hormone im Urin bei gutartigen und bösartigen Geschwülsten. Arch. Geschwulstforsch. **6**, 36 (1953).
Crepet, C.C., Nuova, V.M.: Resultats cytologiques des adénocarcinoms du fond et des hyperplasies chez les femmes ménopausées. Arch. Ánat. path. **15**, 29 (1967).
Crisp, T.M., Dessouky, D.A., Denys, F.R.: The fine structure of the human corpus luteum of early pregnancy and during the progestational phase of the menstrual cycle. Am. J. Anat. **127**, 37 (1970).
Crossen, R.J., Hobbs, J.E.: Relationship of late menstruation to carcinoma of the corpus uteri. J. Miss. med. Ass. **32**, 361 (1935).
Crowson, L.B., Winer, B.A., Noyes, R.W.: Evaluation of a new progestin. Obstet. and Gynec. **26**, 349 (1965).
Cruz-Aquino, M., Shenker, L., Blaustein, A.: Pseudosarcomas of the endometrium. Obstet. and Gynec. **29**, 93 (1967).
Csermely, T., Demers, L.M., Hughes, E.C.: Organ culture of human endometrium. Obstet. Gynec. **34**, 252 (1969).
— Hughes, E.C., Demers, L.M.: Effect of oral contraceptives on human endometrium in culture. Amer. J. Obstet. Gynec. **109**, 1066 (1971).
Cullen, T.S.: Cancer of the uterus. New York: Appleton Co. 1900.
Cutler, B.S., Forbes, A.P., Ingersoll, F.M., Scully, R.E.: Endometrial carcinoma after stilbestrol therapy in gonadal dysgenesis. New Engl. J. Med. **287**, 628 (1972).
Czernobilsky, B., Garcia, C.-R., Wallach, E.E.: Endometrial histology and parenteral estrogen-progestogen administration. Fertil. and Steril. **20**, 75 (1969).
Daichman, I., Mackles, A.: Diagnostic curettage. A 13 year study of 585 patients. Amer. J. Obstet. Gynec. **95**, 212 (1966).
Dallenbach, F.D.: Experimentelle Untersuchungen zur Genese des Arias-Stella-Phänomens. Verh. dtsch. Ges. Path. **50**, 413 (1966).
— Beziehungen zwischen Oestrogen und Karzinogenese. Fortschr. Med. **89**, Jg., 626 (1971).
— Fluoreszenzoptische Befunde am Endometrium bei Kuper-T-Pessar nach Acridinorange-fluorochromierung. Verh. D. Ges. Path. **61**, 419 (1977).
— Dallenbach-Hellweg, G.: Immunohistologische Untersuchungen zur Lokalisation des Relaxins in menschlicher Plazenta und Dezidua. Virchows Arch. path. Anat. **337**, 301 (1964).
— — Fluoreszenzmikroskopische Tagesdiagnostik des menstruellen Zyklus und erste Anzeichen der senilen Involution. Verh. dtsch. Ges. Path. **52**, 342 (1968).
— Rudolph, E.: Foam cells and estrogen activity of the human endometrium. Arch. Gynäk. **217**, 335 (1974).
— Vonderlin, D.: The innervation of the human endometrium. Arch. Gynäk. **215**, 365 (1973).
Dallenbach-Hellweg, G.: „Kollageneinschlüsse" in Deziduazellen und ihre praktische Bedeutung für die Diagnose einer vorausgegangenen Schwangerschaft. Geburtsh. u. Frauenheilk. **21**, 759 (1961).
— Über die Rückbildung von Deciduazellen unter Auftreten von „Kollageneinschlüssen". Virchows Arch. path. Anat. **334**, 195 (1961).
— Über die Schaumzellen im Stroma des Endometriums: Vorkommen und histochemische Befunde. Virchows Arch. path. Anat. **338**, 51 (1964).
— Das Karzinom des Endometrium und seine Vorstufen. Verh. dtsch. Ges. Path. **48**, 81 (1964).
— Endometrial granulocytes and implantation. Proc. 5th World Congr. Fertil. and Steril. Stockholm 1966, Excerpta med. Foundation. Int. Congr. Ser. 133, Amsterdam 1967, p. 411.
— Therapieschäden in der Gynäkologie. Morphologische Beobachtungen über die Auswir-

kungen weiblicher Sexualhormone und von Stoffen mit ähnlicher Wirkung. Verh. Dtsch. Ges. Path. **56**, 252 (1972).
— Häufigkeit von Spontanaborten mit und ohne vorherige Einnahme von Ovulationshemmern anhand morphologischer Untersuchungen. Gynäkol. Rundschau **18**, 213 (1978).
— Krebsvorstadien und -frühstadien im Endometrium. Verh. Dtsch. Ges. Path. **63**, 613 (1979).
— Zur Ursache entzündlicher Reaktionen des Endometrium auf Intrauterinpessare. Verh. Dtsch. Ges. Path. 1980:536.
— Die Stromatogenen und myogenen Sarkome des Uterus. Pathology, Research and Practice **169**, 127 (1980).
— Bornebusch, C.G.: Histologische Untersuchungen über die Reaktion des Endometrium bei der verzögerten Abstoßung. Arch. Gynäk. **208**, 235 (1970).
— Brähler, H.J.: Über Histologie und Lokalisation der Uteruscarcinome mit besonderer Berücksichtigung der drüsig-soliden Mischformen. Z. Krebsforsch. **64**, 64 (1960).
— Sievers, S.: Die histologische Reaktion des Endometrium auf lokal applizierte Gestagene. Virch. Arch. A Path. Anat. and Histol. **368**, 289 (1975).
— Wittlinger, H.: Über ein gutartiges solides Teratom des Uterus. Beitr. Path. **158**, 307 (1976).
— Dallenbach, F.D.: Experimentelle Erzeugung von Endothelproliferationen in Kapillaren und Arteriolen des Endometriums durch Relaxin und ihre Bedeutung für die Implantation und Regeneration. Verh. Dtsch. Ges. Path. **50**, 422 (1966).
— — Sievers, S.: Histologische, histochemische und fluoreszenzoptische Befunde am Endometrium nach Einlage eines Kupfer-T-Pessars. Geburtsh. u. Frauenheilk. **39**, 575 (1979).
— Dawson, A.B., Hisaw, F.L.: The effect of relaxin on the endometrium of monkeys. Histological and histochemical studies. Amer. J. Anat. **119**, 61 (1966).
— Jäger, M.: Der Vergleich cytologischer und histologischer Befunde am normalen und carcinomatösen Endometrium. 5. Tgg. Schweiz. Ges. klin. Zyt., Sils-Maria 1969.
— Weber, J., Stoll, P., Velten, C.H.: Zur Differentialdiagnose adenomatöser Endometriumhyperplasien junger Frauen. Arch. Gynäk. **210**, 303 (1971).
Daly, J.J., Balogh, K.: Hemorrhagic necrosis of the senile endometrium ("Apoplexia uteri"). New Engl. J. Med. **278**, 709 (1968).
Danforth, D.N., Chapman, J.C.F.: The isthmic mucous membrane of the human uterus. Science **109**, 383 (1949).
Daron, G.H.: The arterial pattern of the tunica mucosa of the uterus in macacus rhesus. Amer. J. Anat. **58**, 349 (1936).
— The veins of the endometrium (Macacus rhesus) as a source of the menstrual blood. Anat. Rec. **67**, Suppl. 3, 13 (1937).
Davidson, E.H.: Hormones and genes. Sci. Amer. **212**, 36 (1965).
Davie, R., Hopwood, D., Levison, D.A.: Intercellular spaces and cell junctions in endometrial glands: their possible role in menstruation. Brit. J. Obstet. Gynec. **84**, 467 (1977).
Davis, E.W.: Carcinoma of the corpus uteri. Amer. J. Obstet. Gynec. **88**, 163 (1964).
Davis, H.J.: Intrauterine contraceptive devices: Present status and future prospects. Amer. J. Obstet. Gynec. **114**, 134 (1972).
— Lesinski, J.: Mechanism of action of intrauterine contraceptives in women. Obstet. Gynec. **36**, 350 (1970).
Davis, M.E., Wied, G.L.: Long-acting progestational agents. 17-ethinyl-19-nortestosterone enanthate, 17 alpha-hydroxyprogesterone carproate, and 17-alpha-hydroxy-progesteron acetate. Geburtsh. u. Frauenheilk. **17**, 916 (1957).
Dawood, M.Y., Birnbaum, S.J.: Unilateral tubo-ovarian abscess and intrauterine contraceptive device. Obstet. Gynec. **46**, 429 (1975).
Dazo, E.P., Whitehead, N., Solomon, C.: Histogenesis of microvilli and cilia in the endometrial cells: Morphologic and cytochemical study. Acta cytol. **14**, 586 (1970).
Debiasi, E.: Les vascularisations de la muqueùse utérine. Rev. franç. Gynéc. **57**, 1 (1962).

DEDE, J.A., PLENTL, A.A., MOORE, J.G.: Recurrent endometrial carcinoma. Surg. Gynec. Obstet. **126**, 533 (1968).

DEELMAN, H.T.: Die Histopathologie der Uterusmucosa. Leipzig: Georg Thieme 1933.

DEHNER, L.P., ASKIN, F.B.: Cytomegalovirus endometritis. Obstet. and Gynec. **45**, 211 (1975).

DELFORGE, J.P., FERIN, J.: A histometric study of two estrogens: ethinyl-estradiol and its 3-methylether derivative (mestranol): their comparative effect upon the growth of human endometrium. Contraception **1**, 57 (1970).

DELIGDISH, L., LOEWENTHAL, M.: Endometrial changes associated with myomata of the uterus. J. clin. Path. **23**, 676 (1970).

DEMERS, L.M., CSERMELY, T., HUGHES, E.C.: Culture of human endometrium. Effects of estradiol. Obstet. and Gynec. **36**, 275 (1970).

DEMOL, R., FERIN, J.: The urinary gonadotropin content during treatment with lynestrenol. Internat. J. Fertil. **9**, 197 (1964).

DENIS, R., BARNETT, J.M., FORBES, S.E.: Diagnostic suction curettage. Obstet. and Gynec. **42**, 301 (1973).

DERICHSWEILER, H.: Über das Ödem des Endometriums. Arch. Gynäk. **155**, 408 (1934).

DHOM, G.: Histologische Kurettagebefunde bei Frauen über 50 Jahren. Dtsch. med. Wschr. **77**, 77 (1952).

— Über die senile Hyperplasie des Endometriums und ihre Genese. Beitr. path. Anat. **112**, 216 (1952).

DIBBELT, L., MÜLLER, H.G., EHLERS, F.: Die Häufigkeit konstitutioneller und exogener Faktoren bei Kranken mit einem Karzinom des Corpus uteri. Z. Geburtsh. Gynäk. **160**, 1 (1962).

DICKEY, R.P., STONE, S.C.: Progestational potency of oral contraceptives. Obstet. Gynec. **47**, 106 (1976).

DICZFALUSY, E.: Mode of action of contraceptive drugs. Amer. J. Obstet. Gynec. **100**, 136 (1968).

— GOEBELSMANN, U., JOHANNISSON, E., TILLINGER, K.G., WIDE, C.: Pituitary and ovarian function in women on continuous low dose progestogens; effect of chlormadinone acetate and norethisterone. Acta endocrinol. **62**, 679 (1969).

DIETZ, W.: Über den röntgenologischen Nachweis von Lungenmetastasen bei Genitalcarcinomen der Frau. Z. Krebsforsch. **62**, 316 (1958).

DMOWSKI, W.P., COHEN, M.R.: Treatment and endometrioisis with an antigonadotropin, Danazol. Obstet. and Gynec. **46**, 147 (1975).

— GREENBLATT, R.B.: Asherman's syndrome and risk of placenta accreta. Obstet. and Gynec. **34**, 288 (1969).

DOBBIE, B.M.W., TAYLOR, C.W., WATERHOUSE, J.A.H.: A study of carcinoma of the endometrium. J. Obstet. Gynaec. Brit. Cwlth. **72**, 659 (1965).

DOCKERTY, M.B., LOVELADY, S.B., FOUST, G.T.: Carcinoma of the uterus in young women. Amer. J. Obstet. Gynec. **61**, 966 (1951).

— SMITH, R.A., SYMMONDS, R.E.: Pseudomalignant endometrial changes induced by administration of new synthetic progestins. Proc. Mayo. Clin. **34**, 321 (1959).

DODEK, O.I., KOTZ, H.L.: Syndrome of anovulation following the oral contraceptives. Amer. J. Obstet. Gynec. **98**, 1065 (1967).

DÖRING, G.K.: Über die relative Häufigkeit des anovulatorischen Zyklus im Leben der Frau. Arch. Gynäk. **199**, 115 (1963).

— Unsere Erfahrungen mit der Ovulationsauslösung durch Clomiphen. Arch. Gynäk. **202**, 185 (1965).

— Über den anovulatorischen Zyklus als Sterilitätsursache und seine Behandlung mit Clomiphen. Fortschr. Med. **86**, 395 (1968).

DOMINGUEZ, H., SIMOWITZ, F., GREENBLATT, R.B.: Clinical evaluation of a new oral progestin-chlormadinone. Amer. J. Obstet. Gynec. **84**, 1478 (1962).

DONKERS, B., KAZZAZ, B.A., MEIJERING, J.H.: Rhabdomyosarcoma of the corpus uteri. Amer. J. Obstet. Gynec. **114**, 1025 (1972).

DONTENWILL, W.: Die endokrinen Regulationen hyperplastischer und maligner Gewebsproliferationen. Verh. dtsch. Ges. Path. **45**, 74 (1961).

— Krebs und Hormone. Hippokrates (Stuttg.) **36**, 89 (1965).

— Erzeugung von Tumoren durch endogenhormonelle Faktoren. In: Handbuch der experimentellen Pharmakologie, Bd. 16, Teil 13: Tumoren II, S. 74. Berlin-Heidelberg-New York: Springer 1966.

Dorfman, R.I.: Comments on the metabolism of steroid hormones. Cancer Res. **17**, 535 (1957).

Douglas, C.F., Weed, J.C.: Endometriosis treated with prolonged administration of Diethylstilbestrol. Obstet. and Gynec. **13**, 744 (1959).

Dowling, E.A., Gravlee, L.C., Hutchins, K.E.: A new technique for the detection of adenocarcinoma of the endometrium. Acta cytol. **13**, 496 (1969).

Doyle, L.L., Clewe, T.: Preliminary studies on the effect of hormone-releasing intrauterine devices. Amer. J. Obstet. Gynec. **101**, 564 (1968).

Driessen, L.F.: Endometritis, Folge abnormaler Menstruation. Ursache profuser Blutungen. Zbl. Gynäk. **38**, 618 (1914).

Dubrauszky, V.: Histologische Untersuchungen der Gebärmutterschleimhaut im Wochenbett und während der Lactation. Arch. Gynäk. **178**, 174 (1950).

— Pohlmann, G.: Strukturveränderungen am Nukleolus von Korpusendometriumzellen während der Sekretionsphase. Naturwissenschaften **47**, 523 (1960).

— Schmitt, H.: Mikroskopische und elektronenmikroskopische Untersuchungen am Gitterfasersystem der Corpusmucosa während des Zyklus und der Gestation. Arch. Gynäk. **191**, 212 (1958).

— — Die Ultrastruktur des Korpusendometriums während des Cyclus. Arch. Gynäk. **196**, 180 (1961).

Dubs, I.: Xanthomazellenbildung in der Uterusschleimhaut bei Funduskarzinom. Zbl. allg. Path. path. Anat. **34**, 145 (1923).

Dunn, L.J., Merchant, J.A., Bradbury, J.T., Stone, D.B.: Glucose tolerance and endometrial carcinoma. Arch. intern. Med. **121**, 246 (1968).

Dunn, T.B., Green, A.W.: Cysts of the epididymis, cancer of the cervix, granular cell myoblastoma, and other lesions after estrogen injection in newborn mice. J. nat. Cancer Inst. **31**, 425 (1963).

Duperroy, G.: Morphological study of the endocervical mucosa in relation to the menstrual cycle and to leucorrhea. Gynaecologia (Basel) **131**, 73 (1951).

Dykova, H., Vacek, Z., Havranek, F.: Pseudodeciduálni transformace stromatu endometria u sterilnich źen. Čs. Gynek. **28**, 439 (1963).

Eastwood, J.: Mesonephroid (clear cell) carcinoma of the ovary and endometrium. A comparative prospective clinico-pathological study and review of literature. Cancer **41**, 1911 (1978).

Eckert, J.: Über das Verhalten des Schleimhautstromas bei der glandulär-cystischen Hyperplasie. Arch. Gynäk. **185**, 452 (1955).

Eckman, T.R., Carrow, L.A.: Placental lesions in spontaneous abortion. Amer. J. Obstet. Gynec. **84**, 222 (1962).

Edgar, D.G.: Progesterones in body fluids. Nature (Lond.) **1952**, 543.

Edwards, R., Brush, M.G., Taylor, R.W.: The uptake and intracellular distribution of (1,2-$^3$H) progesterone by human endometrium. J. Endocr. **45**, Nr. 1, III–IV (1969).

Edwards, R.G., Surani, M.A.H.: The primate blastocyst and its environment. New Leads on Contraception, Sympos. in Uppsala, Sweden, 1977.

Egger, H., Kindermann, G.: Effect of estrogens at high dosage on the human endometrium. Arch. Gynäk. **216**, 399 (1974).

Eichner, E., Abellera, M.: Endometrial hyperplasia treated by progestins. Obstet. Gynec. **38**, 739 (1971).

El-fiky, S.M., Taha, Y.M.: Cytoenzymology of benign and malignant tumours of the corpus uteri. I. Respiratory enzymes. Acta histochem. **56**, 1 (1976).

Elster, K., Spanknebel, G.: Histologische Strukturanalysen regressiv veränderten Gewebes im Abrasionsmaterial. Arch. Gynäk. **192**, 27 (1959).

Elston, C.W., Bagshawe, K.D.: The value of histological grading in the management of hydatidiform mole. J. Obst. gynaec. Brit. Cwlth. **79**, 717 (1972).

Elton, X.W.: Morphologic variations in adenocarcinoma of the fundus of the uterus, with reference to secretory activity and clinical interpretations. Amer. J. clin. Path. **12**, 32 (1942).

EMMELOT, P., BENEDETTI, E.L.: Changes in the fine structure of rat liver brought about by dimethyl-nitrosamine. J. biophys. biochem. Cytol. **7**, 393 (1960).

EMMRICH, P.: Zur Diagnostik von Abortiveiern an retinierten Aborten. Frankfurt. Z. Path. **77**, 1 (1967).

ENGELER, V., WYSS, R., KOEHLER, R.: Die Aspirationscurettage als diagnostischer und therapeutischer Eingriff. Schweiz. Rundsch. Med. **61**, 1384 (1972).

EPIFANOVA, O.I.: Mitotic cycles in estrogen treated mice: a radioautographic study. Exp. Cell. Res. **42**, 562 (1966).

EPSTEIN, J.A., KUPPERMAN, H.S., CUTLER, A.: Comparative pharmacological and clinical activity of 19-nortestosterone and 17-hydroxyprogesterone derivatives in man. Ann. N.Y. Acad. Sci. **71**, 560 (1958).

EPSTEIN, N.A.: Prostatic biopsy. A morphologic correlation of aspiration cytology with needle biopsy histology. Cancer **38**, 2078 (1976).

ERB, H., LUDWIG, K.S.: Corpus-Luteumbildung während Einnahme eines hormonalen Antikonzeptivums. Gynaecologia (Basel) **159**, 309 (1965).

ERIKSEN, B.: Endometritis tuberculosa. Acta obstet. gynec. scand. **27**, 249 (1947).

ERKKOLA, R., LIUKKO, P.: Intrauterine device and ectopic pregnancy. Contraception **16**, 569 (1977).

ESCH: Ein Fall von Mammakarzinom mit Metastase in die Portio und Vagina und ein Fall von Korpuskarzinom mit Pagetkrebs der Mamma. Mschr. Geburtsh. Gynäk. **81**, 451 (1929).

EUFINGER, H.: Zur Frage des Menstruationsmechanismus. Geburtsh. u. Frauenheilk. **12**, 1014 (1952).

EVANS, L.H., HÄHNEL, R.: Oestrogen receptors in human uterine tissue. J. Endocr. **50**, 209 (1972).

FACTOR, S.M.: Papillary adenocarcinoma of the endometrium with psammoma bodies. Arch. Path. **98**, 201 (1974).

FALCONER, B.: Investigations into the uterine mucosa. V. Normal cyclic changes of the endometrium; a critical study of phase determination. Acta obstet. gynec. scand. (Helsingfors) **27**, 339 (1948).

FANGER, H., BARKER, B.E.: Capillaries and arterioles in normal endometrium. Obstet. and Gynec. **17**, 543 (1961).

FARBER, E.R., LEAHY, M.S., MEADOWS, T.R.: Endometrial blastomycosis acquired by sexual contact. Obstet. and Gynec. **32**, 195 (1968).

FARRER-BROWN, G., BEILBY, J.O.W., TARBIT, M.H.: The blood supply of the uterus. J. Obstet. Gynaec. Brit. Cwlth. **77**, 673, 682 (1970).

— — — Venous changes in the endometrium of myomatous uteri. Obstet. Gynec. **38**, 743 (1971).

FARROW, G.M., COVENTRY, M.B., DOCKERTY, M.B.: Endometrial sarcoma, "stromal endometriosis". Amer. J. Obstet. Gynec. **100**, 301 (1968).

FASSKE, E., MORGENROTH, K., THEMANN, H., VERHAGEN, A.: Vergleichende elektronenmikroskopische Untersuchungen von Proliferationsphase, glandulär-cystischer Hyperplasie und Adenocarcinom der Schleimhaut des Corpus uteri. Arch. Gynäk. **200**, 473 (1965).

FATHALLA, M.F.: The occurrence of granulosa and theca tumours in clinically normal ovaries. A study of 25 cases. J. Obstet. Gynec. Brit. Cwlth. **74**, 279 (1967).

FECHNER, R.E., KAUFMAN, R.H.: Endometrial adenocarcinoma in Stein-Leventhal Syndrome. Cancer **34**, 444 (1974).

FELDHAUS, F.J., THEMANN, H., WAGNER, H., VERHAGEN, A.: Feinstrukturelle Untersuchungen über das Nuclear-Channel-System im menschlichen Endometrium. Arch Gynäk. **223**, 195 (1977).

FERENCZY, A.: Studies on the cytodynamics of human endometrial regeneration. I. Scanning electron microscopy. Amer. J. Obstet. Gynec. **124**, 64 (1976).

— Studies on the cytodynamics of human endometrial regeneration. II. Transmission electron microscopy and histochemistry. Amer. J. Obstet. Gynec. **124**, 582 (1976).

— The ultrastructural morphology of gynecologic neoplasms. Cancer **38**, 463 (1976).

— Morphological effects of exogenous gestagens on abnormal human endometrium. In: G. DALLENBACH-HELLWEG, Functional morphologic changes in female sex organs induced by exogenous hormones. Springer Berlin-Heidelberg-New York 1980.

— RICHART, R.M., AGATHE, F.J., PURKERSON, M.L., DEMPSEY, E.W.: Scanning electron microscopy of the human endometrial surface epithelium. Fertil. Steril. **23**, 515 (1972).
— SHORE, M., GURALNICK, M., GELFAND, M.M.: The Kevorkian curette. An appraisal of its effectiveness in endometrial evaluation. Obstet. and Gynec. **54**, 262 (1979).
FERIA-VELASCO, A., AZNAR-RAMOS, R., GONZALES-ANGULO, A.: Ultrastructural changes found in the endometrium of women using megestrol for contraception. Contraception **5**, 187 (1972).
FERIN, J.: In: Colloques sur la fonction lutéale. Biologie, exploration fonctionnelle et pathologie. Paris: Masson & Cie. 1954.
— Les critères endométriaux de l'action progestinique. Bull. Soc. roy. Belge Gynéc. Obstét. **25**, 384 (1955).
— Critères endométriaux de l'activité du corps jaune non gravidique. D'insuffisance lutéale, p. 235. Paris: Masson & Cie. 1963.
— Hypoestrogenic amenorrhea and/or sterility induced by lynestrenol. Intern. J. Fertil. **9**, 29 (1964).
FETTIG, O.: $^3$H-Index-Bestimmungen und Berechnungen der mittleren Generationszeit (Lebensdauer) der Einzelabschnitte des gesunden und krankhaften Endometriums nach autoradiographischen Untersuchungen mit $^3$H-Thymidin. Arch. Gynäk. **200**, 659 (1965).
— Autoradiographische Untersuchungen der DNS-RNS- und Protein-Synthese im menschlichen Endometrium in Abhängigkeit von der Ovulation. Arch. Gynäk. **202**, 246 (1965).
— KOPECKY, P.: Klinische und morphologische Untersuchungen zur hormonellen Antikonzeption mit der Sequential-Methode. Geburtsh. u. Frauenheilk. **28**, 540 (1968).
— OEHLERT, W.: Autoradiographische Untersuchungen der DNS- und Eiweiß-Neubildung im gynäkologischen Untersuchungsmaterial. Arch. Gynäk. **199**, 649 (1964).
— SIEVERS, R.: Die primäre karzinomatöse Entartung der Zervixpolypen. Zbl. Gynäk. **88**, 808 (1966).
FEYRTER, F.: Zur Frage der hellen Zellen der menschlichen Gebärmutterschleimhaut. Virchows Arch. path. Anat. **321**, 134 (1952).
— Über den zelligen Bestand des Stromas der menschlichen Corpusmucosa. Arch. Gynäk. **190**, 47 (1957).
— FROEWIS, J.: Zur Frage der „hellen Zellen" in der Schleimhaut der menschlichen Gebärmutter. Gynaecologia (Basel) **127**, 33 (1949).
FEYRTES, F., KLIMA, R.: Zur Frage der sog. monozytären Rundzellen in der menschlichen Corpusmucosa. Virchows Arch. path. Anat. **331**, 456 (1958).
FIELDS, P.A., LARKIN, L.H.: Purification and immunohistochemical localization of relaxin in the human term placenta. J. Clin. Endocrin. Metab. **52**, 79 (1981).
FIENBERG, R.: Ovarian estrogenic tumors and diffuse estrogenic thecomatosis in postmenopausal colporrhagia. The importance of the benign endometrial mitosis. Amer. J. Obstet. Gynec. **76**, 851 (1958).
— Thecosis: A study of diffuse stromal thecosis of the ovary and superficial collagenization with follicular cysts (Stein-Leventhal ovary). Obstet. and Gynec. **21**, 687 (1963).
— The stromal theca cell and postmenopausal endometrial adenocarcinoma. Cancer **24**, 32 (1969).
— LLOYD, H.E.D.: The Arias-Stella reaction in early normal pregnancy—an involutional phenomenon. Human Path. **5**, 183 (1974).
FLIPPE, M.I., DAWSON, I.M.P.: Qualitative and quantitative enzyme histochemistry of the human endometrium and cervix in normal and pathological conditions. J. Path. Bact. **95**, 243 (1968).
FINKE, L.: Ergebnisse fluorescenzmikroskopischer Untersuchungen zum Nachweis von Tuberkelbacillen bei der weiblichen Genitaltuberkulose. Arch. Gynäk. **177**, 440 (1950).
FISCHER, H.: Obduktionsbefunde beim Corpus-Carcinom des Uterus. Arch. Gynäk. **188**, 329 (1957).
FLEMING, S., TWEEDDALE, D.N., RODDICK, J.W.: Ciliated endometrial cells. Amer. J. Obstet. Gynec. **102**, 186 (1968).
FLOWERS, C.E., WILBORN, W.H.: New observations on the physiology of menstruation. Obstet. Gynec. **51**, 16 (1978).
— — ENGER, J.: Effects of quingestanol acetate on the histology, histochemistry, and ultrastructure of the human endometrium. Amer. J. Obstet. Gynec. **120**, 589 (1974).

FLUHMANN, C.F.: Squamous epithelium in the endometrium in benign and malignant conditions. Surg. Gynec. Obstet. **46**, 309 (1928).

— The histogenesis of squamous cell metaplasia of the cervix and endometrium. Surg. Gynec. Obstet. **97**, 45 (1953).

— Comparative studies of squamous metaplasia of the cervix uteri and endometrium. Amer. J. Obstet. Gynec. **68**, 1447 (1954).

FOIX, A., BRUNO, R.O., DAVISON, T., LEMA, B.: The pathology of postcurettage intrauterine adhesions. Amer. J. Obstet. Gynec. **96**, 1027 (1966).

FORAKER, A.G., CELI, P.A., DENHAM, S.W.: Dehydrogenase activity in normal and hyperplastic endometrium. Cancer. (Philad.) **7**, 100 (1954).

FORBES, J.A., HEINZ, J.C.: Glycogen synthesis in human endometrium. A histochemical study using frozen dried material. Aust. N.Z.J. Surg. **22**, 297 (1953).

FORBES, T.R.: Pre-ovulatory progesterons in the peripheral blood of the rabbit. Endocrinology **53**, 79 (1953).

FOSS, B.A., HORNE, H.W., HERTIG, A.T.: The endometrium and sterility. Fertil. and Steril. **9**, 123 (1958).

FOSTER, L.N., MONTGOMERY, R.: Endometrial carcinoma. A review of prior biopsies. Amer. J. clin. Path. **43**, 26 (1965).

FOX, H., MORE, J.R.S.: Primary malignant lymphoma of the uterus. J. clin. Path. **18**, 723 (1965).

FRAMPTON, J.: Fluorescence microscopy applied to frozen tissue sections of the uterine cervix and endometrium. J. Obstet. Gynaec. Brit. Cwlth. **70**, 976 (1963).

FRANZ, G.: Beurteilung von Behandlungsergebnissen beim Endometriumkarzinom unter Berücksichtigung des Malignitätsindex. Krebsarzt **20**, 193 (1965).

FRASER, I.S., BAIRD, D.T.: Endometrial cystic glandular hyperplasia in adolescent girls. J. Obstet. Gynaec. Brit. Cwlth. **79**, 1009 (1972).

FREDERIKSEN, T.: The Arias-Stella reaction as an aid in the diagnosis of ectopic pregnancy. Acta obstet. gynec. scand. **37**, 86 (1958).

FREISCHÜTZ, G., JOPP, H.: Ein neuentwickeltes Gerät für die Endometrium-Saugbiopsie. Geburtsh. u. Frauenheilk. **24**, 1060 (1964).

FRICK, H.C.: Progestational drugs in the management of endometrial cancer. Metabolism **14**, 348 (1965).

— MUNNELL, E.W., RICHART, R.M., BERGER, A.P., LAWRY, M.F.: Carcinoma of the endometrium. Amer. J. Obstet. Gynec. **115**, 663 (1973).

FRIDHANDLER, L.: Gametogenesis to implantation, Chap. 2, p. 67, in: Biology of gestation, vol. I, The material organism, ed. N.S. ASSALI. New York: Academic Press 1968.

FRIEDLEY, N.J., ROSEN, S.: Carbonic anhydrase activity in the mammalian ovary, fallopian tube, and uterus: histochemical and biochemical studies. Biol. of Reprod. **12**, 293 (1975).

FRIEDMAN, S., GOLDFIEN, A.: Amenorrhea and galactorrhea following oral contraceptive therapy. JAMA **210**, 1888 (1969).

FRIEDRICH, E.R.: Effects of contraceptive hormone preparations on the fine structure of the endometrium. Obstet. and Gynec. **30**, 201 (1967).

FROBOESE, C.: Die Verfehlung des Endometriums. Beitrag zur normalen und pathologischen Anatomie der Uterusschleimhaut. Virchows Arch. path. Anat. **250**, 296 (1924).

FROEWIS, J., ULM, R.: Weitere tierexperimentelle Untersuchungen zur Frage der inneren Sekretion des Uterus. Acta neuroveg. (Wien) **15**, 101 (1957).

FROMM, G.: Über Abrasionsbefunde bei Altersblutungen mit besonderer Berücksichtigung der glandulären Hyperplasie. Medizinische **1959**, 187, 200.

FUCHS, M.: Über die „hellen Zellen“ im Epithel der menschlichen Uterusschleimhaut. Acta anat. (Basel) **39**, 244 (1959).

FUHRMANN, K.: Kolorimetrische Bestimmung und histochemischer Nachweis der Aminopeptidase an Geweben weiblicher Genitalorgane. Zbl. Gynäk. **81**, 1105 (1959).

— Hormone und Fermente des Endometriums. Gynaecologia (Basel) **152**, 1 (1961).

FUJIKURA, T., EZAKI, K., NISHIMURA, H.: Chorionic villi and syncytial sprouts in spontaneous and induced abortions. Amer. J. Obstet. Gynec. **110**, 547 (1971).

FUNDER, J.W., MERCER, J., HOOD, J.: SC 23992: radioreceptor assays for therapeutic and side effects. Clin. Sci. mol. med. **51**, Suppl. 3, 333–334 (1976).

FURTH, J., BUTTERWORTH, J.: Neoplastic diseases occurring among mice subjected to general irradiation with x-ray. Amer. J. Cancer **28**, 66 (1936).

GAMBRELL, R.D.: Estrogens, progestogens and endometrial cancer. J. Reprod. Med. **18**, 301 (1977).

— The role of hormones in endometrial cancer. South. Med. J. **71**, 1280 (1978).

— MASSEY, F.M., CASTANEDA, T.A., UGENAS, A.J., RICCI, C.A., WRIGHT, J.M.: Use of the progestogen challenge test to reduce the risk of endometrial cancer. Obstet. and Gynec. **55**, 732 (1980).

GANEM, K.J., PARSONS, L., FRIEDELL, G.H.: Endometrial ossification. Amer. J. Obstet. Gynec. **83**, 1592 (1962).

GARCIA, C.R.: The oral contraceptive, an appraisal and review. Amer. J. med. Sci. **253**, 718 (1967).

GARCIA-BUNUEL, R., BRANDES, D.: Lysosomal enzymes in human endometrium. A histochemical study of acid phosphatase, nonspecific esterase, and E-600 resistant esterase. Amer. J. Obstet. Gynec. **94**, 1045 (1966).

GARDNER, J.M., MISHELL, D.R.: Analysis of bleeding patterns and resumption of fertility following discontinuation of a long acting injectable contraceptive. Fertil. Steril. **21**, 286 (1970).

GARDNER, W.U.: Estrogens in Carcinogenesis. Arch. Path. **27**, 138 (1939).

— PFEIFFER, C.A., TRENTIN, J.J., WOLSTENHOLME, J.T.: Hormonal factors in experimental carcinogenesis. In: The physiology of cancer, 2nd ed. (HOMBURGER and FISHMAN, eds). New York: Hoeber-Harper, Inc. 1959.

GARNET, J.D.: Constitutional stigmas associated with endometrial carcinoma. Amer. J. Obstet. Gynec. **76**, 11 (1958).

GEBHARD, C.: Eine Mischgeschwulst des Uterus (Endothelium mit Fett- und Knorpelgewebe). Z. Geburtsh. Gynäk. **48**, 111 (1903).

GEHRING, U., TOMKINS, G.M., OHNE, S.: Effect of the androgen-insensitivity mutation on a cytoplasmic receptor for dihydrotestosterone. Nature **232**, 106–107 (1971).

GEIGER, W.: Diagnostik und Pathophysiologie endokriner Störungen bei der Frau. In: Die menschliche Fortpflanzung und ihre Störungen. R. KAISER/G.F.B. SCHUMACHER, Georg-Thieme-Verlag Stuttgart 1980.

GEISLER, H.E., GIBBS, C.P.: Invasive carcinoma of the endometrium. Amer. J. Obstet. Gynec. **102**, 516 (1968).

GEIST, S.H., WALTER, R.I., SALMON, V.J.: Are estrogens carcinogenic in the human female? Amer. J. Obstet. Gynec. **42**, 242 (1941).

GELLER, H.F., LOHMEYER, H.: Über die Endokrine der menschlichen Gebärmutterschleimhaut. Arch. Gynäk. **192**, 44 (1959).

GEMZELL, C.: Human pituitary gonadotropins in the treatment of sterility. Fertil. Steril. **17**, 149 (1966).

GERDES, H., SCHULTE, H.: Über das Vorkommen von kernhaltigen Erythrozyten in den Chorionzotten bei Aborten. Frankfurt. Z. Path. **75**, 141 (1966).

GIGON, U., HERZER, H., STAMM, O., ZARRO, D.: Endometriumveränderung und luteotrope Sekretionsanomalien bei Gelbkörperinsuffizienz. Z. Geburtsh. Gynäk. **173**, 304 (1970).

GILLAM, J.S.: Study of the inadequate secretion phase endometrium. Fertil. and Steril. **6**, 18 (1955).

GLASS, S.J., MILLER, W., ROSENBLUM, G.: Secretory hypoplasia of the endometrium. Fertil. and Steril. **6**, 344 (1955).

GOECKE, H.: Thrombopenie als Ursache juveniler Blutungen und ihre Behandlung. Arch. Gynäk. **151**, 330 (1932).

GOLD, J.J., BORUSHEK, S., SMITH, L., SCOMMEGNA, A.: Synthetic progestins: A review. Int. J. Fertil. **10**, 99 (1965).

GOLDBERG, B., JONES, H.W.: Acid phosphatase of the endometrium. Histochemical demonstration in various normal and pathologic conditions. Obstet. and Gynec. **7**, 542 (1956).

GOLDFARB, A.F.: Advances in the treatment of menstrual dysfunction. Philadelphia: Lea & Febiger 1964.

GOLDITCH, I.M.: Postcontraceptive amenorrhea. Obstet. Gynec. **39**, 903 (1972).

GOLDMAN, J.A., GANS, B.: Stromal endometriosis or endometrial sarcoma. Obstet. and Gynec. **29**, 12 (1967).

GOLDMAN, R.L.: Herpetic inclusions in the endometrium. Obstet. Gynec. **36**, 603 (1970).

GOLDZIEHER, J.W., BECERRA, C., GUAL, S., LIVINGSTONE, N.B., MAQUEO, M., MOSES, L.E., TIETZE, C.: New oral contraceptiva. Sequential estrogen and progestin. Amer. J. Obstet. Gynec. **90**, 404 (1964).

— RICE-WRAY, E.: Oral contraception; mechanism and management, p. 45. Springfield (Ill.): C.C. Thomas 1966.

— — SCHULZ-CONTRERAS, M., ARANDA-ROSELL, A.: Fertility following termination of contraception with norethindrone-endometrial morphology and conception rate. Amer. J. Obstet. Gynec. **84**, 1474 (1962).

GOMPEL, C.: The ultrastructure of the human endometrial cell studied by electron microscopy. Amer. J. Obstet. Gynec. **84**, 1000 (1962).

— Structure fine des mitochondries de la cellule glandulaire endométriale humaine au cours du cycle menstrual. J. Microscopie **3**, 427 (1964).

GONZALEZ-ANGULO, A., AZNAR-RAMOS, R.: Ultrastructural studies on the endometrium of women wearing TCu-200 intrauterine devices by means of transmission and scanning electron microscopy and x-ray dispersive analysis. Amer. J. Obstet. Gynec. **125**, 170 (1976).

GOOD, R.G., MOYER, D.L.: Estrogen-progesterone relationships in the development of secretory endometrium. Fertil. and Steril. **19**, 37 (1968).

GORDON, M., KOHORN, E.I., GORE, B.Z., RICE, S.I.: Effect of postovulatory oestrogens on the fine structure of the epithelial cell in human endometrium. J. Reprod. Fertil. **34**, 375 (1973).

GORE, B.Z., GORDON, M.: Fine structure of epithelial cell of secretory endometrium in unexplained primary infertility. Fertil. Steril. **25**, 103 (1974).

GORE, H., HERTIG, A.T.: Premalignant lesions of the endometrium. Clin. Obstet. Gynec. **5**, 1148 (1962).

— — The pathologic anatomy of uterine carcinoma. Acad. med. N.J. Bull. **8**, 218 (1962).

— — Carcinoma in situ of endometrium. Amer. J. Obstet. Gynec. **94**, 134 (1966).

GORLITSKY, G.A., KASE, N.G., SPEROFF, L.: Ovulation and pregnancy rates with domiphene citrate. Obstet. and Gynec. **51**, 265 (1978).

GORSKI, J., GANNON, F.: Current models of steroid hormone action: a critique. Ann. Rev. Physiol. **38**, 425–450 (1976).

GOSCH, J.: Bilder des klimakterischen und senilen Korpusendometrium bei starken hormonellen und entzündlichen Reizen. Geburtsh. u. Frauenheilk. **9**, 201 (1949).

GRÄFENBERG, E.: Einfluß der intrauterinen Konzeptionsverhütung auf die Uterusschleimhaut. Arch. Gynäk. **114**, 345 (1931).

GRAHAM, C.E., MCCLURE, H.M., COLLINS, D.C.: Uterine tumors in nonhuman primates after estrogen exposure. In: Functional morphologic changes in female sex organs induced by exogenous hormones. Springer, Heidelberg 1980, S. 29.

GRATTAROLA, R.: Misdiagnosis of endometrial adenocarcinoma in young women with polycystic ovarian disease. Amer. J. Obstet. Gynec. **105**, 498 (1969).

— Misdiagnosis of endometrial adenoacanthoma in a 27-year-old woman with adrenocortical tumor. Oncology **28**, 246 (1973).

GRAY, J.D.: The problem of spontaneous abortion. II. Changes in the placental villi. Amer. J. Obstet. Gynec. **72**, 615 (1956).

— BARNES, M.L.: Histogenesis of endometrial carcinoma. Ann. Surg. **159**, 976 (1964).

— CHRISTOPHERSON, W.M., HOOVER, R.N.: Estrogens and endometrial carcinoma. Obstet. and Gynec. **49**, 385 (1977).

GREENBLATT, R.B., BARFIELD, W.E., JUNGCK, E.C., RAY, A.W.: Induction of ovulation with M.R.L.41. J. Amer. med. Ass. **178**, 101 (1961).

— BRYNER, J.R.: Estradiol pellet implantation in the management of menopause. J. of Reprod. Med. **18**, 30 (1977).

— HAMMOND, D.O., CLARK, S.L.: Membrane dysmenorrhea: Studies in etiology and treatment. Amer. J. Obstet. Gynec. **68**, 835 (1954).

— ZARATE, A.: Endometrial studies following Quinestrol administration. Internat. J. Fertil. **12**, 187 (1967).

GREENE, H.S.N.: Uterine adenomata in the rabbit. III. Susceptibility as a function of constitutional factors. J. exp. Med. **73**, 273 (1941).

GREENE, R.R., PECKHAM, B.M.: Carcinogenic cells in the ovary? Amer. J. Obstet. Gynec. **61**, 657 (1951).

GREENWALD, P., CAPUTO, T.A., WOLFGANG, P.E.: Endometrial cancer after menopausal use of estrogens. Obstet. and Gynec. **50**, 239 (1977).

GREENWOOD, S.M., WRIGHT, D.J.: Evaluation of the office endometrial biopsy in the detection of endometrial carcinoma and atypical hyperplasia. Cancer **43**, 1474 (1979).

GREMME, A.: Über die Ursache und Ursprung von Genitalblutungen der Frau bei der essentiellen Thrombopenie. Arch. Gynäk. **149**, 515 (1932).

GRIMALT, M., ARGUELLES, M., FERENCZY, A.: Papillary cystadenofibroma of endometrium: A histochemical and ultrastructural study. Cancer **36**, 137 (1975).

GROPP, A.: Chromosomenuntersuchungen bei Spontanabortus. Verh. dtsch. Ges. Path. **51**, 278 (1967).

GROSS, S.J.: Ribonucleoprotein, glucuronidase, and phosphamidase in normal and abnormal endometrium. Amer. J. Obstet. Gynec. **90**, 166 (1964).

— Histochemistry of normal and abnormal endometrium. Nonspecific esterase, acid phosphatase, and alkaline phosphatase. Amer. J. Obstet. Gynec. **88**, 647 (1964).

— LEE, O.K., MAECK, J.S. VAN, SIMS, E.A.H.: The immediale puerperium. II. Endometrium and urinary lactose. Obstet. and Gynec. **10**, 504 (1957).

GROSSER, O.: Über die Ursachen des Abortus. Arch. Gynäk. **176**, 1 (1948).

GRUENWALD, P.: Decidual sloughing in abortion, premature birth and abruptio placentae. Bull. Johns Hopk. Hosp. **116**, 363 (1965).

GRUND, G., SIEGEL, P.: Gemeinsames Auftreten von Hämangiomen der Haut und des Endometrium. Zbl. Gynäk. **76**, 1232 (1954).

GRUNER, W.: Anatomische Bilder zur sekretorischen Umwandlung der glandulären Hyperplasie. Arch. Gynäk. **172**, 465 (1942).

— Ein Beitrag zum anatomischen, klinischen und hormonalen Bilde der glandulären Hyperplasie des Endometriums und deren sekretorischer Umwandlung. Virchows Arch. path. Anat. **308**, 265 (1942).

GÜNTHER, J.: Histologische Formen und Malignitätsgrade der Uterussarkome. Zbl. Gynäk. **89**, 1185 (1967).

GUMBRECHT, P.: Schleimhautveränderungen (Metaplasie) des Uterus bei Dauerzufuhr von Follikelhormonen. Arch. Gynäk. **160**, 525 (1936).

GUNNING, J.E., MOYER, D.: The effect of medoxyprogesterone acetate on endometriosis in the human female. Fertil. and Steril. **18**, 759 (1967).

GUPTA, R.K., SCHUELLER, E.S.: Acid mucopolysaccharide and mast cell variations in endometrium and some uterine tumors. Obstet. and Gynec. **30**, 510 (1967).

GUSBERG, S.B.: Precursors of corpus carcinoma: I. Estrogens and adenomatous hyperplasia. Amer. J. Obstet. Gynec. **54**, 905 (1947).

— Views and reviews. Hormone-dependence of endometrial cancer. Obstet. and Gynec. **30**, 287 (1967).

— The individual at high risk for endometrial carcinoma. Amer. J. Obstet. Gynec. **126**, 535 (1976).

— HALL, R.E.: Precursors of corpus cancer. III. The appearance of cancer of the endometrium in estrogenically conditioned patients. Obstet. and Gynec. **17**, 397 (1961).

— KAPLAN, A.L.: Precursors of corpus cancer. IV. Adenomatous hyperplasia as stage 0 carcinoma of the endometrium. Amer. J. Obstet. Gynec. **87**, 662 (1963).

— KARDON, P.: Proliferative endometrial response to theca-granulosa cell tumors. Amer. J. Obstet. Gynec. **111**, 633 (1971).

— MOORE, D.B., MARTIN, F.: Precursors of corpus cancer. II. A clinical and pathologic study of adenomatous hyperplasia. Amer. J. Obstet. Gynec. **68**, 1472 (1954).

HABERLANDT, L.: Über hormonale Sterilisierung des weiblichen Tierkörpers. Münch. med. Wschr. **68**, 1577 (1921).

HACKL, H.: Der Effekt peroraler Antikonzeptionsmittel auf den in vitro-Glucosestoffwechsel des Endometrium. Arch. Gynäk. **205**, 398 (1968).

— Hormonbehandeltes Corpuscarcinom und dessen in vitro-Glucosemetabolismus. Arch. Gynäk. **206**, 252 (1968).

HAFEZ, E.S.E., LUDWIG, H., METZGER, H.: Human endometrial fluid kinetics as observed by scanning electron microscopy. Amer. J. Obstet. Gynec. **122**, 929 (1975).

HAGENFELDT, K.: Intrauterine contraception with the copper-T-device. Contraception **6**, 37, 191, 207, 219 (1972).

HAINES, M., TAYLOR, C.W.: Gynaecological pathology. London: Churchill 1962.

HALBAN, J.: Keimdrüse und Geschlechtsentwicklung. Arch. Gynäk. **117**, 289 (1922).

HALBERT, D.R., CHRISTIAN, C.D.: Amenorrhea following oral contraceptives. Obstet. Gynec. **34**, 161 (1969).

HALBRECHT, I.: Endometrial and tubal sequelae of latent nonspecific infections. Int. J. Fertil. **10**, 121 (1965).

HALE, R.W., REICH, L.A., JOINER, J.M., PION, R.J., KOBARA, T.: Histopathologic evaluation of uteri curetted by flexible suction cannula. Amer. J. Obstet. Gynec. **125**, 805 (1976).

HALL, E.V. VAN, MASTBOOM, J.L.: Luteal phase insufficiency in patients treated with clomiphene. Amer. J. Obstet. Gynec. **103**, 165 (1969).

HALL, H.H., SEDLIS, A., CHABON, I., STONE, M.L.: Effect of intrauterine stainless steel rings on endometrial structure and function. Amer. J. Obstet. Gynec. **93**, 1031 (1965).

HALL, J.E.: Alkaline phosphatase in human endometrium. Amer. J. Obstet. Gynec. **60**, 212 (1950).

— NELMS, W.F.: Carcinosarcoma of the endometrium. Amer. J. Obstet. Gynec. **65**, 433 (1953).

HALL, K.U.: Irregular hyperplasias of the endometrium. Acta obstet. gynec. scand. **36**, 306 (1957).

HALLER, J.: Wahrscheinlicher Wirkungsmechanismus der oralen Kontrazeptiva. Dtsch. med. Wschr. **91**, 7 (1966).

HALLER, U., KUBLI, F., BRÄUNIG, G., MÜLLER, H., ALMENDRAL, A.C.: Die diagnostische Aspirationskürettage. Geburtsh. Frauenheilk. **33**, 1 (1973).

HAMEED, K., MORGAN, D.A.: Papillary adenocarcinoma of endometrium with psammoma bodies. Cancer **29**, 1326 (1972).

HAMILTON, T.H.: Sequences of RNA und protein synthesis during early estrogen action. Proc. nat. Acad. Sci. (Wash.) **51**, 83 (1964).

— TENG, C.S., MEANS, A.R.: Early estrogen action: nuclear synthesis and accumulation of protein correlated with enhancement of two DNA-dependent RNA polymerase activities. Biochemistry **59**, 1265 (1968).

HAMMERSTEIN, J.: Die Ausscheidung von Steroiden und Gonadotropinen im anovulatorischen Cyklus der Frau. Arch. Gynäk. **200**, 638 (1965).

HAMMOND, C.B., JELOVSEK, F.R., LEE, K.L., CREASMAN, W.T., PARKER, R.T.: Effects of long-term estrogen replacement therapy. II. Neoplasia. Amer. J. Obstet. Gynec. **133**, 537 (1979).

HAMPERL, H.: Über die „hellen" Flimmerepithelzellen der menschlichen Uterusschleimhaut. Virchows Arch. Path. Anat. **319**, 265 (1950).

— Über Gutartigkeit und Bösartigkeit von Geschwülsten. Verh. dtsch. Ges. Path. **35**, 29 (1952).

— Über die endometrialen Granulozyten (endometriale Körnchenzellen). Klin. Wschr. **32**, 665 (1954).

— Die Morphologie der Tumoren. In: F. BÜCHNER, E. LETTERER, F. ROULET, Handbuch der Allgemeinen Pathologie, Bd. VI/3. Berlin-Göttingen-Heidelberg: Springer 1956.

— Über die Entwicklung (Progression) von Tumoren. Wien. klin. Wschr. **69**, 201 (1957).

— Über „Kollageneinschlüsse" in Dezidualzellen. Klin. Wschr. **36**, 939 (1958).

— KAUFMANN, C., OBER, K.G.: Wuchernde Glia im Endometrium. Geburtsh. u. Frauenheilk. **19**, 978 (1959).

HANDO, T., OKADA, D.M., ZAMBONI, L.: Atypical cilia in human endometrium. J. Cell Biol. **39**, 475 (1968).

HANSKI, W.: Gliomatosis uteri. Pol. Med. J. **10**, 273 (1971).

HANSON, D.J.: Studies of the endometrial stroma in cystic glandular hyperplasia. Amer. J. clin. Path. **32**, 152 (1959).

HARKIN, H.C.: Deoxyribonucleic acid (DNA) content of human endometrium. A microspectrophotometric study of the endometrial glandular nuclei in the physiologic cycle and in atrophy. Arch. Path. **61**, 24 (1956).

HARNETT, L.W.: A statistical report on 955 cases of cancer of the cervix uteri and 321 cases of cancer of the corpus uteri. Brit. J. Cancer **3**, 433 (1949).

HARRIS, H.R.: Foam cells in the stroma of carcinoma of the body of the uterus and uterine cervical polyps. J. clin. Path. **11**, 19 (1958).

HARTMANN, C.G., GESCHIKTER, G.F., SPEERT, H.: Effects of continuous estrogen administration in very large doses. Anat. Rec. Suppl. 2, **79**, 31 (1941).

HARVEY, W.F., HAMILTON, T.D.: Carcino-sarcoma: A study of the microscopic anatomy and meaning of a peculiar cancer. Edinb. med. J. **42**, 337 (1935).

HASKINS, A.L., MOSZKOWSKI, E.F., WHITELOCK, V.P.: The estrogenic potential of estriol. Amer. J. Obstet. Gynec. **102**, 665 (1968).

HASPELS, A.A.: Depot-gestagen voor contraceptic. Ned. Tijdschr. Geneesk. **114**, 61 (1970).

— Anwendung der Intrauterinpessare. Arch. Gynäk. **214**, 464 (1973).

— ANDRIESSE, R.: The effect of large dosis of estrogens post coitum in 2000 women. Europ. J. Obstet. Gynec. Reprod. Biol. **3/4**, 113 (1973).

— LINTHORST, G.A., KICOVIC, P.M.: Effect of postovulatory administration of a "morning-after" injection on corpus luteum function and endometrium. Contraception **15**, 105 (1977).

HASSELGREN, P.O., BOLIN, T.: Postmenopausal tuberculous pyometra. Acta Obstet. Gynec. Scand. **56**, 23 (1977).

HATA, Y., ISAIHAMA, A., KUDO, N., NAKAMURA, Y., MIYAI, T., MAKINO, T., KAKABU, T.: The effect of long-term use of intrauterine devices. Int. J. Fertil. **14**, 246 (1969).

HATHCOCK, E.W., WILLIAMS, G.A., ENGELHARDT III, S.M., MURPHY, A.L.: Office aspiration curettage of the endometrium. Amer. J. Obstet. Gynec. **120**, 205 (1974).

HAUDE, H.: Betrachtungen über Fremdkörperschäden im Peritoneum und Endometrium. Ärztl. Forsch. **10**, 110 (1956).

HAUSKNECHT, R.U., GUSBERG, S.B.: Estrogen metabolism in patients at high risk for endometrial carcinoma. Amer. J. Obstet. Gynec. **116**, 981 (1973).

HEINEN, G.: The discriminating use of combination and sequential preparations in the hormonal inhibition of ovulation. Contraception **4**, 393 (1971).

HEINICKE, G.: Schleimhautbefunde bei Uterus myomatosus. Zbl. allg. Path. path. Anat. **99**, 263 (1959).

HELD, E.: Kritische Bemerkungen zur neuen Einteilung des Korpuskarzinoms. Ein Beitrag zur Pathologie, Prognose und Therapie. Geburtsh. u. Frauenheilk. **29**, 301 (1969).

HELLWEG, G.: Über endometriale Körnchenzellen (endometriale Granulozyten). Arch. Gynäk. **185**, 150 (1954).

— Untersuchungen zur Charakterisierung der Granula in endometrialen Körnchenzellen. Virchows. Arch. path. Anat. **329**, 111 (1956).

— Über Auftreten und Verhalten der endometrialen Körnchenzellen im Verlauf der Schwangerschaft, im krankhaft veränderten Endometrium und außerhalb des Corpus uteri. Virchows Arch. path. Anat. **330**, 658 (1957).

— Über körnchenhaltige Zellen im menschlichen und tierischen Endometrium (endometriale Körnchenzellen, metachromasierende Zellen). Z. Zellforsch. **49**, 555 (1959).

— SANDRITTER, W.: Ultraviolettmikrospektrophotometrische Untersuchungen an den Körnchen der endometrialen Körnchenzellen. Klin. Wschr. **34**, 1040 (1956).

— SHAKA, J.A.: Über den Nachweis der endometrialen Körnchenzellen in der Gewebekultur. Virchows Arch. path. Anat. **332**, 375 (1959).

HEMPEL, E., BÖHM, W.: Elektronenmikroskopische Untersuchung der Proliferation und Regression des menschlichen Endometriums nach Applikation des neuen Depotöstrogens Äthinylöstradiolsulfonat. Zbl. Gynäk. **98**, 1508 (1976).

— — CAROL, W., KLINGER, G.: Zur Problematik von Bestimmung und Beurteilung der Östrogen-Aufbaudosis am menschlichen Endometrium. Zbl. Gynäk. **99**, 1060 (1977).

HENDERSON, S.R., ROXBURGH, D.R., BOBROW, L.G., POLLARD, S.M., GREENING, S.E.: Endometrial washings. Histological and cytological assessment of material obtained with an intrauterine jet washing device. Brit. J. Obstet. Gynec. **82**, 976 (1975).

HENRIKSEN, E.: Estrogen und endometrial carcinoma. Obstet. and Gynec. **15**, 663 (1960).

— MURRIETA, T.: Adenocarcinoma of the corpus uteri: a clinico-pathological study. West. J. Surg. **58**, 331 (1950).

Henry, J.S.: Avoidance of untoward effects of oestrogenic therapy in menopause. Canad. med. Ass. J. **53**, 31 (1945).

Henzl, M., Jirasek, J., Horsky, J., Presl, J.: Die Proliferationswirkung des 17-α-Äthinyl-19-Nor-Testosterons. Arch. Gynäk. **199**, 335 (1964).

— Smith, R.E., Boost, G., Tyler, E.T.: Lysosomal concept of menstrual bleeding in humans, J. Clin. Endocr. Metab. **34**, 860 (1972).

— — Magoun, R.E., Hill, R.: The influence of estrogens on rabbit endometrium. Fertil. Steril. **19**, 914 (1968).

Hernández, O., Aznar, R., Hicks, J.J., Ballesteros, L.M., Rosado, A.: Subcellular distribution of trace metals in the normal and in the copper treated human secretory endometrium. Contraception **11**, 451 (1975).

Herrell, W.E.: Studies on the endometrium in association with the normal menstrual cycle, with ovarian dysfunctions and cancer of the uterus. Amer. J. Obstet. Gynec. **37**, 559 (1939).

— Broders, A.C.: Histological studies of endometrium during various phases of menstrual cycle. Surg. Gynec. Obstet. **61**, 751 (1935).

Hertig, A.T.: The aging ovary-A preliminary note. J. clin. Endocr. **4**, 581 (1944).

— Endocrine ovarian-cancer relationships. Cancer (Philad.) **10**, 838 (1957).

— Human trophoblast: Normal and abnormal. A plea for the study of the normal so as to understand the abnormal. Amer. J. clin. Path. **47**, 249 (1967).

— Human trophoblast. The Carl Vernon Weller Lecture Series. Springfield: C.C. Thomas 1968.

— Edmonds, H.W.: Genesis of hydatidiform mole. Arch. Path. **30**, 260 (1940).

— Gore, H.: Tumors of the female sex organs, part 2. In: Atlas of tumor pathology, sect. IX, fasc. 33. Armed Forces Inst. of Path. Washington, D.C. 1960.

— — Precancerous lesions of endometrium. Z. Krebsforsch. **65**, 201 (1963).

— Livingstone, R.G.: Spontaneous, threatened and habitual abortion: their pathogenesis and treatment. New. Engl. J. Med. **230**, 797 (1944).

— Mansell, H.: Hydatidiform mole and choriocarcinoma. In: Atlas of tumor pathology, sect. IX, fasc. 33. Armed Forces Institute of Pathology, Washington, D.C. 1956.

— Sheldon, W.H.: Minimal criteria required to prove prima facie case of traumatic abortion or miscarriage. Ann. Surg. **117**, 596 (1943).

— Sommers, S.C.: Genesis of endometrial carcinoma. I. Study of prior biopsies. Cancer. (Philad.) **2**, 946 (1949).

— — Bengloff, A.: Genesis of endometrial carcinoma. III. Carcinoma in situ. Cancer. (Philad.) **2**, 964 (1949).

Hertz, R.: Experimental and clinical aspects of the carcinogenic potential of steroid contraceptives. Int. J. Fertil. **13**, 273 (1968).

Herxheimer, G.: Über heterologe Cancroide. Beitr. path. Anat. **41**, 348 (1907).

Herzer, H., Cavegn, B., Stamm, O., Siebenmann, R.: Endometriumveränderungen durch das Retrosteroid RO-4-8347. Gynaecologia (Basel) **168**, 1 (1969).

Hester, L.L., Kellett, W.W., Spicer, S.S., Williamson, H.O., Pratt-Thomas, H.R.: Effects of a sequential oral contraceptive on endometrial enzyme and carbohydrate histochemistry. Amer. J. Obstet. Gynec. **102**, 771 (1968).

— — — — — Effects of the intrauterine contraceptive device on endometrial enzyme and carbohydrate histochemistry. Amer. J. Obstet. Gynec. **106**, 1144 (1970).

Hibbard, L.T., Schwinn, C.E.: Diagnosis by endometrial jet washings. Amer. J. Obstet. Gynec. **111**, 1039 (1971).

Hicks, J.J., Rosado, A.: Molecular distribution of trace metals in the normal and in the Copper treated human secretory endometrium. Int. J. Fertil. **21**, 55 (1976).

Hienz, H.A., Stoll, P.: Sex determinations in intra-uterine death by means of sex chromatin. Acta cytol. (Philad.) **6**, 108 (1962).

Hiersche, H.-D., Meinen, K.: Funktionelle Morphologie des fetalen und infantilen endometrialen Stroma. Arch. Gynäk. **210**, 164 (1971).

Hill, R.P., Miller, N.F.: Combined mesenchymal sarcoma and carcinoma (carcinosarcoma) of the uterus. Cancer (Philad.) **4**, 803 (1951).

Hinselmann, H.: Die Ätiologie, Symptomatologie und Diagnostik des Uteruscarcinoms. In: W. Stoeckel, Handbuch der Gynaekologie, Bd. 6/1, S. 864. Berlin: Springer 1930.

HINTZE, O.: Plattenepithelknötchen in hyperplastischen Drüsen der Korpusschleimhaut. Zbl. Gynäk. **52**, 2209 (1928).
HINZ, W.: Ein Beitrag zum Carcinosarkom der Gebärmutterschleimhaut. Arch. Gynäk. **182**, 301 (1952).
— Die zeitgerechte Ausschabung bei funktionellen Blutungsstörungen, vom Standpunkt der Zusammenarbeit zwischen Kliniker und Histologen. Geburtsh. u. Frauenheilk. **13**, 43 (1953).
— Die Bedeutung der Blutungsanamnese für die funktionelle Schleimhautdiagnostik. Geburtsh. u. Frauenheilk. **14**, 518 (1954).
— Zur Abstoßung der Gebärmutterschleimhaut bei anovulatorischen Blutungen. Geburtsh. u. Frauenheilk. **17**, 835 (1957).
— SOLTH, K.: Zum Hämosiderinvorkommen im Endometrium. Zbl. Gynäk. **81**, 617 (1959).
— TERBRÜGGEN, H.: Extrauteringravidität und Mucosa uteri. Arch. Gynäk. **182**, 230 (1952).
HISAW, F.L.: Experimental relaxation of the pubic ligament of the guinea pig. Proc. Soc. exp. Biol. (N.Y.) **23**, 661 (1926).
— The physiology of menstruation of monkeys. Amer. J. Obstet. Gynec. **29**, 638 (1935).
— The placental gonadotropin and luteal function in monkeys (Macaca mulatta). Yale J. Biol. Med. **17**, 119 (1944).
— HISAW, F.L.: Action of estrogen and progesterone on the reproductive tract of lower primates. In: W.C. YOUNG, Sex and internal secretions, p. 556. Baltimore: Williams & Wilkins Co. 1961.
— — Effect of relaxin on the uterus of monkeys (Macaca mulatta) with observations on the cervix and symphysis pubis. Amer. J. Obstet. Gynec. **89**, 141 (1964).
HITSCHMANN, F.: Ein Beitrag zur Kenntnis des Corpuscarcinoms. Arch. Gynäk. **69**, 629 (1903).
— Zur mikroskopischen Diagnose des Abortus. Zbl. Gynäk. **28**, 961 (1904).
— ADLER, L.: Die Lehre von der Endometritis. Zschr. Geburtsh. Gynäk. **60**, 63 (1907).
— — Der Bau der Uterusschleimhaut des geschlechtsreifen Weibes mit besonderer Berücksichtigung der Menstruation. Mschr. Geburtsh. Gynäk. **27**, 1 (1908).
HÖRMANN, C.: Die Bindegewebsfasern in der Schleimhaut des Uterus. Arch. Gynäk. **86**, 404 (1908).
HÖRMANN, G., LEMTIS, H.: Die menschliche Placenta. In: H. SCHWALM u. G. DÖDERLEIN, Klinik der Frauenheilkunde und Geburtshilfe. München u. Berlin: Urban & Schwarzenberg 1965.
HOFFBAUER, J.: The etiology of hyperplasia of the endometrium. Surg. Gynec. Obstet. **52**, 223 (1931).
HOFFMANN, F.: Untersuchungen über die Entstehung der Hypomenorrhoe. Zbl. Gynäk. **69**, 1052 (1947).
— Über die Progesteronbildung im Zyklus und der Schwangerschaft. Zbl. Gynäk. **70**, 1177 (1948).
— Primäre Amenorrhoe mit zyklischer Ovarialfunktion. Geburtsh. u. Frauenheilk. **11**, 163 (1951).
HOFFMANN, I., OBER, K.G., SCHMITT, A.: Beobachtungen an einer Scheidenendometriose. Geburtsh. u. Frauenheilk. **13**, 881 (1953).
HOFFMEISTER, H., HANSCHKE, H.J.: Maligner Mischtumor des Uterus. Geburtsh. u. Frauenheilk. **20**, 1265 (1960).
— SCHULZ, H.: Lichtoptische und elektronenoptische Befunde am Endometrium der geschlechtsreifen Frau während der Proliferations- und Sekretionsphase unter besonderer Berücksichtigung der Faserstrukturen. Beitr. path. Anat. **124**, 415 (1961).
HOFMANN, D.: Zur Frage der Geschwulstentstehung nach früherer Anwendung ionisierender Strahlen in der Gynäkologie. Geburtsh. u. Frauenheilk. **20**, 749 (1960).
— LEGERLOTZ, C.: Untersuchungen zur Differentialdiagnose der ektopischen Schwangerschaft und über die diagnostische Bedeutung der Arias-Stella-Reaktion. Geburtsh. u. Frauenheilk. **28**, 50 (1968).
HOFMEISTER, F.J., VONDRAK, B.F.: Endometrial carcinoma in patients with bilateral oophorectomy or irradiation castration. Amer. J. Obstet. Gynec. **107**, 1099 (1970).

HOHMAN, W.R., SHAW, S.T., MACAULAY, L., MOYER, D.L.: Vascular defects in human endometrium caused by intrauterine contraceptive devices. Contraception **16**, 507 (1977).

HOLMSTROM, E.G., MCLENNAN, C.E.: Menorrhagia associated with irregular shedding of the endometrium. Amer. J. Obstet. Gynec. **53**, 727 (1947).

HOLZNER, J.H., LASSMANN, G.: Neurofibromatosis uteri (Neurofibrom encapsulée-Masson). Arch. Gynäk. **204**, 43 (1967).

HOMMA, H.: Chronische Endometritis und Zykluspathologie. Wien. klin. Wschr. **67**, 361 (1955).

— Über die Diagnostik der extrauterinen Gravidität am Abrasionsmaterial. Gynaecologia (Basel) **146**, 193 (1958).

HONORÉ, L.H.: Midtrimester prostaglandin-induced abortion: Gross and light microscopic findings in the placenta. Prostaglandins **11**, 1019 (1976).

HOOGERLAND, D.L., BUCHLER, D.A., CROWLEY, J.J., CARR, W.F.: Estrogen use – risk of endometrial carcinoma. Gynec. Oncol. **6**, 451 (1978).

HOOKER, C.W., FORBES, T.R.: A bio-assay for minute amounts of progesterone. Endocrinology **41**, 158 (1947).

HOPKIN, I.D., HARLOW, R.A., STEVENS, P.J.: Squamous carcinoma of the body of the uterus. Brit. J. Cancer **24**, 71 (1970).

HORIE, A., YASUMOTO, K., UEDA, H., WATANABE, Y., KOTOO, Y., KURITA, Y.: Clear cell adenocarcinoma of the uterus–ultrastructural and hormonal study. Acta Path. Jap. **27**(6), 907 (1977).

HORNE, H.W., HERTIG, A.T., KUNDSIN, R.B., KOSASA, T.S.: Sub-clinical endometrial inflammation and T-Mycoplasma. Int. J. Fertil. **18**, 226 (1973).

HSU, C.: Endometrial ossification. Brit. J. Obstet. Gynec. **82**, 836 (1975).

HSUEH, A.J.W., PECK, E.J., CLARK, J.H.: Progesterone antagonism of the oestrogen receptor and oestrogen-induced uterine growth. Nature **254**, 337–339 (1975).

HUBER, A., MICHAEL, S., FEIK, K.: Funktionelle Veränderungen am fetalen und kindlichen Endometrium. Arch. Gynäk. **211**, 583 (1971).

HUBER, C.P., MELIN, J.R., VELLIOS, H.: Changes in obiorionic tissue of aborted pregnancy. Amer. J. Obstet. Gynec. **73**, 569 (1957).

HUBER, H.: Zur Klinik des Schleimhautpolypen des Uterus. Geburtsh. u. Frauenheilk. **11**, 675 (1951).

— Tumorbildung am Genitale nach Röntgenkastration. Geburtsh. u. Frauenheilk. **20**, 745 (1960).

HÜFFER, E.: Über Aktinomykose des weiblichen Genitales, speziell des Uterus. Mschr. Geburtsh. **58**, 197 (1922).

HUGHES, E.C.: The effect of enzymes upon metabolism, storage, and release of carbohydrates in normal and abnormal endometria. Cancer **38**, 487 (1976).

— CSERMELY, T.V.: Chromosome constitution of human endometrium. Amer. J. Obstet. Gynec. **93**, 777 (1965).

— DEMERS, L.M., CSERMELY, T., JONES, D.B.: Organ culture of human endometrium. Effect of ovarian steroids. Amer. J. Obstet. Gynec. **105**, 707 (1969).

— JACOBS, R.D., RUBULIS, A.: Effect of treatment for sterility and abortion upon the carbohydrate pathways of the endometrium. Amer. J. Obstet. Gynec. **89**, 69 (1964).

HUGHESDON, P.E., COCKS, D.P.: Endometrial sarcoma complicating cystic hyperplasia. With remarks on "carcino-sarcoma". J. Obstet. Gynaec. Brit. Emp. **62**, 567 (1955).

HUMASON, G.L.: Animal tissue techniques. San Francisco and London: W.H. Freeman & Co. 1962.

HUNTER, D.T., COGGINS, F.W.: Endometrial hemangiomata. Report of a case. Obstet. and Gynec. **25**, 538 (1965).

HUNTER, W.C., NOHLGREN, J.E. LANCEFIELD, S.M.: Stromal endometriosis or endometrial sarcoma. Amer. J. Obstet. Gynec. **72**, 1072 (1956).

HUNZIKER, H.: Über Plattenepithel in der Schleimhaut des Cavum uteri. Frankfurt. Z. Path. **8**, 1 (1911).

HUSSLEIN, H.: Hyperplasia endometrii im Senium. Wien klin. Wschr. **60**, 45, 63 (1948).

— Die Bedeutung des Follikelhormons für die Entstehung des Corpuscarcinoms. Wien. klin. Wschr. **62**, 740 (1950).

— SCHÜLLER, E.: Corpuscarcinom in der Geschlechtsreife. Arch. Gynäk. **182**, 125 (1952).

HUSSY, P., WALLART, J.: Interstitielle Drüse und Röntgenkastration. Z. Geburtsh. u. Gynäk. **77**, 177 (1915).

HUSTIN, J.: Endometrial carcinoma and synthetic progestogens: results of intrauterine treatment. J. Obstet. Gynaec. Brit. Cwlth. **77**, 915 (1970).

— Effect of protein hormones and steroids on tissue cultures of endometrial carcinoma. Brit. J. Obstet. Gynec. **82**, 493 (1975).

— Morphology and DNA content of endometrial cancer nuclei under progestogen treatment. Acta Cyt. **20**, 556 (1976).

IGLESIAS, R.: Hormones and tumors. Proc. 2nd Int. Congr. Endocr. London 1964, (ed. S. TAYLOR). Amsterdam, Excerpta med. Foundation 1965, p. 1072.

INGERSLEV, M., JEPPESEN, T., RAMSING, E.-M.: Secondary amenorrhoea and oral contraceptives. Acta Obstet. Gynec. Scand. **55**, 233 (1976).

INGERSOLL, F.M.: Carcinoma of the corpus uteri. Postgrad. Med. **37**, 539 (1965).

INGLIS, R.M., WEIR, J.H.: Endometrial suction biopsy: Appraisal of a new instrument. Amer. J. Obstet. Gynec. **125**, 1070 (1976).

INGRAM, J.M., NOVAK, E.: Endometrial carcinoma associated with feminizing ovarian tumors. Amer. J. Obstet. Gynec. **61**, 774 (1951).

INHOFFEN, H.H.: Übergang von Sterinen in aromatische Verbindungen. Angew. Chem. **53**, 471 (1940).

IRWIN, J.B.: The lymphoid apparatus of the endometrium with report of a case of primary lymphoma of the endometrium. Amer. J. Obstet. Gynec. **72**, 915 (1956).

ISAACSON, P.G., PILOT, L.M.J.R., GOOSELAW, J.G.: Foam cells in the stroma in carcinoma of the endometrium. Obstet. and Gynec. **23**, 9 (1964).

ISEKI, H.: Über carcinomatöse Polypen und polypöse Carcinome. Dich. u. Gynek. **122**, 778 (1924).

ISHIHARA, M., HASEGAWA, G., MORI, M.: Histochemical observations of oxydative enzymes in malignant tumors of female genital organs. Amer. J. Obstet. Gynec. **90**, 183 (1964).

ISRAEL, S.L.: The clinical similarity of corpus luteum cyst and ectopic pregnancy. Amer. J. Obstet. Gynec. **44**, 22 (1942).

— Menstrual disorders and sterility. New York: Paul B. Hoeber, Inc., 1959.

— ROITMAN, H.B., CLANCY, C.: Infrequency of unsuspected endometrial tuberculosis. J. Amer. med. Ass. **183**, 63 (1963).

JACKSON, M.C.N.: Oral contraception in practice. J. Reprod. Fertil. **6**, 153 (1963).

JACKSON, R.L., DOCKERTY, M.B.: The Stein-Leventhal syndrome: analysis of 43 cases with special reference to association with endometrial carcinoma. Amer. J. Obstet. Gynec. **73**, 161 (1957).

JACOBSON, C.B., BARTER, R.H.: Some cytogenetic aspects of habitual abortion. Amer. J. Obstet. Gynec. **97**, 666 (1967).

JAEGER, J., DALLENBACH-HELLWEG, G.: Elektronenmikroskopische Befunde an den endometrialen Körnchenzellen des Menschen. Gynaecologia (Basel) **168**, 117 (1969).

JAFARI, K., JAVAHERI, G., RUIZ, G.: Endometrial adenocarcinoma and the Stein-Leventhal-Syndrome. Obstet. and Gynec. **51**, 97 (1978).

JAHODA, E., TATRA, G.: Die Tumormultiplizität beim Endometriumcarcinom. Arch. Gynäk. **213**, 1 (1972).

JAIN, A.K.: Safety and effectiveness of intrauterine devices. Contraception **11**, 243 (1975).

JAKOBOVITS, A.: Todesursachen und anatomische Verteilung der Metastasen beim Uteruskrebs. Zbl. allg. Path. Anat. **95**, 346 (1956).

— Endometrial manifestations of ovarian feminizing mesenchymomas. Acta morph. Acad. Sci. hung. **12**, 141 (1963).

JANOVSKI, N.A., WEIR, J.A.: Comparative histologic and histochemical studies of mesonephric derivates and tumors. Obstet. and Gynec. **19**, 57 (1962).

JANSSEN, P., PIEKARSKI, G., KORTE, W.: Zum Problem des Abortes bei latenter Toxoplasmainfektion der Frau. Klin. Wschr. **48**, 25 (1970).

JAVERT, C.T., HOFAMMANN, K.: Observations on the surgical pathology, selective lymphadenectomy, and classification of endometrial adenocarcinoma. Cancer. (Philad.) **5**, 485 (1952).

— RENNING, E.L.: Endometrial cancer. Survey of 610 cases treated at woman's hospital (1919–1960). Cancer. (Philad.) **16**, 1057 (1963).

JENSEN, E.V.: Interaction of steroid hormones with the nucleus. Pharmacol. Rev. **30**, 477–491 (1979).
— Über die Wirkungsweise von Oestrogenen. Dtsch. Med. Wschr. **88**, 1229 (1963).
— ØSTERGAARD, E.: Clinical studies concerning the relationship of estrogens to the development of cancer of the corpus uteri. Amer. J. Obstet. Gynec. **67**, 1094 (1954).
— SUZUKI, T., NUMATA, M., SMITH, S., DESOMBRE, E.R.: Estrogen-binding substances of target tissues. Steroids **13**, 417 (1969).
JENSEN, P.A., DOCKERTY, M.B., SYMMONDS, E.R., WILSON, R.B.: Endometrioid sarcoma ("stromal endometriosis"). Report of 15 cases including 5 with metastases. Amer. J. Obstet. Gynec. **95**, 79 (1966).
JESSEN, D.A., LANE, R.E., GREENE, R.R.: Intra-uterine foreign body: A clinical and histopathologic study on the use of the Grafenberg ring. Amer. J. Obstet. Gynec. **85**, 1023 (1963).
JEWELEWICZ, R., KHALAF, S., NEUWIRTH, R.S., WIELE, R.L.V.: Obstetric complications after treatment of intrauterine synechiae (Asherman's syndrome). Obstet. and Gynec. **47**, 701 (1976).
JICK, H., WATKINS, R.N., HUNTER, J.R., DINAN, B.J., MADSEN, S., ROTHMAN, K.J., WALKER, A.M.: Replacement estrogens and endometrial cancer. N. Engl. J. Med. **300**, 218 (1979).
JIRASEK, J.E., DYKOVA, H.: Esterasepositive endometriale Stromazellen. Gynaecologia (Basel) **157**, 3 (1964).
JÖRGENSEN, S.E.B., STARUP, J., ROOS, J., MICIC, S.: Studies of the mode of action of clomiphene citrate. Acta Obstet. et Gynec. Scand. **55**, 337 (1976).
JOHANNISSON, E.: Recent developments with intrauterine devices. Contraception **8**, 99 (1973).
— HAGENFELDT, K.: Isolation and cytochemical properties of human endometrial cells. Acta endocrinol. **153**, 81 (1971).
— LANDGREN, B.-M., HAGENFELDT, M.D.: The effect of intrauterine progesterone on the DNA-content in isolated human endometrial cells. Acta cytol. **21**, 441 (1977).
— NILSSON, L.: Scanning electron microscopy study of the human endometrium. Fertil. Steril. **23**, 613 (1972).
JOHN, H.A., CORNES, J.S., JACKSON, W.D., BYE, P.: Effect of a systemically administered progestogen on histopathology of endometrical carcinoma. J. Obstet. Gynec. Brit. Cwlth. **81**, 786 (1974).
JONES, H.O., BREWER, J.I.: A study of the ovaries and endometriums of patients with fundal carcinomas. Amer. J. Obstet. Gynec. **42**, 207 (1941).
JOPP, H.: Karzinom und Sarkom des Endometrium als Koinzidenztumoren. Zbl. Gynäk. **87**, 1663 (1965).
— KRONE, H.A.: Zum Problem der Histogenese carcinomhaltiger heterologer mesodermaler Mischtumoren des Uterus. Arch. Gynäk. **197**, 387 (1962).
JØRGENSEN, V., ENEVOLDSEN, B.: The occurrence of the first menstruation after curettage. Acta obstet. gynec. scand. **42**, Suppl. 6 (1963).
JURKOVIC, I., MUZELAK, R.: Frequency of pathologic changes in the young human chorion in therapeutic abortions of normal pregnancies. Amer. J. Obstet. Gynec. **108**, 382 (1970).
KAESER, O.: Studien an menschlichen Aborteiern mit besonderer Berücksichtigung der frühen Fehlbildungen und ihrer Ursachen. 11. Mitt.: Die Fehleier oder Molen und ihre hormonale Aktivität. Schweiz. med. Wschr. **1949**, 780 803.
KAHLER, V.L., CREASY, R.K., MORRIS, J.A.: Value of the endometrial biopsy. Obstet. Gynec. **34**, 91 (1969).
KAHNER, S., FERENCZY, A., RICHART, R.M.: Homologous mixed müllerian tumors (carcinosarcoma) confined to endometrial polyps. Amer. J. Obstet. Gynec. **121**, 278 (1975).
KAISER, J., WIDE, L., GEMZELL, C.: Sequential and combined therapy in oral contraception. Acta obstet. gynec. scand. **45**, 53 (1966).
KAISER, R.: Die Wirkung von Gestagenen beim Corpuscarcinom. Arch. Gynäk. **193**, 195 (1959).
— Hormonale Ovulationshemmung. Dtsch. med. Wschr. **88**, 2325 (1963).
— Die Reaktion des fetalen und mütterlichen Endometriums auf die Hormone der Plazenta. Arch. Gynäk. **198**, 128 (1963).
— Ätiologie und Prophylaxe des Endometriumkarzinoms. Geburtsh. u. Frauenheilk. **29**, 431 (1969).

— SCHNEIDER, E.: Funktionszustände und mitotische Aktivität des Endometrium bei Frauen mit und ohne Endometrium-Carcinom. Arch. Gynäk. **205**, 151 (1968).

KAISERLING, H.: Ist die Cytometrie eine Ergänzung der histologischen Cyclusdiagnostik? Med. Klin. **1950**, 367.

KALTENBACH, F.J., FETTIG, O., WELTER, J.: Histologische und autoradiographische Untersuchungen am menschlichen Endometrium unter der 2-Phasen-Therapie mit Mestranol-Lynestrenol. Arch. Gynäk. **215**, 325 (1973).

KANBOUR, A., KLIONSKY, B., COOPER, R.: Cytohistologic diagnosis of uterine jet wash preparations. Acta cytol. **18**, 51 (1974).

— STOCK, J.: Squamous cell carcinoma in situ of the endometrium and fallopian tube as superficial extension of invasive cervical carcinoma. Cancer **42**, 570 (1978).

KANTOR, H.I., HARREL, D.G.: Treatment of the undeveloped secretory phase of the endometrium. Amer. J. Obstet. Gynec. **65**, 602 (1953).

KAPADIA, S.B., KRAUSE, J.R., KANBOUR, A.I., HARTSOCK, R.J.: Granulocytic sarcoma of the uterus. Cancer **41**, 687 (1978).

KAPLAN, M., GRUMBACH, R., STRAUSS, P., DRAPEN, P., DOBROWOLSKI, B.: Tuberculose congénitale due a une endométrite tuberculeuse de la mère. Guérison bactériologique. Mort par insuffisance respiratoire. Ann. Pédiat. **36**, 133 (1960).

KARLEN, J.R., STERNBERG, L.B., ABBOTT, J.N.: Carcinoma of the endometrium co-existing with pregnancy. Obstet. Gynec. **40**, 334 (1972).

KARLSON, P.: Mechanismus of hormone action. Stuttgart: Georg Thieme 1965.

— In: Colloquien der Ges. für biologische Chemie. 18. Colloquium: Wirkungsmechanismen der Hormone. Berlin-Heidelberg-New York: Springer 1967.

KAROW, W.G., GENTRY, W.C., SKEELS, R.F., PAYNE, S.A.: Endometrial biopsy in the luteal phase of the cycle of conception. Fertil. Steril. **22**, 482 (1971).

KARPAS, C.M., SPEER, F.D.: Carcinosarcoma of the endometrium. An unusual case receiving estrogen therapy for eleven years. Arch. Path. **63**, 17 (1957).

KASE, N., COHN, G.L.: Clinical implications of extragonadal estrogen production. J. Med. **276**, 29 (1967).

KAUFMAN, D.W., SHAPIRO, S., ROSENBERG, L., MONSON, R.R., MIETTINEN, O.S., STOLLEY, P.D., SLONE, D.:Intrauterine contraceptive device use and pelvic inflammatory disease. Amer. J. Obstet. Gynec. **136**, 159 (1980).

KAUFMANN, C.: Echte menstruelle Blutung bei kastrierten Frauen nach Zufuhr von Follikel- und Corpus luteum-Hormon. Klin. Wschr. **12**, 217 (1933).

— Die praktische Verwendung der Hormone in der Frauenheilkunde. Geburtsh. u. Frauenheilk. **1**, 313 (1939).

KAY, S.: Clear cell carcinoma of the endometrium. Cancer (Philad.) **10**, 124 (1957).

— Squamous-cell carcinoma of the endometrium. Amer. J. clin. Path. **61**, 264 (1974).

KAYSER, H.W.: Besondere Verlaufsformen des weiblichen Genitalkarzinoms. Zugleich ein Beitrag zum Systemkarzinomproblem. Z. Geburtsh. Gynäk. **152**, 52 (1959).

KAZZAZ, B.A.: Granular cell sarcoma of endometrium. Europ. J. Obstet. Gynec. Reprod. **5/4**, 233 (1975).

KELLER, R.: Gefäßveränderungen in der Uterusschleimhaut zur Zeit der Menstruation. Z. Geburth. Gynäk. **69**, 333 (1911).

— ANDRIAN, J.: L'atrophie senile de la muqueuse utérine. Gynéc. et Obstét. **40**, 400 (1939).

KELLEY, H.W., MILES, P.A., BUSTER, J.E., SCRAGG, W.H.: Adenocarcinoma of the endometrium in women taking oral contraceptives. Obstet. Gynec. **47**, 200 (1976).

KELLEY, R.M., BAKER, W.H.: Progestational agents in the treatment of carcinoma of the endometrium. New Engl. J. Med. **264**, 216 (1961).

— — Role of progesterone in human endometrial cancer. Cancer Res. **25**, 1190 (1965).

KEMPSON, R.L., POKORNY, G.E.: Adenocarcinoma of the endometrium in women aged forty and younger. Cancer (Philad.) **21**, 650 (1968).

KENDALL, J.Z., PLOPPER, C.G., BRYANT-GREENWOOD, G.D.: Ultrastructural immunoperoxidase demonstration of relaxin in corpora lutea from a pregnant sow. Biol. Reprod. **18**, 94 (1978).

KENNEDY, B.J.: Progestogens in the treatment of carcinoma of the endometrium. Surg. Gynec. Obstet. **127**, 103 (1969).

KEPP, R.: Das Problem des Zusammenhangs der Strahlentherapie gutartiger Erkrankungen mit der Entstehung von bösartigen Tumoren in der Gynäkologie. Zbl. Gynäk. **83**, 1 (1961).

KERGER, H.: Primäres Plattenepithelcarcinom des Corpus uteri und Plattenepithelinseln im Myometrium. Zbl. Gynäk. **71**, 1185 (1949).

KERN-BONTKE, E., WÄCHTER, M.: Morphologie des Gewebes im Frischgefrier- und Paraffinschnitt an gynäkologischem Material. Virchows Arch. path. Anat. **336**, 1 (1962).

KERR, M., RASHAD, M.N.: Chromosome studies on spontaneous abortions. Amer. J. Obstet. Gynec. **94**, 322 (1966).

KHOO, S.K., MACKAY, E.V., ADAM, R.R.: Contraception with a six-monthly injection of progestogen. Part 3. Effects on the endometrium. Aust. N.Z. J. Obstet. Gynaec. **11**, 226 (1971).

KIEF, H., MUTH, H.: Extrauteringravidität—Glanduläre Hyperplasie. Geburtsh. u. Frauenheilk. **11**, 990 (1951).

KINDLER, K.F.: Vergleichende Untersuchungen am Endometrium bei Hyperfollikulinie in Beziehung zur Karzinomentstehung. Geburthsh. u. Frauenheilk. **16**, 716 (1956).

KING, M.E., KRAMER, E.E.: Malignant mullerian mixed tumors of the uterus. Cancer **45**, 188 (1980).

KING, R.J.B.: Fixation of steroids to receptors. Arch. Anat. micr. Morph. exp. **56**, 570 (1967).

— GORDON, J.: The association of (6,7-$^{3}$H) oestradiol with a nuclear protein. J. Endocr. **39**, 533 (1967).

KIRCHHOFF, H.: Die Genitaltuberkulose der Frau. Arch. Gynäk. **186**, 279 (1955).

— HALLER, J.: Klinische Erfahrungen mit einer ovulationsunterdrückenden Oestrogen-Kombination (Anovlar). Med. Klin. **59**, 681 (1964).

KIRKPATRICK, A.F., MILHOLLAND, R.J., ROSEN, F.: Stereospecific glucocorticoid binding to subcellular fractions of the sensitive and resistant lymphosarcoma. Nature **232**, 216 (1971).

KISTNER, R.W.: Histological effects of progestins on hyperplasia and carcinoma in situ of the endometrium. Cancer (Philad.) **12**, 1106 (1959).

— Induction of ovulation with clomiphene citrate. Obstet. gynec. Surv. **20**, 873 (1965).

— Further observations of the effects of clomiphene citrate in anovulatory females. Amer. J. Obstet. Gynec. **92**, 380 (1965).

— The pill: Facts and fallacies about today's oral contraceptives. New York: Delacorte Press 1969.

— DUNCAN, C.J., MANSELL, H.: Suppression of ovulation by tri-p-anisyl chlorethylene (TCE). Obstet. and Gynec. **8**, 399 (1956).

— GRIFFITHS, C.T., CRAIG, J.M.: Use of progestational agents in the management of. endometrial cancer. Cancer (Philad.) **18**, 1563 (1965).

— LEAIS, J.L., STEINER, G.J.: Effects of clomiphene citrate on endometrial hyperplasia in the premenopausal female. Cancer (Philad.) **19**, 115 (1966).

— SMITH, O.W.: Observations on the use of a nonsteroidal estrogen antagonist: MER-25. Surg. Forum **10**, 725 (1960).

KLAER, W., HOLM-JENSEN, S.: Metastases to the uterus. Acta path. microbiol. scand. section A, **80**, 835 (1972).

KLINGER, H.P., GLASSER, M., KAWA, H.W.: Contraceptives and the conceptus. I. Chromosome abnormalities of the fetus and neonate related to maternal contraceptive history. Obstet. Gynec. N.Y. **48**, 40 (1976).

KNÖRR, K., KNÖRR-GÄRTNER, H.: Das Abortgeschehen unter genetischen Aspekten. Gynäkologe **10**, 3 (1977).

KNORR, G.: Talkumgranulome des Endometrium. Dtsch. med. Wschr. **85**, 1804 (1960).

KOCH, F.: Über die Karzinom- und Sarkombildung am Genitale nach Kastrationsbestrahlung. Z.f. Geburtsh. Gynäk. **131**, 195 (1949).

KOFLER, E.: Glandulär-zystische Hyperplasie und Korpuskarzinom. Zbl. Gynäk. **76**, 2242 (1954).

KOHORN, E.I.: Gestagens and endometrial carcinoma. Gynecol. Oncol. **4**, 398 (1976).

— RICE, S.I., GORDON, M.: In vitro production of nucleolar channels system by progesterone in human endometrium. Nature **228**, 671 (1970).

KOHRMAN, A.F., GREENBERG, R.E.: Permanent effects of estradiol on cellular metabolism of the developing mouse vagina. Develop. Biol. **18**, 632 (1968).

KOMOROWSKI, R.A., GARANCIS, J.C., CLOWRY, L.J.: Fine structure of endometrial stromal sarcoma. Cancer **26**, 1042 (1970).

KONINCKX, P.R., GODDEERIS, P.G., LAUWERYNS, J.M., DE HERTOGH, R.C., BROSENS, I.A.: Accuracy of endometrial biopsy dating in the relation of the midcycle luteinizing hormone peak. Fertil. Steril. **28**, 443 (1977).

KOPPEN, K.: Histologische Untersuchungsergebnisse von der Nervenversorgung des Uterus. Arch. Gynäk. **177**, 354 (1950).

KOSS, L.G., SPIRO, R.H., BRUNSCHWIG, A.: Endometrial stromal sarcoma. Surg. Gynec. Obstet. **121**, 531 (1965).

KOTTMEIER, H.L.: Über Blutungen in der Menopause. Acta obst. gynec. scand. **27**, Suppl. 6 (1947).

— Carcinoma of the female genital tract. The Abraham Flexner lecture series, No. 11. Baltimore: Willimas & Wilkins Co. 1953.

— Carcinoma of the corpus uteri. Diagnose and therapy. Amer. J. Obstet. Gynec. **78**, 1127 (1959).

— Erfahrungen mit Progesteron in Fällen von Corpuskarzinom. Geburtsh. u. Frauenheilk. **22**, 1070 (1962).

KRANTZ, K.E.: Innervation of the human uterus. Ann. N.Y. Acad. Sci. **75**, 770 (1959).

KRÄUBIG, H.: Die Toxoplasmose der Schwangeren. Gynäkologe **5**, 203 (1972).

KRAUSE, W., BÖHM, W., MÜLLER, W.: Vergleichende zytologische und histologische Studien nach Behandlung mit einer ovulationsunterdrückenden Östrogen-Gestagen-Kombination (Ovosiston). Gynaecologia (Basel) **166**, 432 (1968).

KREMER, H., NARIK, G.: Über das gleichzeitige Vorkommen von Uterusschleimhautpolypen und Karzinomen der weiblichen Genitalorgane. Krebsarzt **8**, 7 (1953).

KREUTNER, A., JOHNSON, D., WILLIAMSON, H.O.: Histology of the endometrium in long-term use of a sequential oral contraceptive. Fertil. Steril. **27**, 905 (1976).

KRONE, H.A.: Die Bedeutung der Eibettstörungen für die Entstehung menschlicher Mißbildungen. Veröff. morph. Path., H. 62. Stuttgart: Gustav Fischer 1961.

— LITTIG, G.: Über das Vorkommen von Schaumzellen im Stroma von Adeno-Karzinomen des Corpus uteri. Arch. Gynäk. **191**, 432 (1959).

KRUPP, P.J., STERNBERG, W.H., CLARK, W.H., ROMAIN, M.J.S., SMITH, R.C.: Malignant mixed Müllerian neoplasms (mixed mesodermal tumors). Amer. J. Obstet. Gynec. **81**, 959 (1961).

KRUSCHWITZ, S.: Glandulär-zystische Hyperplasie und Korpuskarzinom. Zbl. Gynäk. **89**, 1199 (1967).

KUCERA, F.: Alkalische Phosphatasen im Endometrium. Zbl. Gynäk. **86**, 1332 (1964).

KÜHNE, D., SEIDL, ST., GÖRETZLEHNER, G.: Contraceptive treatment with chlormadinone and its effect on the endometrium. A histological investigation. Endokrinologie **59**, 295 (1972).

KÜSTERMANN, H.: Systematische histologische Untersuchungen über die Venen des Uterus. Z. mikr.-anat. Forsch. **20**, 417 (1930).

KULLANDER, S.: Studies in spayed rats with ovarian tissue autotransplanted to the spleen. Acta endocr. (Kbh.) **22**, Suppl. 27 (1956).

KURMAN, J., SCULLY, R.E.: Clear cell carcinoma of the endometrium. An analysis of 21 cases. Cancer (Philad.) **37**, 872 (1976).

KUTLIK, J.E.: Pseudoichthyosis endometrii. Zbl. allg. Path. path. Anat. **104**, 10 (1962).

KWAK, H.M.: Studies on the effects of intra-uterine contraceptive device: with particular reference on the endometrial changes. Kor. J. Obstet. Gynec. **8**, 253 (1965).

LAFFARGUE, P., CABANNE, F., NOSNY, Y.: Sarcomes du corps utérin. Memoires Originaux. Gynéc. et Obstét. **65**, 423 (1966).

LAHM, W.: Das Karzinom des Uterus. In: HALBAN-SEITZ, Biologie und Pathologie des Weibes, Bd. IV, S. 864. Wien: Urban & Schwarzenberg 1928.

LAJOS, L., ILLI, G., KECSKÉS, L., GÖRCS, J., MUTSCHLER, F., KÖBOR, J.: Hyperoestrogenism after the menopause. J. Obstet. Gynaec. Brit. Cwlth. **70**, 1016 (1963).

LANCET, M., LIBAN, E.: Carcinosarcoma of the uterus in a young girl with survival. Internat. J. Gynaec. Obstet. **8**, 316 (1970).

LANG, F.J., SCHNEIDER, H.: Die Organstruktur des Genitaltraktes als Grundlage der Organleistung und Organerkrankung. In: F. BÜCHNER, E. LETTERER u. F. ROULET, Handbuch der allgemeinen Pathologie, Bd. III/2, S. 489. Berlin-Göttingen-Heidelberg: Springer 1960.

LANGER, H.: Intrauterine Toxoplasma-Infektion. Stuttgart: Georg Thieme 1963.

— Die Bedeutung der latenten mütterlichen Toxoplasma-Infektion für die Gestation. In: KIRCHHOFF/KRÄUBIG, Toxoplasmose, praktische Fragen und Ergebnisse. Stuttgart: Georg Thieme 1966.

LANGHANS, T.: Syncytium und Zellschicht. Placentarreste nach Aborten. Chorionepitheliome. Hydatidenmole. Hegars Beitr. z. Geb. u. Gyn. **5**, 1 (1901).

LARRANAGA, A., WINTERHALTEL, M., SARTORETTO, J.N.: Evaluation of d-Norgestrel 1.0 mg as a post-coital contraceptive. Int. J. Fertil. **20**, 165 (1975).

LARSEN, J.F.: Ultrastructure of the abnormal human trophoblast. Acta anat. **86**, Suppl. 1, 47 (1973).

LARSON, J.A.: Estrogens and endometrial carcinoma. Obstet. and Gynec. **3**, 551 (1954).

LARSON, S.L., TITUS, J.L.: Chromosomes and abortions. Mayo Clin. Proc. **45**, 60 (1970).

LARSSON, B., LIEDHOLM, P., SJÖBERG, N.-O., ÅSTEDT, B.: Increased fibrinolytic activity in the endometrium of patients using copper-IUD. Contraception **9**, 531 (1974).

LASSMANN, G.: Die Nervenversorgung der Uterusschleimhaut. Arch. Gynäk. **200**, 500 (1965).

LAST, P.A.: Pregnancy and the intrauterine contraceptive device. Contraception **9**, 439 (1974).

LAU, H., STOLL, P.: Das Adenom des Corpus uteri. Dtsch. med. Wschr. **87**, 1005 (1962).

— — Leistungsfähigkeit und Grenzen der Endometriumdiagnostik. Landarzt **39**, 719 (1963).

LAUCHLAN, S.C.: Conceptual unity of the müllerian tumor group. Cancer (Philad.) **22**, 601 (1968).

LAUFER, A.: The influence of steroids on the endometrium. Intern. J. Fertil. **13**, 373 (1968).

LAURITSEN, J.G.: The significance of oral contraceptives in causing chromosome anomalies in spontaneous abortions. Acta Obstet. Gynec. Scand. **54**, 261 (1975).

LAUTERWEIN, G.: Die Bedeutung der Strichcurettage bei der Behandlung von Zyklusanomalien. Zbl. Gynäk. **65**, 822 (1941).

LAWN, A.M., WILSON, E.W., FINN, C.A.: The ultrastructure of human decidual and predecidual cells. J. Reprod. Fert. **26**, 85 (1971).

LEAVITT, W.W., CHEN, T.J., ALLEN, T.C.: Regulation of progesterone receptor formation by estrogen action. Ann. N.Y. Acad. Sci. **286**, 210–225 (1977).

LEE, C.H., CHOW, L.P., CHENG, T.Y., WEI, P.Y.: Histologic study of the endometrium of intrauterine contraceptive device users. Amer. J. Obstet. Gynec. **98**, 808 (1967).

LEE, R.A.: Contraceptive and endometrial effects of medroxyprogesterone acetate. Amer. J. Obstet Gynec. **104**, 130 (1969).

LEHFELDT, H., KULKA, E.W., LIEBMANN, H.C.: Comparative study of intrauterine contraceptive devices. Obstet. and Gynec. **26**, 679 (1965).

— TIETZE, C., GORSTEIN, F.: Ovarian pregnancy and the intrauterine device. Amer. J. Obstet. Gynec. **108**, 1005 (1970).

LEIDENBERGER, F.: Sterilität der Frau. Diagnostik und Therapie. Dtsch. Ärztebl. **42**, 2635 (1976).

LEMON, H.M. (1956): Zit. nach S.S. SOMMERS and W.A. MEISSNER. Cancer (Philad.) **10**, 516 (1957).

LENDRUM, A.C.: The phloxine-tartrazin method as general histological stain and for the demonstration of inclusion bodies. J. Path. Bact. **59**, 399 (1947).

LEROY, F., Ed.: Blastocyst-endometrium relationships. 7. Sem. on Reprod. Physiol. and Sex. Endocr., Springer-Verlag, 1980.

LEROY, F., MANAVIAN, D., HUBINONT, P.O.: Nuclear DNA estimations in the Hooker and Forbes test with sex hormones. J. Endocr. **39**, 277 (1967).

LESTER, W.M., BARTHOLOMEW, R.A., COLVIN, E.D., GRIMES, W.H., FISH, J.S., GALLOWAY, W.H.: The role of retained placental fragments in immediate and delayed postpartum hemorrhage. Amer. J. Obstet. Gynec. **72**, 1214 (1956).

LETTERER, E.: Die Morphologie der hormonal bedingten Veränderungen des Endometriums und der weiblichen Brustdrüse. Ärztl. Wschr. **3**, 230 (1948).

— Masshoff, W.: Funktionelle Diagnostik der Uterusschleimhaut. Dtsch. med. Wschr. **67**, 859 (1941).

Leventhal, M.L.: The Stein-Leventhal syndroms. Amer. J. Obstet. Gynec. **76**, 825 (1958).

Levine, A.J.: Endometrial adenocarcinoma evaluated by histologic and functional criteria. Cancer **24**, 229 (1969).

Levine, B.: Sex steroids, alkaline phosphatase, and endometrial carcinoma. Obstet. and Gynec. **22**, 563 (1963).

Lewin, E.: Histochemische Untersuchungen an Schleimhäuten von Extrauteringraviditäten. II. Mitt. Gynaecologia (Basel) **149**, 216 (1960).

— Histochemische Untersuchungen an Uterusschleimhäuten. Z. Geburtsh. Gynäk. **157**, 196 (1961).

Liebig, W., Stegner, H.-E.: Die Dezidualisation der endometrialen Stromazelle. Elektronenmikroskopische Untersuchungen. Arch Gynäk. **223**, 19 (1977).

Liedholm, P., Sjöberg, N.: Two year experience with copper-T 200 in a Swedish population. Contraception **10**, 55 (1974).

Limburg, H.: Zur Frage der Thecazelltumoren des Ovariums und ihrer hormonalen Funktion. Z. Geburtsh. Gynäk. **128**, 186 (1947).

— Die Bedeutung spontaner Oestrogenbildung in der Menopause. Arch. Gynäk. **180**, 260 (1951).

Limpaphayom, K., Lee, C., Jacobson, H.I., King, T.M.: Estrogen receptor in human endometrium during the menstrual cycle and early pregnancy. Amer. J. Obstet. Gynec. **111**, 1064 (1971).

Linde Te, R.W., Henriksen, E.: Decidua-like changes in the endometrium without pregnancy. Amer. J. Obstet. Gynec. **39**, 733 (1940).

Lipin, T., Davison, C.: Metastases of uterine carcinoma to the central nervous system. A clinico-pathologic study. Arch. Neurol. Psychiat. (Chic.) **57**, 186 (1947).

Lippes, L., Zielezny, M.: The loop after 10 years. In: Analysis of Intrauterine Contraception, Hefnawi/Segal. Amsterdam, North Holland Publishing Co, 225 (1975).

Lipschütz, A.: Steroid hormones and tumors. Baltimore: Williams & Wilkins Co. 1950.

Liu, C.T.: A study of endometrial adenocarcinoma with emphasis on morphologically variant types. Amer. J. clin. Path. **57**, 562 (1972).

Liu, D.T.Y., Melville, H.A.H., Measday, B., Melcher, D.: Assessment of diagnostic aspiration curettage as an outpatient procedure. Amer. J. Obstet. Gynec. **122**, 106 (1975).

Liu, W.: Vaginal cornification in women with uterine cancer. Cancer (Philad.) **8**, 779 (1955).

Liukko, P., Erkkola, R., Laakso, L.: Ectopic pregnancies during use of low-dose progestogens for oral contraception. Contraception **16**, 575 (1977).

Livolsi, V.A.: Adenocarcinoma of the endometrium with psammoma bodies. Obstet. and Gynec. **50**, 725 (1977).

Lohmeyer, H., Velten, C.H.: Die Beziehungen zwischen Uterus myomatosus und Endometriumstroma. Arch. Gynäk. **189**, 467 (1957).

Lomax, C.W., Harbert, G.M., Thornton, W.N.: Actinomycosis of the female genital tract. Obstet. and Gynec. **48**, 341 (1976).

Long, M.E., Doko, F.: Cytochemical studies on non-malignant and malignant human endometria. Ann. N.Y. Acad. Sci. **75**, 504 (1959).

Loraine, J.A., Bell, E.T.: Fertility and contraception in the human female. Baltimore: Williams & Wilkins 1968.

Lucas, M., Wallace, I., Hirschhorn, K.: Recurrent abortions and chromosome abnormalities. J. Obstet. Gynaec. Brit. Cwlth. **79**, 1119 (1972).

Luh, W., Brandau, H.: Enzymologische Studien am normalen menschlichen Endometrium. Z. Geburtsh. Gynäk. **168**, 14 (1967).

Ludwig, H., Metzger, H.: The re-epithelization of endometrium after menstrual desquamation. Arch. Gynäk. **221**, 51 (1976).

Lukeman, J.M.: An evaluation of the negative pressure "jet washing" of the endometrium in menopausal and post-menopausal patients. Acta cytol. **18**, 462 (1974).

Lunan, C.B., Green, B.: Oestradiol-17$\beta$ uptake in vitro into the nuclei of endometrium from different regions of the human uterus. Acta Endocrin. **78**, 353–363 (1975).

LUNENFELD, B.: The ovarian response to exogenous human gonadotropins alone and during simultaneous administration of progestagens. Intern. J. Fertil. **9**, 167 (1964).

— Urinary gonadotropins. Proc. Second Int. Congr. Endocrinology, London 1964 (ed. S. TAYLOR). Amsterdam: Excerpta Medica Foundation 1965, p. 814.

LYNCH, H.T., KRUSH, A.J., LARSEN, A.L.: Heredity and endometrial carcinoma. Sth. med. J. (Bgham, Ala.) **60**, 231 (1967).

— — — MAGNUSON, C.W.: Endometrial carcinoma: multiple primary malignancies, constitutional factors and heredity. Amer. J. med. Sci. **252**, 381 (1966).

LYON, F.A.: The development of adenocarcinoma of the endometrium in young women receiving long-term sequential oral contraception. Report of 4 cases. Amer. J. Obstet. Gynec. **123**, 299 (1975).

— FRISCH, M.J.: Endometrial abnormalities occurring in young women on long-term sequential oral contraception. Obstet. Gynec. **47**, 639 (1976).

MACCARTHY, J.: Actinomycosis of the female pelvic organs with involvement of the endometrium. J. Path. **69**, 175 (1955).

MACDONALD, P.C., GRODIN, J.M., EDMAN, C.D., VELLIOS, F., SIITERI, P.K.: Origin of estrogen in a postmenopausal woman with a nonendocrine tumor of the ovary and endometrial hyperplasia. Obstet. and Gynec. **47**, 644 (1976).

MACMAHON, B., HERTIG, A., INGALLS, T.: Association between maternal age and pathologic diagnosis in abortion. Obstet. and Gynec. **4**, 477 (1954).

MADDI, F.V., PAPANICOLAOU, G.N.: Diagnostic significance of ciliated cells in human endometrial tissue cultures. Amer. J. Obstet. Gynec. **82**, 99 (1961).

MAINWARING, W.I.P.: The Mechanism of Action of Androgens. New York Springer Verlag, 1977.

MAINWARING, W.I.P.: Steroid hormone receptors: a survey. Vitamins and Hormones **33**, 223–245 (1975).

MALL-HAEFELI, M., LUDWIG, K.S., SPORNITZ, U.M., UETTWILLER, A.: Die Low-Dosis-Gestagen-Therapie. Geburtsh. u. Frauenheilk. **36**, 645 (1976).

MANDL, L.: Flimmerndes und sezernierendes Uterusepithel. Mschr. Geburtsh. Gynäk. **34**, 150 (1911).

MANDRUZZATO, G.P.: Die Endometritis tuberculosa bei sterilen Frauen. In: R. FIKENTSCHER, Beiträge zur Fertilität und Sterilität. Beilageh. zu Z. Geburtsh. Gynäk. **162**, 125 (1964).

MANNING, J.P., HISAW, F.L., STEINETZ, B.G., KROC, R.L.: The effects of ovarian hormones on uterine phosphatases of the rhesus monkey (Macaca mulatta). Anat. Rec. **157**, 465 (1967).

MANSOUR, F.S., BARADI, A.F.: Enzyme histochemical study on postmenopausal endometrium in symptom-free patients. Amer. J. Obstet. Gynec. **97**, 109 (1967).

MAQUEO, M., BECERRA, C., MUNGIUA, W., GOLDZIEHER, J.W.: Endometrial histology and vaginal cytology during oral contraception with sequential estrogen and progestin. Amer. J. Obstet. Gynec. **90**, 395 (1964).

— GORODOVSKY, J., RICE-WRAY, E., GOLDZIEHER, W.: Endometrial changes in women using hormonal contraceptives for periods up to ten years. Contraception **1**, 115 (1970).

— PEREZ-VEGA, E., GOLDZIEHER, J.W., MARTINEZ-MANAUTOU, J., RUDEL, H.W.: Comparison of the endometrial activity of three synthetic progestins used in fertility control. Amer. J. Obstet. Gynec. **85**, 427 (1963).

— RICE-WRAY, E., GORODOVSKY, J., GOLDZIEHER, J.W.: Endometrial regeneration in patients discontinuing oral contraceptives. Fertil. Steril. **21**, 224 (1970).

MARCHAND, D.: Über die sogenannten dezidualen Geschwülste im Anschluß an normale Geburt, Blasenmole und Extrauterinschwangerschaft. Mschr. Geburtsh. Gynäk. **1**, 419, 513 (1895).

MARCUS, C.C.: Relationship of adenomyosis uteri to endometrial hyperplasia and endometrial carcinoma. Amer. J. Obstet. Gynec. **82**, 408 (1961).

— Relationship of ovarian hilus cells to benign and malignant endometrium. Obstet. and Gynec. **22**, 73 (1963).

MARCUS, S.L.: Adenoacanthoma of the endometrium. Amer. J. Obstet. Gynec. **81**, 259 (1961).

MARCUSE, P.M.: Dehydrogenase activity of endometrium. Application of tetrazolium staining methods to smears and sections from surgical specimens. Amer. J. clin. Path. **28**, 539 (1957).

MARIANI, L.P., CHARDIER, M.P., FABIANO, A.: Tumeurs à double souche de l'endomètre. Bull. Ass. franç. Cancer **44**, 311 (1957).

MARKEE, J.E.: Menstruation in intraocular endometrial transplants in the rhesus monkey. Contr. Embryol. Carneg. Inst. 518, **28**, 219 (1940).

— The morphological and endocrine basis for menstrual bleeding. In: Progress in gynecology, vol. II (ed. MEIGS, STURGIS). New York: Grune & Stratton 1950.

MARKS, F.: Molekulare Biologie der Hormone. Stuttgart, Gustav Fischer Verlag, 1979.

MARSH, R.: Angioma of the uterus. Arch. Path. **49**, 490 (1950).

MARTIN, E.: Untersuchung zur Frage des Gewebsschadens nach intrauteriner Sulfonamidanwendung. Geburtsh. u. Frauenheilk. **11**, 800 (1951).

— SCHOLES, J., RICHART, R.M., FENOGLIO, C.M.: Benign cystic teratoma of the uterus. Amer. J. Obstet. Gynec. **135**, 429 (1979).

MARTIN, J.F., CABANNE, F., FOURNIE, G.: A propos des "tumeurs mixtes" du corps utérin. (Tumeurs malignes du blastème Müllérien: Mülleroblastomes.) Ann. Anat. Path. **1**, 428 (1956).

MARTINS, A.G.: Adenocarcinoma of the uterus in infancy. Brit. J. Cancer **14**, 165 (1960).

MARTZ, G.: Die hormonale Therapie maligner Tumoren. Berlin-Heidelberg-New York: Springer 1968.

MARUFFO, C.A., CASAVILLA, F., VAN NYNATTEN, B., PEREZ, V.: Modifications of the human endometrial fine structure induced by low-dose progestogen therapy. Fertil. and Steril. **25**, 778 (1974).

MASSEI, M.: I follicoli linfatica nella mucosa uterine in fase premestruale e nella decidua. Ann. Obstet. Ginec. **69**, 250 (1947).

MASSHOFF, W. Die Uterusschleimhaut bei Sterilität. Zbl. Gynäk. **65**, 1519 (1941).

— Morphologische Beiträge zur Kenntnis der zystisch-glandulären Hyperplasie des Endometriums und ihre funktionelle Bedeutung. Z. Geburtsh. Gynäk. **122**, 15 (1941).

— KRAUS, L.: Über das quantitative Verhalten der Gefäße bei verschiedenen Zuständen der Uterusmucosa, Virchows Arch. path. Anat. **327**, 259 (1955).

MATHEWS, D.D., KAKANI, A., BHATTACHARYA, A.: A comparison of vacuum aspiration of the uterus and conventional curettage in the management of abnormal uterine bleeding. J. Obstet. Gynaec. Brit. Cwlth. **80**, 176 (1973).

MAUTHNER, E.: Das Verhalten des Kapillarsystems bei der zyklischen Wandlung der Uterusmukosa. Mschr. Geburtsh. Gynäk. **54**, 81 (1921).

MAZER, C., ZISERMAN, A.J.: Pseudomenstruation in the human female. Amer. J. Surg. **18**, 332 (1932).

MCBRIDE, J.M.: The normal postmenopausal endometrium. J. Obstet. Gynaec. Brit. Emp. **61**, 691 (1954).

MCCARTHY, V.P., CHO, C.T.: Endometritis and neonatal sepsis due to streptococcus pneumoniae. Obstet. and Gynec. **53**, 47 S (1979).

MCCARTY, K.S., BARTON, T.K., PEETE, C.H., CREASMAN, W.T.: Gonadal dysgenesis with adenocarcinoma of the endometrium. An electron microscopic and steroid receptor analyses with a review of the literature. Cancer **42**, 512 (1978).

— BARTON, T.K., FETTER, B.F., CREASMAN, W.T., MCCARY, K.S.: Correlation of estrogen and progesterone receptors with histologic differentiation in endometrial adenocarcinoma. Amer. J. Pathol. **96**, 171 (1979).

MCCRACKEN, A.W., D'AGOSTINO, A.N., BRUCKS, A.B., KINGSLEY, W.B.: Acquired cytomegalovirus infection presenting as viral endometritis. Amer. J. Clin. Path. **61**, 556 (1974).

MCDONALD, J.R., BRODERS, A.C., COUNSELLER, V.S.: Sarcoma of the endometrial stroma. Surg. Gynec. Obstet. **70**, 223 (1940).

— WAUGH, J.M.: Chronic lymphatic leukemia with infiltration into endometrium. Proc. Mayo Clin. **14**, 465 (1939).

MCGARVEY, R.N., GIBSON, W.E.: Adenocarcinoma of the endometrium. Amer. J. Obstet. Gynec. **63**, 836 (1952).

McKay, D.G.: Metachromasia in the endometrium. Amer. J. Obstet. Gynec. **59**, 875 (1950).
— The interrelation of the ovary and endometrium in carcinoma of the endometrium. Acad. Med. N.J. Bull. **8**, 258 (1962).
— Hertig, A.T., Bardawil, W., Velardo, J.T.: Histochemical observations on the endometrium: I. Normal endometrium. II. Abnormal endometrium. Obstet. and Gynec. **8**, 22, 140 (1956).
— — Hickey, W.F.: The histogenesis of granulosa and theca cell tumors of the human ovary. Obstet. and Gynec. **1**, 125 (1953).
— Robinson, D.: Observations on the fluorescence, birefringence and histochemistry of the human ovary during the menstrual cycle. Endocrinology **41**, 378 (1947).
McKelvey, J.L.: Irregular shedding of the endometrium. Lancet **1942 II**, 434.
— Samuels, L.T.: Irregular shedding of the endometrium. Amer. J. Obstet. Gynec. **53**, 627 (1947).
McLennan, C.: Endometrial regeneration after curettage. Amer. J. Obstet. Gynec. **104**, 185 (1969).
— Rydell, A.H.: Extent of endometrial shedding during normal menstruation. Obstet. and Gynec. **26**, 605 (1965).
Mead, P.B., Beecham, J.B., Maeck, J.V.S.: Incidence of infections associated with the intrauterine contraceptive device in an isolated community. Amer. J. Obstet. Gynec. **125**, 79 (1976).
Mears, E.: Handbook on oral contraception. London: Churchill 1965.
Meinrenken, H.: Genitaltuberkulose und Schwangerschaft. Zbl. Gynäk. **71**, 418 (1949).
— Zur Frage der Rückbildung der Uterusschleimhaut bei lebender und abgestorbener Extrauteringravidität. Geburtsh. u. Frauenheilk. **12**, 602 (1952).
— Die Cervixveränderungen in der Schwangerschaft. Beitrag zur Frage der Epidermisation. Arch. Gynäk. **187**, 501 (1956).
Meissner, W.A., Sommers, S.C.: Postpartum endometrial hyperplasia in diabetics treated with stilbestrol and progesterone. J. clin. Endocr. **10**, 603 (1950).
— — Sherman, G.: Endometrial hyperplasia, endometrial carcinoma, and endometriosis produced experimentally by estrogen. Cancer (Philad.) **10**, 500 (1957).
Melin, J.R., Wanner, L., Schulz, D.M., Cassel, E.E.: Primary squamous cell carcinoma of the endometrium. Obstet. and Gynec. **53**, 115 (1979).
Menge, C.: Das Korpusadenom der Matrone. Zbl. Gynäk. **46**, 1 (1922).
Mercado, E., Aznar, R., Gallegos, A.J., Domínguez, R., Rosado, A.: Subcellular distribution of lysosomal enzymes in the human endometrium. II. Effect of the inert, and copper and progesterone-releasing T intrauterine devices. Contraception **16**, 299 (1977).
Merker, H.J., Diaz-Encinas, J.: Das elektronenmikroskopische Bild des Ovars juveniler Ratten und Kaninchen nach Stimulierung mit PMS und HCG. I. Theka und Stroma (interstitielle Drüse). Z. Zellforsch. **94**, 605 (1969).
— Herbst, R., Kloss, K.: Elektronenmikroskopische Untersuchungen an den Mitochondrien des menschlichen Uterusepithels während der Sekretionsphase. Z. Zellforsch. **86**, 139 (1968).
Mester, J., Martel, D., Psychoyos, A., Baulieu, E.E.: Hormonal control of oestrogen receptor in the uterus and receptivity for ovoimplantation in the rat. Nature **250**, 776–778 (1974).
Mestwerdt, W., Brandau, H., Müller, O.: Struktur und Funktion steroidaktiver Zellen im Postmenopausenovar. Arch. Gynäk. **212**, 268 (1972).
Mey, R.: Atiologie und Pathogenese der Abortiveier. Veröff. morphol. Pathol. H. 63. Stuttgart: Gustav Fischer 1961.
Meyer, R.: Plattenepithelknötchen in hyperplastischen Drüsen der Corpusschleimhaut des Uterus und bei Karzinomen. Arch. Gynäk. **115**, 394 (1922).
— Über seltenere gutartige und zweifelhafte Epithelveränderungen der Uterusschleimhaut im Vergleich mit den ihnen ähnlichen Karzinomformen. 1. Endometritis, 2. Schleimhauthyperplasie, 3. Plattenepithelknötchen, 4. Polypen, 5. Papillome. Z. Geburtsh. Gynäk. **85**, 440 (1923).
— Über Blut- und Lymphgefäßwucherungen in der Uterusmuskulatur (Teleangiektasie und

Hämangiome, Hyperplasie und Lymphangiocystofibrom des Uterus). Arch. Gynäk. **126**, 609 (1925).
— Pathologie der Bindegewebsgeschwülste und Mischgeschwülste des Uterus. In: VEIT-STOECKEL, Handbuch der Gynäkologie, Bd. VI/I. München: J.F. Bergmann 1930.
— Die pathologische Anatomie der Gebärmutter. In: HENKE-LUBARSCH, Handbuch der speziellen pathologischen Anatomie und Histologie, Bd. VII/I. Berlin: Springer 1930.
MEYER, W.C., MALKASIAN, G.D., DOCKERTY, M.B., DECKER, D.G.: Postmenopausal bleeding from atrophic endometrium. Obstet. Gynec. **38**, 731 (1971).
MEYER-FÜRST, P.: Zwei Fälle von Endometropathia osteoplastica. Gynaecologia (Basel). **151**, 185 (1961).
MIKAMO, K.: Anatomic and chromosomal anomalies in spontaneous abortion. Amer. J. Obstet. Gynec. **106**, 243 (1970).
MILGROM, E., LUU THI, M., ATGER, M., BAULIEU, E.E.: Mechanisms regulating the concentration and the conformation of progesterone receptors in the uterus. J. Biol. Chem. **248**, 6366–6474 (1973).
MILTON, P.J.D., METTERS, J.S.: Endometrial carcinoma: an analysis of 355 cases treated at St. Thomas' Hospital, 1945–69. J. Obstet. Gynaec. Brit. Cwlth. **79**, 455 (1972).
MISHELL, D.R., EL.HABASHY, M.A., GOOD, R.G., MOYER, D.L.: Contraception with an injectable progestin. Amer. J. Obstet. Gynec. **101**, 1046 (1968).
MITANI, Y., YUKIMARI, S., JIMI, S., JWASAKI, H.: Carcinomatous infiltration into the uterine body in carcinoma of the uterine cervix. Amer. J. Obstet. Gynec. **89**, 984 (1964).
MOE, N.: Short-term progestogen treatment of endometrial carcinoma. Acta Obstet. Gynec. Scand. **51**, 55 (1972).
MOEGEN, P.: Über komplizierte carcinomhaltige Mischgeschwülste des Uterus und ihre Histogenese. Frankfurt. Z. Path. **62**, 562 (1951).
MÖNCH, G.: Über Rundzellenknötchen im Endometrium. Arch. Gynäk. **108**, 483 (1918).
MOGHISSI, K.S., MARKS, C.: Effects of microdose norgestrel on endogenous gonadotropic and steroid hormones, cervical mucus properties, vaginal cytology, and endometrium. Fertil. Steril. **22**, 424 (1971).
— SYNER, F.N.: Studies on the mechanism of action of continuous microdose quingestanol acetate. Fertil. Steril. **26**, 818 (1975).
— SYNER, F.N., MCBRIDE, L.C.: Contraceptive mechanism of microdose norethindrone. Obstet. Gynec. **41**, 585 (1973).
MOHAMED, N.C., CARDENAS, A., VILLASANTA, U., TOKER, C., ANCES, I.G.: Hilus cell tumor of the ovary and endometrial carcinoma. Obstet. and Gynec. **52**, 486 (1978).
MONTGOMERY, J.B., LONG, J.P., HOFFMAN, J.: A clinical evaluation of the use of radiumtherapy in the uterine bleeding. Amer. J. Obstet. Gynec. **64**, 1011 (1952).
MOOKERJEA, G.: Cytochemical patterns of the normal and abnormal human endometrium. Nucleus **4**, 81 (1961).
MOORE, R.B., REAGAN, J.W., SCHOENBERG, M.D.: The mucins of the normal and cancerous uterine mucosa. Cancer (Philad.) **12**, 215 (1959).
MORAES-RUEHSEN, M.D., DE, JONES, G.S., BURNETT, L.S., BARAMAKI, T.A.: The aluteal cycle. Amer. J. Obstet. Gynec. **103**, 1059 (1969).
MORE, I.A.R., ARMSTRONG, E.M., CARTY, M., MCSEVENEY, D.: Cyclical changes in the ultrastructure of the normal human endometrial stroma cell. J. Obstet. Gynaec. Brit. Cwlth. **81**, 337 (1974).
— — MCSEVENEY, D., CHATFIELD, W.R.: The morphogenesis and fate of the nucleolar channel system in the human endometrial glandular cell. J. Ultrastruct. Res. **47**, 74 (1974).
— MASTERTON, R.G.: The fine structure of the human endometrial ciliated cell. J. Reprod. Fert. **45**, 343 (1975).
MORESE, K.N., PETERSON, W.F., ALLEN, S.T.: Endometrial effects of an intrauterine contraceptive device. Obstet. and Gynec. **28**, 323 (1966).
MORF, E., MÜLLER, J.H.: Endometriumsveränderungen unter Ovulationshemmung mit "Planovin-Novo". Geburtsh. u. Frauenheilk. **26**, 1569 (1966).

MORICARD, R.: Critères morphologiques utérins et vaginaux de l'exploration cytohormonale dans la phase lutéale. In: Colloques sur «La fonction lutéale», p. 185. Paris: Masson & Cie. 1954.
— Modifications cytologiques ultrastructurales provoquées par certains équilibres hormonaux dans la muqueuse utérine corporéale humaine. Arch. Gynäk. **203**, 85 (1966).
— MORICARD, F.: Modifications cytoplasmiques et nucléaires ultrastructuralés utérines au cours de l'état follicolutéinique aglycogène massif. Gynéc. et Obstét. **63**, 203 (1964).
MORRIS, J.M.: Mechanisms involved in progesterone contraception and estrogen interception. Amer. J. Obstet. Gynec. **117**, 167 (1973).
— WAGENEN, G. VAN.: Compounds interfering with ovum implantation and development. III. The role of estrogens. Amer. J. Obstet. Gynec. **96**, 804 (1966).
MORTEL, R., KOSS, L.G., LEWIS, J.L., D'URSO, J.R.: Mesodermal mixed tumors of the uterine corpus. Obstet. Gynec. **43**, 248 (1974).
— NEDWICH, A., LEWIS, G.C., BRADY, L.W.: Malignant mixed Müllerian tumors of the uterine corpus. Obstet. Gynec. **35**, 468 (1970).
MOSS, W.T.: Common peculiarities of patients with adenocarcinoma of the endometrium. With special reference to obesity, body build, diabetes and hypertension. Amer. J. Roentgenol. **58**, 203 (1947).
MOSZKOWSKI, E., WOODRUFF, J.D., JONES, G.E.S.: The inadequate luteal phase. Amer. J. Obstet. Gynec. **83**, 363 (1962).
MOUKHTAR, M.: Functional disorders due to bilharzial infection of the female genital tract. J. Obstet. Gynaec. Brit. Cwlth. **73**, 307 (1966).
— ALEEM, F.A., HUNG, H.C., SOMMERS, S.C., KLINGER, H.P., ROMNEY, S.L.: The reversible behavior of locally invasive endometrial carcinoma in a chromosomally mosaic. (45, X/46, Xr (X)) young woman treated with Clomid®. Cancer **40**, 2957 (1977).
— HIGGINS, G.: The early diagnosis of carcinoma of the female genital tract. I. 6-Phosphogluconate dehydrogenase activity and carcinoma of the female genital tract. J. Obstet. Gynaec. Brit. Cwlth. **72**, 677 (1965).
MOYER, D.L., MISHELL, D.R.: Reactions of human endometrium to the intrauterine foreign body. Amer. J. Obstet. Gynec. **111**, 66 (1971).
MÜHLBOCK, O.: Hormones in the genesis of cancer. Acta Un. int. Cancr. **15**, 62 (1959).
— Hormones in the genesis of cancer. Neoplasma (Bratisl.) **10**, 337 (1963).
MÜLLER, H.G.: Das Vorkommen heller epithelialer Zellen in der Mucosa uteri der Frau. Zbl. Gynäk. **73**, 1187 (1951).
MÜLLER, J.H., KELLER, M.: Atypische Proliferationserscheinungen des Endometriums und ihre Beziehung zum manifesten und latenten Corpus-Carcinom. Gynaecologia (Basel) **144**, 31 (1957).
MUENZER, R.W., GIRGIS, Z.A., RIGAL, R.D., BENNETT, A.D.: An acceptable yearly screening device for endometrial carcinoma. Amer. J. Obstet. Gynec. **119**, 31 (1974).
MUSSEY, E., MALKASIAN, G.D.: Progesterone treatment of recurrent carcinoma of the endometrium. Amer. J. Obstet. Gynec. **94**, 78 (1966).
MYHRE, E.: Endometrial biopsy and ovarian hormonal failure. Acta obstet. gynec. scand. **45**, Suppl. 9, 143 (1966).
NACHLAS, M.M., SELIGMAN, A.M.: The comparative distribution of esterase in the tissues of live mammals by a histochemical technique. Anat. Rec. **105**, 677 (1949).
NAKAO, K., MEYER, D.J., NODA, Y.: Progesterone-specific protein crystals in the endometrium: an electron-microscopic study. Amer. J. Obstet. Gynec. **111**, 1034 (1971).
NATHAN, E., KNOTH, M., NILSSON, B.O.: Scanning electron microscopy of the effect of short-term hormonal therapy on postmenopausal endometrium. Upsala J. Med. Sci. **83**, 175 (1978).
NAUJOKS, H., PALLASKE, H.J.: Chromosomenanalysen bei primärer und sekundärer Amenorrhoe unter Anwendung der Lymphocytenkultur. Arch. Gynäk. **205**, 162 (1968).
NAYAK, S.K.: Pathology of abortion: Essential abortion. Obstet. and Gynec. **32**, 316 (1968).
NEUMANN, H.O.: Zur Metastasierung primärer Ovarialkarzinome in den Uterus. Z. Geburtsh. Gynäk. **92**, 350 (1927).
— Über Blut- und Lymphgefäßwucherungen in der Uterusmuskulatur und in Uterusmyomen. Teleangiektasien in der Uteruswand, Hämangioma uteri, teleangiektatische

und lymphoangiektatische Myome. Ihre pathologische und klinische Bedeutung. Arch. Gynäk. **139**, 161 (1929).

— Zur Frage des lymphatischen Apparates in der Gebärmutterschleimhaut. Arch. Gynäk. **141**, 425 (1930).

Nevinny-Stickel, H.: Über die Schleimhautfunktion bei Endometriumtuberkulose. Zbl. Gynäk. **74**, 2045 (1952).

— Die gestagene Wirkung von zwei halogenierten Derivaten des 17α-Hydroxyprogesteronacetats bei der Frau. Z. Geburtsh. Gynäk. **161**, 168 (1964).

Newton, C.W., Abell, M.R.: Iatrogenic fetal implants. Obstet. and Gynec. **40**, 686 (1972).

Ng, A.B.P., Reagan, J.W.: Incidence and prognosis of endometrial carcinoma by histologic grade and extent. Obstet. Gynec. **35**, 437 (1970).

— — Storaasli, J.P., Wentz, W.B.: Mixed adenosquamous carcinoma of the endometrium. Amer. J. clin. Path. **52**, 765 (1973).

Nicolaisen, H.H., Pedersen, H., Guttorm, E., Rebbe, H.: Postovulatory endometrial development in women with I.U.D. Acta Obstet. Gynec. Scand. **52**, 253 (1973).

Nielsen, J.C.: Cancer of the corpus uteri after radiotherapy. Ugeskr. Læg. **122**, 1239 (1960).

Nieminen, U.: Studies on the vascular pattern of ectopic endometrium with special reference to cyclic changes. Acta obstet. gynec. scand. **41**, Suppl. 3 (1962).

Nilsson, O.: Electron microscopy of the glandular epithelium in human uterus. I. Follicular phase. J. Ultrastruct. Res. **6**, 413 (1962).

— Electron microscopy of the glandular epithelium in the human uterus. II. Early and late luteal phase. J. Ultrastruct. Res. **6**, 422 (1962).

— Bergström, S., Håkansson, S., Lindqvist, I., Ljungkvist, I., Lundkvist, Ö., Næslund, G.: Ultrastructure of implantation. New Leads on Contraception. Sympos. Uppsala, 1977.

— Hagenfeldt, K., Johannisson, E.: Ultrastructural signs of an interference in the carbohydrate metabolism of human endometrium produced by the intrauterine copper-T device. Acta Obstet. Gynec. Scand. **53**, 139 (1974).

Nissen-Meyer, R., Sverdrup, A.: The influence of oophorectomy, ovarian irradiation, corticoids and hypophysectomy on the urinary excretion of estrogens and pregnanediol. In: Progress in endocrinology, part II. Cambridge: Cambridge University Press 1961.

Niven, P.A.R., Stansfeld, A.G.: "Glioma" of the uterus: A fetal homograft. Amer. J. Obstet. Gynec. **115**, 534 (1973).

Noer, T.: The histology of the senile endometrium. Acta path. microbiol. scand **51,** 193 (1961).

Nogales, F., Beato, M., Martinez, H.: Funktionelle Veränderungen des tuberkulösen Endometriums. Arch. Gynäk. **203**, 75 (1966).

— Martinez, H., Beato, M.: Erwägungen über die Pathogenese der Endometritis tuberculosa. Arch. Gynäk. **203**, 45 (1966).

— — Parache, J.: Abstoßung und Wiederaufbau des menschlichen Endometriums. Gynäk. Rundsch. **7**, 292 (1969).

Nogales-Ortiz, F., Puerta, J., Nogales, F.F.: The normal menstrual cycle. Chronology and mechanism of endometrial desquamation. Obstet. Gynec. **51**, 259 (1978).

— Tarancón, I., Nogales, F.F.: The pathology of female genital tuberculosis. Obstet. and Gynec. **53**, 422 (1979).

Nordqvist, S.: Hormone effects on carcinoma of the human uterine body studied in organ culture. Acta obstet. gynec. scand **43**, 296 (1964).

— Hormonal responsiveness of human endometrial carcinoma studied in vitro and in vivo. Studentlitteratur. Lund Sweden 1969.

— The synthesis of DNA and RNA in normal human endometrium in short-term incubation in vitro and its response to oestradiol and progesterone. J. Endocr. **48**, 17 (1970).

Norris, C.C., Behney, C.A.: Radium irradiation for benign hemorrhage. Amer. J. Obstet. Gynec. **32**, 661 (1936).

Norris, H.J., Roth, E., Taylor, H.B.: Mesenchymal tumors of the uterus. II. A clinical and pathologic study of 31 mixed mesodermal tumors. Obstet. and Gynec. **28**, 57 (1966).

— Taylor, H.B.: Post irradiation sarcomas of the uterus. Obstet. and Gynec. **26**, 689 (1965).
— — Mesenchymal tumors of the uterus. I. A clinical and pathological study of **53** endometrial stromal tumors. Cancer (Philad.) **19**, 755 (1966).
Novak, E.: The pathologic diagnosis of early cervical and corporeal cancer with special reference to the differentiation from pseudomalignant inflammatory lesions. Amer. J. Obstet. Gynec. **18**, 449 (1929).
— Recent advances in the physiology of menstruation. Can menstruation occur without ovulation? J. Amer. med. Ass. **94**, 833 (1933).
— A suction curet apparatus for endometrial biopsy. J. Amer. med. Ass. **104**, 1497 (1935).
— The diagnostic and therapeutic applications of the uterine suction curette. Surg. Gynec. Obstet. **1**, 610 (1937).
— Der anovulatorische Zyklus der Frau. Geburtsh. u. Frauenheilk. **2**, 168 (1940).
— Gynecologic and obstetric pathology. Philadelphia and London: W.B. Saunders Co. 1953.
— Richardson, E.H.: Proliferation changes in the senile endometrium. Amer. J. Obstet. Gynec. **42**, 564 (1941).
— Rutledge, F.: Atypical endometrial hyperplasia simulating adeno-carcinoma. Amer. J. Obstet. Gynec. **55**, 46 (1948).
— Yui, E.: Relations of endometrial hyperplasia to adenocarcinoma of the uterus. Amer. J. Obstet. Gynec. **32**, 674 (1936).
Novak, E.R.: Postmenopausal endometrial hyperplasia. Amer. J. Obstet. Gynec. **71**, 1312 (1956).
— Ovulation after fifty. Obstet. and Gynec. **36**, 903 (1970).
— Goldberg, B., Jones, G.S., O'Toole, R.V.: Enzyme histochemistry of the menopausal ovary associated with normal and abnormal endometrium. Amer. J. Obstet. Gynec. **93**, 669 (1965).
— Mohler, D.I.: Ovarian changes in endometrial cancer. Amer. J. Obstet. Gynec. **65**, 1099 (1953).
Noyes, R.W.: Uniformity of secretory endometrium. Obstet. and Gynec. **7**, 221 (1956).
— The underdeveloped secretory endometrium. Amer. J. Obstet. Gynec. **77**, 929 (1959).
— Haman, J.O.: Accuracy of endometrial dating. Fertil. and Steril. **4**, 504 (1953).
— Hertig, A.T., Rock, J.: Dating the endometrial biopsy. Fertil. and Steril. **1**, 3 (1950).
Nuckols, H.H., Hertig, A.T.: Pneumococcus infection of the genital tract in women. Amer. J. Obstet. Gynec. **35**, 782 (1938).
Nugent, F.B.: Office suction biopsy of the endometrium. Obstet. and Gynec. **22**, 168 (1963).
Numers, C.V.: Über die Zellformen des Stromagewebes der menschlichen Gebärmutterschleimhaut. Acta obstet. gynec. scand. **22**, Suppl. 3 (1942).
— Nieminen, U.: Beobachtungen über das Vorkommen von Schaumzellen im Endometriumstroma bei Hyperplasie. Acta path. microbiol. scand. **52**, 133 (1961).
Nunes, A.: Três tumores raros do utero: papiloma xantomatoso, adenocárcino-condrossarcoma, polipo mucoso do corpo invadido por endometriose. Anat. Lusit. **4**, 461 (1945).
Nygren, K.-G., Johansson, E.D.B.: Retrograde cervical perforation by the Copper-T device. Acta Obstet. Gynec. Scand. **53**, 383 (1974).
Ober, K.G.: Die zyklischen Veränderungen der Endometriumgefäße. Geburtsh. u. Frauenheilk. **9**, 736 (1949).
— Die wechselnde Aktivität der alkalischen Phosphatase im Endometrium und Ovar während des mensuellen Zyklus, sowie im Myometrium unter der Geburt. Klin. Wschr. **28**, 9 (1950).
— Schneppenheim, P., Hamperl, H., Kaufmann, C.: Die Epithelgrenzen im Bereiche des Isthmus uteri. Arch. Gynäk. **190**, 346 (1958).
Ober, W.B.: Uterine sarcomas: histogenesis and taxonomy. Ann. N.Y. Acad. Sci. **75**, 568 (1959).
— Synthetic progestagen-estrogen preparations and endometrial morphology. J. clin. Path. **19**, 138 (1966).
— Effects of oral and intrauterine administration of contraceptives on the uterus. Hum. Path. **8**, 513 (1977).
— Bernstein, J.: Observations on the endometrium and ovary in the newborn. Pediatrics **16**, 445 (1955).

— BRONSTEIN, S.B.: Endometrial morphology following oral administration of quinestrol. Int. J. Fertil. **12**, 210 (1967).
— CLYMAN, M.J., DECKER, A., ROLAND, M.: Endometrial effects of synthetic progestagens. Int. J. Fertil. **9**, 597 (1964).
— DECKER, A., CLYMAN, M.J., ROLAND, M.: Endometrial morphology after sequential medication with mestranol and chlormadinone. Obstet. and Gynec. **28**, 247 (1966).
— GRADY, H.G.: Subinvolution of the placental site. Bull. N.Y. Acad. Med. **37**, 713 (1961).
— JASON, S.: Sarcoma of the endometrial stroma. Arch. Path. **56**, 301 (1953).
— SOBRERO, A.J., KURMAN, R., GOLD, S.: Endometrial morphology and polyethylene intrauterine devices. A study of 200 endometrial biopsies. Obstet. and Gynec. **32**, 782 (1968).
— TOVELL, H.M.M.: Mesenchymal sarcomas of the uterus. Amer. J. Obstet. Gynec. **77**, 246 (1959).
OBIDITSCH-MAYER, I.: Über sekundäre Karzinose des Uterus und ihre Diagnose aus dem Probekürettement und der Portioexcision. Zbl. Gynäk. **73**, 1142 (1951).
O'CONNOR, K.I.: Mixed mesodermal tumors of the body of the uterus following irradiation therapy for carcinoma of the cervix. J. Obstet. Gynaec. Brit. Cwlth. **71**, 281 (1964).
OEHLERT, G.K., NEUMANN, K., HANSMANN, H.: Histochemische Untersuchungen über die Lokalisation des Enzyms Phosphoamidase im menschlichen Endometrium und über seine Aktivitätsschwankungen während des Zyklus. Arch. Gynäk. **184**, 414 (1954).
OKKELS, H.: The histophysiology of the human endometrium. In: ENGEL, Menstruation and its disorders, p. 139–163. Springfield (Ill.): C.C. Thomas 1950.
O'LEARY, J.L.: Form changes in the human uterine gland during the menstrual cycle and in early pregnancy. Amer. J. Anat. **43**, 289 (1929).
OLESEN, H., ALBECK, V.: Primary tubal carcinoma with metastasis to the endometrium and the mesovarium. Acta obstet. gynec. scand. **29**, 246 (1949).
O'MALLEY, B.W.: Mechanisms of action of steroid hormones. New Engl. J. Med. **284**, 370 (1971).
— SCHRADER, W.T.: The receptors of steroid hormones. Scient. Amer. **234**, 32–43 (1976).
ORLANS, F.B.: Copper IUDs: A review of the literature. Contraception **10**, 543 (1974).
OSTER, G., SALGO, M.P.: The copper intrauterine device and its mode of action. New Engl. J. Med. **293**, 432 (1975).
OSTERGAARD, E.: Malignant and pseudomalignant hyperplasia adenomatosa of the endometrium in postmenopausal women treated with oestrogen. Acta Obstet. Gynec. Scand. **53**, 97 (1974).
OSTERGARD, D.R.: Intrauterine contraception in multiparas with the Dalkon Shield. Amer. J. Obstet. Gynec. **119**, 1033 (1974).
OVERBECK, L.: Das Endometrium bei abgestorbener Tubargravidität. Virchows Arch. path. Anat. **324**, 409 (1953).
— Die Bedeutung der „hellen Drüsen" im Endometrium für die Diagnose des uterinen Abortes. Zugleich ein Beitrag zur verzögerten menstruellen Abstoßung. Geburtsh. u. Frauenheilk. **19**, 1098 (1959).
— Die funktionelle Rückbildung der Uterusschleimhaut bei ektopischer Schwangerschaft. Stuttgart: Ferdinand Enke 1962.
OVERSTREET, E.W.: An evaluation of infertility factors. Calif. Med. **69**, 1 (1948).
PALMER, J.P., REINHARD, M.C., SADUGOR, M.G., GOLTZ, H.L.: A statistical study of cancer of the corpus uteri. Amer. J. Obstet. Gynec. **58**, 457 (1949).
PANE, A., SABATALLE, R., REYNIAK, J.V.: Ovarian pregnancy with in situ IUCD: Report of 2 cases. Amer. J. Obstet. Gynec. **108**, 672 (1970).
PANELLA, J.: Sulla vera natura della dismenorrea membranosa. Rapporti con l'endometrio in fase preamenorroica e gravidica iniziall. Clin. ginec. **2**, 171 (1960).
PANKOW, O.: Über Uterusblutungen, bedingt durch Regenerationsstörungen des Endometrium. Mtschr. Geburtsh. Gynäk. **67**, 71 (1924).
PAPADIA, S.: Contributo allo studio delle cellule chiare di Feyrter nell'endometrio. Monit. ostet.-ginec. **1**, 1 (1959).
PARKS, R.D., SCHEERER, P.P., GREENE, R.R.: The endometria of normal postmenopausal women. Surg. Gynec. Obstet. **106**, 409 (1958).

PAYAN, H., DAINO, J., KISH, M.: Lymphoid follicles in endometrium. Obstet. and Gynec. **23**, 570 (1964).

PEARSE, A.G.E.: Histochemistry, theoretical and applied. London: J. & A. Churchill Ltd. 1968.

PECK, J.G., BOYES, D.A.: Treatment of advanced endometrial carcinoma with a progestational agent. Amer. J. Obstet. Gynec. **103**, 90 (1969).

PEEL, J.H.: Observations upon the etiology and treatment of carcinoma of the corpus uteri. Amer. J. Obstet. Gynec. **71**, 718 (1956).

PELLILLO, D.: Proliferative stromatosis of the uterus with pulmonary metastases. Remission following treatment with a long-acting synthetic progestin: A case report. Obstet. and Gynec. **31**, 33 (1968).

PENTECOST, M.P., BRACK, C.B.: Carcinoma of the endometrium. Sth. med. J. (Bgham, Ala.) **52**, 190 (1959).

PEPLER, W.J., FOUCHE, W.: Spontaneous polyovulation in the human and its effect on the endometrial pattern. S. Afr. J. Obstet. Gynaec. **6**, 50 (1968).

PEREZ, C.A., ZIVNUSKA, F., ASKIN, F., KUMAR, B., CAMEL, H.M., POWERS, W.E.: Prognostic significance of endometrial extension from primary carcinoma of the uterine cervix. Cancer **35**, 1493 (1975).

PERIS, L.A., JERNSTROM, P., BOWERS, P.A.: Primary squamous-cell carcinoma of the uterine corpus. Report of a case and review of the literature. Amer. J. Obstet. Gynec. **75**, 1019 (1958).

PERKINS, M.B.: Pneumopolycystic endometritis. Amer. J. Obstet. Gynec. **80**, 332 (1960).

PERLMUTTER, J.F.: Experience with the Dalcon Shield as a contraceptive device. Obstet. Gynec. **43**, 443 (1974).

PETERSON, W.F., NOVAK, E.R.: Endometrial polyps. Obstet. and Gynec. **8**, 40 (1956).

PFLEIDERER, A.: Enzymhistochemische Untersuchungen am Carcinom des Corpus uteri. Fortschr. Geburtsh. Gynäk. **36**, 1 (1968) (Bibl. Gynaec. Nr. 49).

— Enzyme-histochemical studies on the cycle in the endocervix and on the isthmus. Arch. Gynäk. **216**, 317 (1974).

PHARRISS, B.B., ERICKSON, R., BASHAW, J., HOFF, S., PLACE, V.A., ZAFFARONI, A.: Progestasert: A uterine therapeutic system for long-term contraception: I. Philosophy and clinical efficacy. Fertil. Steril. **25**, 915 (1974).

PHILIPPE, E.: Morphologie et morphométrie des placentas d'aberration chromosomique léthale. Rev. franç. Gynéc. **68**, 645 (1973).

— BOUÉ, J.G.: Le placenta des aberrations chromosomiques léthales. Ann. d'Anat. pathol. **14**, 249 (1969).

— RITTER, J., GANDAR, R.: L'endomètre biphasique normal en période menstruelle. Gynéc. et Obstét. **65**, 515 (1966).

— — RENAUD, R., DELLENBACH, P., FONCK-CUSSAC, Y., GANDAR, R.: Les métrorragies tardives du post-partum par anomalie d'involution des artères utéro-placentaires. Rev. franç. Gynéc. **63**, 255 (1968).

— — — GANDAR, R.: Le cycle endométrial normal biphasique. Rev. franç. Gynéc. **60**, 405 (1965).

PHOTOPULOS, G.J., CARNEY, C.N., EDELMAN, D.A., HUGHES, R.R., FOWLER, W.C., WALTON, L.A.: Clear cell carcinoma of the endometrium. Cancer **43**, 1448 (1979).

PICARD, D.: Anomalies nucleaires et perturbations mitotiques dans l'épithélium utérin chez la femme; Rôle possible des oestrogènes. Bull. Histol. appl. **26**, 199 (1949).

— Sur les noyaux de l'épithélium utérin au cours de l'hyperfolliculinie. C.R. Ass. Anat. **59**, 581 (1950).

PIEKARSKI, G.: Personal communication.

PILDES, R.B.: Induction of ovulation with clomiphene. Amer. J. Obstet. Gynec. **91**, 466 (1965).

PILLERON, J.P., DURAND, J.C.: Les carcinosarcomes du corps utérin. A propos de 6 cas observés à la Fondation Curie de 1950 à 1966. Bull. du Cancer **55**, 215 (1968).

PINCUS, G.: The control of fertility. New York: Academic Press 1965.

— GRAUBARD, M.: Estrogen metabolism in cancerous and noncancerous women. Endocrinology **26**, 427 (1940).

PIVER, M.S.: Distant metastasis of adenoacanthoma of the endometrium. Amer. J. Obstet. Gynec. **96**, 1011 (1966).

— BARLOW, J.J., LURAIN, J.R., BLUMENSON, L.E.: Medroxyprogesterone acetate (Depo-Provera) vs. Hydroxyprogesterone caproate (Delalutin) in women with metastatic endometrial adenocarcinoma. Cancer **45**, 268 (1980).

PIZARRO, E., GOMEZ-ROGERS, C., ROWE, P.J., LUCERO, S.: Comparative study of the Progesterone T (65 mg daily) and Copper 7 IUD. Contraception **16**, 313 (1977).

PLATE, W.P.: Post-pil-anovulatie. Ned. Tijdschr. Geneesk. **115**, 1694 (1971).

PLAUT, H.: Human infection with crytococcus glabratus. Report of case involving uterus and fallopian tube. Amer. J. clin. Path. **20**, 377 (1950).

PLOTZ, J.: Der Wert der Basaltemperatur für die Diagnose der Menstruationsstörungen. Arch. Gynäk. **177**, 521 (1950).

— WIENER, M., STEIN, A.A., HAHN. B.D.: Enzymatic activities related to steroidogenesis in postmenopausal ovaries of patients with and without endometrial carcinoma. Amer. J. Obstet. Gynec. **99**, 182 (1967).

PODVOLL, E.M., GOODMAN, ST.J.: Cellular dynamics: Hormones. Science **155**, 226 (1967).

POLAND, B.J.: Conception control and embryonic development. Amer. J. Obstet. Gynec. **106**, 365 (1970).

POLLOW, K., BOQUOI, E.: Oestradiol- und Progesteron-bindende Rezeptoren sowie 17β-Hydroxysteroiddehydrogenase in Endometriumkarzinomen der Frau vor und nach Gestagenbehandlung. Z. Krebsforsch. **86**, 231 (1976).

— — LÜBBERT, H., POLLOW, B.: Effect of gestagen therapy upon 17β-Hydroxysteroid dehydrogenase in human endometrial adenocarcinoma J. Endocr. **67**, 131 (1975).

— LÜBBERT, H., BOQUOI, E., KREUZER, G., JESKE, R., POLLOW, B.: Studies on 17β-hydroxysteroid dehydrogenase in human endometrium and endometrial carcinoma. Acta endocr. **79**, 134 (1975).

— — — POLLOW, B.: Progesterone metabolism in normal human endometrium during the menstrual cycle and in endometrial carcinoma. Jour. Clin. Endorinol. and Metab. **41**, 729–737 (1975).

— — — KREUZER, G., POLLOW, B.: Characterization and comparison of receptors for 17-β-estradiol and progesterone in human proliferative endometrium and endometrial carcinoma. Endocrin. **96**, 319–328 (1975).

— SCHMIDT-GOLLWITZER, M., BOQUOI, E.: Verhalten der Sexualsteroid-Rezeptoren des Endometriums während des menstruellen Zyklus und bei Endometriumkarzinomen. Arch. Gyn. **224**, 291 (1977).

POST, R.C., COHEN, T., BLAUSTEIN, A., SHENKER, L.: Carcinoid tumor metastatic to the cervix and corpus uteri. Report of case. Obstet. and Gynec. **27**, 171 (1966).

POTTER, V.R.: Summary of 1965 biology research conference. J. cell. comp. Physiol. **66**, 175 (1965).

POTTS, M., PEARSON, R.M.: A light and electron microscope study of cells in contact with intrauterine contraceptive devices. J. Obstet. Gynaec. Brit. Cwlth. **74**, 129 (1976).

PRIBOR, H.C.: Innervation of the uterus. Anat. Rec. **109**, 339 (1951).

PRINTER, K.D.: Pituitary hyperactivity and adrenogenitalism associated with endometrial carcinoma. J. Obstet. Gynaec. Brit. Cwlth. **70**, 303 (1963).

PROCOPE, B.-J.: Studies on the urinary excretion, biological effects and origin of oestrogens in post-menopausal women. Acta endocr. (Kbh.) **60**, Suppl. 135 (1968).

PRYSE-DAVIES, J., DEWHURST, C.J.: The development of the ovary and uterus in the foetus, new born and infant: a morphological and enzyme histochemical study. J. Path. (Edinb.) **103**, 5 (1971).

PUCK, A., KORTE, W., HÜBNER, K.A.: Die Wirkung des Östriol auf Corpus uteri, Cervix uteri und Vagina der Frau. Dtsch. med. Wschr. **82**, 1864 (1957).

PUGH, W.E., VOGT, R.F., GIBSON, R.A.: Primary ovarian pregnancy and the intrauterine device. Obstet. Gynec. **42**, 218 (1973).

PURI, S., ALEEM, F., SCHULMAN, H.: A histologic study of the placentas of patients with saline- and prostaglandin-induced abortion. Obstet. Gynec. **48**, 216 (1976).

PÜSCHEL, W., MÖBIUS, G.: Histologischer Typ und Prognose des Korpuskarzinoms. Geburtsh. u. Frauenheilk. **27**, 50 (1967).

QUAGLIARELLO, J., GOLDSMITH, L., STEINETZ, B., LUSTIG, D.S., WEISS, G.: Induction of relaxin secretion in nonpregnant women by human chorionic gonadotropin. J. Clin. Endocrinol. Metab. **51**, 74 (1980).

RACHMANINOFF, N., CLIMIE, A.R.W.: Mixed mesodermal tumors of the uterus. Cancer (Philad.) **19**, 1705 (1966).

RAHN, J.: Zur nosologischen Bewertung der Infiltrate des menschlichen Endometriums. Gegenbaurs morph. Jb. **111**, 605 (1968).

— UEBEL, J.: Rundzelleninfiltrate des Endometrium und ihre nosologische Bewertung. Zbl. Gynäk. **87**, 737 (1965).

RAMSEY, E.M.: The vascular pattern of the endometrium of the pregnant rhesus monkey (Macaca mulatta). Carneg. Instn Wash. Publ. 583. Contr. Embryol. **33**, 113 (1949).

— Vascular patterns in the endometrium and the placenta. Angiology **6**, 321 (1955).

RANDALL, C.L.: Sarcoma of the uterus. Amer. J. Obstet. Gynec. **45**, 445 (1943).

— Recognition and management of the woman predisposed to uterine carcinoma. J. Amer. med. Ass. **127**, 20 (1945).

— BIRTCH, P.K., HARKINS, J.L.: Ovarian function after the menopause. Amer. J. Obstet. Gynec. **74**, 719 (1957).

RANDALL, J.H., GODDARD, W.B.: A study of 531 cases of endometrial carcinoma. Surg. Gynec. Obstet. **103**, 221 (1956).

— MIRICK, D.F., WIEBEN, E.E.: Endometrial carcinoma. Amer. J. Obstet. Gynec. **61**, 596 (1951).

RANDALL, L.M.: Endometrial biopsy. Proc. Mayo Clin. **10**, 143 (1935).

RAO, B.R., WIEST, W.G.: Progesterone binding in rabbit uterus. Exp. Int. Congr. Ser. **210**, 153 (1970).

— — ALLEN, W.M.: Progesterone "Receptor" in rabbit uterus. Endocrinol. **92**, 1229 (1973).

— — — Progesterone "receptor" in human endometrium. Endocrinology **95**, 1275 (1974).

RAPPAPORT, F., RABINOVITZ, M., TOAFF, R., KROCHIK, N.: Genital listeriosis as a cause of repeated abortion. Lancet **1960 I**, 1273.

RATNER, M., SCHNEIDERMAN, C.: Metastase to endometrium and skin from carcinoma of kidney; report of case and review of literature. J. Urol. (Baltimore) **60**, 389 (1948).

RATZENHOFER, M., SCHMID, K.O.: Über die Involutionsvorgänge am Drüsenepithel bei in Blüte befindlicher glandulär-cystischer Hyperplasie. Beitr. path. Anat. **114**, 417 (1954).

— — Über die Beziehungen zwischen Proliferationszustand des Drüsenepithels und Drüsenform bei glandulär-cystischer Hyperplasie der Corpusmucosa. Beitr. path. Anat. **114**, 441 (1954).

RAURAMO, L., GRÖNROOS, M., KIVIKOSKI, A.: The significance of oestrogen activity in postmenopausal genital carcinoma. Ann. Chir. Gynaec. Fenn. **53**, 110 (1964).

RAUSCHER, H., LEEB, H.: Untersuchungen über den Effekt von Äthinyl-Nor-Testosteronazetat auf das innere Genitale der Frau. Fortschr. Geburtsh. Gynäk. **21**, 165 (1965).

REEVES, K.O., KAUFMAN, R.H.: Exogenous estrogens and endometrial carcinoma. J. of Reprod. Med. **18**, 297 (1977).

REICHER, N.B., PHILLIPS, R.S.: Carcinoma of the endometrium. Amer. J. Obstet. Gynec. **82**, 457 (1961).

REIFENSTEIN, E.C.: Hydroxyprogesterone caproate therapy in advanced endometrial cancer. Cancer **27**, 485 (1971).

REIFFENSTUHL, G., KROEMER, H.: Endometriumtransplantationen mit nachfolgenden Schwangerschaften. Geburtsh. u. Frauenheilk. **25**, 1070 (1965).

REMOTTI, G.: Osservazioni sul comportamento dell'acido ribonucleinico (RNA) dei mucopolisaccaridi Hotchkiss-positivi nelle iperplasia endometriali. Ann. Ostet. Ginec. **78**, 653 (1956).

REYNIAK, J.V., GORDON, M., STONE, M.L., SEDLIS, A.: Endometrial regeneration after voluntary abortion. Obstet. Gynec. **45**, 203 (1975).

RICE-WRAY, E., ARANDA-ROSELL, A., MAQUEO, M., GOLDZIEHER, J.W.: Comparison of the long-term endometrial effects of synthetic progestins used in fertility control. Amer. J. Obstet. Gynec. **87**, 429 (1963).

RICE-WRAY, E., CORREN, S., GORODOVSKY, J., ESQUIVEL, J., GOLDZIEHER, J.W.: Resumption of ovulation after discontinuing oral contraception. Proc. 5th World Congr. Fertil. and

Steril. Stockholm 1966. Excerpta Medica Foundation, Int. Congr. Ser. 133, Amsterdam 1967, p. 1061.

RICHTER, R.: Ein Mittel zur Verhütung der Konzeption. Dtsch. med. Wschr. **35**, 1525 (1909).

RICKERS, K., KRONE, H.A.: Zur nukleolären Stoffabgabe der Endometriumepithelzelle im elektronenmikroskopischen Bild. Z. Geburtsh. Gynäk. **170**, 137 (1969).

RIEHM, H., STOLL, P.: Korpuskarzinom nach 17jähriger Follikelhormon-Medikation. Geburtsh. u. Frauenheilk. **12**, 985 (1952).

RIFKIN, I., NACHTIGALL, L.E., BECKMAN, E.M.: Amenorrhea following use of oral contraceptives. Amer. J. Obstet Gynec. **113**, 420 (1972).

RINGERTZ, N.: Hydatidiform mole, invasive mole and choriocarcinoma in Sweden 1958–1965. Acta Obst. Gynec. Scand. **49**, 195 (1970).

RITCHIE, D.A.: The vaginal maturation index and endometrial carcinoma. Amer. J. Obstet. Gynec. **91**, 578 (1965).

RITZMANN, H., HILLEMANNS, H.G.: Die Hyperplasieformen des Endometriums und ihre Beziehungen zum Endometriumkarzinom. Arch. Gynäk. **223**, 345 (1977).

ROACH, W.R., GUDERIAN, A.M., BREWER, J.I.: Endometrial gland cell atypism in the presence of trophoblast. Amer. J. Obstet. Gynec. **79**, 680 (1960).

ROBBOY, S.J., BRADLEY, R.: Changing trends and prognostic features in endometrial cancer associated with exogenous estrogen therapy. Obstet. and Gynec. **54**, 269 (1979).

ROBERTS, D.K., HORBELT, D.V., POWELL, L.C.: The ultrastructural response of human endometrium to medroxyprogesterone acetate. Amer. J. Obstet. Gynec. **123**, 811 (1975).

ROBERTSON, D.M., MESTER, J., BEILBY, J., STEELE, S.J., KELLIE, A.E.: The measurement of high-affinity oestradiol receptors in human uterine endometrium and myometrium. Acta endocrin. **68**, 534 (1971).

ROBEY, M., HERVÉ, R., DE BRUX, J., SERGENT, P.: Action de l'acétate de noréthistérone sur la muqueuse utérine. Gynéc. et Obstét. **67**, 425 (1968).

ROBINSON, C.R.: Endometrial ossification following a recent abortion. Canad. med. Ass. J. **90**, 1317 (1964).

ROCHEFORT, H., LIGNON, F., CAPONY, F.: Effect of antiestrogens on uterine estradiol receptors. Gynec. Invest. **3**, 43 (1972).

— GARCIA, M.: Androgens on the estrogen receptor. I. Binding and in vivo nuclear translocation. Steroids **28**, 549–560 (1976).

ROCK, J., BARTLETT, M.K.: Biopsy studies of human endometrium. Criteria of dating and information about amenorrhea, menorrhagia and time of ovulation. J. Amer. med. Ass. **108**, 202 (1937).

— HERTIG, A.T.: Information regarding the time of human ovulation derived from a study of 3 unfertilized and 11 fertilized ova. Amer. J. Obstet. Gynec. **47**, 343 (1944).

ROCKENSCHAUB, A.: Der menstruelle Zyklus. Z. Geburtsh. Gynäk. **155**, 105 (1960).

RODDICK, J.W., GREENE, R.R.: Relation of ovarian stromal hyperplasia to endometrial carcinoma. Amer. J. Obstet. Gynec. **73**, 843 (1957).

RODRIGUEZ, J., SEN, K.K., SESKI, J.C., MENON, M., JOHNSON, T.R., MENON, K.M.J.: Progesterone binding by human endometrial tissue during the proliferative and secretory phases of menstrual cycle and by hyperplastic and carcinomatous endometrium. Amer. J. Obstet. Gynec. **133**, 660 (1979).

RODRIGUEZ, M., OKAGAKI, T., RICHART, R.M.: Mycotic endometritis due to candida. Obstet. and Gynec. **39**, 292 (1972).

— RUBIN, A., KOSS, L.G., HARRIS, J.: Evaluation of endometrial jet wash technic (Gravlee) in 303 patients in a community Hospital. Obstet. Gynec. **43**, 392 (1974).

ROEMER, H.: Karzino-Sarkom des Endometriums mit Knorpelbildung. Zbl. Gynäk. **65**, 1497 (1941).

ROLAND, M.: Clinical value of synthetic progestagens in luteal deficiency. Proc. 5th World Congr. Fertil. and Steril. Stockholm 1966, Excerpta Medica Foundation, Int. Congr. Ser. 133, Amsterdam 1967, p. 461.

— CLYMAN, M.J., DECKER, A., OBER, W.B.: Classification of endometrial response to synthetic progestagen-estrogen compounds. Fertil. and Steril. **15**, 143 (1964).

— — — — Sequential endometrial alterations during one cycle of treatment with synthetic progestagen-estrogen compounds. Fertil. and Steril. **17**, 338 (1966).

ROMAN, C., LABAEYE, M.: L'insuffisance lutéale de l'endomètre dans la stérilitè. Ann. Endocr. (Paris) **25**, 229 (1964).

ROMEIS, B.: Mikroskopische Technik. München u. Wien: R. Oldenbourg 1968.

ROMNEY, S.L., HERTIG, A.T., REID, D.E.: The endometria associated with ectopic pregnancy. A study of 115 cases. Surg. Gynec. Obstet. **91**, 605 (1950).

RORAT, E., FERENCZY, A., RICHART, R.M. The ultrastructure of clear cell adenocarcinoma of endometrium. Cancer **33**, 880 (1974).

ROSADO, A., HERNÁNDEZ, O., AZNAR, R., HICKS, J.J.: Comparative glycolytic metabolism in the normal and in the Copper treated human endometrium. Contraception **13**, 17 (1976).

— MERCADO, E., GALLEGOS, A.J., WENS, D.L. A., AZNAR, R.: Subcellular distribution of lysosomal enzymes in the human endometrium. I. Normal menstrual cycle. Contraception **16/3**, 287 (1977).

ROSENBERG, R.J., SARKAR, A.K., PEKALA, S.J.: Endometrial stromaloma. Obstet. and Gynec. **23**, 708 (1964).

ROSENFELD, D.L., CHODOW, S., BRONSON, R.A.: Diagnosis of luteal phase inadequacy. Obstet. Gynec. **56**, 193 (1980).

— GARCÍA, C.-R.: Endometrial biopsy in the cycle of conception. Fertil. and Steril. **26**, 1088 (1975).

— — A comparison of endometrial histology with simultaneous plasma progesterone determinations in infertile women. Fertil. and Steril. **27**, 1256 (1976).

ROSENWAKS, Z., WENTZ, A.C., JONES, G.S., URBAN, M.D., LEE, P.A., MIGEON, C.J., PARMLEY, T.H., WOODRUFF, J.D.: Endometrial pathology and estrogens. Obstet. and Gynec. **53**, 403 (1979).

ROTH, E., TAYLOR, H.B.: Heterotopic cartilage in the uterus. Obstet. and Gynec. **27**, 838 (1966).

ROTH, L.M.: Clear cell adenocarcinoma of the female genital tract. Cancer **33**, 990 (1974).

— PRIDE, G.L., SHARMA, H.M.: Müllerian adenosarcoma of the uterine cervix with heterologous elements. Cancer **37**, 1725 (1976).

ROTT, H.-D., RICHTER, E., RUMMEL, W.-D., SCHWANITZ, G.: Chromosomenbefunde bei Ehepaaren mit gehäuften Aborten. Arch. Gynäk. **213**, 110 (1972).

ROTTER, W., EIGNER, J.: Über Degenerationsformen der „hellen Zellen" des Endometriums. Frankfurt. Z. Path. **61**, 92 (1949).

ROZIN, S., SACKS, M.I., SHENKER, J.G.: Endometrial histology and clinical symptoms following prolonged retention of uterine contraceptive devices. Amer. J. Obstet. Gynec. **97**, 197 (1967).

RUCK, C.J.: Über Endometritis. Rückblick auf ein Jahrhundert Schleimhautdiagnostik. Zbl. allg. Path. path. Anat. **88**, 317 (1952).

RUDEL, H.W., MANAUTOU, J.M., TOPETE, M.M.: Comparison of the antiestrogenic activity of several progestogens in women. J. New Drugs **6**, 126 (1966).

— MAQUEO, M., MARTINEZ-MANAUTOU, J.: Correlation between the state of growth of the human endometrium and its response to a synthetic progestagen (Chlormadinone). J. Reprod. Fertil. **8**, 305 (1964).

RÜTTNER, J.R., LEU, H.J.: Klinik und Laboratorium. Die Bedeutung der „Grenzfallveränderungen" der Corpusmucosa. Schweiz. med. Wschr. **84**, 531 (1954).

RUFFOLO, E.H., METTS, N.B., SANDERS, H.L.: Malignant mixed mullerian tumors of the uterus: A clinicopathologic study of 9 patients. Obstet. and Gynec. **33**, 544 (1969).

RUGE, I.C.: Epithelveränderungen und beginnender Krebs am weiblichen Genitalapparat. Arch. Gynäk. **109**, 102 (1918).

RUMBOLZ, L., GREENE, G.: Observations on metachromatic granules in human endometrium. Amer. J. Obstet. Gynec. **73**, 992 (1957).

RUNGE, H., EBNER, H.: Die Bedeutung der Histochemie für die Gynäkologie. In: ANTOINE, Klinische Fortschritte: Gynäkologie. Wien: Urban & Schwarzenberg 1954.

— — LINDENSCHMIDT, W.: Vorzüge der kombinierten Alcianblau-PAS-Reaktion für die gynäkologische Histopathologie. Dtsch. med. Wschr. **81**, 1525 (1956).

RUPPERT, H.: Zur Genese der Schleimhautsarkome des Uterus. Zbl. Gynäk. **71**, 629 (1949).

RUST, T.: Die Basaltemperatur der Frau. Geburtsh. u. Frauenheilk. **39**, 947 (1979).

RUTHERFORD, R.N., HERTIG, A.T.: Noninvolution of the placental site. Amer. J. Obstet. Gynec. **49**, 378 (1945).

RUTLEDGE, F., KOTZ, H.L., CHANG, S.C.: Mesonephric adenocarcinoma of the endometrium. Report of a case and a review of the literature. Obstet. and Gynec. **25**, 362 (1965).

RYAN, G.M., CRAIG, J., REID, D.E.: Histology of the uterus and ovaries after long-term cyclic norethynodrel therapy. Amer. J. Obstet. Gynec. **90**, 715 (1964).

RYBO, G.: Plasminogen activators in the endometrium. II. Clinical activators during the menstrual cycle and its relation to menstrual blood loss. Acta obstet. gynec. scand. **45**, 97 (1966).

RYDEN, A.B.V.: Cancer of the corpus uteri and the ovary in the same patient. Acta radiol. (Stockh.) **37**, 49 (1952).

SACHS, H.: Quantitativ histochemische Untersuchung des Endometrium in der Schwangerschaft und der Placenta (cytophotometrische Messungen). Arch. Gynäk. **205**, 93 (1968).

SAKSELA, E., LAMPINEN, V., PROCOPE, B.-J.: Malignant mesenchymal tumors of the uterine corpus. Amer. J. Obst. Gynec. **120**, 452 (1974).

SAKSENA, K.C., ARORA, M.M., GUPTA, J.C., RANGAM, C.M.: Histochemical studies in histologically normal endometrium. Indian J. med. Sci. **19**, 121 (1965).

SAKUMA, S.: Glykogengehalt und -verteilung in der Uterusschleimhaut der Frau während des normalen Zyklus im elektronenmikroskopischen Bild. Beitr. path. Anat. **140**, 454 (1970).

SALAVERRY, G., MENDEZ, M.C., ZIPPER, J., MEDEL, M.: Copper determination and localization in different morphologic components of human endometrium during the menstrual cycle in copper contraceptive device wearers. Amer. J. Obstet. Gynec. **115**, 163 (1973).

SALAZAR, O.M., BONFIGLIO, T.A., PATTEN, S.F., KELLER, B.E., FELDSTEIN, M., DUNNE, M.E., RUDOLPH, J.: Uterine sarcomas. Natural history, treatment and prognosis. Cancer **42**, 1152 (1978).

— DE PAPP, E.W., BONFIGLIO, T.A., FELDSTEIN, M., RUBIN, P., RUDOLPH, J.H.: Adenosquamous carcinoma of the endometrium. Cancer **40**, 119 (1977).

— FELDSTEIN, M.L., DEPAPP, E.W., BONFIGLIO, T.A., KELLER, B.E., RUBIN, P., RUDOLPH, J.H.: The management of clinical stage I endometrial carcinoma. Cancer **41**, 1016 (1978).

SALL, S., SONNENBLICK, B., STONE, M.L.: Factors affecting survival of patients with endometrial adenocarcinoma. Amer. J. Obstet. Gynec. **107**, 116 (1970).

SALM, R.: Mucin production of normal and abnormal endometrium. Arch. Path. **73**, 30 (1962).

— Macrophages in endometrial lesions. J. Path. Bact. **83**, 405 (1962).

— The incidence and significance of early carcinomas in endometrial polyps. J. Path. **108**, 47 (1972).

— Superficial intrauterine spread of intraepithelial cervical carcinoma. J. Path. (Edinb.) **97**, 719 (1969).

SANDSTROM, R.E., WELCH, W.R., GREEN, T.H.: Adenocarcinoma of the endometrium in pregnancy. Obstet. and Gynec. **53**, 73 S (1979).

SANHUEZA, H., SIVIN, I.: The Dalkon Shield in four Latin American countries. Contraception **11**, 711 (1975).

SARBACH, W.: Über helle Zellen im Endometrium unter besonderer Berücksichtigung der glandulär-zystischen Hyperplasie. Gynaecologia (Basel) **139**, 356 (1955).

SAW, E.C., SMALE, L.E., EINSTEIN, H., HUNTINGTON, R.W.: Female genitale coccidioidomycosis. Obstet. and Gynec. **45**, 199 (1975).

SAWARAGI, I., WYNN, R.M.: Ultrastructural localization of metabolic enzymes during the human endometrial cycle. Obstet. and Gynec. **34**, 50 (1969).

SCHAEFER, G., MARCUS, R.S., KRAMER, E.E.: Postmenopausal endometrial tuberculosis. Amer. J. Obstet. Gynec. **112**, 681 (1972).

SCHEFFEY, L.C.: Malignancy subsequent to irradiation of the uterus for benign conditions. Amer. J. Obstet. Gynec. **44**, 925 (1942).

— THUDIUM, W.J., FARRELL, D.M.: Further experience in the management and treatment of carcinoma of the fundus of the uterus with five year end results in seventy-five patients. Amer. J. Obstet. Gynec. **46**, 786 (1943).

SCHILLER, W.: Über Xanthomzellen im Uterus. Arch. Gynäk. **130**, 346 (1927).

SCHINDLER, A.E.: Endometriumkarzinom und extraglanduläre Östrogenbiosynthese. Geburtsh. u. Frauenheilk. **37**, 242 (1977).

SCHINKELE, O.: Ein Angiomyom des Endometriums. Wien. klin. Wschr. **1947**, 617.

SCHLAGENHAUFER, F.: Pathologisch-anatomische Kasuistik. Arch. Gynäk. **95**, 1 (1912).

SCHMID, K.O.: Über ungewöhnliche Epithelveränderungen und Rückbildungsvorgänge der Corpusmucosa infolge abnormer Hormonzufuhr. Arch. Gynäk. **205**, 466 (1968).

SCHMIDT-ELMENDORFF, H., KAISER, E.: Zur Ovulationsauslösung mit Gonadotropinen bei anovulatorischen Cyclen. Arch. Gynäk. **204**, 286 (1967).

SCHMIDT-MATTHIESEN, H.: Histochemische Untersuchungen der Endometrium-Grundsubstanz. Acta histochem. (Jena) **13**, 129 (1962).

— Die Vascularisierung des menschlichen Endometriums. Arch. Gynäk. **196**, 575 (1962).

— Histochemische Studien am Sekret der Endometriumdrüsen. Acta histochem. (Jena) **16**, 28 (1963).

— Das normale menschliche Endometrium. Stuttgart: Georg Thieme 1963.

— Die dysfunktionelle uterine Blutung. Histochemie und Mechanismus. Gynaecologia (Basel) **160**, 197 (1965).

— Die fibrinolytische Aktivität von Endometrium und Myometrium, Dezidua und Plazenta, Kollum- und Korpuskarzinomen. Physiologie, Pathologie und klinisch-therapeutische Konsequenzen. Fortschr. Geburtsh. Gynäk. **31**, 1 (1967) (Bibl. Gynaec. Nr. 44).

— Endometrium und Nidation beim Menschen. Z. Geburtsh. Gynäk. **168**, 113 (1968).

SCHNEIDER, G.T., BECHTEL, M.: Ovarian cortical stromal hyperplasia. Obstet. and Gynec. **8**, 713 (1956).

SCHOPPER, W., PLIESS, G.: Über Chorionepitheliosis. Ein Beitrag zur Genese, Diagnostik und Bewertung ektopischer chorionepithelialer Wucherungen. Virchows Arch. path. Anat. **317**, 347 (1949).

SCHRADER, W.T., O'MALLEY, B.W.: Molecular structure and analysis of progesterone receptors. Receptors and Hormone Action Vol. 2. Eds. B.W. O'MALLEY, L. BIRNBAUMER. New York, Academic Press, 1978, pp 189–224.

SCHRÖDER, R.: Der normale menstruelle Zyklus der Uterusschleimhaut. Berlin: August Hirschwald 1913.

— Über das Verhalten der Uterusschleimhaut um die Zeit der Menstruation. Mschr. Geburtsh. Gynäk. **39**, 3 (1914).

— Anatomische Studien zur normalen und pathologischen Physiologie des Menstruationszyklus. Arch. Gynäk. **104**, 55, 82 (1915).

— Über die Pathogenese der Uterustuberkulose. Mschr. Geburtsh. Gynäk. **15**, 15 (1920).

— Der menstruelle Genitalzyklus des Weibes und seine Störungen. In: STOECKEL, Handbuch der Gynäkologie, Bd. I/2. München: J.F. Bergmann 1928.

— Endometrial hyperplasia in relation to genital function. Amer. J. Obstet. Gynec. **68**, 294 (1954).

— HILLEJAHN, A.: Über einen heterologen Kombinationstumor des Uterus. Zbl. Gynäk. **44**, 1050 (1920).

SCHÜLLER, E.: Epithelien und Stromazellen des menschlichen Endometriums. Arch. Gynäk. **196**, 49 (1961).

— Cilated epithelia of the human uterine mucosa. Obstet. and Gynec. **31**, 215 (1968).

— Ultrastructure of ciliated cells in the human endometrium. Obstet. and Gynec. **41**, 188 (1973).

SCHÜMMELFEDER, N.: Die Fluorochromierung des lebenden, überlebenden und toten Protoplasmas mit dem basischen Farbstoff Acridinorange und ihre Beziehung zur Stoffwechselaktivität der Zelle. Virchows Arch. path. Anat. **318**, 119 (1950).

— EBSCHNER, K.J., KROGH, E.: Die Grundlage der differenten Fluorochromierung von Ribo- und Desoxyribonukleinsäure mit Acridinorange. Naturwissenschaften **44**, 467 (1957).

SCHUMACHER, H.: Das Talkumgranulom des Endometriums. Geburtsh. u. Frauenheilk. **16**, 1082 (1956).

SCHWABE, C., STEINETZ, B., WEISS, G., SEGALOFF, A., MC DONALD, K., O'BYRNE, E., HOCHMAN, J., CARRIERE, B., GOLDSMITH, L.: Relaxin. Rec. Progr. Horm. Research **34**, 123 (1978).

SCOMMEGNA, A., AVILA, T., LUNA, M., RAO, R., DMOWSKI, W.A.: Fertility control by intrauterine release of progesterone. Obstet. Gynec. **43**, 769 (1974).

— LEE, A.W., BORUSHEK, S.: Evaluation of an injectable progestin-estrogen as a contraceptive. Amer. J. Obstet. Gynec. **107**, 1147 (1970).

— PANDYA, G.N., CHRIST, M., LEE, A.W., COHEN, M.R.: Intrauterine administration of progesterone by a slow releasing device. Fertil. Steril. **21**, 201 (1970).

SCULLY, R.E.: Hyperestrinism in old women. Amer. J. Obstet. Gynec. **65**, 1248 (1953).

SEDLIS, A., KIM, N.G.: Significance of the endometrial subepithelial collagen band. Obstet. Gynec. **38**, 264 (1971).

SEGAL, S.J.: Regulatory action of estrogenic hormones. Develop. Biol. **1**, 264 (1967).

SEHRT, E.: Uterussarkom mit sekundärer multipler Carcinombildung. Beitr. Geburtsh. Gynäk. **10**, 43 (1905).

SEITZ, A.: Beiträge zur Pathogenese der Meno- und Metrorrhagien. Arch. Gynäk. **116**, 252 (1923).

SEKIBA, D.: Zur Morphologie und Histologie des Menstruationszyklus. Arch. Gynäk. **121**, 36 (1924).

SELTZER, V.L., KLEIN, M., BECKMAN, E.M.: The occurrence of squamous metaplasia as a precursor of squamous cell carcinoma of the endometrium. Obstet. and Gynec. **49**, 34 s (1977).

SEN, D.K., FOX, H.: The lymphoid tissue of the endometrium. Gynaecologia (Basel) **163**, 371 (1967).

SENGEL, A., STOEBNER, P.: Ultrastructure de l'endomètre humain normal. Z. Zellforsch. **109**, 245 u. 260 (1970); **133**, 47 (1972).

SHAHANI, S.M., DANDEKAR, P.V., CHIKHLIKAR, A.R.: Intra-uterine devices: Clinical effectiveness and changes in the genital tract. Proc. 5th World Congr. Fertil. and Steril. Stockholm 1966, Excerpta Medica Foundation. Int. Congr. Ser. 133, Amsterdam, 1967, p. 1138.

SHAPIRO, S.S., DYER, R.D., COLAS, A.E.: Progesterone-induced glycogen accumulation in human endometrium during organ culture. Amer. J. Obstet. Gynec. **136**, 419 (1980).

SHARF, M., EIBSCHITZ, I., EYLAN, E.: Latent toxoplasmosis and pregnancy. Obstet. and Gynec. **42**, 349 (1973).

SHARMAN, A.: La fonction tubaire et ses troubles. In: Colloques sur la fonction tubaire, Paris: Masson 1955.

— Ovulation in the post partum period. Int. J. Fert. **12**, 14 (1967).

SHAW, S.T., MACAULAY, L.K., HOHMAN, W.R.: Vessel density in endometrium of women with and without intrauterine contraceptive devices: A morphometric evaluation. Amer. J. Obstet. Gynec. **135**, 202 (1979)

SHAW, W., DASTUR, B.: The association of certain ovarian cells with endometrial cancer. Brit. med. J. **1949**, No. 4619, 113.

SHEARMAN, R.P.: Prolonged secondary amenorrhoea after oral contraceptive therapy. Lancet **1971 II**, 64.

— Post-coital contraception. A review. Contraception **7**, 459 (1973).

— Secondary amenorrhoea after oral contraceptives-treatment and follow-up. Contraception **11**, 123 (1975).

SHEEHAN, J.F., SCHMITZ, H.E.: Histologic changes produced by radiation in adenocarcinomas of the uterus. Comparison with changes produced in squamous cell carcinomas of the cervix. Amer. J. clin. Path. **20**, 241 (1950).

SHEFFIELD, H., SOULE, S.D., HERZOG, G.M.: Cyclic endometrial changes in response to monthly injections of an estrogen-progestogen contraceptive drug. Amer. J. Obstet. Gynec. **103**, 828 (1969).

SHERMAN, A.I.: Progesterone caproate in the treatment of endometrial cancer. Obstet. and Gynec. **28**, 309 (1966).

— Chromosome constitution of endometrium. Obstet. and Gynec. **34**, 753 (1969).

SHERMAN, A.I., BROWN, S.: The precursors of endometrial carcinoma. Amer. J. Obstet. Gynec. **135**, 947 (1979).

— WOOLF, R.B.: An endocrine basis for endometrial carcinoma. Amer. J. Obstet. Gynec. **77**, 233 (1959).

SHUTE, E.: Late results of the irradiation menopause. J. Obstet. Gynaec. Brit. Cwlth. **70**, 833 (1963).

SIBLEY, C.H., TOMKINS, G.M.: Mechanisms of steroid resistance. Cell **2**, 221–227 (1974).

SICA, F., BRESCIANI, F.: Estrogen-binding proteins of calf uterus. Purification to homogeneity of receptor from cytosol by affinity chromatography. Biochemistry **18**, 2369–2378 (1979).

SIEGEL, P., HEINEN, G.: Die Reaktion des Endometriums auf die cyklische Behandlung mit Ovulationshemmern. Geburtsh. u. Frauenheilk. **25**, 312 (1965).

— — Endometriumbefunde bei Ovulationshemmern. Arch. Gynäk. **202**, 248 (1965).

SIEGERT, F.: Follikelhormon und Plattenepithelmetaplasie der Corpusschleimhaut. Arch. Gynäk. **165**, 135 (1938).

SIEGLER, A.M.: Synechiae of the uterine cavity after curettage. Amer. J. Obstet. Gynec. **83**, 1595 (1962).

SIITERI, P.K.: Steroid hormones and endometrial cancer. Cancer Research **38**, 4360 (1978).

SILLO-SEIDL, G.: Die Endometriumbiopsie im Dienste der Sterilitätsdiagnose. Zbl. Gynäk. **89**, 488 (1967).

— The analysis of the endometrium of 1000 sterile women. Hormones **2**, 70 (1971).

— DALLENBACH-HELLWEG, G.: Uterusschleimhaut-Polypen und Sterilität. Fortschr. d. Med. **92**, 825 (1974).

SILVERBERG, S.G.: Malignant mixed mesodermal tumor of the uterus: an ultrastructural study. Amer. J. Obstet. Gynec. **110**, 702 (1971).

— DE GIORGI, L.S.: Clear cell carcinoma of the endometrium. Cancer **31**, 1127 (1973).

— MAKOWSKI, E.L.: Endometrial carcinoma in young women taking oral contraceptive agents. Obstet. Gynec. **46**, 503 (1975).

— — ROCHE, W.D.: Endometrial carcinoma in women under 40 years of age. Comparison of cases in oral contraceptive users and non-users. Cancer **39**, 592 (1977).

SIMON, W.E., HÖLZEL, F.: Hormone sensitivity of gynecological tumor cells in tissue culture. J. Cancer Res. Clin. Oncol. **94**, 307 (1979).

SINGH, R.P., CARR, D.H.: Anatomic findings in human abortions of known chromosomal constitution. Obstet. and Gynec. **29**, 806 (1967).

SIRTORI, C.: Some ultrastructural aspects of human uterine physiopathology; cyclosenility, senility, antisenile and antitumoral therapies and contraceptive drugs. Proc. Int. Sympos. Obstet. Gyn. Milano: Carlo Erba Found. 1969.

SJÖSTEDT, S., STRANDH, J.: Effect of polyestriol phosphate on the vaginal cytology and uterine endometrium of postmenopausal women. Acta obstet. gynec. scand. **50**, 30 (1971).

SJÖVALL, A.: Untersuchungen über die Schleimhaut der Cervix uteri. Acta obstet. gynec. scand. **18**, Suppl. 4 (1938).

SLUNSKY, R.: Histologische Untersuchungen über die Blutstillung beim Abbruch der Schwangerschaft im II.–III. Lunarmonat. Vergleich mit der postpartalen Hämostase. Arch. Gynäk. **220**, 325 (1976).

SMITH, D.C., PRENTICE, R., THOMPSON, D.J., HERRMANN, W.L.: Association of exogenous estrogen and endometrial carcinoma. N. Engl. J. Med. **293**, 1164 (1975).

SMITH, F.R., BOWDEN, L.: Cancer of the corpus uteri following radiation therapy for benign uteri lesions. Amer. J. Roentgenol. **59**, 796 (1948).

SMITH, G.V.: Carcinoma of the endometrium. New Engl. J. Med. **225**, 608 (1941).

— JOHNSON, L.C., HERTIG, A.T.: Relation of ovarian stromal hyperplasia and thecoma of the ovary to endometrial hyperplasia and carcinoma. New England J. Med. **226**, 364 (1942).

SMITH, O.W., SMITH, G.V., GAVIAN, N.G.: Urinary estrogens in women. Amer. J. Obstet. Gynec. **78**, 1028 (1959).

SNODEN, R., WILLIAMS, M.: The United Kingdom Dalkon Shield trial: Two years of observation. Contraception **11**, 1 (1975).

SO-BOSITA, J.L., LEBHERZ, T.B., BLAIR, O.M.: Endometrial jet washer. Obstet. and Gynec. **36**, 287 (1970).

SÖDERLIN, E.: Factors affecting prognosis of endometrial carcinoma. Acta Obstet. Gynec. Scand. Suppl. **38** (1975).

SOUTTER, W.P., HAMILTON, K., LEAKE, R.E.: High affinity binding of oestradiol-17β in the nuclei of human endometrium cells. J. Ster. Biochem. **10**, 529–534 (1979).

SOMMERS, S.C., HERTIG, A.T., BENGLOFF, H.: Genesis of endometrial carcinoma. Cancer (Philad.) **2**, 957 (1949).

— MEISSNER, W.A.: Endocrine abnormalities accompanying human endometrial cancer. Cancer (Philad.) **10**, 516 (1957).

SONG, J., MARK, M.S., LAWLER, M.P.: Endometrial changes in women receiving oral contraceptives. Amer. J. Obstet. Gynec. **107**, 717 (1970).

SORVARI, T.E.: A histochemical study of epithelial mucosubstances in endometrial and cervical adenocarcinomas with reference to normal endometrium and cervical mucosa. Acta path. microbiol. Scand. Suppl. **207**, 1 (1969).

SOULES, M.R., WIEBE, R.H., AKSEL, S., HAMMOND, C.B.: The diagnosis and therapy of luteal phase deficiency. Fertil. and Steril. **28**, 1033 (1977).

SPECHTER, H.J.: Über die Deziduabildung ohne Schwangerschaft. Münch. med. Wschr. **1953**, 982.

SPEERT, H.: Corpus cancer. Clinical, pathological, and etiological aspects. Cancer (Philad.) **1**, 584 (1948).

— The endometrium in old age. Surg. Gynec. Obstet. **89**, 551 (1949).

— The uterine decidua in extrauterine pregnancy: its natural history and some biologic interpretations. Amer. J. Obstet. Gynec. **76**, 491 (1958).

— PEIGHTAL, T.C.: Malignant tumors of the uterine fundus subsequent to irradiation for benign pelvic conditions. Amer. J. Obstet. Gynec. **57**, 261 (1949).

SPICKMANN, F.: Atypische Regelblutungen bei abnormen Lebensbedingungen der Frau. Zbl. Gynäk. **69**, 1077 (1947).

STADTMÜLLER, A.: Die verlängerte menstruelle Abstoßung und verzögerte Regeneration der Korpusschleimhaut und ihre klinische Bedeutung. Arch. Gynäk. **177**, 392 (1950).

STÄHLER, F.: Cytometrie der Uterusmucosa. Med. Klin. **1950**, 366.

STAEMMLER, M.: Untersuchung über die Bedeutung der Gitterfasern im Stroma der Uterusschleimhaut. Arch. Gynäk. **182**, 445 (1953).

STAFFELDT, K., LÜBKE, F.: Endometrial findings in the investigation of sterility. Proc. 5th World Congress Fertil. and Steril. Stockholm 1966, Excerpta Medica Foundation. Internat. Congr. Ser. 133, Amsterdam, 1967, S. 489.

STANLEY, M.A.: Chromosome constitution of human endometrium. Amer. J. Obstet. Gynec. **104**, 99 (1969).

— KIRKLAND, J.A.: Cytogenetic studies of endometrial carcinoma. Amer. J. Obstet. Gynec. **102**, 1070 (1968).

STARUP, J.: Endometrial histology and vaginal cytology during oral contraception. Acta obstet. gynec. scand. **46**, 419 (1967).

— Amenorrhoea following oral contraception. Acta Obstet. Gynec. Scand. **51**, 341 (1972).

STATE, D., HIRSCH, E.F.: The distribution of the nerves to the adult endometrium. Arch. path. **32**, 939 (1941).

STEELE, S.J., SCOTT, J.M., STEPHENS, T.W.: Endometrial stromal sarcoma. Report of a case with a pulmonary metastasis extending through the heart. Brit. J. Surg. **55**, 943 (1968).

STEMMERMANN, G.N.: Extrapelvic carcinoma metastatic to the uterus. Amer. J. Obstet. Gynec. **82**, 1261 (1961).

STERNBERG, W.H., CLARK, W.H., SMITH, R.C.: Malignant mixed müllerian tumor (mixed mesodermal tumor of the uterus). A study of twenty-one cases. Cancer (Philad.) **7**, 704 (1954).

STEVENSON, C.S.: The endometrium in infertile women: prognostic significance of the initial study biopsy. Fertil. and Steril. **16**, 208 (1965).

STEVENSON, T.C., TAYLOR, D.S.: The effect of methyl cyanocrylate tissue adhesive on the human Fallopian tube and endometrium. J. Obstet. Gynaec. Brit. Cwlth. **79**, 1028 (1972).

STIEVE, H.: Die Enge der menschlichen Gebärmutter, ihre Veränderungen während der Schwangerschaft, der Geburt und des Wochenbettes und ihre Bedeutung. Z. mikr.-anat. Forsch. **14**, 549 (1928).

— Angeblich sterile Zeiten im Leben geschlechtstüchtiger Frauen. Z. Geburtsh. Gynäk. **136**, 117 (1952).

STOERK: Zit. nach SCHILLER (1927). S.-B. Akad. Wiss. Wien, math.-nat. Kl. 1906.
STOHR, G.: Granulosa cell tumor of the ovary and coincident carcinoma of the uterus. Amer. J. Obstet. Gynec. **43**, 586 (1942).
STOKES, E.M.: The association of estrogenic administration and adenocarcinoma of the endometrium. West. J. Surg. **56**, 494 (1948).
STOLL, P.: Die Zusammenarbeit des behandelnden Arztes mit dem Histologen bei der Diagnose gynäkologischer Blutungen. Med. Klin. **44**, 564 (1949).
— Frühdiagnose gynäkologischer Carcinome. Therapiewoche **7**, 231 (1957).
— Gynecological vital cytology. Berlin-Heidelberg-New York: Springer 1969.
— BACH, H.G.: Zur Bedeutung der Blutung in der Menopause. Dtsch. med. Wschr. **79**, 1559 (1954).
— DALLENBACH-HELLWEG, G.: Systematik der gynäkologischen Morphologie. Fortschr. Med. **99**, 981 (1981).
— EBNER, H., LINDENSCHMIDT, W.: Die Bedeutung histochemischer Methoden für die gynäkologische Histo- und Zytodiagnostik. Geburtsh. u. Frauenheilk. **14**, 1065 (1954).
— PECORARI, D.: Die hormonale Aktivität im Vaginalsekret bei Patientinnen im Senium (über 65 Jahre) mit und ohne gynäkologische Tumoren. First Int. Congr. of Exfol. Cytol. Philadelphia and Montreal: J.B. Lippincott Co. 1962, p. 22.
— RIEHM, L.: Über die statistische Erfassung histologischer Befunde in der Gynäkologie. Zbl. Gynäk. **76**, 452 (1954).
STOLZ, J., SCHÖNFELD, V., KAFKA, V.: Über einen weiteren Fall von Gehirngewebebefund im Endometrium. Zbl. Gynäk. **86**, 274 (1964).
STRAKOSCH, W., WURM, H.: Talkum-Endometritis nach intrauteriner Anwendung von Marbadalglobuli und -Styli. Geburtsh. u. Frauenheilk. **11**, 1109 (1951).
STRAUSS, F.: Die Ovoimplantation beim Menschen. Gynäk. Rdsch. **1**, 3 (1964).
STRAUSS, G.: Zur Histochemie der Kohlenhydrate in den Endometriumdrüsen des Menschen. Arch. Gynäk. **197**, 524 (1962).
— Die Anwendung von Aldehydfuchsin und Methylviolett in der histologischen Abrasionsdiagnostik. Zbl. Gynäk. **85**, 644 (1963).
STRAUSS, G., HIERSCHE, H.D.: Zur Frage der sogenannten Plattenepithelknötchen im Endometrium. Geburtsh. u. Frauenheilk. **23**, 142 (1963).
STRAY-PEDERSEN, B., LORENTZEN-STYR, A.-M.: Uterine toxoplasma infections and repeated abortions. Amer. J. Obstet. Gynec. **128**, 716 (1977).
STÜPER, R.: Glandulär-zystische Hyperplasie und Tuberkulose der Gebärmutterschleimhaut. Geburtsh. u. Frauenheilk. **15**, 122 (1955).
STUMPF, W.E.: Localization of hormones by autoradiography and other histochemical techniques. A critical review. J. Histochem. Cytochem. **18**, 21 (1970).
— BAERWALDT, C., SAR, M.: Autoradiographic cellular and subcellular localization of sexual steroids. In: Basic actions of sex steroids on target organs. Basel: Karger 1971.
STURGIS, S.H., MEIGS, J.V.: Endometrial cycle and mechanism of normal menstruation. Amer. J. Surg. **33**, 369 (1936).
STUTZER, J.M.: Über einen Fall von Uterussarkom in der Gravidität. Zbl. Gynäk. **69**, 350 (1947).
SUCHOWSKY, G.K., BALDRATTI, G.: Relationship between progestational activity and chemical structure of synthetic steroids. J. Endocr. **30**, 159 (1964).
SUTHERLAND, A.M.: Tuberculosis of endometrium. Obstet. and Gynec. **11**, 527 (1958).
SWAN, R.W., WOODRUFF, J.D.: Retained products of conception. Obstet. and Gynec. **34**, 506 (1969).
SWERDLOFF, R.S., ODELL, W.D.: Gonadotropins: Present concepts in the human. Calif. Med. **109**, 467 (1968).
SYLVEN, B.: The occurrence of ester sulfuric acids of heigh molecular weight and of mast cells in the stroma of the normal uterine corpus mucosa. Acta obstet. gynec. scand. **25**, 189 (1945).
SYMMERS, W.S.: On the differential diagnosis of thrombotic microangiopathy in endometrial curettings. J. clin. Path. **12**, 557 (1959).
SYMMONDS, R.E., DOCKERTY, M.B.: Sarcoma and sarcoma-like proliferations of the endometrial stroma. II. Carcinosarcoma. Surg. Gynec. Obstet. **100**, 322 (1955).
— — PRATT, J.H.: Sarcoma and sarcoma-like proliferations of the endometrial stroma.

III. Stromal hyperplasia and stromatosis (stromal endometriosis). Amer. J. Obstet. Gynec. **73**, 1054 (1957).

SZEGVARY, M., SZEREDAY, Z., ORMOS, J.: In die Gebärmutter metastasierender Brustkrebs. Arch. Geschwulstforsch. **21**, 208 (1963).

SZULMAN, A.E., SURTI, U.: The syndromes of hydatidiform mole. I. Cytogenetic and morphologic correlations. Amer. J. Obstet. Gynec. **131**, 665 (1978).

— — The syndromes of hydatidiform mole. II. Morphologic evolution of the complete and partial mole. Amer. J. Obstet. Gynec. **132**, 20 (1978).

TAKI, I., IIJIMA, H.: A new method of producing endometrial cancer in mice. Amer. J. Obstet. Gynec. **87**, 926 (1963).

— — DOI, T., UETSUKI, Y., MORI, M.: Histochemistry of hydrolytic and oxidative enzymes in the human and experimentally induced adenocarcinoma of the endometrium. Amer. J. Obstet. Gynec. **94**, 86 (1966).

TAMADA, T., OKAGAKI, T., MARUYAMA, M., MATSUMOTO, S.: Endometrial histology associated with an intrauterine contraceptive device. Amer. J. Obstet. Gynec. **98**, 811 (1967).

TATUM, H.J.: Metallic copper as an intrauterine contraceptive agent. Amer. J. Obstet. Gynec. **117**, 602 (1973).

— Clinical aspects of intrauterine contraception: Circumspection 1976. Fertil. Steril. **28**, 3 (1977).

— SCHMIDT, F.H., JAIN, A.K.: Management and outcome of pregnancies associated with the Copper T intrauterine contraceptive device. Amer. J. Obstet. Gynec. **126**, 869 (1976).

TAUBERT, H.D.: Die medikamentöse Auslösung der Ovulation mit Clomiphen. Gynäkologe **1**, 139 (1969).

TAUSK, M.: The mechanism of action of oral contraceptives. Acta obstet. gynec. scand. **48**, Supp. 1, 41 (1969).

TAVASSOLI, F.A., NORRIS, H.J.: Mesenchymal tumors of the uterus. VII. A clinicopathologic study of 60 endometrial stromal nodules. Histopathology, in print.

TAYLOR, A.B.: Sarcoidosis of the uterus. J. Obstet. Gynaec. Brit. Emp. **67**, 32 (1960).

TAYLOR, C.W.: Mesodermal mixed tumours of the female genital tract. J. Obstet. Gynaec. Brit. Cwlth. **65**, 177 (1958).

— Müllerian mixed tumour. Acta path. microbiol. Scand., Sect. A., Suppl. 233, 48 (1972).

TAYLOR, E.S., MCMILLAN, J.H., GREER, B.E., DROEGEMUELLER, W., THOMPSON, H.E.: The intrauterine device and tubo-ovarian abscess. Amer. J. Obstet. Gynec. **123**, 338 (1975).

TAYLOR, H.C.: The pathology of the ovarian hormone. Amer. J. Obstet. Gynec. **36**, 332 (1938).

— Endocrine factors in the origin of tumors of the uterus. Surgery **16**, 91 (1944).

— BECKER, W.F.: Carcinoma of the corpus uteri. End results of treatment in 531 cases from 1926–1940. Surg. Gynec. Obstet. **84**, 129 (1947).

TAYMOR, M.L.: Laboratory and clinical effects of nortestosterone. II. The endometrial response. Amer. J. Obstet. Gynec. **81**, 95 (1961).

TCHERNITCHIN, A., HASBUN, J., PENA, G., VEGA, S.: Autoradiographic study of the in vitro uptake of estradiol by eosinophils in human endometrium. Proc. Soc. Exp. Biol. Med. **137**, 108 (1970).

TEKELIOĞLU-UYSAL, M., EDWARDS, R.G., KIŞNIŞÇI, H.A.: Ultrastructural relationship between decidua, trophoblast and lymphocytes at the beginning of human pregnancy. J. Reprod. Fert. **42**, 431 (1975).

TEN BERGE, B.S.: Primäre Amenorrhoe. Zbl. Gynäk. **60**, 2149 (1936).

TENG, C.S., HAMILTON, T.H.: The role of chromatin in estrogen action in the uterus. I. The control of template capacity and chemical composition and the binding of $H^3$-estradiol-17$\beta$. Proc. nat. Acad. Sci. (Wash.) **60**, 1410 (1968).

TENHAEFF, D.: Gezielter Einsatz von Ovulationshemmern. Ärztl. Praxis **23**, 3351 (1971).

TERASAKI, O.: Beiträge zur Frage der Metrorrhagie. Beitr. path. Anat. **79**, 819 (1928).

TERRUHN, V.: Polypen der Cervix uteri in der kindlichen hormonalen Ruheperiode. Geburtsh. u. Frauenheilk. **37**, 35 (1977).

TERZAKIS, J.A.: The nucleolar channel system of human endometrium. J. Cell Biol. **27**, 293 (1965).

THEMANN, H., SCHÜNKE, W.: Die Feinstruktur der Drüsenepithelien des menschlichen Endometriums. Elektronenoptische Morphologie. In: H. SCHMIDT-MATTHIESEN, Das normale menschliche Endometrium, S. 111. Stuttgart: Georg Thieme 1963.

THIEDE, H.A., LUND, C.J.: Prognostic factors in endometrial adenocarcinoma. Obstet. and Gynec. **20**, 149 (1962).

THIERY, M.: Irregular shedding of the endometrium. Gynaecologia (Basel) **139**, 1 (1955).

— WILLIGHAGEN, R.G.J.: Enzyme histochemistry of adenocarcinoma of the endometrium including hormone induced changes. Amer. J. Obstet. Gynec. **99**, 173 (1967).

THIESSEN, P.: Die hormonrezeptorische Tumorentstehung als Ausdruck einer dienzephalhypophysären Regulationsstörung und Grundlage einer gerichteten Hormontherapie. Z. Geburtsh. Gynäk. **137**, 138 (1952).

— Hormonale Behandlungen genitaler Tumoren. Therapiewoche **3**, 47 (1952).

— Über Genese, Therapie und Prophylaxe hormonal gesteuerter Tumoren. Zbl. Gynäk. **78**, 1625 (1956).

THOM, H.: Über die Genitaltuberkulose der Frau. Geburtsh. u. Frauenheilk. **12**, 651 (1952).

THOMAS, W.O., HARRIS, H.H., ENDEN, J.A.: Postirradiation malignant neoplasms of the uterine fundus. Amer. J. Obstet. Gynec. **104**, 209 (1969).

THOMAS, W., SADEGHIEH, B., FRESCO, R., RUBENSTONE, A.I., STEPTO, R.C., CARASSO, B.: Malacoplakia of the endometrium, a probable cause of postmenopausal bleeding. Amer. J. Clin. Path. **69**, 637 (1977).

THOMSEN, K.: Zur Fehlentwicklung junger Placentarzotten. Arch. Gynäk. **185**, 807 (1955).

THRASHER, T.V., RICHART, R.M.: Ultrastructure of the Arias-Stella reaction. Amer. J. Obstet. Gynec. **112**, 113 (1972).

— — An ultrastructural comparison of endometrial adenocarcinoma and normal endometrium. Cancer **29**, 1713 (1972).

TIETZE, K.: Die Follikelpersistenz mit glandulärer Hyperplasie des Endometriums in klinischer und anatomischer Beziehung. Arch. Gynäk. **155**, 525 (1934).

TILLSON, S.A., MARIAN, M., HUDSON, R., WONG, P., PHARRISS, B., AZNAR, R., MARTINEZ-MANAUTOU, J.: The effect of intrauterine progesterone on the hypothalamic-hypophyseal-ovarian axis in humans. Contraception **11**, 179 (1975).

TILTMAN, A.J.: Mucinous carcinoma of the endometrium. Obstet. and Gynec. **55**, 244 (1980).

TOPKINS, P.: The histologic appearance of the endocervix during the menstrual cycle. Amer. J. Obstet. Gynec. **58**, 654 (1949).

— Traumatic intrauterine synechiae. Amer. J. Obstet. Gynec. **83**, 1599 (1962).

TOTH, F., GIMES, R.: Senile changes in the female endocrine glands and internal sex organs. Acta morph. Acad. Sci. hung. **12**, 301 (1964).

— — HORN, B., KERENYI, T.: Suche neuer Wege mit „low dose" Kontrazeptivemitteln. Z. ärztl. Fortbild. **66**, 957 (1972).

TRAMS, G., MAASS, H., TROSS, J.: Some evidence for binding of $^3$H progesterone in the rat uterus. Horm. Metab. Res. **3**, 135 (1971).

TRELOAR, A.E., BOYNTON, R.E., BEHN, B.G.: Variation of the human menstrual cycle through reproductive life. Int. J. Fertil. **12**, 77 (1967).

TSENG, L., GUSBERG, S.B., GURPIDE, E.: Estradiol receptor and 17$\beta$-Dehydrogenase in normal and abnormal human endometrium. Ann. N.Y. Acad. Sci. **286**, 190–198 (1977).

TSENG, P.-Y., JONES, H.W.: Chromosome constitution of carcinoma of the endometrium. Obstet. and Gynec. **33**, 741 (1969).

— GURPIDE, E.: Estradiol and 20$\alpha$-dihydroprogesterone dehydrogenase activities in human endometrium during the menstrual cycle. Endocrinol. **94**, 419 (1974).

TSUJI, K., NAKANO, R.: Chromosome studies of embryos from induced abortions in pregnant women age 35 and over. Obstet. Gynec. **52**, 542 (1978).

TURNBULL, A.C.: Radiation menopause or hysterectomy. Part. II—Mortality, Reliability and subsequent pelvic cancer. J. Obstet. Gynaec. Brit. Emp. **63**, 179 (1956).

TURUNEN, A.: Zur traumatischen Amenorrhoe. Gynaecologia (Basel) **164**, 13 (1966).

TWEEDDALE, D.N., EARLY, L.S., GOODSITT, E.S.: Endometrial adenoacanthoma. A clinical and pathologic analysis of 82 cases, with observations on histogenesis. Obstet. and Gynec. **23**, 611 (1964).

TWOMBLY, G.H., BASSETT, M., MEISEL, D., LEVITZ, M.: Estrogen storage in fat. Amer. J. Obstet. Gynec. **99**, 785 (1967).

— SCHEIMER, S., LEVITZ, M.: Endometrial cancer, obesity, and estrogenic excretion in women. Amer. J. Obstet. Gynec. **82**, 424 (1961).

ULESKO-STROGANOWA, K.: Die Endotheliome des Uterus. Arch. Gynäk. **124**, 802 (1925).

ULM, R.: Die Diagnostik des Uterus-Korpus-Karzinoms aus klinischer und histologischer Sicht. Krebsarzt. **20**, 317 (1965).

— Dysfunktionelle Blutung aus pathologisch-histologischer Sicht. Zentralbl. Gynäk. **92**, 1068 (1970).

URBANKE, A.: Proliferating glia in the endometrium. Gynaecologia (Basel) **153**, 349 (1962).

VACEK, Z.: Die Topochemie der Enzyme in der Sekretionsphase des Endometriums und in der Dezidua im 1. bis 3. Schwangerschaftsmonat. Acta histochem. (Jena) **20**, 8 (1965).

VACZY, L., SCIPIADES, E.: New considerations in histologic examinations of the endometrium in connection with sterility. Gynaecologia (Basel) **128**, 260 (1949).

VALDEZ, V.A., PLANAS, A.T., LOPEZ, V.F., GOLDBERG, M., HERRERA, N.E.: Adenosarcoma of uterus and ovary. A clinicopathologic study of two cases. Cancer **43**, 1439 (1979).

VALICENTI, J.F., PRIESTER, S.K.: Psammoma bodies of benign endometrial origin in cervicovaginal cytology. Acta cytol. **21**, 550 (1977).

VAN CAMPENHOUT, J., CHOQUETTE, P., VAUCLAIR, R.: Endometrial pattern in patients with primary hypoestrogenic amenorrhea receiving estrogen replacement therapy. Obstet. Gynec. **56**, 349 (1980).

VANDERICK, G., BEERNAERT, J., DE MUYLDER, E., FERIN, J.: Hormonal contraception. Sequential formulations and the endometrium. Contraception **12**, 655 (1975).

VANECKO, R.M., YAO, S.T., SCHMITZ, R.L.: Metastasis to the fibula from endometrial carcinoma. Obstet. and Gynec. **29**, 803 (1967).

VANEK, J., LANE, V.: Gliagewebe im Endometrium. Gynaecologia (Basel) **156**, 193 (1963).

VAN SANTEN, M.R., HASPELS, A.A.: Interfering with implantation by postcoital estrogen administration. Prog. reprod. Biol. **7**, 310 (1980).

VARA, P.: Über die Funktion der Mastzellen im Endometrium und ihre Beteiligung an der Ungerinnbarkeit des Menstrualblutes. Geburtsh. u. Frauenheilk. **22**, 989 (1962).

VARELA-DURAN, J., NOCHOMOVITZ, L.E., PREM, K.A., DEHNER, L.P.: Postirradiation mixed müllerian tumors of the uterus. A comparative clinicopathologic study. Cancer **45**, 1625 (1980).

VARGA, A., HENRIKSEN, E.: Clinical and histopathologic evaluation of the effect of 17-alpha-hydroxyprogesterone-17-n-caproate on endometrial carcinoma. Obstet. and Gynec. **18**, 658 (1961).

— — Urinary excretion assays of pituitary luteinizing hormone (LH) related to endometrial carcinoma. Obstet. and Gynec. **22**, 129 (1963).

— — Histologic observations on the effect of 17α-hydroxyprogesterone-17n-caproate on endometrial carcinoma. Obstet. and Gynec. **26**, 656 (1965).

VASEK, V.: Zur Pathogenese der Blutung aus dem pathologisch proliferierten Endometrium. Zbl. Gynäk. **69**, 1095 (1947).

VASSILAKOS, P., RIOTTON, G., KAJII, T.: Hydatidiform mole: two entities. A morphologic and cytogenetic study with some clinical considerations. Amer. J. Obstet. Gynec. **127**, 167 (1977).

— WYSS, R., WENGER, D., RIOTTON, G.: Endometrial cytohistology by aspiration technic and by Gravlee jet washer. A comparative study. Obstet. and Gynec. **45**, 320 (1975).

VELLIOS, F., STANDER, R.W., HUBER, C.P.: Carcinosarcoma (malignant mixed mesodermal tumor) of the uterus. Amer. J. clin. Path. **39**, 496 (1963).

— NG, A.B.P., REAGAN, J.W.: Papillary adenofibroma of the uterus – A benign mesodermal mixed tumor of Müllerian origin. Am. J. Clin. Path. **60**, 543 (1973).

VERHAGEN, A., THEMANN, H.: Elektronenmikroskopische Endometriumbefunde nach Behandlung mit ovulationshemmenden Stoffen. Arch. Gynäk. **202**, 253 (1965).

— — Elektronenmikroskopische Untersuchungen am menschlichen Endometrium unter Einwirkung von Ovulationshemmern mit gleichzeitiger Oestrogen- und Gestagenwirkung. Arch. Gynäk. **209**, 162 (1970).

VILLA-SANTA, U.: Tumors of mesonephric origin in the female genital tract. Amer. J. Obstet. Gynec. **89**, 680 (1964).
VILLEE, C.A.: Die Beeinflussung von Enzymen in Uterus und Placenta durch Oestrogene. Klin. Wschr. **39**, 173 (1961).
VOGEL, M.: Placentabefunde beim Abort. Ein Beitrag zur Patho-Morphologie placentarer Entwicklungsstörungen. Virchows Arch. Abt. A Path. Anat. **346**, 212 (1969).
VOKAER, R.: Observations sur l'histologie, l'histométrie et l'histophotométrie de l'endomètre humain. Gynéc. et Obstét. **50**, 372 (1951).
— La régénération de l'endomètre humain au cours du post-partum. Arch. Biol. (Liège) **67**, 529 (1956).
— La progestérone et les progestifs des synthése. Ann. Endocr. (Paris) **25**, 151 (1964).
VOLLMANN, R.F.: The length of the premenstrual phase by age of women. Proc. 5th World Congr. Fertil. and Steril. Stockholm 1966, Excerpta Medica Foundation. Int. Congr. Ser. 133, Amsterdam 1967, p. 1171.
VORYS, N., ULLERY, J.C., STEVENS, V.: The effects of sex steroids on gonadotropins. Amer. J. Obstet. Gynec. **93**, 641 (1965).
WAARD, F. DE, OETTLE, A.G.: A propos des facteurs exogènes et endogènes dans les états oestrogéniques postménopausiques. Arch. Anat. path. **15**, 26 (1967).
WAGNER, D., RICHART, R.M.: Polyploidy in the human endometrium with the Arias-Stella-reaction. Arch. Path. **85**, 475 (1968).
— — TERNER, J.Y.: Deoxyribonucleic acid content of precursors of endometrial carcinoma. Cancer (Philad.) **20**, 1067 (1967).
— — — DNA content of human endometrial gland cells during the menstrual cycle. Amer. J. Obstet. Gynec. **100**, 90 (1968).
WAGNER, H., PFAUTSCH, M., BELLER, F.K.: Bakteriologische, raster- und transmissions-elektronenmikroskopische Untersuchungen an Dalcon Shields. Arch. Gynäk. **221**, 17 (1976).
WAIDL, E., FIKENTSCHER, H., BRÜCKNER, W.: Die interzellulären Strukturen des Endometriums bei der oralen Kontrazeption. Geburtsh. u. Frauenheilk. **28**, 159 (1968).
WAJNTRAUB, G.: Fertility after removal of the intrauterine ring. Fertil. Steril. **21**, 555 (1970).
WAKONIG-VAARTAJA, R., HUGHES, D.T.: Chromosome studies in 36 gynaecological tumours: of the cervix, corpus uteri, ovary, vagina and vulva. Europ. J. Cancer **3**, 263 (1967).
WALL, J.A., COLLINS, V.P., KAPLAN, A.I., HUDGINS, P.T.: Adenocarcinoma of the endometrium. Amer. J. Obstet. Gynec. **97**, 787 (1967).
— FRANKLIN, R.R., KAUFMAN, R.H.: Reversal of benign and malignant endometrial changes with clomiphene. Amer. J. Obstet. Gynec. **88**, 1072 (1964).
— — — KAPLAN, A.L.: The effects of clomiphene citrate on the endometrium. Amer. J. Obstet. Gynec. **93**, 842 (1965).
WALL, R.L., HERTIG, A.T.: Habitual abortion. A pathologic analysis of 100 cases. Amer. J. Obstet. Gynec. **56**, 1127 (1948).
WALLAU, F.: Untersuchungen über die funktionelle Amenorrhoe unter Kriegsverhältnissen. Arch. Gynäk. **176**, 320 (1948).
WALSER, H., MARGULIS, R., LADD, J.: Effects of prolonged administration of progestins on the endometrium and the function of the pituitary, thyroid and adrenal glands. Int. J. Fertil. **9**, 189 (1964).
WALTERS, D., ROBINSON, D., PARK, R.C., PATTOW, W.E.: Diagnostic outpatient aspiration curettage. Obstet. and Gynec. **46**, 160 (1975).
WALTHARD, B.: Sepsis und Miliartuberkulose nach künstlicher Unterbrechung der Schwangerschaft. Arch. Gynäk. **153**, 26 (1933).
WALTHER, O.: Über die Lymphosarkomatose der weiblichen Genitalorgane. Arch. Gynäk. **157**, 44 (1934).
WAN, L.S., HSU, Y.-C., GANGULY, M., BIGELOW, B.: Effects of the Progestasert® on the menstrual pattern, ovarian steroids and endometrium. Contraception **16**, 417 (1977).
WATERMAN, E.A., BENSON, R.C.: Medrogestone therapy in advanced endometrial adenocarcinoma. Obstet. and Gynec. **30**, 626 (1967).
WAY, S.: The aetiology of carcinoma of the body of the uterus. J. Obstet. Gynaec. Brit. Emp. **61**, 46 (1954).

WEBB, M.J., GAFFEY, T.A.: Outpatient diagnostic aspiration curettage. Obstet. and Gynec. **47**, 239 (1976).

WEBER, E.: Beitrag zur Klinik des Corpuscarcinoms. Gynaecologia (Basel) **151**, 232 (1961).

WEBER, M.: Die hormonale Therapie der durch „verzögerte Abstoßung" bedingten Blutungsstörung. Geburtsh. u. Frauenheilk. **14**, 710 (1954).

WEINGOLD, A.B., BOLTUCH, S.M.: Extragenital metastases to the uterus. Amer. J. Obstet. Gynec. **82**, 1267 (1961).

WEISBROT, I.M., JANOVSKI, N.A.: Endometrial stromal sarcoma. Amer. J. clin. Path. **39**, 273 (1963).

WEISS, G., BELLER, F.K.: Tissue activator of the fibrinolytic enzyme in the female reproductive system. Obstet. and Gynec. **34**, 809 (1969).

WENTZ, W.B.: Effects of a progestational agent on endometrial hyperplasia and endometrial cancer. Obstet. and Gynec. **24**, 370 (1964).

— Treatment of persistent endometrial hyperplasia with progestins. Amer. J. Obstet. Gynec. **96**, 999 (1966).

WERBIN, H., LEROY, G.V.: Cholesterol, a precursor of tetrahydrocortisone in man. J. Amer. chem. Soc. **76**, 5260 (1954).

WERMBTER, F.: Über die Bindegewebsfibrillen der Uterusschleimhaut mit besonderer Berücksichtigung der Hyperplasia glandularis. Virchows Arch. path. Anat. **253**, 735 (1924).

WERNER, H., HOFFBAUER, H., STRUCK, E., VOSS, H.: Die latente Toxoplasmainfektion des Uterus und ihre Bedeutung für die Schwangerschaft. Zbl. Bakt. I. Abt. Orig. **205**, 517 (1968).

WESSEL, W.: Die menschlichen Deciduazellen und ihre „Kollageneinschlüsse" im Elektronenmikroskop. Virchows Arch. path. Anat. **332**, 224 (1959).

— Das elektronenmikroskopische Bild menschlicher endometrialer Drüsenzellen während des menstruellen Zyklus. Z. Zellforsch. **51**, 633 (1960).

— Die glandulär-cystische Hyperplasie des menschlichen Endometrium im elektronenmikroskopischen Bild. Virchows Arch. path. Anat. **334**, 181 (1961).

— Endometriale Adenocarcinome verschiedener Differenzierungsgrade und ihr Stroma im elektronenmikroskopischen Bild. Z. Krebsforsch. **66**, 421 (1965)

WETZSTEIN, R., WAGNER, H.: Elektronenmikroskopische Untersuchungen am menschlichen Endometrium. Anat. Anz. **108**, 362 (1960).

WHEELOCK, M.C., STRAND, C.M.: Endometrial sarcoma. Relationship to certain instances of stromal endometriosis. Obstet. and Gynec. **2**, 384 (1953).

WHITE, A.J., BUCHSBAUM, H.J., MACASAET, M.A.: Primary squamous cell carcinoma of the endometrium. Obstet. Gynec. **41**, 912 (1973).

WHITE, T.H., GLOVER, J.S., PEETE, C.H., PARKER, R.T.: A 34-year clinical study of uterine sarcoma, including experience with chemotherapy. Obstet. and Gynec. **25**, 657 (1965).

WHITEHEAD, M.I., MCQUEEN, J., BEARD, R.J., MINARDI, J., CAMPBELL, S.: The effects of cyclical oestrogen therapy and sequential oestrogen/progestogen therapy on the endometrium of postmenopausal women. Acta Obstet. Gynec. Scand. **65**, 91 (1977).

WHITELAW, M.J., GRAMS, L.R., STAMM, W.J.: Clomiphene citrate: Its uses and observations on its probable action. Amer. J. Obstet. Gynec. **90**, 355 (1964).

— KALMAN, C.F., GRAMS, L.R.: The significance of the high ovulation rate versus the low pregnancy rate with clomid. Amer. J. Obstet. Gynec. **107**, 865 (1970).

WIED, G.L.: Zytologische Untersuchungen beim Adenokarzinom des corpus uteri. Geburtsh. u. Frauenheilk. **13**, 492 (1953).

WIEGAND, R.: Systematische histologische Untersuchungen über die Arterien des Uterus. Z. mikr.-anat. Forsch. **20**, 433 (1930).

WIELE, R.C. VAN DE, TURKSOY, R.N.: Treatment of amenorrhoea and of anovulation with human menopausal and chorionic gonadotropins. J. clin. Endocr. **25**, 369 (1965).

WIENKE, E.C., CAVAZOS, F., HALL, D.G., LUCAS, F.V.: Ultrastructure of the human endometrial stroma cell during the menstrual cycle. Amer. J. Obstet. Gynec. **102**, 65 (1968).

— — — — Ultrastructural effects of norethynodrel and mestranol on human endometrial stroma cell. Amer. J. Obstet. Gynec. **103**, 102 (1969).

WILDNER, G.P., KLEIN, K.: Die Sarkome der primären und sekundären weiblichen Geschlechtsorgane. Arch. Geschwulstforsch. **30**, 78 (1967).

WILKIN, P.G.: La vascularisation de l'endomètre humain au cours de la phase progestative du cycle menstrual et au cours de la nidation ovulaire. In: FERIN, GAUDEFROY, Les fonctions de nidation utérine et leurs troubles, p. 331. Paris: Masson & Cie. 1960.

WILKINSON, E.J., ANDRASKO, K.P., STAFL, A.: Endometrial involvement by cervical intraepithelial neoplasia. Obstet. Gynec. **55**, 378 (1980).

WILKINSON, E.J., FRIEDRICH, E.G., MATTINGLY, R.F., REGALI, J.A., GARANCIS, J.C.: Turner's syndrome with endometrial adenocarcinoma and stilbestrol therapy. Obstet. Gynec. **42**, 193 (1973).

WILLIAMS, A.O.: Pathology of schistosomiasis of the uterine cervix due to S. haematobium. Amer. J. Obstet. Gynec. **98**, 784 (1967).

WILLIAMS, G.L.: Adenoacanthoma of the corpus uteri. J. Obst. Gynaec. Brit. Cwlth. **72**, 674 (1965).

WILLIAMSON, E.O., CHRISTOPHERSON, W.M.: Malignant mixed Müllerian tumors of the uterus. Cancer **29**, 585 (1972).

WILLSON, J.R., LEDGER, W.J., ANDROS, G.J.: The effect of an intrauterine contraceptive device on the histologic pattern of the endometrium. Amer. J. Obstet. Gynec. **93**, 802 (1965).

WILSON, E.W.: Some properties of human endometrial alkaline phosphatase. Fertil. Steril. **27**, 299 (1976).

— The effect of copper on lactic dehydrogenase isoenzymes in human endometrium. Contraception **16**, 367 (1977).

WILSON, L., KURZROK, R.: Cystic endometrial changes in ovulatory cycles: The mixed endometrium. Amer. J. Obstet. Gynec. **36**, 302 (1938).

WINTER, G.: Glandulär-cystische Hyperplasie und Korpuskarzinom. Zbl. Gynäk. **72**, 880 (1950).

— Über Varianten des Endometriums. Z. Geburtsh. Gynäk. **143**, 86 (1955).

— Über die Beziehungen zwischen Lebensalter und Curettagebefund. Dtsch. Gesundh.-Wes. **1956**, 26.

— POTS, P.: Morphologische Untersuchungen über die medikamentöse Transformation des Endometriums. Z. Geburtsh. Gynäk. **147**, 44 (1956).

WISLOCKI, G.B., BUNTING, H., DEMPSEY, E.W.: The chemical histology of the human uterine cervix with supplementary notes on the endometrium. In: E.T. ENGLE, Menstruation and its disorders, p. 23. Springfield (Ill.): C.C. Thomas 1950.

— DEMPSEY, E.W.: Histochemical reactions of the endometrium in pregnancy. Amer. J. Anat. **77**, 365 (1945).

— STREETER, G.L.: On the placentation of the macaque (Macaca mulatta), from the time of implantation until the formation of the definitive placenta. Carnegie Inst. Wash. Publ. 496, Contr. Embryol. **27**, 1 (1938).

WITT, H.-J.: Strukturelemente und funktionelle Gesamtheit des Endometriums. Karyometrie. In: H. SCHMIDT-MATTHIESEN, Das normale menschliche Endometrium, S. 26 u. 96. Stuttgart: Georg Thieme 1963.

WITTLINGER, H., HILGENFELDT, J., DALLENBACH-HELLWEG, G.: Korrelation morphologischer und biochemischer Befunde bei Frauen in der Peri- und Postmenopause. Fortschr. d. Med. **93**, 24 (1975).

WOLL, E., HERTIG, A.T., SMITH, G.V.S., JOHNSON, L.C.: The ovary in endometrial carcinoma, with notes on the morphological history of the aging ovary. Amer. J. Obstet. Gynec. **56**, 617 (1948).

WOLLNER, A.: The physiology of the human cervical mucosa. Surg. Gynec. Obstet. **64**, 758 (1937).

WOODRUFF, J.D., JULIAN, C.G.: Multiple malignancy in the upper genital canal. Obstet. and Gynec. **103**, 810 (1969).

WRIGHT, C.J.E.: Solitary malignant lymphoma of the uterus. Amer. J. Obstet. Gynec. **117**, 114 (1973).

WYNDER, E.L., ESCHER, G.C., MANTEL, N.: An epidemiological investigation of cancer of the endometrium. Cancer (Philad.) **19**, 489 (1966).

WYNN, R.M.: Intrauterine devices: effects on ultrastructure of human endometrium. Science **156**, 1508 (1967).

— Current problems in uterine cellular biology, chap. **13**, In: Cellular biology of the uterus. Amsterdam: North-Holland Publ. Co. 1967.
— Fine structural effects of intrauterine contraceptives on the human endometrium. Fertil. and Steril. **19**, 867 (1968).
— Ultrastructural development of the human decidua. Amer. J. Obstet. Gynec. **118**, 652 (1974).
— HARRIS, J.A.: Ultrastructural cyclic changes in the human endometrium. I. Normal preovulatory phase. Fertil. and Steril. **18**, 632 (1967).
— — Ultrastructure of trophoblast and endometrium in invasive hydatidiform mole. (Chorioadenoma destruens.) Amer. J. Obstet. Gynec. **99**, 1125 (1967).
— WOOLLEY, R.S.: Ultrastructural cyclic changes in the human endometrium. II. Normal postovulatory phase. Fertil. and Steril. **18**, 721 (1967).
WYSS, R.H., HEINRICHS, W.L., HERRMANN, W.L.: Some species differences of uterine estradiol receptors. J. clin. Endocr. **28**, 1227 (1968).
YAMAMOTO, K.R., ALBERTS, B.M.: Steroid receptors: elements for modulation of eukaryotic transcription. Annual Rev. Biochem. **45**, 721–746 (1976).
YAMAMOTO, M., FUJIMORI, R., ITO, T., KAMIMURA, K., WATANABE, G.: Chromosome studies in 500 induced abortions. Humangenetik **29**, 9 (1975).
YAMAMOTO, S., KWOK, S.C.M., GREENWOOD, F.C., BRYANT-GREENWOOD, G.D.: Relaxin purification from human placental basal plates. J. Clin. Endocrin. Metab. **52**, 601 (1981).
YANEVA, H., LUMBROSO, P., NETTER, A.: Ètude histochimique des endomètres soumis à certaines progestoides de synthèse. Minerva ginec. **17**, Suppl. 78 (1965).
YOONESSI, M., HART, W.R.: Endometrial stromal sarcomas. Cancer **40**, 898 (1977).
YOUNG, P.C.M., EHRLICH, C.E., CLEARY, R.E.: Progesterone binding in human endometrial carcinomas. Amer. J. Obstet. Gynec. **125**, 353 (1976).
ZADOR, G., NILSSON, B.A., SJÖBERG, N.O., WESTRÖM, L., WIESE, J.: Clinical experience with the uterine progesterone system (Progestasert ®). Contraception **13**, 559 (1976).
ZALDIVAR, A., GALLEGOS, A.J.: Metabolism and tissue localization of [14–15 $^3$H] d-Norgestrel in the human. Contraception **4**, 169 (1971).
ZANDER, J.: Pathologisch-anatomische Untersuchungen zur Tuberkulose des Endometriums. Virchows Arch. path. Anat. **317**, 201 (1949).
— Progesterone in human blood and tissues. Nature (Lond.) **1954**, 406.
— WIEST, W.G., OBER, K.G.: Klinische, histologische und biochemische Beobachtungen bei polycystischen Ovarien mit gleichzeitiger adenomatöser, atypischer Hyperplasie des Endometriums. Arch. Gynäk. **196**, 481 (1962).
ZARROW, M.X., HOLMSTROM, E.G., SALHANICK, H.A.: The concentration of relaxin in the blood serum of normal pregnant women. Endocrinology **15**, 22 (1955).
ZETTERGREN, L.: So-called glioma of the uterus. Acta obstet. gynec. scand. **35**, 375 (1956).
— Glial tissue in the uterus. Amer. J. Path. **71**, 419 (1973).
ZIEL, H.K., FINKLE, W.D.: Association of estrone with the development of endometrial carcinoma. Amer. J. Obstet. Gynec. **124**, 735 (1976).
— — Increased risk of endometrial carcinoma among users of conjugated estrogens. N. Engl. J. Med. **293**, 1167 (1975).
ZIELSKE, F., BECKER, K., KNAUF, P.: Schwangerschaften bei Intrauterinpessaren in situ. Geburtsh. u. Frauenheilk. **37**, 473 (1977).
ZIPPER, J.A., MEDEL, M., PRAGER, R.: Experimental suppression of fertility by intrauterine copper and zinc in rabbits. In: Abstracts of the sixth World Congress on Fertil. and Steril., Tel Aviv, Israel. **154** (1968).
ZONDEK, B.: The effect of prolonged administration of estrogen. J. Amer. med. Ass. **114**, 1850 (1940).
— Placental hormones after death of foetus with viable placenta. Lancet **1947 I**, 178.
ZUCKERMAN, S.: The menstrual cycle. Lancet **1949 I**, 1031.

# Sachverzeichnis

## Functional Morphologic Changes in Female Sex Organs Induced by Exogenous Hormones

Editor: G. Dallenbach-Hellweg

1980. 139 figures, 47 tables. 234 pages
Cloth DM 54,–
ISBN 3-540-09885-2
With contributions by numerous experts

The significance of the interplay between morphology and function is nowhere more evident than in the field of gynecopathology. The wide use of exogenous hormones, particularly as contraceptive agents in healthy young women, necessitates a clear understanding of their mode of action and the structural changes they cause.
This volume contains studies on the functional and morphological changes in female sex organs following administration of estrogen, of gestagen, and of a combination of hormones. The studies were conducted by researchers the world over, allowing observations and results from many different regions to be compared and discussed. They will aid in the recognition of adverse reactions and in the development of methods to prevent them.

## Cervical Cancer

With contributions by numerous experts
Editor: G. Dallenbach-Hellweg

1981. 116 figures. Approx. 304 pages
(Current Topics in Pathology, Volume 70)
Cloth DM 144,–
ISBN 3-540-10941-2

**Contents:** Diagnosis: Clinical Considerations. Cervical Cytology as a Screening Method. Histologic Verification of Cervical Cancer. – Precursors of Cervical Cancer: Etiology and Epidemiology of Cervical Cancer. Pathogenesis of Carcinoma of the Uterine Cervix. Structural Variations of Cervical Cancer and Its Precursors under the Influence of Exogenous Hormones. Precursors of Cervical Cancer: Ultrastructural Morphology. – Therapy: Surgical Procedures. Carcinoma of the Uterine Cervix: Radiotherapy. – Subject Index.

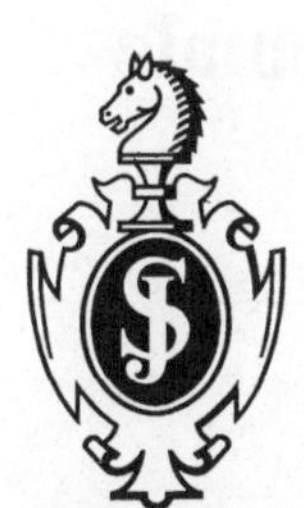

Springer-Verlag
Berlin
Heidelberg
New York

B. Barsewisch

## Perinatal Retinal Haemorrhages

Morphology, Aetiology and Significance
Foreword by O. Lund
1979. 64 figures, 13 plates, 29 tables.
XII, 184 pages
Cloth DM 58,–
ISBN 3-540-09167-X

R. Baur

## Morphometry of the Placental Exchange Area

1977. 37 figures, 65 pages
(Advances in Anatomy, Volume 53, Part 1)
DM 39,–
ISBN 3-540-08159-3

## Drug-Induced Pathology

With contributions by numerous experts
Editor: E. Grundmann
1980. 94 figures. VII, 384 pages
(Current Topics in Pathology, Volume 69)
Cloth DM 118,–
ISBN 3-540-10415-1

## Endocrine Treatment of Breast Cancer –

**A New Approach**

Editors: B. Henningsen, F. Linder, C. Steichele
1980. 76 figures, 81 tables. XIX, 225 pages
(Recent Results in Cancer Research, Volume 71)
Cloth DM 80,–
ISBN 3-540-09781-3

P. J. Keller

## Hormonale Störungen in der Gynäkologie

Diagnostik und Behandlung
2., korrigierte Auflage. 1980. 89 Abbildungen, 9 Tabellen. XI, 148 Seiten
DM 22,–
ISBN 3-540-09791-0

H. Ludwig, H. Metzger

## The Human Female Reproductive Tract

A Scanning Electron Microscopic Atlas
1976. 546 micrographs. XI, 247 pages
Cloth DM 160,–
ISBN 3-540-07675-1

## Pathology of the Female Genital Tract

Editor: A. Blaustein
1977. 1206 figures, 39 four-color figures.
XX, 897 pages
Cloth DM 124,–
ISBN 3-540-90180-9

## Placental Proteins

Editors: A. Klopper, T. Chard
1979. 65 figures, 36 tables. X, 171 pages
DM 62,–
ISBN 3-540-09406-7

Springer-Verlag
Berlin
Heidelberg
New York

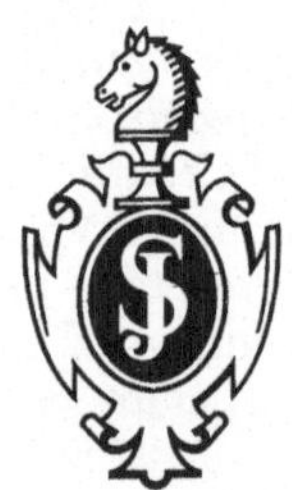